U0389145

"十一五"国家科技支撑计划重大项目

农村卫生适宜技术推广丛书

总主编 周 然

中医特色疗法

第 2 版

主 编 田岳凤

科 学 出 版 社

北 京

内 容 简 介

本书是"'十一五'国家科技支撑计划重大项目——农村卫生适宜技术推广丛书"之一。全书内容详尽系统地总结了中医特色疗法:分绪论、上篇、下篇及附录。绪论着重介绍了中医特色疗法的历史渊源;上篇详尽地介绍了临床常用的25种中医特色疗法,其内容包括概述、基本原理、操作规程、适应证、禁忌证、注意事项、临床应用等,特点是实用性强、简便易行、疗效肯定;下篇简略地介绍了十种特色疗法,以便自学与临床参考;附录收载了临床常用经络、腧穴及针灸图,便于临床具体运用时对照。

本书的编写考虑到县级及县级以下医疗机构的特点,注重内容的科学性、实用性和针对性,坚持体现"三基"(基本理论、基本知识、基本技能)内容,突出中西医对疾病的诊断、治疗及临床适宜技术的推广应用,特别是详细介绍了收集到的卫生部及国家中医药管理局立项推广的适宜技术。

本书可供县级及县级以下医务人员使用,也可供农村卫生适宜技术项目推广培训时使用;可作为高等中医药院校中医、中西医结合、针灸推拿专业学生的教材使用,也可供临床医生及中医爱好者参阅。

图书在版编目(CIP)数据

中医特色疗法 / 田岳凤主编. —2版. —北京:科学出版社,2009
(农村卫生适宜技术推广丛书 / 周然总主编)
"十一五"国家科技支撑计划重大项目
ISBN 978-7-03-023051-5

Ⅰ. 中⋯ Ⅱ. 田⋯ Ⅲ. 中医治疗学 Ⅳ. R242

中国版本图书馆 CIP 数据核字(2008)第 147619 号

策划编辑:曹丽英 / 责任编辑:郭海燕 / 责任校对:陈丽珠
责任印制:李 彤 / 封面设计:吕雁军 黄 超

科 学 出 版 社 出版
北京东黄城根北街 16 号
邮政编码:100717
http://www.sciencep.com

北京凌奇印刷有限责任公司 印刷
科学出版社发行 各地新华书店经销
*
2004 年 2 月第 一 版 开本:787×1092 1/16
2009 年 1 月第 二 版 印张:20
2022 年 1 月第六次印刷 字数:526 000
定价:43.00 元
(如有印装质量问题,我社负责调换)

"十一五"国家科技支撑计划重大项目
农村卫生适宜技术推广丛书

总编委会

总 主 编　周　然
副总主编　张俊龙　李华荣　阴彦祥　文　渊
编　　　委（按姓氏汉语拼音排序）

高建忠　冀来喜　贾　颖　贾丽丽
李明磊　李旭京　刘亚明　马文辉
施怀生　魏中海　薛　征　闫敬来
杨增武　张　波　张朔生　张晓雪
邹本贵

《中医特色疗法》编者名单

主　　编　田岳凤
副 主 编　黄　安
编　　　者（按姓氏汉语拼音排序）

安玉兰　郝重耀　韩国伟　黄　安
金晓飞　田岳凤　王　荣　王维峰
薛　聆　燕　平

声　明

　　医学是一门不断发展的科学,由于新的研究及临床实践在不断丰富人们的知识,因此在药物使用及治疗方面也在谋求各种变化。本书编者及出版者核对了各种信息来源,并确信本书内容完全符合出版时的标准。然而,鉴于不可避免的人为错误和医学学科的发展,不管是编者、出版者还是其他参与本书出版的工作者均不能保证本书中的内容百分之百正确。因此,他们不能对由此类错误引起的后果负责。

　　我们提倡读者将本书内容与其他资料进行确证。例如,我们希望读者对他们将要使用的每一种药品的说明书仔细阅读,以确证本书的有关信息是正确的,且推荐的药品用量及禁忌证等没有变化。该建议对新药或非常用药尤为重要。

序 一

由山西省政协副主席、农工民主党山西省主委、山西中医学院院长周然教授主持编写的《农村卫生适宜技术推广丛书》(共17册),作为"十一五"国家科技支撑计划"农村卫生适宜技术及产品研究与应用"重大项目实施的适宜技术推广丛书,由科学出版社付梓印行,是一部向广大农村卫生技术人员传播最新适宜技术的力作。读后感触颇深。

一个时期以来,农民"看病难、看病贵"的问题日益凸显。究其原因,"难"在资源失衡,先进技术过于向中心城市倾斜;"贵"在技术错位,农村适宜技术推广工作严重滞后。科技部不失时机地组织实施"十一五"国家科技支撑计划"农村卫生适宜技术及产品研究与应用"重大项目,目标前移,重点下移,有的放矢,堪称"民心工程"。

项目的实施和技术的推广,核心在于人才的培养,只有源源不断地培养和造就真正掌握农村卫生适宜技术的人才,才能使大量的适宜技术广播于乡村,惠及于农民。受经济社会发展水平的影响,广大农村医疗机构常常因缺乏经费不能及时派学员学习进修,技术难以更新,或者虽经努力得以外出深造,也因不能组成团队,技术不相匹配,终究难以解决农村的实际问题。周然教授率领的山西省项目组,经过反复调研,形成了"围绕一条主线、抓住两个重点、实现一个目标"的基本思路。"一条主线"就是以推广农村卫生新型适宜技术为主线,"两个重点"一是人才培养、二是区域示范,"一个目标"就是探索建立科学有效的适宜技术推广模式。其中独具特色的是,把该丛书的编写作为人才培养和技术推广的基础工程和前置项目,集国家推广的适宜技术之大成,经过编著者的辛勤努力,编著成了这部十分符合我国国情并紧扣农村医疗卫生实际的培训丛书,对于实施"十一五"国家科技支撑计划"农村卫生适宜技术及产品研究与应用"重大项目可望发挥重要的示范性和带动性作用。对于解决广大农民"看病难、看病贵"的问题,对于建设社会主义新农村、提高人口素质,具有重要的现实意义。

笔者欣然为其作序,并期望该丛书可在我国医疗卫生体系改革中发挥重要作用。

桑国卫

2008年10月

序 二

中医药是我国重要的卫生资源、优秀的文化资源、有潜力的经济资源和具有原创优势的科技资源,在维护人民健康、促进经济社会发展中发挥着不可替代的作用。

党和国家高度重视中医药事业的发展。党的十七大明确提出了"人人享有基本医疗卫生服务"的宏伟目标以及坚持中西医并重、扶持中医药和民族医药事业发展的方针和要求。今年的政府工作报告明确指出要制定和实施扶持中医药和民族医药事业发展的措施。党的十七届三中全会通过的《中共中央关于推进农村改革发展若干重大问题的决定》中明确指出要积极发展中医药和民族医药服务。在国务院中医药工作部际协调机制下,各有关部门采取了一系列政策措施发展中医药。中医药事业正面临着前所未有的发展机遇,站在了一个新的历史起点上。

中医药在我国具有深厚的群众基础,特别是在城市社区和农村基层,群众对中医药十分信赖。让群众从中医药改革和发展中得到实惠、享受到优质的中医药医疗保健服务,是中医药工作的根本出发点和落脚点。近年来,国家中医药管理局大力加强中医药服务体系和服务能力建设,深入实施了中医药"三名三进"工程,即培养名医、创建名科、建设名院,大力推动中医药服务进乡村、进社区、进家庭。其中一项重要内容就是在农村和城市社区大力推广中医药适宜技术。实践证明,大力推广中医药适宜技术,是发挥中医药特色优势,增强中医药技术能力、提高中医药服务覆盖面和可及性的重要途径。

为了认真贯彻落实党的十七大精神,有关部门和地方在"十一五"期间共同组织实施了"农村卫生适宜技术及产品研究与应用"重大项目。该项目紧密结合农村地区卫生服务的实际,重点优化筛选一批符合农村地区需求、群众反映良好、社会效益突出的卫生适宜技术特别是中医药适宜技术进行示范应用研究,旨在为提高农村卫生机构及卫生技术人员的服务能力、推进广大农村地区实施"人人享有基本医疗卫生服务"的步伐提供有力的科技支撑。

作为该重大项目实施的推广丛书,周然教授主持编写的以新型适宜技术为主线、涵盖中西医各学科优势技术的共计 17 分册的《农村卫生适宜技术推广丛书》,着眼于我国广大农村地区的实际需求,综合了中西医技术进步特别是中医药适宜技术的最新成果,选题精当,科类明晰,重点突出,客观实用。农村中医药适宜技术的推广应用,是贯彻落实党的十七届三中全会关于积极发展农村中医药服务精神的一项具体举措,必将对提高农村医疗卫生技术人员的业务水平、解决农村地区居民防病治病的实际困难、满足广大农民的基本医疗卫生服务需求发挥应有的作用。

2008 年 10 月

总 前 言

"农村卫生适宜技术及产品研究与应用"重大项目,作为"十一五"国家科技支撑计划,由科技部牵头,会同卫生部、国家中医药管理局、国家人口和计划生育委员会及有关地方政府等共同组织实施。项目的实施,符合国家卫生工作"前移"的方针,凸显"农村卫生适宜技术推广"的工作重点,对于探索建立适合农村的医疗卫生适宜技术推广应用长效机制,解决广大农民"看病难、看病贵"问题,对于提高人口素质和国民健康水平,对于党的十七大提出的"人人享有基本医疗卫生服务"目标的实现,乃至于对社会主义新农村建设和构建社会主义和谐社会,具有重要的现实意义和深远的历史意义。

山西省有幸承担了"十一五"国家科技支撑计划"农村卫生适宜技术及产品研究与应用"重大项目,充分体现了科技部等有关部委对山西省科技、卫生工作的支持和肯定。作为山西省项目组的负责人,我清醒地认识到,本项目既是惠及山西省部分农村地区的"民心工程",意义重大,使命光荣,同时又是对山西省医疗、卫生、科技等有关工作的考核和检验,任务艰巨,责无旁贷。为此,我们在认真学习、深入调研,并参考借鉴兄弟省市一些好的做法经验的基础上,初步形成了"围绕一条线、抓住两个重点、实现一个目标"的基本思路和"坚持四个结合,力争三个确保"的工作方法,为项目的顺利开展和圆满完成提供了依循和保障。"一条主线"就是以推广农村卫生新型适宜技术为主线;"两个重点"一是人才培养、二是区域示范;"一个目标"就是探索建立科学有效的适宜技术推广模式;"四个结合"即示范县与非示范县相结合、推广技术与其他适宜技术相结合、集中培训与远程培训相结合、省内推广与省外经验相结合;"三个确保"一是完善机制,构建体系,确保各项工作规范运行,二是突出重点,统筹兼顾,确保各项工作有序推进,三是明确主体,分解任务,确保各项工作落到实处。

当前,制约农村医疗卫生工作的一个重要因素,就是基层医疗卫生工作者的技术水平难以满足广大农民患者的需求。本项目的实施和适宜技术的推广,其核心恰恰在于人才的培养。基于本项目实施的客观需要和广大农村医疗卫生工作的实际需求,我们组织部分既有丰富临床经验、又有较高理论素养的专家学者,编写了本套《农村卫生适宜技术推广丛书》。本丛书共分 17 册,涉及内科、外科、妇科、儿科、针灸科、骨伤科、五官科、地方病、灾害医疗救治等多个学科领域,力求内容全面,资料翔实,切合实际,满足需要。

本丛书坚持理论联系实际的原则,选择病种充分考虑农村常见病、多发病、易发病,力求在内容上既体现创新性,又体现针对性;本丛书坚持中西医结合的方针,编写时充分考虑读者需求,对每一病种都从中、西医两个角度、两种方法予以阐明,既体现理论性,更注重实用性;本丛书坚持突出适宜技术的指导思想,对每一病种的阐述不仅要求有中西医常规诊疗手段和机制认识,以体现普遍性规律,而且又要求尽量集辑整理适宜技术,以体现特殊性主题。我们以"简、便、廉、验"和广大基层医疗卫生人员能够学得会、用得上为标准,广泛收集卫生部和国家中医药管理局的推广技术,并结合临床上行之有效的较为成熟的适宜技术,与疾病的中西医常规诊疗方法一道,构成了本书鲜明的特色。

此外,有三点需要说明:①我们严格遵照执行国家有关中药使用的政策法规,如根据国务院国发[1993]39号《关于禁止犀牛角和虎骨贸易的通知》,这两种药品已停止供药用,本丛书中古医籍或方剂涉及这两种药时,仅供参考,建议使用其代用品。②本丛书中腧穴的定位多采用"同身寸"或"骨度分寸法",因个体差异的存在无法统一换算,特此说明。③中医古医籍中药的剂量有用斤、两、钱、分等旧式计量单位的,本丛书为了保持古医籍原貌,未做换算,请读者根据具体情况参考使用。

本丛书的发端始于项目。因此,我们不仅要感谢所有编者,更要感谢科技部、卫生部、国家中医药管理局、国家人口和计划生育委员会、科学出版社以及山西省人民政府、山西省科技厅、山西省卫生厅、山西省中医药管理局、山西省人口和计划生育委员会等部门的相关负责同志。参与此书工作的其他同志,在此一并致谢。

本丛书的编写,仅仅是纷繁复杂的系统工作中的一部分。随着项目的进展,我们还将不断地调查研究、总结经验、与时俱进、探索创新。我们将紧密结合山西省又好又快发展的实际,认真务实地把项目做好。我们坚信,有本丛书编写成功的良好开端,有山西省各级政府和相关部门的大力支持,有项目组全体人员的共同努力,我们一定会圆满完成各项工作,给科技部交上一份优异的答卷。

2008 年 8 月

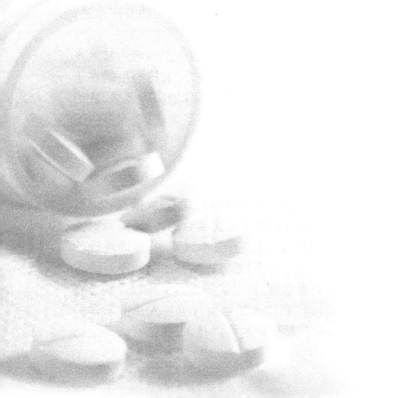

第2版前言

本书是"'十一五'国家科技支撑计划重大项目——农村卫生适宜技术推广丛书"之一。

中医特色疗法是我国人民在长期与疾病做斗争的过程中发明的独特疗法。经过历代医家的不断总结,这些独特疗法在保障人民健康、增强人民体质方面发挥了独特的作用。但这些独特疗法或零散于民间,或虽见于文字但不够系统,随着中医事业的快速发展,迫切需要将这些实用性强、简便易行、疗效肯定的中医特色疗法进行系统而详尽的总结,并且在社会上进行普及与推广。2003年我们曾编写了《中医特色疗法》第1版,作为高等医学院校教材使用,全书以介绍各种疗法的操作方法及临床应用为核心,突出临床的可操作性,使在实践中体会到中医特色疗法的精髓所在。这些疗法传授于课堂,应用于临床,其独特的疗效得到实践者的一致认可。

此次再版,被列入"十一五"国家科技支撑计划重大项目——农村卫生适宜技术推广丛书。内容上,我们在第1版教材的基础上,精选了25种临床常用、疗效突出的特色疗法重新编写,不仅旨在使学生在有限的学习时间内较快地掌握这些疗法,更因这些疗法突出了"简捷、效佳、直观"等特点,可以满足社会对于中医特色疗法的需求,更好地服务于临床。

本书绪论介绍了中医特色疗法的历史渊源;上篇较为详尽地介绍了25种临床常用的特色疗法,内容包括概述、基本原理、操作规程、适应证及禁忌证、注意事项、临床应用等;下篇简略介绍了10种特色疗法,供学生及医务人员临床参考;附录较为详细地收录了临床常用经络、腧穴及针灸图谱,便于临床具体运用时参考。本书中涉及的穴位定位和针刺深度均指同身寸。

由于学识水平所限,在编写过程中难免存在不足之处,希望读者提出宝贵意见,以便今后进一步修订和提高。

编　者

2008年9月

第1版前言

中医特色疗法是我国人民在长期与疾病做斗争的过程中发明的独特疗法。经过历代医家的不断总结,这些独特疗法在保障人民健康,增强人民体质上发挥了独特作用。但这些疗法或零散存在于民间,或虽见于文字但不系统,作为传统中医教育很少能将这些特色疗法在课堂上予以灌输,使这些特色疗法长期独立于正规教育内容之外,实为中医教育的缺憾。目前,随着中医教育事业的快速发展,迫切需要将这些实用性强、简便易行、疗效肯定的中医特色疗法进行系统而详尽的总结,并且作为一门课程在中医教育中进行普及与推广。《中医特色疗法》的编写不仅弥补了目前中医教育中课程建设的不足,也必将对中医临床提供新的思路。

本书共分上、中、下三篇。上篇着重介绍中医特色疗法的历史渊源;中篇较为详尽地介绍了 30 种临床常用的特色疗法,内容包括概述、基本原理、操作规程、适应证及禁忌证、注意事项、临床应用等,主要供教学应用;下篇简略介绍了 47 种特色疗法,供自学与临床参考。本书中涉及的穴位定位和针刺深度均为同身寸。

本教材主要供中医药院校学生及临床医生使用,也可供中医成人教育、职业教育学员学习,以及作为其他中医教学及中医临床之参考书。

本书的编写,虽然我们做了很大的努力,但由于学识水平所限,难免存在不足之处,希望读者提出宝贵意见,以便今后进一步修订和提高。

编　者

2003 年 3 月

目 录

第一章

绪　　论

中华民族在数千年的医疗实践中积累了许多宝贵的独特方法和医疗知识,这些方法的发明和运用,极大地丰富了中医理论,并为广大患者解除了痛苦,保证了人们机体功能状态的相对平衡。

中医特色疗法是以中医理论为指导,对中医独具特色的治疗方法进行总结、阐明其机制,并将其运用于疾病治疗过程中的一门学科。它是中医治疗学的重要组成部分,具有应用方便、疗效显著、经济安全、适应证广等特点,是中医学极具特色的重要内容之一。

中医特色疗法可大致分为药物疗法、针灸疗法、推拿疗法、局部疗法及其他疗法五大部分。

一、中医特色疗法的形成和发展

(一)药物疗法的形成和发展

距今60万年前至50万年前的北京猿人开始了火的应用,并将火种一代代保存下来。由此,人们懂得了食用熟食并将其运用于医疗实践中。随着对饮食疗法认识的逐渐深入,人们开始以食物疗法进行疾病的预防。

进入原始氏族公社时期,人们开始饲养家禽、种植农作物。在以畜牧业和农业为主的生存环境中,药物疗法逐渐被发现。《史记·补三皇本纪》中对药物的起源记述曰:“神农……始尝百草,始有医药。”

夏、商、西周及春秋几个朝代,生产工具已进化为青铜器,铜的冶炼技术也日益提高,并出现了酿酒、织帛等多种行业。此时,天文、地理、历法等自然科学开始产生,药物疗法逐渐开始使用,药酒法、汤药法在此期均已出现。1972年长沙马王堆出土的帛书《五十二病方》中记录了内服方、熏洗法、药摩法等多种药物疗法。

公元前1世纪成书的《神农本草经》记载了药物365种,并论述了汤、丸、散、膏、酒等药法。书中曰:“药性有宜丸者,宜散者,宜水煮者,宜酒渍者,宜膏煎者。”这是我国第一部药学专著。《黄帝内经》的成书为各种疗法的形成和发展奠定了坚实的理论基础。

公元3世纪,东汉伟大医学家张仲景所著的《伤寒杂病论》、《金匮要略》中,不仅有应用汤、丸、散、酒等内服法的记载,还有应用蜜煎导、熏、坐、洗、点、敷等外治法的论述。《伤寒杂病论》在药物疗法方面做出了巨大的贡献。

《三国志》中所载的名医华佗,运用麻沸散为关羽刮骨疗毒。麻沸散的发明,为中医麻醉术之滥觞。汉代炼丹著作《周易参同契》,第一次记载了炼丹工具鼎炉及炼丹所用药剂。晋代著名的医学家葛洪总结了汉魏的炼丹经验,著成《抱朴子》一书。其中内篇20卷,包括金丹、仙药、黄白等部分,介绍当时所用炼丹原料,如雄黄、曾青、胆矾、矾石、硝石、云母、锡、砷等,并记载了许多初步化学实验知识。此后,《千金翼方》的“水银霜”,用于皮肤病的治疗;《外台秘要》的“白降丹”,用于提毒、拔脓,促进疮口愈合等,将丹药制剂的养生作用进一步扩大为临床治疗作用。

晋隋唐时代,随着人们文化水平的提高,饮食疗法颇受重视。孙思邈的《千金要方》专立食治篇,唐代孟诜撰写的《食疗本草》、南唐陈士良的《食性本草》,使食疗药物发展成为一门专门学问。唐末昝殷的《经效产宝》是现存最早的妇产科专著,其中除许多饶有特色的疗法,如采用蜜煎导坐药法治疗产后热结的大便不通,用烧红秤砣淬醋熏蒸法治产后血晕等,还载有多种妇科常用药,多为行之有效的方剂。

宋金元时期,在疗法剂型方面,已在总结历代经验的基础上基本固定。当今药物疗法所使用的最主要剂型——汤、丸、散、膏、丹等,基本上与宋代相似。当时盛行的药酒,在《圣惠方》中多有记载,如虎骨酒、当归酒等已广泛地用于治疗。

明代著名的医药学家李时珍集前代本草之大成,著《本草纲目》。该书收药共计1892种,对药物疗法的发展产生了极大的促进作用,为我国药学史上的明珠。

清代赵学敏在其名著《串雅》中,对当时流传于民间的疗法进行了发掘、收集、整理。全书分内、外两编,载方4000多个,包括了多种内、外治疗法。还记载了常见病和一些原因不明的急症的治疗。

药物疗法除以上提到的内治法以外,中药的外治法也有悠久的历史。远在公元前5世纪左右,我国就已有了药物外治法的运用,《五十二病方》记载用外敷药物治疗外科疾病即有数十条之多。《黄帝内经》载有"桂心渍酒以熨寒痹",马膏法治疗"筋急"等外治方法。1972年在甘肃武威出土的医方简牍中载有膏、散、酒、栓等外用剂型,说明在秦汉战国时期药物外治法的使用已初具规模。《伤寒杂病论》较完备地记述了熨、摩、散、灌、浴、滴耳、吹鼻、栓剂等多种外治药剂型及药物外治方法,如以蜜、黄瓜根做成栓剂的入肛门或用猪胆汁灌肠通便治疗津亏便秘等,均为后世临床上运用药物外治法奠定了基础,尤其为中医临床急救医学的发展做出了宝贵贡献。到了后世,葛洪的《肘后备急方》、孙思邈的《千金备急方》、王焘的《外台秘要》、罗天益的《卫生宝鉴》、危亦林的《世医得效方》、胡濙的《卫生简易方》等方书,皆记载有内涵十分丰富的药物外治法内容。清初著名温病学大师叶天士的"平胃散炒熨治痢,常山饮炒嗅截疟"的外治法,在医界传为佳话。赵学敏编撰的《串雅》一书,专门记载了诸多民间常用的简便廉验的外治方法,为外治疗法传播起到了积极作用。晚清吴师机编写的《理瀹骈文》是中医史上第一部外治学专著,吴氏集医界与民间流行的外治法之大成,囊括了几乎临床各科之药物外治疗法。

近40多年来,由于现代科学技术的发展,药物外治法亦有很大的改进与发展。如用蒸馏、沥油等方法制备油剂,从而发展了药油法。

从20世纪50年代开始带阀门的雾化装置使药物溶液喷洒成细微的雾状粒子,以供吸入或喷洒于皮肤黏膜及特定空间。将药物外治和日常生活结合起来,做成含有中草药的枕、衣、被、褥、佩、巾、垫等日常生活所用的服饰,把药物各种不同的治疗作用通过患者对服饰的使用而导入体内,这种疗法可统称为药物服饰疗法,已成为现代人健身的一大时尚。还有,药物外治所用的器具(如点、滴、吹具)及药物剂型也有了很大的改进,对药物外治的疗效和作用范围都有所拓展。如治疗咽口疾患的锡类散,借助光导纤维镜应用于治疗消化道溃疡、炎症及血证,中药滴鼻退高热等,既借助了现代科技方法,又保留了中医特色。

目前常用的药物外治法的剂型有:栓剂、油剂、锭剂、捻剂、露剂、雾剂、膜剂等。

(二)针灸疗法的形成和发展

针灸疗法从产生到成熟经历了漫长的时间。关于针刺疗法起源的传说可以追溯到氏族公社时期,但是针刺疗法真正产生的时间应该是"砭石"(图1-1)应用后一个漫长的时期,大约是新石器时代。"砭石"是针具的雏形或前身,砭刺就成为刺法的萌芽时期。

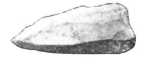

图1-1　砭石

随着生产力的发展,在新石器时代,人们还学会用动物骨骼和竹子,做成像石针一样、且比石针格外光滑细致的针具(图1-2)。夏、商、周时代。由于青铜器的广泛应用,于是就有金属针具如青铜针的出现。《内经》中记述的"九针"(图1-3)就是萌芽于这个时期,但由于生产力的限制,出现九针之后,还沿用原有的石针。自战国至秦汉,砭石逐渐被九针取代。灸法的起源可追溯到原始社会人类学会用火以后。人们在用火的过程中,逐渐认识到了温热的治疗作用,通过长期的实践,形成了灸法。灸法治疗疾病时,最初为单纯的灸法,多采用直接灸,且艾炷较大,壮数较多。后期衍化出多种灸法,如艾条

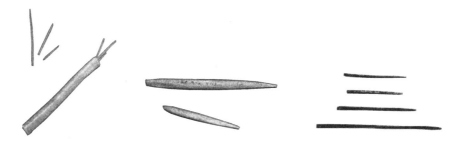

图1-2 骨针

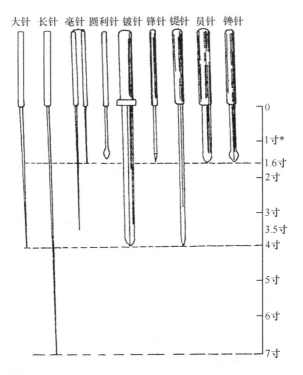

图1-3 古九针

灸、药条灸(包括太乙神针、雷火神针等)、温灸器灸、温针灸、天灸、灯火灸等。根据病情不同,还常采用间接灸法,所隔物品多为姜片、蒜片、食盐、豆豉饼、附子饼等。

针刺方法的发展演革,砭石比较原始,只是用于放血排脓。《内经》总结了上古以来的针刺方法,进行了精辟的论述。在刺法方面提到九刺、十二刺和五刺等,为后世的针刺方法奠定基础。《内经》还专门谈到"刺禁",认为房事、醉酒、过饱、过饥等后均不宜施针,大热、大汗、病与脉相逆、大失血等亦属禁刺之列。《难经》中又有所阐发,它强调针刺时双手进针的重要性,并提出荣卫补泻法和四时针刺法。

晋代针灸疗法得到了显著的发展,皇甫谧的《针灸甲乙经》继《内经》之后对针灸学进行了又一次大的总结,在针灸学发展史上起到了承前启后的作用。孙思邈最早提出阿是穴,将人体腧穴分别绘制在仰、伏、侧三人图上(图1-4),并用颜色加以标志。

宋代医家王惟一于1027年著成《铜人腧穴针灸图经》将腧穴数目增至354个,并亲自设计,制成了两具青铜人体经穴模型(图1-5),开创了针灸立体直观教学的先河。

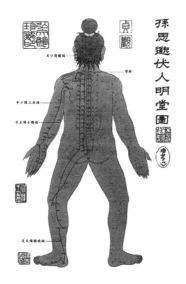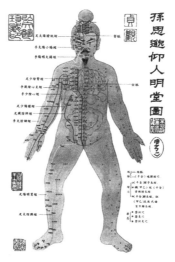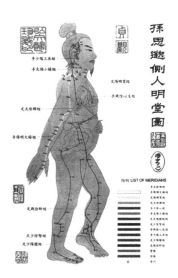

图1-4　孙思邈三人明堂图

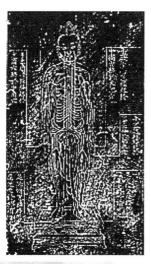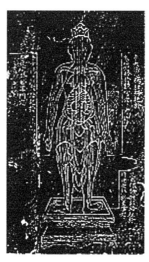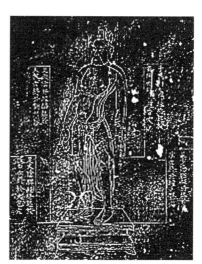

图1-5　宋经络铜人拓片

元代医家滑寿的《十四经发挥》对奇经八脉做了重新厘定，将任督两脉与十二经脉并称为十四经。金元时代医家提出了子午流注按时取穴的时间针法学说。

明代是针刺法的集大成时期。除陈会的《神应经》、高武的《针灸聚英》、汪机的《针灸问对》等针灸医籍外，杨继洲的《针灸大成》是针灸历史上第三次总结性的著作，该书曾被译成多国文字，流传甚广。

清代初期，倡导针药并施的李学川著有《针灸逢源》一书，将历代典籍中所载十四经经穴收集至361穴，该数目一直沿用至今。

20世纪50年代后，针灸学术有了很大的发展。针刺手法的研究也步入了一个新的历史时期，从文献考证到临床观察，从实验研究到规律性的探索均做了大量的工作。腧穴研究亦取得了令人瞩目的成果，如针刺麻醉等。此外，针刺的方法与现代科技结合，出现了许多新的事物，如电针、电热针、微波针、激光针、梅花针、电磁针、水针(图1-6)等。

本类疗法中的拔罐疗法、放血疗法、埋线疗法等，也都有较长的发展历史。

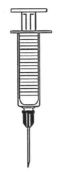

图1-6 水针

（三）推拿疗法的形成和发展

在远古时代，人类常有挨饿、受冻、损伤等情况发生。当这些疼痛发生之时，人们会自然地用手抚摸痛处。在进行抚摸和按摩过程中，发现用这些方法后，不仅能找到疼痛所在，而且还可以减少和消除病痛。经过无数次的反复实践和长期经验积累，便产生了原始的推拿方法。

人类进入旧石器，尤其是新石器时代后，出现了砭石。砭石不仅是用于刺病治痈肿的工具，而且也是用来按摩的医疗工具。

战国时期推拿疗法成为一种常用的治疗方法。《内经》对推拿的起源地、推拿手法、最早的按摩用具——九针中的员针和锟针均有记载。《伤寒杂病论》中把按摩与导引、吐纳、针灸诸法相提并论，认为其具有预防保健的意义。

魏晋时代，推拿疗法在临床治疗中继续得以发展。一是膏摩法增多，二是按摩的手法也日益丰富。就膏摩而言，《肘后备急方》、《小品方》、《刘涓子鬼遗方》都针对不同病症，有的放矢地灵活运用膏摩法。南朝时在临证实践中创造了搓、捻、揉、缠等手法。其后，又有医家创立了拿法、捏脊法、抄举法、掷背法等。在这一时代，推拿疗法除了在临床医疗中大显身手外，还在养生保健方面发挥了积极作用。陶弘景在其著作《养性延命录》中，记述了有关养生保健按摩的内容。如在《导引按摩篇》中的养生保健法，遍身按摩的"干浴"法，简便易行，且效果明显，富有极强的生命力，一直在民间广为流传。

隋唐时期，我国的推拿疗法有了前所未有的发展。以养生保健为目的的消息导引按摩法的兴起；传统按摩与国外按摩法的共存；按摩手

法向骨伤领域的进军等，构成了隋唐推拿学全面发展，多头并进的繁荣态势。消息导引法主要通过人体自我机体的按摩调理，从而增强自身正气，祛邪强身，延缓衰老，隋唐的许多医学著作都有这方面的记载。按摩手法在骨科方面运用也是隋唐时期推拿疗法发展趋势之一。按摩手法的一部分成为常用的正骨手法。对跌仆损伤之类的骨科疾病，以手摸心会，对白捺正，修正错位，整复骨伤。

保健按摩在宋、元时期也得到了相当的重视。《东坡全集》中即有宋人按摩足心以致康健的记载。张道安的《养生要诀》也记载了"热摩两足心及脐下"的养生按摩法。元代李冶在《敬斋古今黈》卷六中以确凿可信的眼见、传闻、亲历记载了按摩足心法，有力地倡导了这一疗法。张从正明确地把按摩归属到他所倡导的攻邪三大法的汗法中。认为按摩与其他医疗手段一样，能发挥发汗解表、祛除病邪、疏通经络的作用。这是中国古代医家中把推拿术与中医临证治则联系起来考虑的第一人。

推拿疗法发展到明代，又出现了新高潮。首先是孕育于民间治疗小儿常见病及预防保健的捏脊、推惊、抹惊手法逐渐广为人知，被纳入推拿范畴。其次，推拿之名渐为世人所接受，并逐渐替代了按摩，一批以推拿为书名的医著应运而生。

清代推拿疗法发展较为兴盛。在明代小儿推拿的基础上，继续推进推拿术在儿科领域的运用并取得明显进步。一系列的小儿推拿专著的相继问世，对各种儿科疾患的推拿部位及其推拿作用机制等诸多重要内涵的认识更加深入。推拿疗法在骨伤科的应用成就辉煌。通过对大量临证经验的归纳、整理，由吴谦主编的《医宗金鉴》对此做了详细的记载，并且把"摸、按、端、提、推、拿、摩、接"列为"正骨八法"。自我保健按摩在清代亦有创新，从手法的临床应用到作用机制的探讨都有了一定的收获。

民国时期，由于中医学术受到歧视和限制，推拿的发展跌入了低谷。推拿被视为"贱业"，推拿术经受了前所未有的严峻考验。然而，卓越的疗效使这一疗法在民间顽强地生存下来。民国时较有影响的推拿著作有涂学修(蔚生)的《推拿抉微》、陈景岐的《少儿百病推拿法》、彭慎

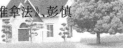

的《窍穴图说推拿指南》等。并出现了一些推拿流派。如"一指禅"推拿法、"四指推法"、"子午按摩"、"经穴按摩"、"捏筋拍打"等。

新中国的成立，为推拿学的发展创造了良好的社会条件，注入了生机和活力。推拿疗法在许多医院里已占有一席之地。20世纪50～80年代，推拿的适应证有了很大的拓展。其治疗范围不仅仅局限于治疗骨伤、软组织损伤及小儿杂病，在其他很多领域也发挥着独特的治疗功效。如用推拿法治疗慢性胃炎、慢性非特异性溃疡性结肠炎、冠状动脉粥样硬化症心脏病、神经官能症、脑血管意外后遗症、高血压病、中风后遗症、内脏下垂症等诸多内科病症；也用于治疗颈椎病、肩周炎、坐骨神经痛、颈性偏头痛等；还治疗小儿疳积、遗尿及消化不良等儿科疾病。

（四）局部疗法的形成和发展

局部疗法是通过刺激局部的特定区域来治疗全身疾病的方法。局部疗法包括的种类很多，尤其是新中国成立后对祖国医学宝库的充分挖掘、发展和推广，使局部疗法如雨后春笋般地相继发展起来。如：耳针、头针、眼针、腕踝针、足针、鼻针、面针、舌针、敷脐等等。

各种局部疗法均有其传统医学理论根据。无论耳针、头针、眼针、腕踝针、足针等，根据经络学说和脏腑学说，这些部位均为多条经脉之气汇聚所在，均可反映多脏腑器官生理、病理状况，刺激这些部位可产生一定的调节作用，从而达到治疗效果。如：六阳经均与耳有直接联系，六阴经也间接联系于耳，"耳者，宗脉之所聚也。"眼睛自《内经》始，就被认为"五脏六腑之精气皆上注于目而为之精"，"诸脉皆属于目"等。手、足在经络学说中更是被奉为"四根"、"本部"，是气之源等。

有关各疗法作用机制的研究，有的已趋于成熟，有的尚待进一步完善。其实验研究更是方兴未艾。

（五）其他特色疗法的形成和发展

这里所谓的"其他特色疗法"是一些具有相对独立性的，不可归属于前四大类，或在前四大类中偶有体现的疗法。它包括音乐疗法、心理

疗法、易筋经等。这些疗法各具特点，但其产生和发展都和所处的时代紧密联系，极大地丰富了祖国医学内容，成为中医学的重要组成部分。

二、中医特色疗法的特点

中华民族在悠久的发展史中，其多种防治方法历经数千载临床实践的验证，选优汰劣，形成了今天的中医特色疗法。它包含了丰富的内容，各种技法或隶属于特定的临床科别，或散在流传于民间，但汇集起来，进行科学的整理分析后，就会发现各种疗法的共同之处。

中医特色疗法最显著的特点是自然性。其自然性充分体现在利用自然物质和利用朴素的治疗手段两方面。

尽管特色疗法的种类繁多，原料各异，但以自然物质为主。如最常用的汤药法、丸药法、散药法、膏药法以及药酒、药茶、药露等，都是直接利用自然药材，或在保存药材的自然特性上制作不同的剂型，如现今临床使用的注射剂、糖浆剂、冲剂等，仍以保存药物的自然属性为前提制备的。艾灸法所用的艾叶，亦是从自然中在适当季节采摘后，晾干，稍做加工即可使用，充分保存了艾叶温经止血、散寒止痛的功效。其他再如饮食疗法等，更是以直接摄取自然物质，利用其自然属性来发挥治疗作用的。

至于特色疗法的朴素的治疗手段，更是不胜枚举。如推拿疗法，仅以按、摩、揉、推、捏、拿、摇等作用于人体体表的一定部位以疗病。太极拳、五禽戏之类的体疗法，是以肢体的导引动作为内容的自我疗法，可以起到理气活血、疏通经络、调节脏腑的治疗作用。而音乐疗法、气功疗法等，则是通过意念的作用来防病健身。还有刮痧法、灸疗法等等。即使是有轻微创伤的针刺疗法，也仅仅是靠针刺的作用来产生卓越的治疗功效。更有正骨疗法中的"小夹板固定法"，以扎带把木板、竹板或硬纸制成的夹板来固定复位后的骨折部位，却同样能保持骨折断端的相对静止。特色疗法的操作均简便易行，极易操作，其朴素的治疗方法在此仅略见一斑。

第二个特点是多样性和实用性。中医特色疗法蕴藏着丰富多彩的治疗方法。有人统计达300余种之多。本书收集的仅药物疗法，就有

药物贴敷、熏洗、药酒、药茶、药摩、药枕、脐疗等。其他再如各种针法、灸法、埋线、足疗、手疗、耳穴、捏脊、拔罐、刮痧、体疗、磁疗、虫毒、推拿等不可胜数。这些各具特色的疗法，都是在中医理论的指导下形成、发展和使用的，都遵循中医学的治疗原则，是中医治疗学不可分割的组成部分。如要用汗法来疗疾时，既可用汤药、丸药、散剂，又可用针、灸、推拿、刮痧、熏蒸等方法，因而极大丰富了中医治疗学的内涵。这些特色疗法的综合运用，必将大大提高了中医治疗疾病的疗效。

三、中医特色疗法的学习方法

中医特色疗法是中医学的重要组成部分，它既以重要基本理论为基础，又有自身独特的理论和技术体系，内容十分丰富，因此，是一门综合性很强的课程。学习者必须在掌握中医基础理论，针灸学、推拿学及相关临床知识后才能学好本课程。同时中医特色疗法是一门实践性很强的课程，所以，我们在学习时既要熟记基础知识，更应勤于实践，在见习、实习中多动手、勤思考，熟练掌握各种操作技术，为临床工作打下扎实的基础，从而更好地提高临床疗效，为患者服务。

（田岳凤　黄　安）

7

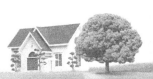

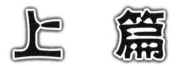

上 篇

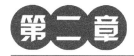

第二章

药物贴敷疗法

药物贴敷疗法是将各种不同的药物制成一定的剂型,贴敷于某些穴位或特定的部位上,利用药物对机体的刺激和药理作用,从而达到调整机体和治疗疾病的目的的方法。该法是中医常用临床外治方法之一,也是中医治疗学的重要组成部分,并较内治法更为简便、实用,是我国劳动人民几千年来在同疾病做斗争中总结出来的独特的行之有效的治疗方法。

早在 1300 年前的甲骨文中,前人大量有关中医外治的经验、体会便有了文字上的描述。在《周礼·天官》中记载了治疗疮疡常用的外敷药物法、药物腐蚀法等,如"疡医掌肿疡、溃疡、金疡、折疡之祝药刮杀之齐,凡疗疡以五毒攻之……"。其中"祝药"即敷药。在我国现存最早的临床医学文献《五十二病方》中,疮口外敷的有"傅"、"涂"、"封安"之法。春秋战国时期,在《黄帝内经》中,还有"桂心渍酒,以熨寒痹",用白酒和桂心涂治风中血脉等记载,被后世誉为膏药之始,开创了现代膏药之先河。到了周秦时期,贴敷疗法无论是基础理论还是具体方法,虽无完整体系和专著出现,但其治疗思想已经形成。晋代葛洪《肘后备急方》首次记载了用生地黄或栝萎根捣烂外敷治伤;用软膏剂贴敷疗金疮,并收录了大量外用膏,如续断膏、丹参膏、雄黄膏、五毒神膏等,并注明了具体的制用方法。其用狂犬脑外敷伤口治疗狂犬病的方法,实为免疫学之先驱。随着中药外治方法的不断改进和创新,晋、唐之后已出现贴敷疗法和其他学科相互渗透与结合的运用研究。如把敷药法和经络腧穴的特殊功能结合起来,创立了穴位敷药法,极大地提高了疗效。李时珍《本草纲目》中记载了不少穴位敷药疗法,为世人所熟知并广泛采用。

清代是中药外治方法较为成熟的阶段。其中以《急救广生集》、《理瀹骈文》等中药外治专著的问世为代表,以较为完整的理论体系为贴敷疗法成熟的标志。《急救广生集》在公元1805 年问世,是第一部中医外治方面的专著。该书是程鹏程经数十年精心类聚,参考 400 余种医书,集清以前历代外治疗法之大成。该书选粹嘉庆之前千余种外治方法,补录了 239 种疾症,共 20 卷,计收病症 400 余种,载方 1500余首,书中详细记载了用贴敷疗法治疗各种疾病的方法,并强调在治疗过程中"饮食忌宜""戒色欲"等,且在卷末附录了药用引节要、用药戒、制剂法等六篇,是后世研究和应用外治法的鼻祖,时至今日仍为临床沿用。继《急救广生集》刊行 59 年之后,"外治之宗"吴宗先历时数十年,对外治法进行了系统的整理和理论探索,著成举世闻名的《理瀹骈文》一书。其中把贴敷疗法治愈疾病的范围推及到内、外、妇、儿、皮肤、五官等科,并提出了外治法可以"统治百病"的论断,为后世应用中药外敷法开辟了广阔的前景。

新中国成立以来,由于社会的发展和科学进步,专家学者们对历代的文献进行考证、研究和整理,极大提高了贴敷疗法在临床应用上的实用价值。据近十年来粗略统计,关于贴敷等中药外治的专著及文章约 2000 余篇,在传统方法基础上,对贴敷的推广应用,起到了较大的促进作用。特别是由于贴敷疗法主要是运用中药通过体表皮肤、黏膜等吸收发挥作用的,所以现代医学对吸收机制的认识也对提高外治疗法的有着重要作用。新学科的出现为贴敷疗法等中药外治方法注入了新的活力。由于贴敷疗法大多局限于广义上的外敷,故而人们在治疗器具新方法的研究中,主要从促进药物吸收和多种方法协同使用的角度入手。一方面运用现代生物、物理学等方面的知识和技术,研制出新的具有治疗作用的仪器并与贴敷外治协同应用;另一方面研制出不少以促进药物吸收为主,且使用方便的器具。其中利用声、光、电、磁等原理配合中药治疗的方法普遍应用。此外,外治剂型不断涌现,新中国成立后出现的中药硬膏剂,是对中医传统薄贴的发展,由橡胶及配合剂组成基质,再加上中药提炼的挥发油或浸膏制成。如麝香虎骨膏,对肌肉劳损、扭挫伤、类风湿关节炎、晕车船等有较好的疗效。再如用于治疗晚期恶性肿瘤的膏药,镇痛时间可达 3～6 小时。现代生活中,人们将贴敷疗法与日常生活用品结合起来,制造出药物背心、内衣、乳罩、腰带、护膝等药物保健品,在市场上备受青睐。

总之,随着目前国际上提倡的“自然疗法”和逐渐兴起的中医热,运用天然药物和传统疗法治疗疾病越来越受到人们的重视,这对贴敷等中药外治法是一个极好的发展机会。而且此种方法,历经千年而不衰,证明了其强大的生命能力和可靠的疗效。

一、贴敷疗法的基本原理

(一)中医理论原理

贴敷疗法发生功效,多因药物贴于皮肤后,通过药物的渗透、吸收或药物对腧穴的刺激,对局部发生直接作用或通过经络的传导,达到刺激机体、调整系统功能的效果。

在经络理论中,皮部是经脉功能反映于体表的部位,也是络脉之气散布之所在,居于人体最外层,是机体的卫外屏障,具有卫外、安内的功效,起到对外接受信息,对内传达命令的作用,是机体的受纳器和效应器。因此,皮部在人体的生理、病理和治疗中,有着十分重要的通信联络作用。贴敷是借助药物贴于皮部,对体表形成一特定刺激,并通过透皮吸收和经络刺激,激发并调整体内紊乱的生理功能,使各部位之间的功能协调一致,增强人体抗病能力,以达到扶正祛邪、治愈疾病的目的。因此,贴敷的基本功效为:

(1)调和阴阳,改善脏腑功能:由于贴敷药物的配伍,可对机体产生良性刺激,使各系统功能得以调整,保证机体处于阴平阳秘的状态。

当气血凝滞或经脉空虚时,通过药物刺激,可以引导营、卫之气始行输布、鼓动经脉气血,濡养脏腑组织器官,温煦皮毛。同时,使脏腑机能得以振奋、鼓舞正气,加强祛除病邪之力。

(2)祛除邪气,疏通经络:不通则痛,血瘀经脉闭阻,贴敷通过药物直接作用于瘀血局部,使经脉通畅,气血得以运行。同时,通过药物对经络腧穴或皮部的刺激,将充斥于体表病灶、穴位,乃至深层组织、器官的风、寒、痰、湿、瘀血、火热、脓毒等各种邪气从皮毛透达于外,使其得以疏通。

(二)现代医学理论

1. 整体作用

(1)透皮吸收作用:通过动脉通道、角质层转运和表皮深层转运而被吸收,药物通过一种或多种途径进入血液循环。

(2)水合作用:中药外敷后,局部形成一种汗水难以蒸发扩散的密闭状态,使角质层含水量增加,角质层经水合作用后可膨胀成多孔状态,易于药物穿透。

(3)表面活性剂作用:中药中含有的表面活性剂,可促进被动扩散的吸收,增加表皮类脂膜对药物的透过率。

(4)促进吸收的作用:贴敷药物中如冰片、麝香、沉香、檀香等,可使皮质类固醇透皮能力提高 8～10 倍。

2. 局部作用

(1)抗菌、抗病毒作用:通过对外用药进行药理分析证实,部分中药有抗菌、抗病毒的化学成分,因而对局部有良好的抗感染作用。同时部分药物还有抑制或杀灭真菌的作用。

(2)祛腐生肌作用:有些药物可促进细胞的增生分化与肉芽组织的增长速度,在一定程度上加速伤口愈合;并可促进巨噬细胞的增生,巨噬细胞具有吞噬细菌、异物和坏死组织碎片,提高局部抗感染的能力;还可调节胶原代谢,改善创面血液循环,增加局部血、氧供给,加速创面新陈代谢,促进创面愈合。

近年来,人们还将透皮吸收促进剂引进中药外治领域,使药物呈分子或亚分子状态均匀地分布在基质中,以利于迅速、均匀地透皮吸收进入血液循环,既促进了外用药物的吸收,又保持血药浓度的稳定。

二、药物贴敷疗法的器具、基质与渗透剂

1. 器具

（1）粉碎器：用于研磨、捣烂、切制、碾压等。各种适用工具均可。使药物被粉碎、溶合，综合发挥药效。

（2）粘贴剂：如胶布、网状绷带等，使已制成并贴于患处的药物固定，不发生脱落或移动。

2. 基质

基质是已粉碎好并溶合的药物的载体，也可称为调合剂。常用基质有醋、酒、凡士林、菊花汁、蜂蜜、银花露、葱、姜、蛋清、油脂纱布等。

3. 渗透剂

渗透剂是促进药物向皮下渗透的促进物，可提高药物综合疗效。一般而言，基质物本身就具有渗透剂的作用，不需另加。使用水性物质为基质时，要注意补充基质，以免水性物质干燥后失去渗透作用，影响疗效。

三、药物贴敷疗法的常用剂型与制备

贴敷药是将药物制剂直接贴敷在肌表，使药力发挥作用。常用的有鲜药泥剂、鲜药汁剂、药液剂、药糊剂、药膏剂和膏药等六种剂型。其制备方法有捣碓法、压轧法、煎煮法、调和法和熬制法等。

1. 鲜药泥剂

鲜药泥剂是将新采集的鲜生药，用水洗净后，切碎放入碓臼中，用碓捶反复捣击，将药捣烂成为泥状制剂。此法制作方法简便，药量增减易于掌握，制剂成泥状。由于药物易发生变质，一般要现用现制。具有消肿、泻热、拔毒的作用。

2. 鲜药汁剂

鲜药汁剂是将新采集的鲜生药，洗净后切碎，放入碓臼中捣烂成药泥状后，将药泥倒在纱布后，用纱布将药泥裹紧进行挤压，使药汁从药泥里排出，盛于器具内，制成药汁剂。制剂呈液体状，易变质，应现用现制，具有泻热、消肿、解毒、祛瘀的作用。

3. 药液剂

药液剂是将药物放入锅内，加水浸没药料，用文火煎煮后，去渣取液，而制成药液剂。具有抗感染、散肿、止痒、保护创面的作用。

4. 药糊剂

药糊剂是将药物研成细末，在药粉末里加上调合剂（水、油、酒、醋、蜜、茶等）调和均匀制成糊状，或用鲜药汁与面粉调成糊状，而制成糊剂。具有抗感染止痒、吸水、保护创面的作用，对热证、肿毒、损伤等疗效显著。

5. 药膏剂

药膏剂是一种硬糊剂，是将药粉直接和油脂类（如：猪油、羊油、松脂、麻油、黄白蜡、蛋清、饴糖、凡士林等）调和均匀，制成硬糊状，而成为膏剂。制剂柔软、滑润、穿透性强，涂展性好，对皮肤无刺激性，临床使用广泛。多用于干燥肥厚性皮肤病及少许湿润的创面的治疗。

6. 膏药

膏药又称薄贴，是将药粉配合香油、黄丹或蜂蜡等基质炼制而成的硬膏，再将药膏摊涂在一定规格的布、皮、桑皮纸等上面而成。膏药黏性较好，应用方便，药效持久，便于收藏携带，适合治疗多种疾病。

四、药物贴敷疗法的适应证与禁忌证

1. 适应证

药物贴敷疗法适应证广，可用于内、外、妇、儿、五官科等多种疾病。

2. 禁忌证

由于外用药物的剂型较多，其功效、性质较广泛，故贴敷疗法没有绝对的禁忌证，既可用于机体表面，又可作用于内部；既可用于有伤口的病症，又可用于无伤口的病症。惟在使用中应注意通过辨证施药，不可药性与病症相悖。另外对于使用贴敷药物产过敏反应者应及时调整用药，以防过敏加重。对危、急、重证者，应慎用。

五、药物贴敷疗法优点和注意事项

1. 优点

（1）途径直接，作用迅速：贴敷疗法通过药物直接作用于患处，通过透皮吸收，使局部药物浓度明显高于其他部位，作用直接，直达病所，发挥药效作用较强。

（2）用药安全，适应证广：贴敷疗法是以透皮吸收发挥作用的药物，较其他给药途径用药较为安全，同时也增大了用药的范围，尤其是外

用给药方法历经漫长岁月的临床验证,其方药组成已不计其数,治疗范围涉及内、外、妇、儿等多科多种疾病,具有较高的医疗和保健价值。

(3) 使用简便,易于推广:贴敷药物的制作可简可繁,家庭多用较简单的药物配伍及制作,易学易用。

(4) 药源广泛,价廉效广:贴敷疗法的药物取材多较简单,甚至有一部分来自于生活用品,包括葱、姜、蒜等随地取材,无需耗费过多金钱。且贴敷药方组成多来自于临床经验,疗效显著,在疾病的初期即自行解决,节省大量人力财力。

(5) 稳定可靠,副作用小:贴敷疗法是药物施于体表,以达到治病的目的。此法便于随时观察、了解病情变化,随时加减更换药物,很少发生副作用,具有稳定可靠的特点。

2. 注意事项

(1) 治病遵内治之理,重视辨证论治。贴敷治病,同样要按照中医基本原则,辨证选方用药,才能取得良好的治疗效果。

(2) 贴敷部位(穴位)要按常规消毒。因为皮肤受药物刺激会产生发红、水疱和破损,容易发生感染。通常用酒精棉球作局部消毒。

(3) 合理选择调合剂。为促进药效的发挥,选择调合剂时应注意其本身药性所长。如用醋调贴敷具有解毒、化瘀、敛疮等作用,虽用猛药,可缓其性;酒调贴敷药,具有行气、通络、消肿、止痛等作用,虽用缓药,可激其性。

(4) 穴位贴敷后药外加固定,以防止药物脱落或移位。通常选用的为纱布覆盖,医用胶布固定,或不含药物的清膏。若贴在头面部的药物,外加固定特别重要,尤应防止药物掉入眼内发生意外。

(5) 贴敷部位(每个或每组穴位)不宜连续贴敷过久,应交替使用,以免药物刺激太久,造成皮肤溃疡,影响继续治疗。一般为每日换药一次。同时用药厚度要适中,不可太厚或太薄。

(6) 头面部、关节、心脏及大血管附近,不宜用刺激性太强的药物进行发疱,以免发疱遗留瘢痕,影响容貌或活动功能。

(7) 孕妇的腹部、腰骶部以及某些敏感穴位,如合谷、三阴交等处不宜采用贴敷发疱治疗。有些药物如麝香等孕妇禁用,以免引起流产。

(8) 小儿的皮肤嫩薄,不宜用刺激性太强的药物,贴敷时间也不宜太长。

(9) 随时注意观察,中病即止。或有不适,要立即撤除药物,并易方贴敷,以愈为度。有皮肤过敏或皮肤破损者,不宜用此法。

六、药物贴敷疗法的临床应用

1. 感冒

(1) 处方:薄荷、大蒜、生姜各 30g。

用法:诸药捣烂如膏状,每个穴位取药膏 10～15g,贴敷于大椎、太阳穴(双)、劳宫穴(双),以纱布敷盖,胶布固定。贴药后,合掌夹放于两腿之间,约 30 分钟。每日换药一次。主治风寒感冒初起,恶寒头痛。

(2) 处方:胡椒七粒,丁香 10g,葱白 30g。

用法:胡椒、丁香研末,葱白捣成葱泥,药末与葱泥调和,敷于两掌心,合掌夹于大腿间,盖被卧床休息,约 30～60 分钟,每日一次。主治风寒感冒初起。

(3) 处方:银花 4g,连翘 4g,桔梗 2.4g,荆芥 1.6g,薄荷 2.4g,牛蒡子 2.4g,淡豆豉 2g,甘草 2g,竹叶 1.6g。

用法:诸药研细末过筛,取药粉适量,纱布包裹,敷于神阙穴,包扎固定。每次敷药 4～6 小时,每日两次。主治风热感冒。

(4) 处方:紫苏叶、贯众、薄荷、葱白各 15～30g。

用法:诸药捣烂如膏状,每次取 15～30g,贴于神阙穴,外敷纱布,胶布固定。每日一次。主治时行感冒。

2. 咳嗽

(1) 处方:麻黄 5g,白芥子 5g,肉桂 5g,细辛 3g,半夏 3g,丁香 0.5g。

用法:诸药研成细末,先将脐部以 75% 乙醇溶液消毒后,取药末纳于脐内,盖以纱布,胶布固定。每日一次,直到病愈。主治风寒咳嗽。

(2) 处方:白芥子 100g,面粉 250g。

用法:白芥子研细末,分三次用,取药末一份,加白面粉 90g 拌匀,用水调和,做成药饼,饼的大小视背部面积而定。每晚临睡前贴敷背部患处(以肺俞穴为中心),外用敷料固定,晨起去掉。主治痰湿咳嗽。

(3) 处方:吴茱萸 15g,肉桂 30g,丁香 15g,冰片 1g。

用法:诸药研成细末,取药粉适量填入脐中,以脐满为度,外用胶布或伤湿止痛膏贴封。2～3 日一换。主治肺虚寒所致痰湿咳嗽。

(4) 处方:瓜蒌一个,青黛 15g,贝母 50g。

用法:诸药共研细末,以蜂蜜调成膏,分别贴于肺俞、大杼、后溪等穴,纱布包扎。每日一换。主治痰热咳嗽。

(5) 处方:附片、肉桂、干姜各 20g。

用法:诸药共研细末,以水调和。先用拇指在两侧肺俞穴用力按摩半分钟左右,使局部潮红,再将药物 6g 放于穴位上,外用胶布固定。隔日换药一次。主治久咳,尤以风寒型效果更佳。

3. 哮喘

(1) 处方:麻黄 5g,白芥子 20g,甘遂 12g,细辛 8g,玄明粉、前胡各 15g,桑白皮 30g。

用法:先将桑白皮加水煎取药液,其他药共研细末,均分作两份,用时各取一份调匀,做成饼状,分别贴敷于百劳、肺俞、膏肓、涌泉穴,用纱布盖上,胶布固定。每次取两穴,交换敷贴,每次贴敷六小时。

(2) 处方:黄芩、大黄各 30g,麻黄 20g,细辛 6g,葶苈子 24g,丹参 15g。

用法:诸药研细末,用生姜汁调成糊状,制成大小适当的药饼,敷于大杼、定喘、肺俞(均双穴)、天突、膻中,每次取 3～4 穴,贴 8～12 小时取下,每日一次。

(3) 处方:细辛、生半夏、甘遂、元胡、肉桂各 5g,白芥子 10g。

用法:诸药共研细末,先用姜汁调和成糊状,再加麝香于药面,贴在肺俞、心俞、膈俞(均双穴)、大椎穴,每次贴敷两小时,每年盛夏初伏、中伏、末伏各贴一次,可连贴三年。主治寒哮。

(4) 处方:桑皮 10g,杏仁 10g,生石膏 30g,黄芩 10g。

用法:诸药共研细末,用凉开水调成糊状,制成直径为 2.5cm 的药饼六个,贴于华盖、膻中、膈俞、肺俞穴上,包扎固定。每次贴 4～6 小时,每日一穴。主治热喘。

(5) 处方:鲜毛茛 50g。

用法:鲜毛茛捣烂如泥,取黄豆大,贴敷在大椎或颈窝处,加以纱布覆盖,用胶布固定。每

次 6～8 小时,隔 3～4 日贴一次。主治哮喘急性发作。

4. 咯血

(1) 处方:款冬花、侧柏叶、生地榆、鱼腥草、白及各 18g。

用法:诸药共研细末,用食醋调和成膏泥状,贴敷于肺俞(双)、膻中穴上,外以纱布盖上,胶布固定。每日换药一次,若配以本方散剂内服(每次服 5g,日三次),则效果更佳。主治咳嗽咯血。

(2) 处方:生地、熟地、天冬、麦冬、知母、川贝、百部、淮山药、白及各 10g。

用法:诸药共研细末,取药末 6g 以鸡蛋清调匀,贴敷肺俞穴(双)上,外以纱布盖上,胶布固定。每日换药一次。主治咯血。

(3) 处方:生大黄 10g。

用法:生大黄烘干,研末,用醋调成膏,纱布包裹,敷神阙穴,纱布覆盖,胶布固定。2～3 天换药一次。主治血热咯血。

5. 心悸

处方:生南星、川乌各 30g。

用法:两药研为细末,用黄醋融化摊于手心、足心,每日一次,晚敷晨取。

6. 失眠

(1) 处方:朱砂 3～5g。

用法:朱砂研末,用纱布一块,上涂少许糨糊,撒上药末,外敷涌泉穴(双),胶布固定。每日换药一次。

(2) 处方:吴茱萸 9g,米醋适量。

用法:吴茱萸研成细末,米醋调成糊状,敷于两足涌泉穴,盖以纱布,胶布固定。每日换药一次。

(3) 处方:吴茱萸、肉桂各 18g。

用法:两药共研细末,临睡前取药粉 10g,调酒炒热敷于两足涌泉穴。或取药 5g 调蜂蜜为软膏,贴敷于一侧神门、三阴交穴。每日换药一次。

(4) 处方:炒枣仁、丹参、夜交藤各 15g。

用法:诸药共研细末,用蜂蜜调成软膏,于临睡前敷于神门穴(双)上,外用纱布包扎固定。每日换药一次。

7. 癫痫

处方:熟附子 9g。

用法:熟附子研细末,用面粉少许调和制成面饼,贴敷气海穴上,并可用艾灸15~20分钟。每日换药一次。用癫痫缓解期。

8. 胃痛

(1)处方:炒栀子、附片各等份。

用法:上药研细末,用白酒调和成软膏状,于睡前敷贴于膻中穴上,再用纱布盖好。次日取下,未愈再敷。主治寒性胃脘痛。

(2)处方:吴茱萸5g,白胡椒2g,丁香、肉桂各1.5g。

用法:将诸药共研细末,加白酒炒热,敷于中脘、胃俞、脾俞、足三里、内关等穴,外用胶布固定。每次取穴2~3个,每天换药一次。主治胃寒疼痛。

(3)处方:山栀子30g,生姜9g。

用法:上药捣碎研烂,加白酒调成糊状,敷于疼痛部位。每天换药一次。主治胃热疼痛。

(4)处方:厚朴、枳实各2g。

用法:上药共研细末,用姜汁或葱汁调和,敷于神阙穴,用纱布盖上,胶布固定,每天换药一次。主治气滞胃痛。

9. 呕吐

(1)处方:生姜、半夏各等份。

用法:上药捣成泥状,炒热,布包敷于脐上。主治胃寒呕吐。

(2)处方:酒炒白芍9g,胡椒1.5g,葱白60g。

用法:白芍、胡椒共研细末,加葱白共捣成膏,贴胃脘处,每日一换。主治寒湿呕吐。

(3)处方:绿豆粉30g,鸡蛋两个。

用法:绿豆粉用鸡蛋调成泥状,分别敷于两足心涌泉穴。主治热性呕吐。

(4)处方:活地龙数条。

用法:活地龙捣烂如泥,敷足心涌泉穴,用作纱布包扎。主治肝气犯胃及胃热引起的呕吐。

(5)处方:紫苏、山楂、生姜各60g。

用法:诸药捣烂成泥状,炒热,趁热敷于胃脘部。主治伤食积滞导致的呕吐。

(6)处方:伤湿膏一贴。

用法:将伤湿膏于乘车、船前贴于脐部。主治晕车晕船所致的呕吐。

10. 呃逆

(1)处方:丁香、沉香、吴茱萸各15g,生姜汁、葱汁各5ml。

用法:先将前三味药共研细末,加入姜汁、葱汁调匀成软膏状,敷于神阙穴上,外用纱布覆盖,胶布固定。主治各种原因引起的呃逆,尤以胃寒呃逆为宜。

(2)处方:生山楂30g(捣烂),赭石末15g。

用法:两药混合调匀成膏状,贴敷肚脐上,外用纱布覆盖,胶布固定。每日换药一次。主治顽固性呃逆。

11. 泄泻

(1)处方:白胡椒9g,炮干姜、炒雄黄粉、肉桂、吴茱萸各3g。

用法:诸药共研细末,用脱脂药棉蘸上药粉,敷贴于脐孔上,外用纱布盖上,胶布固定。每日换药一次。主治寒湿泄泻。

(2)处方:车前草60g,甘草3g,滑石6g。

用法:诸药共研细末,用茶水调匀成糊状,敷于神阙、天枢穴上,外用纱布盖上,胶布固定。每日换药一次。主治热性泄泻。

(3)处方:五倍子20g,食醋一杯。

用法:五倍子放入食醋中煎熬成膏,摊于布上,贴于脐部,外用胶布固定。主治水泻不止。

12. 痢疾

(1)处方:大黄30g,川黄连、广木香各10g。

用法:诸药研细末,用醋调匀成膏状,取药膏5~10g敷于脐孔上,外用纱布盖上,胶布固定。每日换药一次。主治湿热痢。

(2)处方:赤小豆30g。

用法:赤小豆研末,用酒或油调和,敷于两足心涌泉穴,每日三次。主治热痢。

(3)处方:吴茱萸、艾叶各10g,白胡椒6g。

用法:诸药共研细末,与米饭(适量)拌匀捣烂,制成圆饼两块,交替贴敷于肚脐上,再以艾条灸之,每日一或两次。主治寒湿痢及虚寒痢。

(4)处方:吴茱萸、木香各15g,黄连9g。

用法:诸药共研细末,用开水调匀成糊状,外敷脐部,以纱布盖上,胶布固定。每日换药一次。主治赤白痢。

(5)处方:吴茱萸30g,附子6g。

用法:两药研细末,用醋调匀成膏,敷于两

足涌泉穴上,外用纱布包扎固定,每日换药一次。主治噤口痢。

13. 腹痛

(1)处方:生附子 15g,甘遂、甘草各 9g。

用法:诸药研末,用葱汁调和成膏,炒热贴于脐处。主治寒性腹痛。

(2)处方:艾叶 15g,醋 100ml。

用法:艾叶捣烂,加醋炒热,敷贴神阙或阿是穴。主治腹痛。

(3)处方:川椒、乌梅各 30g。

用法:两药研细末炒热,熨痛处,热敷脐部。主治虫积腹痛。

14. 腹胀

(1)处方:大黄 30g,醋适量。

用法:大黄研为细末,用醋调和成膏,敷贴于涌泉穴。主治气滞腹胀。

(2)处方:川厚朴、枳壳、香附各 9g。

用法:诸药共研细末,用白酒调成糊状,敷于肚脐和阿是穴(胀痛处)上,外以纱布盖上,胶布固定。每日换药一次。主治气滞腹胀。

(3)处方:大蒜适量。

用法:大蒜捣烂如泥状,取 3g 敷于中脘穴上,外用纱布盖上,胶布固定。约 1~3 小时除去。主治一切腹胀及结胸胀痛。

15. 便秘

(1)处方:田螺五个。

用法:田螺捣成泥状,敷于脐上。主治热秘。

(2)处方:黄连 60g,巴豆 15g,葱白 100g。

用法:黄连、巴豆研细末,葱白捣成泥状,与药末调和,贴于脐上。主治伤寒及诸证引起的便秘。

(3)处方:商陆 10g。

用法:药物研细末,用开水调成糊状,敷贴于鸠尾穴上,每日一次。

(4)处方:大黄 12g。

用法:大黄研细末,用酒调成软膏状,敷于脐部。用热水袋在膏上热敷十分钟。主治乳食积滞型便秘。

16. 胁痛

(1)处方:莱菔子 6g,葱白 12g。

用法:两药捣烂后加热,敷贴痛处。

(2)处方:三棱 12g,莪术 10g。

用法:将两药研细末,用凡士林调和后敷贴患处。主治瘀血胁痛。

(3)处方:大黄、黄柏、栀子各等份。

用法:诸药研细末,用鲜蜜水调匀成软膏状,贴敷期门穴(双),用纱布盖上,胶布固定。每次贴六小时,每日一换。

17. 头痛

(1)处方:麻黄(去节)、杏仁各 6g。

用法:上药捣烂如泥,贴两太阳穴。每日一次。主治风寒头痛。

(2)处方:川乌 30g。

用法:川乌研末,醋调成糊,敷于太阳、风府穴。每日一次。主治风寒头痛,服药不效。

(3)处方:蚕砂 15g,生石膏 30g,醋适量。

用法:蚕砂、生石膏共为细末,用醋调为糊状,敷于前额。每日一次。主治风热头痛。

(4)处方:斑蝥(去头、足)3~5 个。

用法:斑蝥研末布包,贴痛处,起疱后用针刺破,使水流出。主治剧烈头痛。

18. 眩晕

(1)处方:白芥子 9g,酒 30ml。

用法:白芥子研细末,每次取 3g,用酒调成药饼,贴于百会、翳风穴。有恶心或呕吐者配内关、足三里穴。每日换药 1~2 次。

(2)处方:吴茱萸(胆汁制)500g,龙胆草 50g,硫黄 20g,朱砂 15g,明矾 30g,小蓟根汁 15g。

用法:先将前五味药碎为末,过筛加入小蓟根汁调和成糊,敷于神阙及双侧涌泉穴,每次用 10~15g,上盖纱布,胶布固定。两天换药一次。主治肝阳上亢眩晕。

19. 中风

(1)处方:天南星 1.5g,冰片 15g。

用法:两药研末,调匀,以中指蘸药末敷于齿部,每天 3~6 次。主治口噤不开。

(2)处方:蔓荆子、黄芪各 10g,炙甘草 15g。

用法:诸药共研细末,用酒或醋调和,敷于患处,外用纱布盖上,胶布固定。每日换药一次。主治中风引起的口眼㖞斜。

20. 面痛

(1)处方:生川乌、生草乌、白芷各 15g。

用法:诸药用麻油熬,黄丹收膏,摊于布上,贴患处。每五天换药一次。主治面痛(三叉神经痛)。

(2)处方:地龙五条,全蝎 20 个,生南星、白附子、生半夏各50g,路路通 10g,细辛 5g。

用法:诸药共为细末,加一半面粉,用酒调成饼,贴敷于太阳穴上,胶布固定,每日换药一次。主治面痛。

21. 面瘫

处方:熟附子、制川乌各90g,乳香 30g。

用法:诸药共研细末,分成 8～10 包,每取一包,加生姜末 3g 拌匀,用开水调成糊状,先嘱患者用热生姜片擦患处,擦至局部充血为好,再将药糊敷患侧(上至太阳穴,下至地仓穴),宽约3cm。用纱布盖住,胶布固定,并嘱患者用热水袋热敷。每天换药一次。

22. 淋证

(1)处方:萹苣 30g。

用法:萹苣捣烂敷脐部,每日一次。主治血淋。

(2)处方:干姜、附子、益智仁各 15g,麝香0.3g,黄酒适量。

用法:诸药共研细末,加入麝香,用黄酒调成丸,贴于脐上,胶布固定。两天一换。主治劳淋,排尿淋沥。

23. 癃闭

(1)处方:甘遂、甘草各 2g。

用法:两药研为细末,敷于脐中,外用胶布固定,连敷一昼夜。

(2)处方:葱白9g,白胡椒 3g。

用法:两药捣烂如泥状,填敷肚脐上,盖以塑料薄膜,胶布固定。

(3)处方:鲜青蒿 200～300g。

用法:药物捣烂如泥状,填敷神阙穴上,胶布固定。

(4)处方:生姜、葱白各 15g。

用法:两药捣烂如泥状,炒热,趁热外敷关元、肾俞(双)穴上,外用纱布盖上,胶布固定。主治癃闭急性发作。

24. 腰痛

处方:肉桂 5g,川乌、乳香、蜀椒各 10g,樟脑 1g。

用法:诸药共研细末,加适量白酒炒热后,趁热贴敷于肾俞(双)、命门、次髎(双)穴上,外

用玻璃纸盖上,胶布固定。每两日换药一次。

25. 阳痿

(1)处方:小茴香、炮姜各 5g。

用法:诸药共研细末,加食盐少许,用蜂蜜调成稠糊状,贴敷脐中,外加胶布贴紧,每七天换药一次。

(2)处方:蛇麻子末、菟丝子末各 15g。

用法:两药末混匀,以米酒调成糊状,敷于曲骨穴上,外用纱布盖上,胶布固定。每日敷两次。

26. 遗精

处方:五倍子(或加牡蛎等份)100g。

用法:五倍子研细,取适量用醋调(共加牡蛎用 0.9% NaCl 溶液调)成糊状,贴于脐孔上,外用胶布固定。每晚睡前换药一次。

27. 痹证

(1)处方:乌头 30g,干姜、良姜、白胡椒、北细辛、肉桂、丁香各 15g。

用法:诸药共研细末,去药末 1g,加白面粉一匙和匀,用生姜、葱白煎取汁调成膏状,摊于布上,贴患处,固定一夜,晨起除之。主治寒湿冷气,凝于四肢关节。

(2)处方:白芥子、延胡索各 30g,甘遂、细辛各 15g。

用法:诸药共研细末,入麝香1g 和匀,姜汁调匀成膏备用,取药膏 3g 摊于 4cm×4cm 玻璃纸上,贴于被选定穴位上。背痛:按患部位置上下,选用临近的华佗夹脊穴三对;腰痛:取肾俞、秩边、委中;上肢痛:取曲池、臂臑、外关;下肢痛:取阳陵泉、环跳、承山;膝痛配膝眼,酌情使用阿是穴,外用胶布四周固定。每贴 4～6 小时,五天后再贴。主治痛痹。

28. 痛经

(1)处方:乳香、没药各 9g。

用法:两药共研细末,于经前取 3g 以水调成药饼,贴神阙穴,外用胶布固定。

(2)处方:肉桂 10g,吴茱萸、茴香各 20g。

用法:诸药共研细末,用白酒适量炒热敷于脐部,冷后再炒热熨敷,以不烫伤为度,胶布固定,连敷三日,下次月经之前再敷三日。

29. 带下

处方:芡实、桑螵蛸各 30g,白芷 20g。

用法:上药共研细末,醋调糊状,取适量敷

于脐部,胶布固定。每日一换。主治白带。

30. 鹅口疮

处方:吴茱萸2～4g。

用法:将吴茱萸研细末,用米醋(或鸡蛋清)调匀,于每晚临睡前贴于两足涌泉穴上,外用胶布固定,晨起去之。

31. 痄腮

(1)处方:仙人掌60g。

用法:仙人掌去刺捣烂,敷患处。每日1～3次。

(2)处方:大青叶粉50～150g。

用法:大青叶粉加适量水调成糊状,敷于患处,每次两小时左右。每日两次。

32. 小儿食积

(1)处方:白术25g,枳实15g,大黄10g。

用法:诸药共研细末,用白醋调成糊状,敷脐中及周围,纱布包扎,每日换药一次。

(2)处方:玄胡粉3g,胡椒粉0.5g。

用法:两药粉调匀,放入脐中,用消毒纱布盖上,胶布固定。每日换药一次。

(3)处方:生栀子10g。

用法:药物研细末,加入面粉拌匀,然后放入鸡蛋和匀制成三个药饼,分别敷于患儿的脐部、涌泉穴上。每日换药一次。主治小儿食积,腹胀发热。

33. 小儿遗尿

(1)处方:丁香、肉桂各6g。

用法:将两药共研细末,用黄酒(或白酒)调匀后敷于脐部,外用纱布固定。临睡前敷药,每日换药一次。

(2)处方:吴茱萸、肉桂各9g。

用法:两药共研细末,用酒调成糊状,每取花生米大药丸一粒,分别敷贴穴位上,第一次贴气海、足三里、命门;第二次贴肾俞、三阴交、关元。每日一次,交替使用。

(3)处方:生姜30g,炮附子20g,补骨脂12g。

用法:生姜捣烂,余药研细末和匀,敷于脐上,外用纱布盖上,胶布固定。每天换药一次。

(4)处方:五倍子3g。

用法:五倍子研成细末,温开水调成糊状,贴敷于脐孔上,外用纱布固定。每晚换药一次。

34. 疖

(1)处方:鲜蒲公英60g。

用法:蒲公英洗净捣烂后,敷患处。每日2～3次。

(2)处方:鲜马齿苋30g或鲜地丁30g或鲜丝瓜叶15g。

用法:捣烂,敷患处,每日3～6次。主治暑疖。

(3)处方:白鲜皮30g或蒲公英250g,败酱草120g。

用法:药物熬膏外敷患处。每日一次。主治疖肿。

35. 痈

(1)处方:野菊花30g。

用法:捣烂敷患处。每日3～6次。主治痈肿。

(2)处方:大黄末15g,鸡蛋清适量。

用法:取大黄末,用鸡蛋清调匀,涂敷患处,或用米醋调敷。每日一换。主治一切痈毒,疔疮。

(3)处方:绿豆500g,鸡蛋一枚。

用法:绿豆研成粉末,用鸡蛋清调成糊状敷患处。每日换药2～4次。主治痈、疮、丹毒等症。

36. 乳痈

(1)处方:仙人掌30g,白矾9g。

用法:两药共捣烂,敷患处,干后即换。

(2)处方:鲜蒲公英一把,土豆一个。

用法:两药切碎,捣烂,加入适量的食醋拌匀,外敷于患处,每日两次。

(3)处方:六神丸30粒,凡士林适量。

用法:六神丸研细末,用凡士林调匀,外敷患处。每日一换。

37. 带状疱疹

(1)处方:鲜马齿苋、花生油15g。

用法:马齿苋捣成糊状,加花生油调匀敷患处,干后再敷。

(2)处方:地榆30g,紫草18g。

用法:两药共研细末,用凡士林适量调匀成膏。涂于纱布上,敷贴患处,每日换药一次。

(3)处方:鲜韭菜根30g,活地龙20g。

用法:两药捣烂,加少量香油和匀,取药液涂敷患处,外用纱布固定。

18

（4）处方：云南白药、白酒（或麻油）各适量。

用法：取云南白药粉，用白酒或麻油调成糊状，外敷患处，每日3～5次。

38. 疣

处方：天南星适量，醋少许。

用法：将天南星研末，用醋调为糊状，贴涂患处，每日1～3次。

39. 癣

（1）处方：川椒25g，紫皮大蒜100g。

用法：先将川椒研粉，再与大蒜泥混合，捣成药泥。温水浸泡，洗净、擦干患处，用棉签敷上薄薄一层药泥，棉球反复揉搓，使药物渗入皮肤，每日1～2次。主治头癣、手足癣、体癣、甲癣等。

（2）处方：黄丹、五倍子（焙）各等份。

用法：黄丹研成细末，五倍子微火烤干研为细末，两药混合均匀。脚洗净擦干，以适当湿度，立即上此药粉，不需包扎。主治脚癣，奇痒难忍，甚则溃烂，多见于脚趾处。

（3）处方：鲜蓖麻叶30g。

用法：鲜蓖麻叶揉软贴患处，干后则换药。主治痒手癣，痈疖破溃。

40. 压疮

（1）处方：乳香、没药、黄连、穿山甲各9g。

用法：诸药共研成粉，撒于疮面，用无菌纱布包盖，每天换药一次。

（2）处方：马勃30g。

用法：马勃去外皮，煎成大小不等的薄片，经高压灭菌后取适量置于疮面上，敷料覆盖，胶布固定。每日换药一次。

41. 湿疹

（1）处方：芒硝150～300g。

用法：芒硝用冷开水溶化，消毒纱布或干净毛巾投入药液中浸透后，取出湿敷患处，每日3～4次，每次敷30～60分钟。主治急性湿疹。

（2）处方：大黄、黄芩、黄柏、苦参各等量（各10～15g）。

用法：诸药共研细末，纱布包后开水冲泡或煎煮，待药液凉后作冷湿敷患处。每日1～3次。主治急性湿疹或伴化脓感染者。

42. 牛皮癣

处方：冬瓜皮（烧灰）15g。

用法：将冬瓜皮烧灰研末，用油调敷于患处。每日3～6次。

43. 痔疮

（1）处方：生南星、生半夏、紫荆皮、王不留行各15g，皮硝适量。

用法：将前四味药共研细末，用皮硝适量水化，与药末调匀成软膏状，贴敷患处，外以纱布盖上，胶布固定。每日换药一次。主治外痔。

（2）处方：蝉蜕15g，冰片12g，麻油30ml。

用法：将蝉蜕用微火焙焦存性、研末，入冰片同研成极细末，用麻油调匀，每晚临睡前，先用金银花20g，木鳖子12g（捣碎），甘草12g，煎汤趁热熏洗患处，然后用棉签蘸油膏涂敷痔核上，连用5～7天。主治混合痔。

44. 烧伤

（1）处方：地龙60g，白糖适量。

用法：地龙捣烂，调拌白糖，外敷患处，每日3～6次。

（2）处方：大黄、升麻各6g。

用法：两药共研细末，用麻油适量调成糊状，烧伤创面经清创后，将药薄薄贴于创面。每日上药1～2次。感染严重者可增加上药次数。

（3）处方：石膏、蜂蜜各15g。

用法：石膏研成细末，将烧伤创面用消毒肥皂水及0.9%NaCl溶液反复冲洗，拭干后用蜂蜜涂布，再撒上薄层石膏粉，每日1～2次，暴露伤口，不用包扎，以护架被单遮盖。如有脓性分泌物，用棉球拭去，再涂蜂蜜及石膏粉，已结痂者不必换药。

45. 冻伤

（1）处方：山楂30g。

用法：山楂肉砸成泥状外敷，每日换药一次。

（2）处方：鲜橘皮3～4个，生姜30g。

用法：将两药加水煎煮，用药汁浸纱布包药渣热敷患处，每次30分钟，每晚一次。

（3）处方：桂枝50g，红花20g，附子20g，荆芥20g，紫苏叶20g。

用法：诸药加水煮沸，浸纱布包药渣敷患处。每剂连用三天。

46. 虫咬螫伤

（1）处方：蜗牛2～3个。

用法：被蜂、蝎螫伤或毒虫咬伤后，立即挤

19

出毒汁,取活蜗牛 2～3 个捣烂,敷于患处。主治局部被蜂、蝎蜇伤或毒虫咬伤。

(2)处方:韭菜 20～30g。

用法:取韭菜研磨成泥,敷咬伤处。主治臭虫咬伤。

(3)处方:黄柏 5g,玄明粉 3g。

用法:两药加水煎,取药液湿敷患处。每日 4～6 次。主治各型虫咬蜇伤。

(4)处方:鲜马齿苋 30g,独头蒜一个。

用法:用独头蒜擦摩蜇处,或将马齿苋挤压取汁,将其汁与药涂敷伤口。主治蜈蚣咬伤。

47. 外伤出血

(1)处方:毛冬青 15g,冰片 3g。

用法:毛冬青叶晒干研粉,加少许冰片外用贴敷。

(2)处方:马勃粉 30g。

用法:马勃粉直接敷压伤口处。

(3)处方:大黄、白及各 30g。

用法:两药入锅内炒成焦黄色取出待凉后研成细末,调敷患处,加包扎压迫。

48. 扭伤

(1)处方:山楂 100g,细辛 10g。

用法:将两药共研细末,用黄酒调匀成糊状敷于患处,外以纱布覆盖,胶布固定。每日或隔日换药一次。主治胸胁部扭挫伤。

(2)处方:泽兰叶鲜品 60g。

用法:捣烂敷患处,每日 3～6 次。主治损伤瘀肿。

(3)处方:新鲜三七叶 15g。

用法:上药捣烂外敷,用大片状树叶盖在药上,用绷带包扎固定,每日换药一次。主治急伤扭伤。

(薛　聆)

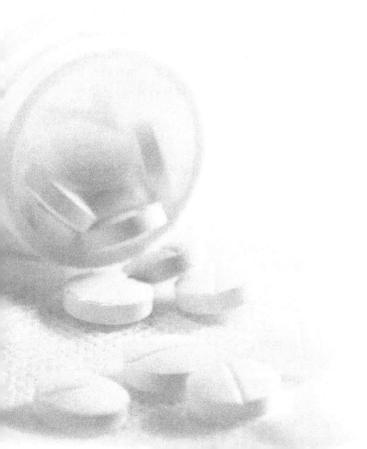

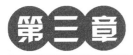

第三章

药物熏洗疗法

药物熏洗疗法是利用不同方式加热的中草药制品,熏蒸洗浴人体相应部位以达到治疗疾病、保健强身和美容悦颜等目的一种中医外治疗法。千百年来,由于熏洗疗法药价低廉、操作方便、疗效显著、适应证广、安全无痛苦的独特优势,备受广大人民群众的喜爱。

一、药物熏洗疗法的基本原理

熏洗疗法是在中医理论指导下,运用药物煎煮后的蒸汽熏疗,待温后再用药液淋洗,浸泡全身或局部患处。通过药液的热蒸与热洗作用,达到疏通经络、调和气血、解毒化瘀、治病强身的目的。由于熏洗疗法的特殊操作,其作用原理可以概括为以下四个方面:

(1)皮肤吸收作用:皮肤覆盖在身体表面,可保护体内组织和器官免受外界致病因素的影响,并有排泄和透皮吸收的作用。药物熏洗局部皮肤,可通过局部的皮肤黏膜、汗腺、毛囊、毛细血管等将药物吸收,从而引起整体的药理效应。

(2)经络调节作用:人体是一个有机的整体,经络内连脏腑,外达体表,有行血气、营阴阳、濡筋骨、利关节的作用。药物熏洗局部,通过温热和药力作用,可调节经络系统,从而纠正紊乱的脏腑功能,达到防治疾病的作用。

(3)脏腑输布作用:当药物通过体表—经络而达到脏腑时,脏腑可通过调节、平衡作用,调整全身的机能,以达到治病的目的。

(4)物理刺激作用:药物熏洗,通过热力可使皮肤温度升高,皮肤毛细血管扩张,促进血液及淋巴液的循环,改善周围组织营养,促进血肿、水肿的消散和吸收,能收到活血化瘀的疗效。

二、药物熏洗疗法的器具与操作规程

(一)器　　具

浴盆:全身熏洗用。

木桶:大木桶用于全身熏洗,小木桶用于四肢手足等处的熏洗。

水缸:即家用水缸。浴盆、水桶的代用品。

坐浴盆:肛门及会阴部疾病,坐浴熏洗用。

面盆:即脸盆。头面部、四肢、手足部熏洗用,也可替代坐浴盆。

小喷壶:淋洗患处用。

洗眼杯:眼部熏洗用。

电炉或火炉:蒸煮药物或冬季治疗时取暖。

沙锅或搪瓷盆:煎煮药液用。

小木凳或带孔眼木架:熏洗时放置患肢用。

布单或毯子:熏洗时盖住浴盆,防止药物蒸汽外泄。

布巾或毛巾:蘸药液熏洗,淋洗患部用,或熏洗后擦干身体用。

消毒换药设备:消毒纱布、干棉球、碘酒、红汞、甲紫、消毒镊子、换药碗,以及常用中药膏、散等,作为熏洗后伤口换药用。

(二)操　作　规　程

熏洗疗法是熏蒸和淋洗方法的简称。

1. 熏蒸法

(1)全身熏蒸法:按病症配制处方,经煎煮后倒入盆内,外罩塑料薄膜浴罩,进行全身熏蒸。药液可不断加热,使蒸汽不断产生。每次熏蒸15～30分钟,每日1～2次。另有一种蒸汽浴缸,操作方便,是进行全身熏蒸的较好方法。

(2)支凳熏法:多用于熏蒸下肢部位。将按药方配制的药物加水煎煮,倒入盆内,盆旁或盆中心支一凳,将腿搭放于凳上,外罩布单,进行熏蒸。药液在100℃左右,也可边加热边熏。每次熏蒸15～30分钟,每日1～3次。

(3)坐熏法:多用于熏蒸裆部。将按药方

制的药物加水煎煮,倒入盆内,盆上倒扣熏笼,坐在熏笼上,外罩被单,进行熏蒸。药液在100℃左右,也可边加热边熏。每次熏蒸15～30分钟,每日1～3次。

(4)碗口熏法:多用于口、鼻、眼部的熏蒸。将按药方配制的药物加水煎煮,倒入碗内或茶缸内或茶杯内,两手捂住碗或缸或杯口,留出一点小缝,口或鼻或眼对着小缝进行熏蒸。每次熏蒸15～30分钟,每日1～3次。

(5)瓶口熏法:多用于面部、胸部的熏蒸。将按药方配制的药物加水煎煮,倒入保温瓶内,面对或胸对瓶口进行熏蒸。每次熏蒸10～30分钟,每日1～3次。

(6)壶口熏法:适用于身体的任何部位。将按药方配制的药物放入烧水壶里,加水煎煮,壶口上套橡胶皮管,用皮管口喷出的药蒸汽对着需熏部位进行熏蒸。每次熏蒸10～30分钟,每日1～3次。

(7)锅口熏法:适用于身体的胸部及上肢。将按药方配制的药物放入锅内,加水煎煮,身体上部或上肢伸在锅口上面,边煎边熏。每次熏蒸10～30分钟,每日1～3次。

2. 洗涤法

(1)洗浴法:适用于洗涤全身。将按药方配制的药物放入锅内,加水煎煮后,取汁倒入浴盆内,待温后,仰卧于药液内,进行洗浴。每次洗10～30分钟,每日1～2次。为保持水温,可不断地往浴盆内加热水。

(2)浸洗法:多用于身体的上下肢的洗涤。将按药方配制的药物放入锅内,加水煎煮后,取汁倒入盆内,待温后,将患肢伸入药液内浸泡,可同时进行搓洗。每次浸洗10～30分钟,每日1～2次。

(3)坐洗法:多用于裆部、臀部的洗涤。将按药方配制的药物放入锅内,加水煎煮后,取汁倒入盆内,待温后,坐于药液中进行洗涤。每次坐洗20～30分钟,每日1～2次。

(4)擦洗法:多用于洗涤身体的躯干部位。将按药方配制的药物放入锅内,加水煎煮后,取汁倒入盆内,待温后,用纱布或毛巾醮药汁擦洗所需洗部位。每次擦洗20～30分钟,每日3～6次。

(5)冲洗法:冲洗法适用于身体各个部位。

冲洗法分为手撩水冲洗和软管冲洗等。

手撩水冲洗法是将按药方配制的药物加水煎煮后,取汁倒入盆内,将所洗部位移于盆口上方,手指并拢,将药液撩向所洗部位,进行冲洗。每次洗10～20分钟,每日洗1～3次。软管冲洗法是将按药方配制的药物加水煎煮后,取汁倒入特制的底部带有软管装置的桶内,将桶置于高处,使药液顺软管下流喷,用管口对着所洗部位进行冲洗。每次冲洗5～15分钟,每日1～3次。

(6)淋洗法:适用于身体各个部位。将按药方配制的药物加水煎煮后,取汁倒入带有喷头装置的桶内,将桶置于高处,使药汁喷于所洗部位上。每次冲洗5～20分钟,每日1～3次。

(三)熏　洗　法

熏洗法是将熏法和洗法结合在一起的一种复合方法。一般都是先熏后洗,不同的熏法和不同的洗法可根据需要任意结合。

三、药物熏洗疗法的适应证和禁忌证

1. 适应证

熏洗疗法可广泛地运用于内、外、妇、儿、骨伤、皮肤、五官等临床各科疾病,并有美容美发、保健强身的作用。

2. 禁忌证

(1)急性传染病、严重心脏病、重症高血压、严重肾病、主动脉瘤、有出血倾向者禁用熏洗疗法。

(2)恶性肿瘤、脓已局限的病灶禁用熏洗疗法。

(3)妇女妊娠期和月经期,不宜进行熏洗疗法,尤其是坐浴法。

(4)饱食、饥饿、大汗以及过度疲劳时,不宜进行熏洗疗法。

四、药物熏洗疗法的优点及注意事项

1. 优点

(1)给药途径独特。熏洗疗法所用药物的有效成分通过皮肤、黏膜吸收,直接进入体内而发挥作用,避免了消化酶对药物的分解破坏作用,同时也减轻了药物对胃肠道的刺激和对肝肾损害的作用,从而提高了疗效。

（2）适用范围广泛。熏洗疗法广泛地应用于临床各科疾病，并且与内服法有殊途同归、异曲同工之妙。近年来，它的美容美发、养生康复、强身保健作用尤受人关注。

（3）安全可靠，无副作用。熏洗疗法属中医外治法，在患部或体表施药，药物成分在血液中的浓度降低，因而避免了对肝、肾的损害作用。同时，所用药物均由天然药物组成，不含具有刺激性的化学合成物质，因此，使用安全。

（4）经济实惠，易于推广。熏洗疗法不需要特殊昂贵的仪器设备，且药源广、价廉实惠，同时操作方便，易学易用，利于普及和推广。

2. 注意事项

（1）熏蒸时，要将药液烧开，有蒸汽产生。熏蒸时要掌握好药液与所熏部位的距离，使蒸汽热度适中为宜，过近易于烫伤，过远起不到预计的效果。所需部位要用塑料薄膜或布罩罩住，使蒸汽集中在所熏部位上。

（2）浸洗时，药液温度要适中，一般为45～60℃。不能过热和过凉。浸洗时间不可太短或过长，一般浸洗15～30分钟左右。

（3）饭前饭后30分钟内不宜熏洗，空腹熏洗易发生低血糖休克，过饱熏洗影响食物消化。

（4）熏洗时要注意保暖，避免受寒、吹风，洗浴完毕后及时拭干皮肤。

（5）除说明是内服药、洗眼药外，所有熏洗药液应防止溅入口、眼、鼻内。

（6）凡老年人、儿童，病情重急者，熏洗时要有专人陪护，避免烫伤、着凉或发生意外事故。

五、药物熏洗疗法的临床应用

1. 感冒

（1）处方：麻黄10g，薄荷（后下）15g，荆芥15g，防风12g，生姜10g。

用法：上药水煎两次，取药液熏洗全身，每次10～20分钟，每日两次。用于风寒感冒。

（2）处方：桑叶15g，菊花15g，荆芥15g，芦根30g。

用法：上药水煎两次，取药液熏洗全身，每次10～20分钟，每日两次。用于风热感冒。

（3）处方：香薷12g，羌活10g，苏叶12g，厚朴12g，淡豆豉10g，藿香12g。

用法：上药水煎两次，取药液熏洗全身，每次10～20分钟，每日两次。用于暑湿感冒。

（4）处方：紫苏叶90g，艾叶90g，葱白90g。

用法：上方水煎五分钟，连渣倒入盆内，采用足熏洗法。嘱患者脱去鞋袜，将双足置于盆内小凳子上，用布单将膝以下及脸盆围住先熏后洗，待周身出微汗时，擦干腿足，避风休息，每次10～20分钟，每日两次。用于流行性感冒。

2. 咳嗽

处方：鱼腥草100g。

用法：上药水煎后，倒于浴盆，进行全身熏洗。每次30分钟，每日两次。用于外感咳嗽。

3. 胃痛

（1）处方：艾叶20g。

用法：上药水煎后，熏洗胃脘部至痛止。用于寒凝气滞之胃痛。

（2）处方：鲜姜30g，香附15g。

用法：鲜姜捣烂，香附研粉，加水煎后，熏洗胃脘20分钟，每日两次。用于虚寒型胃痛。

4. 便秘

处方：生姜、艾叶各50g，食盐30g。

用法：生姜、艾叶水煎十分钟后加入食盐，熏洗小腹部，每次20分钟，每日两次。用于习惯性便秘。

5. 头痛

（1）处方：吴茱萸120g。

用法：上药水煎后，熏洗头部，每日两次。用于寒性头痛。

（2）处方：川芎15g，蚕砂30g，僵蚕20g，白芷15g。

用法：上药水煎后，熏洗头部，每日两次。用于风热头痛。

（3）处方：生川乌10g，生草乌10g，生南星10g，羌活10g，独活10g，防风10g，麻黄10g，细辛10g，川芎15g，白芷15g，蚕砂40g，松节40g，僵蚕30g，生姜25g，川椒6g，连须葱白五根，白酒100ml。

用法：先将川乌、草乌、南星、松节、僵蚕水煎30分钟后，再加入羌活、独活、防风、白芷、麻黄、细辛、蚕砂、川芎煮沸十分钟，纳入葱白、生姜、白酒，熏蒸、淋洗头部痛处，洗后用干毛巾裹住头部，蒙头取汗，每日1～2次。用于慢性头痛。

23

(4)处方:川芎 30g,当归 30g,荆芥 60g,白芷 10g,细辛 10g。

用法:上药水煎后去渣,熏洗头部,每日两次。用于血虚头痛。

(5)处方:钩藤 20g,槐花 20g,冰片 5g。

用法:上药水煎后,浸洗双足 30 分钟,每日两次。用于高血压头痛。

6. 中风

(1)处方:黄芪 50g,归尾、赤芍、地龙、川芎、红花、桃仁各 9g,丹参 15g,僵蚕 9g,蜈蚣三条。

用法:上药水煎后,熏洗患肢 30 分钟,每日两次。用于中风后遗症。

(2)处方:伸筋草、透骨草、红花各 30g。

用法:上药水煎后,熏洗患肢 30 分钟,每日两次。用于中风后遗症之手足拘挛。

7. 面瘫

(1)处方:薄荷、艾叶、荆芥、前胡各 15g。

用法:上药水煎后,熏洗患侧面部十分钟,每日两次。

(2)处方:鲜杨树皮(或鲜椰树皮)100g。

用法:上药水煎后,熏洗患侧面部十分钟,每日两次。

8. 水肿

(1)处方:赤小豆 150g。

用法:文火煎煮赤小豆熟透后,去渣取液,熏洗双足 30 分钟,每日两次。用于肾炎之水肿面浮,对肝硬化、心力衰竭引起之水肿也有一定疗效。

(2)处方:马兰七棵。

用法:上药水煎后去渣,倒入盆内,患者坐于盆上。围被熏之发汗后,再洗腹部和四肢。用于慢性肾小球肾炎之水肿。

(3)处方:麻黄、羌活、柴胡、苏梗各 15g,苍术 12g。

用法:上药水煎后去渣,熏洗全身以取汗,每日一次。用于急性肾小球肾炎之水肿。

(4)处方:麻黄、防风、川芎、荆芥各 10g,丹参、大腹皮各 30g,川椒 15g,桂枝、红花各 6g,细辛 3g。

用法:上药水煎后去渣,熏洗全身 30 分钟,汗出遍身为度,每日一次。用于肝硬化之腹水。

9. 淋证

(1)处方:地榆 250g。

用法:水煎 20 分钟去渣、熏洗腰腹部,每日一次。用于石淋。

(2)处方:鲜茜草根 200g。

用法:水煎后去渣,熏洗前阴及小腹部。用于血淋。

10. 癃闭

(1)处方:桃枝 30g,柳枝 30g,木通 30g,花椒 30g,明矾 30g,葱白、灯心草各一把。

用法:上药水煎后去渣,熏洗腹部,每次 30 分钟,每日 2～3 次。用于尿路阻塞所致之癃闭。

(2)处方:皂角 90g,葱头 90g,王不留行 90g。

用法:上药水煎后去渣,熏洗小腹和下体 30 分钟,每日两次。用于膀胱麻痹所致之癃闭。

(3)处方:金银花、败酱草 20g,苦参、芒硝、大黄、红花、菊花各 15g,马齿苋 25g,丝瓜络 10g。

用法:上药煎后去渣。先熏蒸后熨洗会阴部,再坐浴,每次 30 分钟,每日两次。用于前列腺肥大之癃闭。

11. 痹证

(1)处方:干姜 60g,干辣椒 30g,生乌头、宣木瓜各 20g。

用法:上药水煎后先熏,后洗患处,最后用药渣外敷患处。用于痛痹。

(2)处方:透骨草 50g,鸡血藤、生石膏、生地黄各 30g,红花、川乌、草乌、桂枝、威灵仙、苍术、黄柏各 20g。

用法:上药水煎后,熏洗患处 20 分钟,每日两次。用于热痹。

(3)处方:黄芪 30g,牛膝、木瓜、防风各 30g,红花、甘草各 15g。

用法:上药水煎后,熏洗患处 20 分钟,每日两次。用于痿痹(末梢神经炎)。

(4)处方:樟树枝、柳树枝、桑树枝、艾叶各 120g。

用法:上药水煎后去渣,倒入浴缸,熏洗全身。用于周身痹痛。

(5)处方:生草乌、生川乌、生马钱子、透骨

24

草、莪术、制乳香、制没药、制南星、威灵仙、桑寄生、皂角刺各 15g,酒当归 20g,细辛、仙灵脾各 10g。

用法:上药水煎后,熏洗患处 20 分钟,每日两次。用于顽痹(类风湿关节炎)。

12. 带下

(1)处方:苦参、蛇床子各 20g,蒲公英 30g,黄柏 15g,川椒 10g,白矾 5g,雄黄 3g。

用法:上药水煎取汁,熏蒸、坐洗阴部 20 分钟,每日两次。用于外阴炎。

(2)处方:土茯苓、蛇床子、百部各 30g,白鲜皮、地肤子、土槿皮各 15g,川椒、龙胆草、明矾各 9g。

用法:前八味药水煎取汁,加入明矾,纱布蘸药水擦洗阴道,每次 15 分钟,每日两次。用于真菌性阴道炎。

(3)处方:苦参、百部、蛇床子、地肤子、白鲜皮各 20g,石榴皮、黄柏、紫槿皮、枯矾各 15g。

用法:前八味药水煎取汁,加入明矾,纱布蘸药水擦洗阴道,每次 15 分钟,每日两次。用于滴虫性阴道炎。

(4)处方:野菊花、苦参、蛇床子、甘草各 30g。

用法:上药水煎取汁,熏蒸、坐洗阴部 20 分钟,每日两次。用于老年性阴道炎。

13. 缺乳

(1)处方:大葱两棵。

用法:水煎去渣取汁,熏洗乳房 20 分钟,并用木梳背按摩乳房十余次。

(2)处方:通草、桔梗、葱白各 12g。

用法:上药水煎取汁,熏洗乳房,每日两次。

14. 婴儿湿疹

(1)处方:荆芥、防风、白鲜皮、苦参、地肤子、艾叶各 15g,川椒 4.5g。

用法:上药水煎后去渣,熏洗患处,每日两次。用于婴幼儿湿疹。

(2)处方:地榆、黄柏、野菊花、苦参、白鲜皮、蛇床子、地肤子、百部各 15g。

用法:上药水煎后去渣,熏洗患处,每日两次。用于脂溢性婴儿湿疹。

15. 疖、疔

(1)处方:芫花、川椒各 15g,黄柏 30g。

用法:上药研末,装入纱布袋,煮沸 30 分钟,用毛巾蘸液熏洗患处,每日两次。用于多发性疮疖。

(2)处方:野菊花、嫩苦参、千里光各 15g。

用法:上药水煎后,去渣洗浴患处。用于小儿头部热疖。

16. 乳痈

(1)处方:葱白 100g。

用法:将葱白切细后加入适量开水,熏洗患部,每日 3～5 次。用于乳痈初起轻证。

(2)处方:金银花、野菊花、蒲公英各 20g,芒硝 200g。

用法:将前三味药水煎后取汁,加入芒硝,熏洗患部 30 分钟,每日两次。用于乳痈炎症期。

17. 前列腺炎

(1)处方:川乌、草乌、细辛各 20g,白芷、乳香、没药、苏木、皂角刺各 15g,艾叶、肉桂各 30g。

用法:上药水煎去渣,先熏后坐浴 20～30 分钟,每日两次。用于慢性前列腺炎之肾阳不足型。

(2)处方:独活、白芷、当归、甘草各 9g,葱头七个。

用法:上药水煎去渣,先熏后坐浴 20～30 分钟,每日两次。用于慢性前列腺炎之气滞血瘀型。

18. 脚湿气

(1)处方:茯苓、苡仁、白鲜皮、银花、蒲公英各 30g。

用法:上药浸泡一小时,水煎取汁,熏洗患足,每日两次。用于脚湿气。

(2)处方:苦参、菊花各 60g,蛇床子、银花各 30g,白芷、黄柏、地肤子、石菖蒲各 20g,射干、胡黄连、白鲜皮各 15g。

用法:上药浸泡一小时,水煎取汁,熏洗患足,每日两次。用于脚湿气以瘙痒为主者。

(3)处方:苦参、蒲公英、败酱草各 15g,明矾、地肤子、川椒、防风各 10g,百部、黄柏、黄芩各 12g,丁香 6g。

用法:上药浸泡一小时,水煎取汁,熏洗患足,每日两次。用于糜烂型脚湿气。

(4)处方:川椒、苦参各 20g,艾叶 15g。

用法:上药浸泡一小时,水煎取汁,熏洗患

足,每日两次。用于脱屑型脚湿气。

19. 压疮

(1) 处方:无花果树叶 15g。

用法:水煎取汁,浸洗患处,每次 30 分钟,每日两次。用于压疮。

(2) 处方:千里光 200g。

用法:水煎取汁,淋洗患处 20 分钟,每日 2～3 次。用于压疮。

20. 粉刺

(1) 处方:黄芩、大黄、丹参各 15g,蒲公英、野菊花各 20g。

用法:上药水煎取汁,熏洗敷面部 15 分钟,每日两次。用于粉刺。

(2) 处方:野菊花 30g,朴硝 60g,花椒、枯矾各 15g。

用法:上药水煎取汁,熏洗患处,每日两次,每次 20 分钟。用于粉刺。

21. 斑秃

(1) 处方:艾叶、菊花、藁本各 10g,荆芥、防风、薄荷、甘松、蔓荆子各 15g。

用法:上药水煎取汁,熏洗患处 20 分钟,每日两次,熏洗后用干毛巾覆盖头部半小时。用于血热生风之油风。

(2) 处方:侧柏叶 30g,生山楂 15g,生首乌 30g,黑芝麻梗 30g,枇杷叶 15g。

用法:上药水煎取汁,熏洗患处 20 分钟,每日两次,熏洗后用干毛巾覆盖头部半小时。用于肝肾不足之油风。

22. 肛裂

(1) 处方:花椒、杭菊花各 6g,苦参、陈艾叶、金银花、蛇床子各 30g,蒲公英 18g,桑叶 12g,黄芩 15g。

用法:上药水煎去渣,熏洗肛门,隔日一次。用于肛裂疼痛,瘙痒肿胀。

(2) 处方:乳香、没药、红花、桃仁、丝瓜络、艾叶、椿树根皮各 15g。

用法:上药切碎,纱布包裹,水煎 30 分钟,熏洗肛门并坐浴 30 分钟,每日两次。用于肛裂出血疼痛。

23. 湿疮

(1) 处方:败酱草 50g,蛇床子 30g,苦参 15g,黄柏 10g,明矾 6g,马尾连 10g。

用法:上药水煎去渣,熏洗患处,每日三次。

用于外阴湿疮。

(2) 处方:艾叶 15g,川椒、荆芥各 15g,苦参、芒硝各 15g,明矾 50g。

用法:上药水煎,熏洗患处,每日两次,每次 20 分钟。用于湿热型湿疮。

(3) 处方:黄柏、土槿皮、蛇床子、苦参、明矾各 15g,五倍子 30g。

用法:上药水煎,熏洗患处,每日两次,每次 20 分钟。用于肛门湿疹。

24. 痔疮

(1) 处方:槐树枝 15g。

用法:将槐树枝切段约 1cm,水煎至绿色,熏洗肛门 20 分钟,早晚各一次。用于各种痔疮。

(2) 处方:黄柏、蒲公英、虎杖、苦参各 15g。

用法:上药水煎后去渣,熏洗肛门 30～60 分钟。用于混合痔嵌顿。

25. 冻伤

(1) 处方:茄子秆 250g。

用法:水煎取汁,熏洗患部 20 分钟,每日两次。用于冻伤。

(2) 处方:肉桂、花椒、皂角刺、半枝莲、艾叶各 30g,细辛、黄柏各 20g,吴萸 15g,甘草 10g。

用法:水煎取汁,熏洗患部 20 分钟,每日两次。用于寒凝血瘀型冻伤。

(3) 处方:当归、赤芍各 25g,细辛、通草、甘草各 15g,大枣十枚。

用法:上药水煎,趁热熏洗患部 30 分钟,每日 1～2 次。用于冻疮溃烂、肿痛、奇痒者。

26. 臁疮

(1) 处方:女贞叶(或鲜枸杞根)250g。

用法:上药水煎后去渣,趁热熏洗疮面,每次 30 分钟,每日一次。用于臁疮。

(2) 处方:马齿苋 60g,蒲公英、大黄、黄柏、大青叶各 30g,冰片 5g。

用法:前五味药水煎后去渣,放入冰片,搅拌后熏洗患处 30 分钟,每日 2～3 次。用于臁疮初起,渗出较多。

27. 脱疽

(1) 处方:鸡血藤 60g,红花、肉桂、川牛膝、干姜各 30g,生川乌(先煎)、生草乌(生煎)、细辛各 15g,地龙 45g。

用法:上药水煎后,熏洗患处 30 分钟,每日两次。用于寒凝脱疽见皮色苍白者。

(2)处方:当归、鸡血藤各 60g,桂枝、威灵仙、丹参、牛膝、木通各 30g,细辛、红花各 15g,水蛭、虻虫各 10g。

用法:上药水煎后,熏洗患处 30 分钟,每日两次。用于血瘀脱疽见皮色暗红或有瘀点者。

28. 肩关节周围炎

处方:鬼箭羽、晚蚕砂各 15g,桂枝、木瓜、红花各 9g,黄酒 250g。

用法:上药水泡 15 分钟,加入黄酒煎沸,熏洗患处 30 分钟,每日两次。

29. 骨痹

(1)处方:红花、当归、土鳖虫、防风、透骨草各 12g,骨碎补、伸筋草、川乌各 15g,花椒、艾叶、甘草各 10g。

用法:上药加醋 1000ml,文火煎至 600 ml,去渣熏洗患处 20 分钟,每日两次。用于骨性关节炎。

(2)处方:干洋金花全草 100g 或鲜洋金花全草 250g。

用法:水煎去渣,熏洗患处,每日一次。用于跟骨骨刺。

30. 骨折

(1)处方:伸筋草、透骨草、寻骨风、路路通、川芎各 30g。

用法:上药水煎后去渣,先熏后洗 20 分钟,每日两次。用于骨折愈合后关节僵硬。

(2)处方:川芎、乳香、没药、三棱、莪术、桂枝、姜黄各 30g。

用法:上药水煎后去渣,先熏后洗 20 分钟,每日两次。用于骨折愈合后肿胀疼痛、局部紫暗。

31. 落枕

处方:葛根 120g,赤芍 60g,白芍 60g,羌活 30g,桂枝 15g,甘草 30g。

用法:上药水煎去渣,毛巾浸药液,敷于患处,每次 30 分钟,每日 2～3 次。

32. 伤筋

(1)处方:川乌、草乌各 8g,当归、红花各 10g,伸筋草、花椒各 20g,桂枝、艾叶、防风、牛膝各 15g,生姜 30g。

用法:上药水煎去渣,熏洗浸泡患处 20 分钟,每日三次。用于软组织损伤。

(2)处方:麻黄、红花各 8g,桂枝、苏叶各 15g,伸筋草 20g,透骨草、鲜桑枝各 30g。

用法:上药水煎去渣,熏洗浸泡患处 20 分钟,每日三次。用于腱鞘炎。

(3)处方:刘寄奴、苏木、乳香、没药、桃仁、红花、赤芍、茜草、牛膝、归尾各 20g,炮山甲、细辛各 10g,葱白头五个,白酒 50g。

用法:上药浸泡一小时后水煎,加入白酒先熏蒸,后洗,热敷,浸浴患处 40 分钟,每日 1～2 次。用于扭挫伤。

33. 天行赤眼

(1)处方:蒲公英 60g。

用法:上药水煎取汁,熏洗患眼 20 分钟,每日三次。用于天行赤眼。

(2)处方:千里光、木贼各 9g,银花、陈艾各 6g,花椒 6g。

用法:上药水煎取汁,熏洗患眼 20 分钟,每日三次。用于天行赤眼。

34. 躯体美容

(1)处方:甘菊、白芍各 10g,薄荷 6g,胡椒 5g,水杨酸 2g。

用法:上药浸泡 15 分钟,水煮至沸 10 分钟,全身蒸汽浴,微微汗出后,浸泡 15～20 分钟,每日一次。用于老年皮肤干燥。

(2)处方:刺五加 30g,白杨树叶 50g,芦荟 20g,柠檬叶 10g。

用法:上药水煎取汁,熏洗全身,油性皮肤加蛋清适量,干性皮肤加薄荷油适量。每次 10～15分钟,每日或隔日一次。用于皮肤松弛、粗糙者。

(3)处方:芫花、皂角子、桔叶各 10g,荷叶、防己、益母草、石决明、草决明各 15g,黄芪、漏芦、冬瓜皮、茯苓皮各 30g,五加皮 20g。

用法:上药浸泡 15 分钟,水煎 30 分钟,先熏蒸至全身发汗,后泡洗全身,在脂肪堆积处做向心性按摩,至皮肤发红,每次 20～30 分钟,隔日一次。用于单纯性肥胖。

(燕　平)

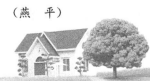

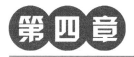

药酒疗法

药酒疗法是用酒作为主要溶剂,加入具有滋补、保健及治疗功用的食、药物,经过一定时间的浸泡后服用,以达到防治疾病、保健强身、抗衰益寿功效的一种疗法。

酒,这一日常生活饮品,早在远古时代,已被用于人体保健、防治疾病了。上古时,人们用五谷酿酒,但多备而不饮,偶患疾病,服酒医治;中古时,酒已成一种常用的保健饮品和治病药物;到了春秋战国时期,人们已经知道在酒内浸泡某些药物,对人体保健、防治疾病的效果更佳。这是因为酒不仅能把一些药物的有效成分浸泡出来,而且其本身有防治疾病的作用。它有通血脉、养脾气、厚肠胃、祛寒气、润皮肤、行药势等功效。因此,古代有"酒为百药之长"的说法。随着我国酿酒事业的发展和医药学的不断进步,人们便有意将各种滋补药物、食品与谷物一起酿酒或用这些药物或食品来浸酒,形成了药酒这一类方剂。唐宋时期,运用滋补药酒保健强身,延年益寿已发展到了一定的水平,并产生了较多配伍合理、制法严密的滋补酒方。唐朝著名医家孙思邈的《千金方》中收载有较多的补益酒方。宋代《太平圣惠方》中所设药酒专节,记载了具有保健强身的滋补酒方30余个。宋代养生学家陈直所著的《养老奉亲书》中还记载了一些适合老年人饮用的补酒,用药温和,着重于保健,对后世补益酒的发展具有一定的启迪作用。明清两朝,随着印刷业的发展,出现了众多的药物专著和食疗专著,促进了滋补酒的发展与流传。如在《普济方》、《奇效良方》、《医部全录》、《本草纲目》、《饮食辨录》、《随息居饮食谱》等医书中,均记载了不少滋补药酒方,为保健药酒的研究与运用提供了珍贵的资料。

一、药酒的制备和用法

(一)药酒的制备

1. 浸制法

浸制药酒可应用于各种疾病,内服外用均可,是临床常用的一种泡制药酒的方法。浸制法又分冷浸法和热浸法。

(1)冷浸法:根据病情需要,将所需药或食物按处方用量进行调配后,将物料择净洗洁沥干,切片或粉碎后,投入到预先准备器皿内,按比率兑入优质白酒或黄酒,密封浸泡,浸泡期间,经常振摇或翻动药物,贮存一段时间,或三五天,或数月。一般来说,新鲜药物时间可适当短些,具有一定毒性的药品或干燥品浸泡时间可长些,短者半月,长者可达半年以上,待药物中的有效成分充分溶出,药性与酒性充分融合时,将酒汁滤出,每天服数次,每次服适量。此种方法操作方便,容易掌握,常为大众所接受。

(2)热浸法:按比例配好药与酒量,先将药材洗净切片或捣碎,和酒同煮,或隔水蒸或用蒸汽将药酒加热至沸,然后放冷,贮存一段时间后,再慢慢取酒服用,这种方法可使浸泡时间缩短,药物成分充分分析出。

2. 煮酒法

煮酒法即将药物按所需药味和用量配制后,将药物置煮锅中,加入酒或酒、水各适量,对药物进行煎煮乘温热服的方法。这种方法一般即煮即饮,药性温热,可加快药力的宣散,起到温中散寒、活血止痛等作用。

3. 酿制法

酿制法即根据需要按比例取新鲜或干燥的药物,将药物洗净沥干后,鲜者可捣取汁,干者可将药物粉碎后,加水煎取药汁,将药汁过滤后与蒸熟的糯米饭拌匀,待其变凉后加入酒曲,置于器皿中如酿甜酒法让其发酵,至酒香味甜时,即可取出饮用,此法所制药酒既有酒醴的香甜,又有药物成分而具备治疗作用,药借酒力,通行全身,故其疗效可靠,又因其酒精度不高,且具补益气血作用,广泛适合各类人员服用。

4. 淋酒法

淋酒法此法是将药物经炒制或蒸熟后,用酒淋洗,可淋洗一遍,亦可淋洗数遍,然后去滓取酒饮用。

(二)酒 送 服 法

酒送服法即将治疗用药按中医制剂方法制丸剂或散剂后,取所需用量,用酒送服药物的方法,亦可将新鲜药物捣汁或干燥药品煎汁再与酒兑服。这两种方法简单易行,能充分发挥酒和药物的各自的性能,故在临床上应用较多。

除上述方法之外,对于有些内科疾病和很多外科疾病还采用局部外用的方法进行治疗,这种方法可使药效和酒力直达病所,对于外伤性疾病等效果尤佳,如以酒淋洗伤口、漱口或涂搽皮肤、浸泡患处等。

(三)药酒的用法

(1)内服:根据疾病性质的不同和药酒的性质、浓度的不同,每日饮用一定数量的药酒,可每日饮酒一次,亦可一日饮酒数次。

(2)外用:根据不同的病情和外用药酒的功效、性质,在体表患处或一定部位,运用涂、搽、洗、泡等外治方法进行治疗。

二、药酒疗法的适应证和禁忌证

1. 适应证

(1)因风寒湿痹、劳损、骨质增生、冻伤等所致的肢体关节疼痛,屈伸不利,功能活动受限的病证。

(2)冠心病所致的胸痹患者,心血管系统的栓塞病变;外力损伤所致的血瘀证患者。

(3)妇女产后瘀血蓄积所致的恶露不行、小腹疼痛;室女瘀血所致痛经、月经不调。

(4)男女性功能衰弱患者;老人和体质虚弱患者;各种皮肤病患者。

2. 禁忌证

(1)严重肝、肾功能不全患者。

(2)大出血患者;对酒过敏者。

(3)急性传染病或高热患者或精神病患者不宜饮高度酒。

(4)阴虚火旺者,症见口干舌燥、五心烦热、颧红盗汗者不宜服用高度酒。

(5)胃病患者和空腹时不宜饮高度酒;盛暑高热季节不宜饮高度酒。

(6)西药中某些化学成分能溶解在酒中,与酒同服则发生化学反应而影响药效,或使其发生毒副反应,故在服西药期间不要饮酒。

三、药酒疗法的优点和注意事项

1. 优点

药酒疗法的适用范围较为广泛,它既能防治疾病,又可用于病后的辅助治疗,还能起到抗衰延年的功效。

(1)选材容易,制作简单,服用方便,花费低廉。

(2)有效成分渗出全面,某些滋补食药物的有效成分不溶于水,却溶于酒。因而用酒来浸泡这些食药物,使其有效成分充分渗出,提高了进补治疗的功效。

(3)酒有加快血液循环的作用,有利于提高机体对有效成分的充分吸收。

(4)便于保存。酒本具有一定的抗菌防腐作用,食药物浸泡成药酒后,其有效成分可保存较长时间,这较为适合年老体弱者及慢性病患者长期服用。

2. 注意事项

(1)药酒由药和酒配制而成,为辛热之品,须严格掌握其适应证,不能乱服,更不能过量饮用。

(2)酒的性味为大辛大热,服用后易聚湿生热,故属于中医学"湿热病"以及高血压,心、肺、肝、肾功能损害者慎用内服药酒。小儿和妊娠期妇女均不适宜饮用药酒。

(3)患有湿疹等过敏性疾病患者,慎用内服和外用药酒。

(4)外用的药酒不可内服,内服容易引起中毒。

(5)制造药酒过程中,要注意卫生,防止有

29

害物质混入药酒中。

（6）用冷浸法浸泡药酒时，要将药物经常搅拌，以便药物中的有效成分溶解析出。热浸法浸泡药酒时，火候要恰当，时间不宜过久，以防变质、失效。

四、药酒疗法的临床应用

1. 咳嗽

（1）处方：阿胶 400g，黄酒 1.5kg。

用法：用酒在慢火上煮阿胶，令胶化尽，再将酒煮至 1kg，取下候温，分作四服，空腹时细细饮服，不拘时候，服尽仍不愈者，再依前法制之。主治阴虚咳嗽，虚劳咳血，吐血等症。

（2）处方：西洋参 30g，米酒 0.5kg。

用法：西洋参入净瓶内，用酒浸泡，七日后开启服酒，每次空腹服一小杯，每日两次。主治阴虚火旺，咳嗽哮喘，痰中带血者。

2. 哮喘

（1）处方：桑白皮 250g，吴萸根皮 150g，黄酒 1.5kg。

用法：药物切细，用酒煮至 500g，去滓，将酒分作三份，每日空腹时饮一份。主治肺热咳喘，痰多而黄，身热口渴甚或吐血者。

（2）处方：芥子 750g，好酒 1.5kg。

用法：芥子捣细末，以绢袋盛，置酒中浸七日后，空腹温服 2～3 杯酒，每日服两次，渐渐加之，以知为度，酒尽旋添之，无所忌。主治气喘。

3. 胃痛

（1）处方：生姜、白酒各适量。

用法：以姜浸入酒中数日，取酒温暖后服一碗。主治胃脘冷痛。

（2）处方：白酒 15g，红糖 30g。

用法：白酒点燃烧至沸腾，将红糖倒入，搅拌后趁热服下，三分钟后可止痛。主治饮食不调或受寒所致胃痛。

（3）处方：鲜玫瑰花 3.5kg，白酒 15kg，冰糖 2kg。

用法：花和冰糖同浸入酒中，不可加热，密封贮存浸泡一个月左右取服，每次饮 1～2 盅，每日 1～2 次。主治肝胃不和所致胃脘胀痛或刺痛连及两胁，嗳气频作。

（4）处方：佛手 30g，白酒 1kg。

用法：佛手洗净，用清水润透后切片，待晾

干水汽后，放入坛或瓶内，然后注入白酒，封口浸泡，每隔五天将坛摇动一次，十天后开坛取酒饮服，每次适量，每日 2～3 次。主治胃脘胀痛连及胁肋，嗳气吐酸，嗳气后疼痛减轻者。

4. 呕吐

处方：甘蔗汁（鲜取）、白葡萄酒各 30ml。

用法：两味混合，煮温热后作一次饮服。主治反胃，恶心欲呕。

5. 腹胀、腹痛

（1）处方：黄酒 50ml，丁香 3g，山楂 6g。

用法：黄酒放在瓷杯中，加入丁香，把瓷杯放在有水的蒸锅中加热蒸炖十分钟后取出，趁热把酒饮下。主治感寒所致之腹胀腹痛，吐泻。

（2）处方：黄酒 50ml，红糖 10g。

用法：黄酒、红糖同入小锅中，以小火煮沸，待糖溶化后停火，趁热服酒。主治因感寒所致之腹痛、腹泻等症。

（3）处方：吴茱萸、桃仁各 30g，葱白 60g，酒 500ml。

用法：前两味同炒，待吴茱萸变焦，去萸，取桃仁去皮尖研细，加葱白煨熟，以酒同浸，温服。主治寒凝血瘀腹痛。

（4）处方：吴茱萸 10g，清酒 600ml。

用法：用酒与吴茱萸共煮取 200ml，空心分两次服。主治因寒所致之心腹疼痛和产后心腹疼痛。

（5）处方：艾叶、生姜、花椒叶各 6g，酒适量。

用法：上三味同捣烂，加酒炒热后敷脐上，冷后可再换。主治腹部受寒所致疼痛。

6. 痢疾

（1）处方：大黄 12g，白酒 250g。

用法：大黄浸于白酒中 1～2 天，去滓饮用，每日 1～2 次，每次饭前饮一小盅。主治积滞，诸痢初起。

（2）处方：鸡冠花适量（赤痢用红花，白痢用白花），酒适量。

用法：酒与鸡冠花同煎数沸后，饮酒。主治赤白下痢。

7. 心痛

（1）处方：五灵脂（去沙石）、玄胡索、没药各等份。

用法：五灵脂和没药分别炒燥，三味共为细

末,每用 6g,温酒送服。主治热气心痛。

(2)处方:桂心末 30g,酒 600ml。

用法:酒煮热,下桂心末调匀,频频服用。主治老人冷气心痛。

(3)处方:没药 6g,酒 50g。

用法:没药研成细末,以水 50g,并入酒共煎数沸,待温后一次服。主治血气心痛。

8. 心悸

(1)处方:桃仁 100g,朱砂细末 10g,醇酒 0.5kg。

用法:桃仁用开水浸,去皮尖,麸炒微黄,捣碎,与酒同浸于干净容器中,封口,煮沸取下候冷,再放入朱砂细末,搅动令匀,每次温饮 1~2 小杯,不拘时候服。主治血滞胸痹,心悸怔忡。

(2)处方:去壳桂圆肉 1~1.5kg,好烧酒 5kg。

用法:桂圆肉入酒内浸泡 10~20 天后取服,每天早晚各随量服数杯。主治怔忡、惊悸、失眠。

9. 胸痹

(1)处方:瓜蒌实 50g,薤白 250g,白酒 1000ml。

用法:上三味同煮至 500ml,待温视酒量分数次服酒。主治胸痹,喘息咳唾,胸背痛,短气等症。

(2)处方:丹参 2.5kg,白酒 15kg。

用法:丹参洗净,晾去水汽,切成寸段,以绢袋盛,置于酒中,浸三日以后即可取饮,每次取酒适量饮服。

10. 失眠

(1)处方:五味子 60g,白酒 500ml。

用法:五味子洗净,装入玻璃瓶中,加入白酒共浸泡,每日振摇一次,半月后用,每服适量,日服三次。

(2)处方:人参果 30g,白酒 500g。

用法:两味共泡 10~15 日后,每次取酒 10~20ml 口服,每日两次。

11. 癫狂痫

(1)处方:紫河车一具,酒适量。

用法:紫河车用长流水洗净,慢火焙干,研为细末,以炼蜜拌匀作丸,分次以黄酒适量送下,空腹饮用。主治癫狂之健忘、怔忡,以及精神恍惚,神不守舍。

(2)处方:菖蒲 120g,白酒 450ml。

用法:药浸于酒中,置干净容器中密封,经 3~5 日后开瓶去滓取用,每次空腹饮 10~20ml,日服三次。主治癫狂惊痫,神错乱语等症。

(3)处方:羊脑一只,蜜蜂九只。

用法:蜜蜂装入羊脑内,外用黄纸包七八层,再以绳扎好,黄泥封固,置木炭火上烤半小时,去泥、纸后研为细末,每次取 3~6g,以黄酒 1~2 盅送服。主治小儿癫痫。

12. 胁痛

(1)处方:高粱酒 100g,白糖 50g。

用法:糖、酒同置器皿中,点火烧酒,待酒烧尽时,取剩下的白糖冲开水服。

(2)处方:香附根 60g,白酒 250g。

用法:香附根洗尽切碎,用凉开水、酒各半浸泡 3~5 日,去滓,频频饮服。

13. 黄疸

(1)处方:灯草根 120g。

用法:灯草根用酒、水各半,入盛器内煮半日;露一夜,视酒量分次温服酒汁。主治湿热黄疸。

(2)处方:丝瓜根五条,黄酒适量。

用法:丝瓜根捣烂,用水一碗煎数沸,去渣,取汁候温,用黄酒兑服。

14. 阳痿

(1)处方:仙茅(米泔水浸)、淫羊藿、五加皮各 120g,龙眼肉 150g,白酒 9kg。

用法:上药切片,装入绢袋内,与酒同浸于容器内,密封浸泡 21 天后开启取用。每次服酒 10ml,早、晚各服一次。

(2)处方:新鲜大虾一对,白酒 250ml。

用法:虾洗净,置于瓷罐中,加酒浸泡并密封,十天后开罐取用,取酒适量饮服或佐餐,酒尽后,将虾烹炒食用。

(3)处方:鹿茸 20g,冬虫夏草 90g,高粱酒 1500ml。

用法:上药制成饮片,浸入酒中泡 10 天后取酒饮用,每次饮 20~30ml,每临睡前饮服。

15. 中风

(1)处方:桂心与酒各适量。

用法:将桂心与酒共煮数沸,取汁,用布蘸敷病位上,左喝敷左,右喝敷右,正即止。主治中风口喝,面目相引,偏僻颊急,舌不可转。

(2)处方:枸橘 500g,酒 2kg。

用法:枸橘切碎,与酒同浸一宿,每次取酒服适量,日 2~3 次,酒尽再作。主治脑卒中强直,不得屈伸。

16.眩晕

(1)处方:生地 30g,牛膝 15g,菊花 30g,当归 30g,烧酒 5kg,甜水 2.5kg,红糖 600g,陈醋 600g。

用法:上药洗净晾干,以水、醋将红糖调匀,去滓入酒内,再将绢袋盛药入酒内,五日后每次取酒适量饮服。

(2)处方:杭菊花 60g,枸杞子 60g,蜂蜜 100g,黄酒 1.5kg。

用法:将菊花、枸杞子浸泡于酒内,15 天后取出过滤去滓,再加入蜂蜜,拌匀备用,每次服 30ml,每日两次。

17.头痛

(1)处方:蔓荆子 500g,白酒 3kg。

用法:蔓荆子捣碎为末,盛入绢袋,置容器中与白酒共浸泡七日后,取酒饮服,每次 2~3 杯,每日三次。主治头风作痛。

(2)处方:当归 30g,白酒 750ml。

用法:将上药同煎至酒剩 600ml 即成,每次取酒适量,每日 2~3 次。主治血虚夹瘀所致头痛。

(3)处方:鲜石菖蒲根 100g,白酒 20~30ml。

用法:鲜菖蒲根洗净,切碎,捣取汁 50ml,兑入酒调匀,分两次服。如无鲜菖蒲,可用干菖蒲煎汁后兑酒服。主治偏头痛。

(4)处方:桂心 30g,白酒适量。

用法:桂心研末,加入白酒调桂心末如膏状,涂敷鬓角及头顶上。主治偏正头风,天阴风雨即发。

18.痹症

(1)处方:芝麻、薏苡仁各 1kg,生地黄 250g,白酒 5kg。

用法:芝麻炒香,捣烂,与薏苡仁、地黄用绢袋盛浸入酒中,容器密封,半个月后取用,每次服酒 1~2 盏,每日两次。

(2)处方:五加皮 500g,糯米 5kg,神曲末适量。

用法:五加皮洗刮干净并去骨,煎汁;糯米

洗净煮熟,与药汁加曲末同拌匀,酿成酒饮;或将五加皮切碎袋盛,入酒中同煮数沸,每次取酒适量饮服,日服 1~2 次。

(3)处方:鸡血藤胶 250g(或鸡血藤片 400g),酒 1.5kg。

用法:药物置于瓶中,加酒密封浸泡,七日后开启饮酒,每次空腹温饮 1~2 小杯,每日两次。

(4)处方:乌梢蛇一条,白酒 500g。

用法:乌梢蛇用酒浸泡数日后服用;或用乌梢蛇肉袋盛,同曲置于缸底,上盖已加入酒曲的糯饭,同贮 3~7 日,待酒熟后取酒饮用,每服 1~2 杯,每日三次。

19.痈肿

(1)处方:槐花子 60g,白酒一盏。

用法:用铁勺将槐子炒成褐色,将酒烧滚冲兑后趁热服,出汗即愈。如未退再炒一服,极效。主治痈疽发背,中热毒,眼花头晕,口干苦,心惊热,四肢麻木,背有红晕者。

(2)处方:蒲公英 60g,酒适量。

用法:蒲公英洗净,一部分捣烂和酒煎服,取汗,一部分捣烂敷患处。主治疔疮疔毒。

20.乳痈

(1)处方:嫩苎麻根 60g。

用法:苎麻根炒熟,和白酒酿少许,共捣烂敷患处。

(2)处方:鲜蒲公英 30g,酒 50ml。

用法:蒲公英捣烂,加酒充分调匀后去滓,酒加温不拘时候,并以滓敷患处。

(3)处方:蒲公英、金银花各 15g,黄酒两杯。

用法:药、酒同煎,至酒剩半量,分早、晚两次温服,以药滓敷患处。

(4)处方:全瓜蒌 30g,黄酒 100ml。

用法:瓜蒌捣碎,与黄酒同放瓷杯中,再将瓷杯放在锅中以小火隔水蒸煮 20 分钟后,每次温服 20ml 酒液,每日两次。

21.皮炎

(1)处方:鲜侧柏叶 30~60g,60% 的乙醇溶液适量。

用法:侧柏叶切碎,用 60% 乙醇溶液浸泡(以 60% 乙醇溶液能淹过药面为度)七天后,取 60% 乙醇溶液搽患处。主治脂溢性皮炎。

32

(2)处方:薄荷 6g,樟脑 3g,冰片 5g,白酒 85g。

用法:上述药物与酒同浸泡于干净容器中,待樟脑和冰片溶化后,外搽患处,每日三次。主治桑毛虫性皮炎、夏季性皮炎等。

22. 跌打损伤

(1)处方:没药(研末)15g,生鸡蛋 3 枚,白酒 500g。

用法:先将鸡蛋打破,取白去黄,盛碗内,入没药,将酒煮热,投入碗中与鸡蛋白、没药共搅令匀,不计时候温服。主治坠落车马、筋骨疼痛不止。

(2)处方:生地黄汁 500ml,酒 500ml,桃仁(去皮尖)30g。

用法:桃仁研膏,与地黄汁并酒煎煮至沸,下桃仁再煎数沸,去滓,收贮备用,每次温服一小杯,不拘时候。主治倒仆跌损筋脉。

(3)处方:橘子 60g,酒 500ml,或猪腰子一只。

用法:橘子炒燥,研细,每服 6g,用温酒送下。或将猪腰子去筋膜,洗净破开,入药末,同葱白、茴香末、食盐腌匀,用湿纸包裹,煨熟,细嚼猪腰子,温酒送服。主治跌打腰痛、恶血蓄瘀、痛不可忍。

23. 冻伤

(1)处方:红花、干姜各 18g,附子 12g,徐长卿 15g,肉桂 9g,白酒 1kg。

用法:上药一起浸泡五日后服用,每次服 8ml,日服 2~4 次,同时以此酒方外搽患处。

(2)处方:白酒 30ml,花椒(或胡椒)15g,生姜汁 3ml,甘油 6ml。

用法:先将花椒(或胡椒)浸酒内,一周后取出花椒(或胡椒),加入姜汁、甘油,摇匀涂患处。主治冻疮未溃者。

(3)处方:辣椒 50g,白酒 250ml。

用法:两味共置容器中,密封浸泡 15 天,外涂患处。

(4)处方:生姜 250g,红花 20g,95%乙醇溶液 250ml。

用法:将生姜、红花与 95%乙醇溶液共置容器中浸泡三周,取姜片擦患处,至皮肤出现热感而痒时为止,每日 2~3 次。

(5)处方:细辛、花椒、红花和鲜姜各 60g,

75%乙醇溶液适量。

用法:上述药物与 75%乙醇溶液同浸泡数天后,取酒液涂擦局部,每日数次。

24. 水火烫伤

(1)处方:黄酒 500ml。

用法:按疮面大小,用 3~5 层洁净纱布黄酒浸湿后敷于患处,每日更换 2~3 次,直至痊愈。

(2)处方:鸡蛋一只,白酒 15ml。

用法:鸡蛋去黄取蛋清,与白酒调匀,洗或敷患处,每日 3~4 次。

25. 虫蛇咬伤

(1)处方:清酒不拘量。

用法:酒煮热后淋洗疮口,每日三次。主治蛇咬成疮、蜘蛛疮毒。

(2)处方:雄黄、枯矾各 30g,烧酒 500ml。

用法:将前两味混合研末,视伤口大小取适量,以烧酒调匀后外涂伤口。主治蜈蚣咬伤。

(3)处方:鲜半边莲 120g,甜酒 30~60g。

用法:半边莲捣烂绞汁,加甜酒调服,服后盖被取汗,毒重者每天两剂,并取鲜草捣烂外敷伤口周围。主治毒蛇咬伤。

26. 痛经

(1)处方:黑豆 60g,米酒 120g。

用法:黑豆加水适量用文火煮熟,加入米酒同服。

(2)处方:当归、玄胡索、制没药各 20g,红花 15g,酒 1kg。

用法:以上药物捣碎,白布包裹,用酒浸泡于干净器皿中,一周后取酒服用,每日早晚各空心温饮一杯。

(3)处方:没药 60g,黄酒 250ml。

用法:没药研成细末,每次取药末 3g,黄酒 30ml,将酒煮热后调药末服。

27. 月经不调

(1)处方:香附 240g,黄酒 1000ml。

用法:将香附研细末,加醋调为丸,晒干,每次服 10g,空腹时用黄酒适量送服,每日一次。主治月经先后不定期。

(2)处方:当归 30g,肉桂 6g,甜酒 500ml。

用法:当归、肉桂浸入酒内七日取服,闭经每服 30~60g,每日 1~3 次。主治月经后期。

33

28. 崩漏

（1）处方：大、小蓟根各 500g，黄酒 5kg。

用法：大、小蓟根用酒浸五宿后饮服，每服根据各人酒量而服适量，以不醉为度。主治崩中下血不止。

（2）处方：马齿苋 30g，甜酒 250ml。

用法：将马齿苋洗净切碎，与甜酒拌匀，加水适量蒸熟吃。

（3）处方：槐花、地榆各 30g，酒 200ml。

用法：将两味均炒焦，加酒煎服，每日两次。

29. 带下

（1）处方：槐花、牡蛎各 30g，黄酒适量。

用法：前两味共研为细末，每次取末 10g，黄酒调。主治白带。

（2）处方：木槿皮根 120g，白酒 400ml。

用法：木槿皮切碎，与白酒同煎至 200ml，空心服下。主治赤白带下。

（3）处方：枸杞根 500g，生地黄 2.5kg，酒 5kg。

用法：三味同煎，至酒剩 2.5kg，日日取服适量。主治带下脉数者。

30. 产后腹痛

（1）处方：玄胡索 10g，白酒 300g。

用法：玄胡索置酒中浸泡三天后取出，酒服每次视酒量大小饮 15～30g。

（2）处方：山楂、益母草各 50g。

用法：水煎去滓，分早晚两次用黄酒送服。

（3）处方：羊肉 120g，熟地 60g，生姜 60g，酒 500ml。

用法：上三味与酒同煎，煎时可加适量清水，待羊肉熟透，取汁服，每日一次，三次为一疗程。

31. 缺乳

（1）处方：瓜蒌（黄大者）一枚，好酒 250ml。

用法：瓜蒌切碎捣烂，用好酒煎取 150ml，去滓，每次温服 50ml，不拘时候服下。

（2）处方：鲜大鲫鱼一条，黄酒 250ml。

用法：将鲫鱼洗净，清炖，待熟后加入黄酒，可加少许盐、酱调味，吃鱼喝汤。

（3）处方：地龙 50g，红糖、糯米甜酒各适量。

用法：地龙洗净焙干，研细末，甜酒煮沸，加入红糖，冲地龙末服，每日一次，连服 2～3 天。

（4）处方：猪蹄两只，通草 120g，清酒（或黄酒）2kg。

用法：猪蹄洗净切块，通草切段，将两味加水同煮熟后，再入酒煮数沸后，食猪蹄，饮酒汁，连服数剂。

32. 口舌生疮

（1）处方：黄连 6～9g，白酒适量。

用法：黄连研末，置容器中与酒同煎数沸，候冷时含口中嗽漱。主治口舌生疮，赤眼。

（2）处方：牛膝 30g，清酒 100ml。

用法：两味同煎至酒剩七成，去滓分三次服下。主治小儿口疮。

33. 牙痛

处方：花椒、酒各取适量。

用法：以烧酒浸泡花椒数小时或数日后，取酒频频漱口，亦可牙痛时嚼花椒子一粒。主治虫牙疼痛。

34. 鼻衄

处方：大黄 50g，淡豆豉 500g，白酒 1500ml。

用法：大黄研为细末，同淡豆豉一起放入白布袋中，扎好，置容器中，入白酒密封浸泡 21 天，每次服酒 5～15ml，每天 1～2 次，连服数天。主治鼻出血。

（田岳凤）

第五章

药茶疗法

药茶疗法是将中草药或食物或茶叶，单味或多味配伍（复方），经过煎煮或冲泡，代茶饮用，以治疗疾病或保健养生的一种疗法。药茶疗法是我国劳动人民在长期与疾病做斗争的实践过程中，不断总结、充实、发展而形成的独具特色的治疗方法，是祖国医学的重要组成部分。

我国是茶的故乡，早在西周时代，就已开始使用了。春秋战国时期，发现了茶有解毒治病的作用。我国现存最早的药物学专著《神农本草经》中就有"神农尝百草，一日遇七十二毒，得茶而解之"的记载。唐代不仅有茶的专著，而且有较多用茶治病的论述，《唐本草》中载有"茶味甘苦，微寒无毒，去痰热，消宿食，利小便"。又载，茶"下气消食，作饮加茱萸、葱、姜"。《外台秘要》将玉竹、茯苓、葛根等14味药加工制成饼子阴干，称之为"消渴茶"，用时"煎以代茶"。宋代茶的应用更为广泛，不仅是日常的饮品，而且广泛应用于治疗内科疾病。《太平圣惠方》列有药茶专篇，所列有药茶十多则。如：治疗伤寒头痛伏热的"葱豉茶"；治疗伤寒鼻塞头痛烦躁的"薄荷茶"；治疗宿滞及泻痢的"硫黄茶"等。《圣济总录》中也有不少茶方的记载，如"治霍乱后烦躁卧不安"的"姜茶"；"治小便不通，脐下满闷"的"海金沙茶"等。元代忽思慧著《饮膳正要》中也有药茶的记述，"凡诸茶，味甘苦微寒无毒，去痰热止渴利小便，消食下气，清神少睡"。明代《普济方》收载了很多代茶饮方。《本草纲目》中对饮茶疗疾的记述更加详细："茶主治喘急咳嗽，去痰垢。"又曰："茶苦而寒，最能降火，火为百病，火降则上清矣。"并附有具体的药茶方。清代药茶的应用十分普遍，茶独特的治疗保健效果，得到清宫对药茶应用的高度重视。清宫档案史料所整理的《慈禧光绪医方选议》中，记载了西太后和光绪皇帝饮用的代茶饮方

20首。现代，随着科学的发展，人们在长期的防病治病的临床实践与研究中，对药茶有了更进一步的认识，并兴起了一股"茶疗热"。

综上所述，药茶始用于周，发展于唐、宋、元、明、清，盛兴于当今。历史悠久，源远流长。历经医家的不断完善，已成为人们医疗保健的重要手段，并为人类的健康事业，发挥了巨大的作用。

一、药茶疗法的基本原理

1. 能补充人体所需要的营养，延缓衰老

茶叶含有维生素 A 原、维生素 B 族、维生素 C、维生素 D、维生素 E、维生素 K 等，以及20多种氨基酸和能促进新陈代谢的多种酶，还有多种矿物质和微量元素，如钾、镁、钙、磷、铝、铜、锌、铁等。人体所必需的物质，几乎都可从茶叶中检测到。玫瑰花、桂花、菊花、莲花等均含有花粉，这些花粉中含有丰富的蛋白质、氨基酸和多种维生素等人体所必需的营养物质，也是皮肤营养中不可缺少的成分，因此具有消除疲劳、防止衰老和美容的作用。

2. 兴奋中枢神经，增强抗病能力

茶叶中所含的咖啡因和芳香物质是兴奋剂，能兴奋高级神经中枢，使精神振奋，思想活跃，增强思维和记忆能力，消除疲劳。药茶中不少药物的性味均具有芳香或辛辣刺激的特性，而辛味药大多数含有挥发油，有局部刺激兴奋的作用。如麻黄挥发油有发汗和抗病毒的作用；紫苏挥发油有发汗、解热、杀菌、健胃的作用；薄荷油有发汗、兴奋、扩张血管等作用。药茶中有些药物如人参、党参等，能增强人体网状内皮系统吞噬功能，能提高细胞免疫功能；补阳药物如肉桂、菟丝子等能促进抗体形成；养阴药物如玄参、天冬等能起到延长抗体存在时间的

作用。因此饮用药茶能增强抗病能力。

3. 促进新陈代谢,提高机体机能

茶叶中的咖啡碱是一种血管扩张剂,它能加快呼吸,而又不使脉搏加快、血压增高。还能促进汗液的分泌,刺激肾脏排泄功能,有强心、健胃、利尿、解毒的作用。咖啡碱和茶多酚协同作用,可防止人体内胆固醇的升高,有防治心肌梗死的作用;茶多酚可使血管通透性增强,有类似维生素 D 的药物作用。药茶方中的某些药物有明显的促进新陈代谢,维持心脏、血管、胃肠等正常机能的作用。例如人参能使心脏收缩力加强,通过改善心肌营养代谢而使心功能改善,起到强心作用;山楂的水解物能增加心肌血流量,改善冠状循环;川芎、红花、丹参能增加冠脉血流量,改善心肌收缩力,改善微循环,降低血压;车前子能增加水分的排泄,尿素氮、氯化钠和尿酸等的排泄也随之增多;决明子、蒲黄、荷叶、山楂等有降血脂的作用,而野菊花、芹菜汁有降压作用。

4. 抗菌、抗病毒,抑制各种感染

茶叶中的鞣质有抗菌、抗感染的作用,对口腔炎、咽喉炎有明显疗效。茶叶中含硅酸,可促进肺结核病变部位形成瘢痕,制止结核杆菌扩散。硅酸还能使白细胞增多,增强人体的抗病能力。药茶中的清热解毒类药物,可以杀灭或抑制各种感染因子,具有抗菌、抗病毒、抗原虫感染的作用。如麻黄、桂枝有抑制感冒病毒的作用;黄柏、大黄、贯众对乙肝病毒抗原有作用;金银花、连翘、蒲公英、地丁、板蓝根、大青叶等对多种细菌如伤寒、副伤寒杆菌、大肠杆菌、变形杆菌、铜绿假单胞菌、百日咳杆菌、霍乱弧菌、葡萄球菌、链球菌、肺炎双球菌、脑膜炎球菌等均有抑制作用;青蒿、龙胆草等有抗疟原虫的作用;马齿苋、苦参、白头翁、鸦胆子等有抗阿米巴、疟原虫、滴虫的作用等。

5. 镇静止咳,除疲劳,助消化

茶叶含单宁酸,金属或碱类物质。这些物质相结合,使其沉淀,有延迟人体吸收毒物的作用,因此能够解毒。茶还能净化水质,减少放射性物质对人体的损害。茶叶中含有的茶碱能松弛平滑肌,可治疗支气管哮喘等。药茶中有些中药具有镇静、止咳、助消化等功效。研究发现,桔梗所含桔梗皂苷有祛痰、镇静、解热的作

用。前胡、瓜蒌、枇杷叶、远志、杏仁、百部、苏子等均有祛痰止咳的作用;酸枣仁、柏子仁、合欢花能降低大脑中枢神经兴奋性,有镇静催眠的作用;神曲内含酵母菌,能使淀粉易于发酵糖化;山楂含山楂酸、枸橼酸、维生素 C,可促进胃液和胰液的分泌;陈皮、麦芽等含挥发油,能促进胃液分泌,增加食欲,有助于消化。

二、药茶的制备与用法

1. 药茶的原料炮制

药茶,多数以植物的花、叶、茎籽为原料,经洗净,去除杂质,晒干,切碎或研碎,加工成散剂或冲剂。如体积或剂量较大,宜用沙锅加水适量煎煮,进行浓缩后代茶饮。体积较小的散剂或冲剂,可按规定剂量加开水冲泡,盖好,10～20 分钟后代茶饮。有时,为了保持药茶的新鲜度,某些植物类药茶原料,可就地取材,即采即用,使用时要注意保持清洁卫生。

2. 药茶的煎煮与浸泡

药茶吸取了中医传统而有益的炮制方法,并加以改革、提高,煎煮和用热开水浸泡是最普遍应用的方法。开水中的氯及对身体有害的物质已在沸腾过程中基本挥发,故利用开水浸泡药茶大有好处。另外,利用密封良好的保温杯或热水瓶泡茶,可避免持续高温煮沸而造成有效成分大量挥发和破坏。

三、药茶疗法的适应证和禁忌证

药茶疗法广泛用于内、外、妇、儿、五官、皮肤等科疾病,一般无禁忌证。

四、药茶疗法的优点及注意事项

1. 优点

药茶是按药物的性能特点、配方要求等,将方药经煎煮或冲泡而制成的饮剂。具有制作简便易行、有效成分溶出量大、饮服方便、服用后易被机体吸收、作用迅速、效果明显等优点。此外因其以水为溶媒、或煎或冲,药物一般均较细小、与溶媒的接触面较大。又由于盛茶常用杯子为容器,保温性好,20 分钟内一般能使温度保持在 40～60℃之间,可将药物中的酶迅速杀灭,避免有效成分的分解、破坏和挥发,易使有效成分溶出,并可多次重复冲泡饮服,使得有疗

效持久。因此药茶易于被患者所接受。

2. 注意事项

饮茶对人的健康有很大的益处,能起防病治病的作用,但是,若饮茶方法不当,选方不适,反而对身体健康会产生不良影响,因此,饮茶时需注意以下事项:

(1)根据病情和体质及自身耐受情况合理选用药茶方,适当掌握用量,不宜过少,也不可超量。

(2)冲泡或煎煮时间不宜过长。冲泡时,一般以烧沸的开水冲泡,加盖闷5～30分钟;浸泡时,将药物放入盛有开水的保温瓶里浸泡5～25分钟;煎煮时,煎沸5～20分钟。时间不宜太长和过短,时间过长容易破坏药茶的有效成分,时间过短难将药茶的有效成分析出。

(3)药茶饮用时的温度不宜太烫,也不可太凉,初春、深秋或冬季时节饮茶温度在42℃左右(即人感到茶汁稍热时)为宜;晚春、早秋和夏秋时节,茶汁温度在34℃左右(即人感到茶稍冷时)为宜。

(4)根据病情和茶性确定服茶的合适时间。一般来说,治疗急性病的药茶,如解表类茶、清热类茶、泻下类茶等,可随时空腹饮服;治疗慢性病的补养类茶宜早起或晚上空腹饮服;助消化类茶,对胃肠有刺激的茶宜饭后半小时左右饮服;治疗疟疾的茶,宜在每次疟发前2小时左右空腹饮服;安神助眠类茶宜在临睡时空腹饮服等。

(5)忌饮隔夜或隔天茶。因隔夜、隔天茶时间过久,维生素已丧失,而且茶里的蛋白质、糖类等会成为细菌、真菌繁殖的养料。

(6)饮茶冲泡次数不宜过多。一般茶叶在冲泡2～4次后基本就没有太多的有效成分了。据有关试验测定,头泡茶可含浸出物总量的50%,二泡茶含浸出物总量的30%,再多次冲泡就会使茶中的某些有害成分被浸出,故茶叶冲泡次数过多,不但无益,反而有害。

(7)饮茶要注意正确选方,要辩证用茶,才能真正达到防病治病的目的。

(8)饮茶后要注意自我监测。一是要观察茶有无疗效及疗效大小;二是观察是否出现毒性及副作用和过敏反应等。若茶的疗效明显,说明饮茶有效,可以继续服下去。如果症状未

见减轻,就要考虑寻找原因。饮茶如出现不良反应,包括茶的副作用、毒性及过敏反应、后遗反应等,要及时停茶,采取措施。

五、药茶疗法的临床应用

1. 感冒

(1)处方:葱白10g,生姜三片,红糖适量。

用法:将葱白、生姜放入砂锅内,加水600ml,煎沸5分钟,取汁加入红糖,搅匀,趁热代茶饮下,卧床盖被出微汗。每日一剂。用于风寒感冒。

(2)处方:桑叶、菊花各5g,白茅根、苦竹叶各20g,薄荷3g,红糖适量。

用法:上药放入茶杯内,冲入开水,加盖闷泡15分钟,加入红糖搅匀,代茶饮用。每日一剂,可频频冲泡饮服。用于风热感冒。

(3)处方:香薷10g,厚朴、白扁豆各5g。

用法:香薷、厚朴洗净,用剪刀剪碎;白扁豆洗净,用文火炒熟,研末。上三味放入保温杯中,冲入沸水,加盖闷30分钟。代茶饮。每日1～2剂。用于暑湿感冒。

(4)处方:金银花、野菊花各30g,大青叶、板蓝根各50g。

用法:将以上四味药放入茶缸内,冲入开水,加盖闷泡15分钟,代茶饮用。每日一剂,频频冲泡饮服。用于预防流行性感冒。

2. 咳嗽

(1)处方:川贝母、莱菔子各15g。

用法:上药研成粗末,纱布包裹,放入茶杯,冲入开水,加盖闷泡15分钟,代茶饮用。每日一剂,可频频冲泡饮服。用于痰热咳嗽。

(2)处方:霜桑叶、菊花、枇杷叶各6g,陈皮、黄芩各3g,生地、枳壳各4.5g,芦根两支。

用法:芦根切碎,其他药研成粗末,放入砂锅内,加入清水1000ml,煎沸十分钟,取汁饮服,每日一剂。用于风热咳嗽。

(3)处方:橘皮、桑白皮、杏仁各15g。

用法:上三味药放入砂锅内,加水1000ml,煎沸20分钟,取汁倒入茶杯,代茶饮用,每日一剂,分数次饮服。用于痰湿咳嗽。

3. 哮喘

(1)处方:麻黄3g,黄柏4.5g,白果仁15个,茶叶6g,白糖30g。

用法:麻黄、黄柏、白果仁研成粗末,与茶叶共放入砂锅内,加水适量约700g,煎沸十分钟,取汁倒入茶缸内,加入白糖搅匀,代茶饮用,每日一剂,分两次饮服。

(2)处方:款冬花3g,紫菀3g,茶叶6g。

用法:上三味药放入盛有开水的保温瓶内,浸泡十分钟后,频频取汁,倒入茶杯,代茶饮用,每日一剂。

4. 肺痈

(1)处方:鲜鱼腥草45g,金银花15g,绿茶6g。

用法:先将鱼腥草、金银花两味药洗净,放入砂锅内,煎沸15分钟后,加入绿茶,少沸即可,取汁,代茶饮用。每日一剂。可频频饮服。

(2)处方:鲜芦根100g,冬瓜子90g。

用法:上两味药放入砂锅内,加水1000ml,煎沸十分钟,取汁代茶饮。每日一剂,可分数次饮服。

5. 咯血

(1)处方:地榆炭20g,炙百部9g。

用法:上药放入茶杯内,冲入开水,加盖闷泡15分钟,取汁代茶饮服,每日一剂,可频频冲泡饮服。

(2)处方:白茅根50g,藕节五个,韭菜汁少许。

用法:将前两味药放入砂锅,加水750ml,煎沸15分钟,取汁倒入茶杯,再兑入韭菜汁,搅匀,代茶饮用。每日一剂,分两次饮服。

(3)处方:鲜芦根60g,鲜茅根30g。

用法:上药洗净,切碎,放入盛有开水的保温瓶内,浸泡20分钟,取汁倒入茶杯,代茶饮用,每日一剂,可频频饮服。

6. 失眠

(1)处方:茯神、枣仁各10g。

用法:上两味药研碎,放入茶杯,加入开水,加盖闷泡20分钟,代茶饮用。每日一剂,可频频冲泡饮服。

(2)处方:莲子心2g,炒柏子仁15g,生甘草3g。

用法:把炒香的柏子仁砸碎,将上三味药放入茶杯,冲入开水,加盖闷泡五分钟,代茶饮用。每日一剂,可频频冲泡饮服。

7. 胃痛

(1)处方:胡椒七粒,大枣三枚。

用法:将两味药放入砂锅内,加水500ml,煎沸15分钟,取汁代茶饮用。每日一剂,分两次服。

(2)处方:郁金10g,香附30g,甘草15g。

用法:上三味药放入砂锅内,加水1000ml,煎沸20分钟,取汁代茶饮。每日一剂,分两次饮服。

(3)处方:红枣10枚,橘皮10g。

用法:红枣炒焦,橘皮切碎,两味药同放入茶杯内,冲入开水,加盖闷泡15分钟。代茶饮用,每日1~3剂。

8. 呕吐

(1)处方:生姜、红茶各3g。

用法:生姜切成片与红茶共放入茶杯内,冲入开水,加盖闷泡5分钟,代茶饮用。每日1~2剂。

(2)处方:山楂3g,麦芽10g,红糖适量。

用法:山楂切片放入锅内炒至适度,再炒麦芽,取出放入砂锅,加水700ml,煎沸15分钟,取汁倒入茶杯,加入红糖,搅匀,代茶饮用。每日一剂,分两次饮服。

9. 泄泻

(1)处方:红枣10g,生姜30g。

用法:红枣炒焦,生姜炒熟,取出放入大茶缸内,冲入开水,加盖闷泡15分钟,代茶饮用。每日一剂,可频频饮服。

(2)处方:金银花、红茶各10g,玫瑰花、甘草、黄连各6g。

用法:将上药放入砂锅,加水1000ml,煎沸十分钟,取汁倒入茶杯,代茶饮用。每日一剂。

10. 腹痛

(1)处方:桃仁九粒,郁李仁6g,当归尾5g,小茴香1g,藏红花1.5g。

用法:上药放入砂锅,加水700ml,煎沸15分钟,取汁倒入茶杯内,代茶饮用。每日一剂,每日数次饮服。

(2)处方:生姜15g,焦山楂15g,红糖适量。

用法:生姜切片,焦山楂捣碎,两药放入茶杯内,冲入开水,加盖闷泡15分钟,再加入红糖,搅匀代茶饮用。每日一剂,可频频冲泡饮服。

(3) 处方:茯苓、白芍各 10g,白术 6g,炙甘草 3g。

用法:上四味药放入砂锅,加水 700ml,煎沸 15 分钟,取汁倒入茶杯,代茶饮用。每日一剂,可分两次饮服。

11. 便秘

(1) 处方:番泻叶 10g。

用法:番泻叶放入茶杯内,冲入开水,加盖闷泡十分钟,代茶饮用。每日一剂,可频频冲泡饮服。

(2) 处方:生大黄 4g,白糖适量。

用法:生大黄放入茶杯,冲入开水,加盖闷泡 15 分钟,再调入白糖,代茶饮用。每日 1～2 剂。可频频饮用。

12. 胆囊炎

(1) 处方:玉米须 50g,蒲公英、茵陈各 25g。

用法:上药放入砂锅中,加水适量,煎沸 5 分钟,取汁倒入茶杯,代茶饮用。每日一剂,可频频饮用。

(2) 处方:金钱草、败酱草、茵陈各 30g,白糖适量。

用法:前三味药放入盛有开水的保温瓶内,浸泡 30 分钟后,取汁倒入茶杯,加入白糖,代茶饮用。每日一剂,可频频饮服。

(3) 处方:青皮 9g,郁金 10g,茵陈 15g。

用法:上药放入砂锅内,加水 1500ml,煎沸 15 分钟,取汁倒入茶杯,代茶饮用。每日一剂,频频饮服。

13. 头痛

(1) 处方:白芷 9g,川芎 9g。

用法:上药放入砂锅内,加水 500ml,煎沸 15 分钟,取汁代茶饮用。每日一剂,分两次饮服。

(2) 处方:鲜藿香 10g。

用法:上药放入茶杯,冲入开水,加盖闷泡 15 分钟,代茶饮用。每日一剂,可频频冲泡饮服。

14. 眩晕

(1) 处方:钩藤 10g。

用法:钩藤放入茶杯,冲入开水,加盖闷泡 20 分钟,每日一剂,可频频冲泡饮服。

(2) 处方:夏枯草 10g,荷叶 12g。

用法:上药放入茶缸内,冲入开水,加盖闷泡 15 分钟,代茶饮服。每日一剂,分数次冲泡饮服。

15. 原发性高血压

(1) 处方:草决明 30g,夏枯草、茺蔚子各 18g,生石膏 60g,黄芩、茶叶、槐角、钩藤各 15g。

用法:上药放入砂锅,加水 1000ml,煎沸 20 分钟,取汁倒入茶杯,代茶饮用。每日一剂,分两次饮服。

(2) 处方:槐花、菊花、绿茶各 3g。

用法:上药放入茶杯,冲入开水,加盖闷泡五分钟,代茶饮用。每日一剂,频频冲泡饮服。

(3) 处方:炒决明子 12g,罗布麻 10g。

用法:上药放入茶杯,冲入开水,加盖闷泡 15 分钟。每日一剂,频频冲泡饮服。

16. 血尿

(1) 处方:白茅根 15g,小蓟 15g,食糖适量。

用法:上药放于大茶缸内,冲入开水,加盖闷泡 15 分钟,代茶饮用,频频冲泡饮服。

(2) 处方:金钱草 30g,萹蓄 20g。

用法:上两味药放入盛有热水的保温瓶内,浸泡 15 分钟,取汁倒入杯内,代茶饮用。每日一剂,分数次饮服。

17. 消渴

(1) 处方:天冬、枸杞各 20g,党参、五味子各 10g。

用法:上药放入砂锅,加水 1000ml,煎沸 20 分钟,取汁倒入茶杯,代茶饮用。每日一剂,分两次饮服。

(2) 处方:天花粉 25g,冬瓜 100g。

用法:上药加水 1000ml 于砂锅内,煎沸 15 分钟后,取汁倒入茶杯,代茶饮用。每日一剂,分两次饮服。

(3) 处方:石斛 15g,冰糖适量。

用法:石斛与冰糖放入茶缸内,冲入开水,加盖闷泡 15 分钟,代茶饮用。每日一剂,可频频冲泡饮服。

18. 中暑

(1) 处方:鲜丝瓜花八朵,绿豆 100g。

用法:先将绿豆放入砂锅内,加水 500ml,

煎沸 15 分钟后,捞出绿豆,再放入丝瓜花煮沸,取汁,倒入茶杯,代茶饮用。每日一剂,分两次饮服。

(2)处方:绿豆100g,酸梅50g,白糖适量。

用法:上药前两味,放入砂锅,加水 1500ml,煎沸 20 分钟,取汁倒入茶杯,加入白糖,搅溶拌匀,待凉后代茶饮用,每日一剂,可频频冲泡饮服。

19. 肥胖症

(1)处方:山楂 15g,菊花 12g,炒决明子 15g。

用法:上三味药共切细,放入茶杯内,冲入开水,加盖闷泡 15 分钟,代茶饮用。每日一剂,可频频冲泡饮服。

(2)处方:番泻叶 4g,山楂、泽泻、决明子各 10g。

用法:上药放入茶杯,冲入开水,加盖闷泡十分钟,代茶饮用。每日一剂,可频频冲泡饮服。

20. 月经不调

(1)处方:当归 12g,茯苓 12g,白芍 9g,柴胡 9g,白术 9g,丹皮 9g,薄荷 6g,栀子 6g,甘草 6g。

用法:上药放入砂锅内,加水 1000ml,煎沸 20 分钟,取汁代茶饮用。每日一剂,分两次饮服。

(2)处方:当归、熟地、黄芪各 15g,川芎、赤芍各 9g,党参、香附各 12g,肉桂 3g。

用法:上药放入砂锅内,加水 1000ml,煎沸 20 分钟,取汁代茶饮用。每日一剂,分两次饮服。

21. 月经过多

(1)处方:莲子 30g,茶叶 5g,冰糖 20g。

用法:将茶叶用开水冲泡后取汁,另将莲子用温水浸泡数小时后,加冰糖20g炖烂,倒入茶汁拌匀,即可饮用。每日一剂。

(2)处方:墨旱莲、白茅根各 30g,苦瓜根 15g。

用法:药物洗净、切碎,放入盛有开水的保温瓶里,浸泡 30 分钟,取汁代茶饮用。每日一剂,频频饮服。

22. 月经过少

(1)处方:当归 60g,川芎 10g,益母草 45g。

用法:上药洗净,放入盛有开水的保温瓶内,浸泡 20 分钟,取汁代茶饮用。每日一剂,频频饮服。

(2)处方:益母草 60g,红糖 50g。

用法:益母草放入盛有开水的保温瓶内,浸泡 20 分钟,取汁倒入茶杯,加入红糖搅匀,代茶饮用。每日一剂,可频频饮服。

23. 崩漏

处方:小蓟 9g,茅根草 9g,百草霜 9g。

用法:将上药放入盛有开水的保温瓶里,浸泡 20 分钟,取汁代茶饮用。每日一剂,频频饮用。

24. 痛经

(1)处方:花椒 9g,生姜 24g,大枣十枚。

用法:上药放入盛有开水的保温瓶内,浸泡 25 分钟取汁代茶饮用,每日一剂,可频频饮服。

(2)处方:醋香附 12g,五灵脂 9g,红花 9g,元胡 6g。

用法:上药放入盛有开水的保温瓶内,浸泡 25 分钟,取汁代茶饮用,每日一剂,可频频饮服。

(3)处方:泽兰叶 10g,川芎 3g,绿茶 1g。

用法:上药放入茶杯,冲入开水,加盖闷泡十分钟,取汁代茶饮用,频频饮服。

25. 带下病

(1)处方:鸡冠花 30g。

用法:上药切碎,放入茶缸内,冲入开水,加盖闷泡 20 分钟,代茶饮用。每日一剂,频频冲泡饮服。

(2)处方:肉苁蓉 20g。

用法:上药放入茶杯,冲入开水,加盖闷泡 20 分钟,代茶饮用。每日一剂,频频冲泡饮服。

26. 妊娠呕吐

(1)处方:紫苏叶 4.5g,生姜汁数滴。

用法:上药放入茶杯,冲入开水,加盖闷泡 15 分钟,代茶饮用。每日一剂,可频频冲泡。连用 3～7 日痊愈。

(2)处方:黄芩 10g,苏梗 5g。

用法:上药放入茶杯,冲入开水,加盖闷泡 15 分钟,代茶饮用。每日一剂,可频频冲泡。

(3)处方:橘皮 5g,竹茹 10g。

用法:上药放入茶杯,冲入开水,加盖闷泡 15 分钟,代茶饮用。每日一剂,频频冲泡。

27. 小儿食积

（1）处方：山楂 15g，麦芽 10g，莱菔子 8g，大黄 2g。

用法：上药放入茶杯中，冲入沸水，加盖闷泡 20 分钟，代茶饮用。每日一剂，频频冲泡饮服。

（2）处方：鲜山楂 20g，鲜白萝卜 30g，鲜橘皮 5g，冰糖适量。

用法：将山楂、萝卜、橘皮洗净，切成小块，同放入砂锅中，加水 750ml，煎沸 15 分钟，取汁倒入茶杯，加入冰糖，待冰糖溶化、温凉后，代茶饮用。每日一剂，分三次饮服。

28. 婴儿腹泻

（1）处方：神曲 9g，木瓜 9g，麦芽 9g。

用法：上药放入茶杯内，冲入沸水，加盖闷泡 20 分钟，代茶饮用。每日一剂，可频频冲泡饮服。

（2）处方：藿香 6g，炒扁豆 9g，车前子 9g。

用法：上药放入砂锅内，加水 500ml，煎沸 20 分钟。每日一剂，分三次饮服。

29. 顿咳

（1）处方：枇杷叶 9g，桃仁五粒。

用法：枇杷叶去毛后，与桃仁共放入砂锅内，加水 750ml，煎沸十分钟，取汁代茶饮用。每日一剂，分两次饮服。

（2）处方：桑白皮、侧柏叶各 6g。

用法：上药放入砂锅内，加水 500ml，煎服十分钟，取汁倒入茶杯中，待温代茶饮用。每日一剂，分两次饮服。

30. 小儿遗尿

（1）处方：乌药叶 10g，益智仁 6g。

用法：上药放入盛有沸水的保温瓶内，浸泡 30 分钟后，取汁代茶频频饮用。但晚饭后不能饮服。每日一剂。

（2）处方：益智仁 6g，金樱子 6g，乌药 5g。

用法：上三味药放入砂锅内，加水 500ml，煎沸 20 分钟，取汁代茶饮用。每日一剂，分两次饮服。

31. 小儿夜啼

（1）处方：灯心草 2g，淡竹叶十片。

用法：上两味药放入茶杯，冲入沸水，加盖闷泡 15 分钟，代茶饮用。每日一剂。

（2）处方：小麦 15g，大枣 6g，炙甘草 3g，蝉

衣 3g。

用法：上四味药放入砂锅内，加水 1000ml，煎沸 30 分钟，取汁加入适量白糖调味后代茶饮用。每日一剂，分 3～6 次温服。

32. 疖

（1）处方：银花 15g，生地 20g。

用法：生地制为粗末，与银花同放入盛有开水的保温瓶内，浸泡 20 分钟，取汁倒入茶杯，代茶饮用。每日一剂，可频频饮服。

（2）处方：蒲公英 12g，地丁 15g，金银花 12g，大黄 6g。

用法：上药放入砂锅，加水 2500ml，煎沸 15 分钟，取汁倒入茶碗，代茶饮用。每日一剂，分两次饮服。

33. 痄腮

（1）处方：山豆根 10g，野菊花、蒲公英各 30g。

用法：上药放入砂锅内，加水 1000ml，煎沸 15 分钟，取汁代茶饮用，每日一剂，分三次饮服。

（2）处方：板蓝根 30g，银花 10g，薄荷 5g。

用法：上药共研粗末，放入砂锅内，加水 1000ml，煎沸 20 分钟，取汁，代茶饮用。每日一剂，分三次饮服。

34. 痈

（1）处方：野菊花 15g。

用法：上药放入茶杯，冲入开水，加盖闷泡 15 分钟，代茶饮用。每日一剂，可频频冲泡饮服。

（2）处方：金银花 30g，蒲公英 60g，连翘 15g，黄芩 15g，野菊花 15g。

用法：上药放入砂锅内，加水 1000ml，煎沸 20 分钟，取汁倒入茶杯，代茶饮用。每日一剂，分两次饮服。

35. 肠痈

（1）处方：槐花 30g。

用法：槐花放在开水中烫一下，捞出晒干，备用。用时取槐花 30g，放入盛有开水的保温瓶内，浸泡 15 分钟，取汁代茶饮用。每日一剂，频频饮服。

（2）处方：薏苡仁 40g，败酱草 60g，冬瓜子 50g。

用法：上三味水煎取汁，代茶饮用。每日一

剂,频频饮服。

(3)处方:金银花 30g,生地榆 30g,蒲公英 60g。

用法:将上药放入茶杯,冲入开水,加盖闷泡 20 分钟,代茶饮用。每日一剂,可频频冲泡饮服。

36. 急性结膜炎

(1)处方:蒲公英 60g(鲜者加倍)。

用法:上药放入砂锅内,加水 1000ml,煎沸 20 分钟,取汁代茶饮。每日一剂,分两次饮服。

(2)处方:金银花 9g,菊花 9g。

用法:上药放入茶杯,冲入开水,加盖闷泡 15 分钟,代茶饮用。每日一剂,可频频冲泡饮服。

37. 急性扁桃体炎

(1)处方:山豆根 12g,甘草 12g。

用法:上药共研粗末,放入茶杯,冲入沸水,

加盖闷泡 20 分钟,代茶饮用。每日一剂,可频频冲服。

(2)处方:桑叶、菊花各 15g。

用法:上药放入杯中,用沸水冲泡,代茶饮。每日一剂。

38. 咽喉肿痛

(1)处方:麦冬、沙参、玄参、桔梗各 12g,胖大海 10g,甘草 3g。

用法:上药放入大茶缸内,冲入沸水,加盖闷泡 15 分钟,代茶饮用。每日一剂,分数次饮服。

(2)处方:胖大海、生地各 12g,冰糖 30g。

用法:上药放入茶杯内,冲入沸水,加盖闷泡 15 分钟,代茶饮用。每日一剂,可频频冲服。

(黄　安)

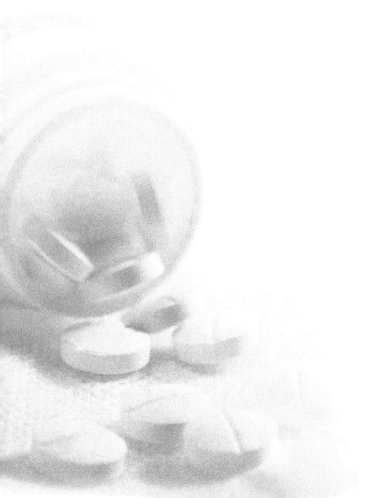

第六章

药枕疗法

药枕疗法是将具有芳香开窍、活血通络、镇静安神、益智醒脑、调养脏腑和调和阴阳等作用的药物经过炮炙之后，置于枕芯之内，或浸在枕套之中，或直接做成睡枕，令人在睡卧之时枕之（图6-1），用以防治疾病和延年益寿的一种自然疗法。

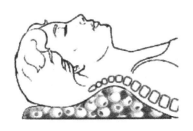
仰卧：将颈部填满

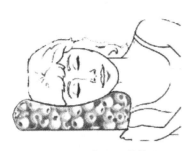
仰卧：按平时睡眠习惯枕用

图6-1　睡枕

药枕疗法应用于临床治疗与保健已有悠久的历史。早在晋代葛洪《肘后备急方》中就载有用蒸大豆装入枕中，制成豆枕，用以治疗失眠。唐宋时期，随着医学的不断发展，人们开始用药枕治疗疾病，使药枕疗法向前迈进了一步。唐代"药王"孙思邈在《千金要方》中载有："治头项强不得四顾方，蒸好大豆一斗，令变色，内囊中枕之。"宋代许多文人墨客如苏东坡、陆游、黄庭坚等都曾使用过药枕，并多写诗倍加崇赏。元、明清时期药枕疗法日臻完善，元代马祖常诗云："半夜归心三径远，一囊秋色四屏香。"明代大医学家李时珍在《本草纲目》中载有绿豆枕、吴萸枕、决明菊花枕、桃枝枕等多首枕疗方剂。到清代随着中药外治法的发展与广泛普及，药枕备受重视，并使之达到了一定的高度。如吴尚先在《理瀹骈文》中记载桃叶枕、蝉衣枕、蒸盐枕、决明枕、荆芥黑豆枕等多首枕方。曹庭栋《养生随笔》旁征博引，可谓集药枕之大成。其论有释名，枕之高低、长短、温凉等对人体生理病理的影响，抠要制作要领等。收囊多种药枕类别，如瓷枕、藤枕、竹枕、折叠枕等，并摘选绿豆皮枕、通草枕、茶叶枕、菊花枕等多首药枕方，且发现药枕的多种用途。此外，陆锦燧的《鲟溪外治方选》，刘灏的《广群芳谱》，程鹏程的《急救广生集》，蒲处贯的《保生药录》等医籍中也都有关于药枕散的记述。

近几十年来，随着国内外医学界对自然疗法的高度重视，药枕疗法这一外治法中的一朵奇葩也备受青睐。日本研制成催眠枕、音乐枕用于神经衰弱疗效较好。我国医药科技工作者在继承前人药枕疗法经验的基础上，结合药理实验和现代电、磁学理论，先后开发、研制成多种药枕。在不远的将来，药枕疗法在挖掘、整理的基础上，融入现代科学技术，不断赋予其新的内容，将在人民群众中广泛普及、推广，为广大人民群众的防病治病，保健康复做出应有的贡献。

一、药枕疗法的基本原理

药枕方法是传统中医外治法中的一种古老

方法。其原理可总结为以下三个方面:

(1)经络调节:经络是"内属于府藏,外络于肢节",沟通内外上下表里的通路。不仅大部分经络在颈项部循行、经过,而且还有许多腧穴分部于此。药枕疗法就是利用机械和药物等多种刺激,进以激发经络之气,促进感传,使经络疏通,气血流畅,从而起到补虚泻实,调整阴阳,防病保健之目的。

(2)血管神经调节:颈项部位分布着极其丰富的血管、神经。药枕直接作用于血管、神经的分支区域内,能够对其产生良性影响。所以,药枕疗法在经络调节的同时,也会通过机械刺激和药物作用,刺激颈部的皮肤感受器或神经干,使之处于活跃、兴奋或抑制状态,借以调节血管、神经,使局部微循环改善,血流加快,肌肉松弛,促使机体内环境得以保持相对的稳定。

(3)药物作用:药枕疗法不仅具有机械刺激的治疗作用,而且还可通过药物芳香走窍、镇静止痛等作用直接作用于官窍、皮肤,渗入血脉之中,沿血循而达病所,以调节气机,协调脏腑而发挥防病治病的作用。如药枕中许多药物含大量挥发油,或磁性成分,可直接作用于局部皮肤黏膜,起到抗感染杀菌、镇静止痛、扩张血管、醒脑健脑等作用。

此外,药枕疗法还能对改变患者身心状态和居处环境起到良性的心理调节作用。并具有提高机体免疫力,调节内分泌等功能。

二、药枕的种类及制作

1. 种类

(1)布枕:即以纱布、棉布等布包裹药物制成药枕。此枕特点是暖、软、寿命短、药物易破损和挥发。一般多用于虚、寒证患者。

(2)木枕:以木质材料制成枕枢,中空,四周留有许多孔隙,外以棉布包绕,可将药物置于木芯之中的一种药枕。也有人用竹片或藤质材料编织成枕枢,内装枕芯者。此枕特点是性凉质硬,使用时间长,药物损失少,且能贮藏其他物品,一物多用。一般多用于实、热证患者。

(3)石枕:即选用有治疗作用的石块、陶瓷等,磨成枕形,令人睡卧时枕之。

(4)电磁枕:即在传统药枕基础上加入现代电子技术,从而增加了电、磁疗作用。

(5)书枕:又称纸枕。即以书纸、宣纸等纸卷成圆形,粗如小碗,计三卷,按"品"字形相叠,束缚成枕,令人睡卧时枕之。

(6)囊袋枕:亦属软式药枕。即将药物或温水,或凉水装入囊袋之中,令患者枕之。

2. 制作

药枕的制作方法因其种类不同而稍有差异。一般而言,根蔓、木本、藤类药物多需晾晒或烘干,再粉碎成粗末即可;花、叶类药物多于晾晒后搓碎即可;矿石类、角质类药物多需打碎成小块和米粒大小,或制成粉类,再装入枕芯;冰麝香等贵重药,易挥发类药物多混入药末之中,不需另加炮炙。诸药混匀后,装入由纱布或棉布缝制的枕芯中,底层枕芯可加塑料布一块,防止药物渗漏而遗失。枕芯多选用松、柔、薄、透气良好的棉布、纱布,忌用化纤、尼龙类布匹。枕形有圆柱、方柱、扁柱、三角柱等多种。一般枕长以 $60\sim90cm$,枕宽 $20\sim35cm$ 为宜。如果需要可做成特殊形状的高枕。清代曹庭栋《养生随笔》有云:"侧卧耳必着枕,其长广如枕,高不过寸,中开一孔,卧时加于枕,以耳纳入。耳为肾窍,枕此并杜耳鸣耳塞之患。"另外,硬式药枕外面多套以棉质薄布料,以减少硬枕副作用并保护药枕,延长寿命。

三、药枕疗法的适应证

(1)药枕疗法具有疏通经络、流畅气血的功用,可适用于各种经络阻滞,气血不通,瘀血内停等病证。如颈椎病、郁证、胸痹心痛、麻木及各种痛证。

(2)药枕疗法具有强壮保健、延年益寿的作用,故可适用于各种慢性虚损性疾病、神经性疾病、放疗或化疗后的体质虚弱以及各种保健。

(3)药枕疗法大多选用气味芳香和矿石类药物,可芳香开窍,调神益智,故五官科病证、神经衰弱及脑力劳动者防病保健尤为适宜。

四、药枕疗法的优点及注意事项

1. 优点

(1)方法简便,容易推广:药枕疗法的制作、施治方法等极其简便,只要在医护人员的指导下,根据患者的虚实寒热表里上下证候,辨证选用不同药物,略加炮炙,即能按要求加以制作。即可在医疗单位使用,也可在家庭中自疗。

(2)经济实惠,节约药材:药枕疗法虽然一方中药量甚多,多者达几千克,貌似浪费,但药枕一方少则枕之两周,多则数月,乃至年余不等,平均每日药量甚少。不仅减轻了患者因中药饮片昂贵,煎药费时耗能等带来的经济负担,而且省药材,解决了一部分中药来源紧缺的难题。

(3)施治广泛,疗效可靠:药枕疗法不仅适用范围广泛,内、外、妇、儿、骨科、皮肤、五官各科等所有的临床病证均可辨证使用枕疗。既能治病,又能防老抗衰。对于老幼体弱之人,攻补难施之时,或暂时禁服药物者,或服用药物困难者,尤为适宜。

(4)安全无毒,副作用少:药枕疗法虽属外治法范畴,但药物没有直接接触人体,故其药物吸收量少,基本上无毒性反应,安全可靠。枕形、枕质又因人而施,故副作用也较少。个别患者在使用过程中曾发现因药物刺激,血管过度扩张而出现头胀头痛,也有些患者曾发生皮肤过敏反应。一经停枕很快消失。

2. 注意事项

药枕疗法由于制作方法和使用上的局限性,在临床应用时,须注意以下几点:

(1)药枕不使用时最好用塑料包封,防止有效成分散发,并置于阴凉干燥处,防止霉变。一般使用2~3周后,当置于阳光下晾晒一小时,以保持药枕形及药物的干燥度。

(2)药枕在枕前一般多要求患者松衣,饮温开水,防止芳香类药物耗伤阴津。并要求患者全身放松,息心宁神。

(3)药枕疗法由于疗效缓慢而且持久,所以必须提前告知患者。使其坚持长期使用。一般每天至少要枕六小时以上,连续枕之2~3周方可见疗效。

(4)药枕疗法虽然应用范围广泛,没有禁忌证,但主要应用于头面、颈项、胸部疾病。对枕后有不良反应者,应当予以及时处理。

(5)对在使用药枕过程中,原发病加重或不改善者,应及时到医院诊治,严格防止单用药枕而延误病情,必要时应采用其他行之有效的中、西疗法。

(6)急危重患者使用药枕,只能作为辅助

治疗手段。

(7)药枕疗法当辨证施治,决不可一枕而终,当随证变枕,因人而异,即使是保健药枕亦当遵守此原则。

五、药枕疗法的临床应用

1. 感冒

(1)处方:荆芥1500g,防风1500g,细辛200g,川芎200g,绿茶100g,皂角20g。

用法:上药烘干,共研粗末,混匀,纱布包裹成枕芯,制成药枕,令患者侧卧枕之。适用于风寒感冒。

(2)处方:桑叶1000g,菊花1000g

用法:先将两药晒干,一起搓揉成碎末,装入枕芯,做成睡枕。令患者睡卧时枕之。适用于风热感冒。

(3)处方:香薷300g,藿香300g,佩兰200g,薄荷200g,绿豆衣200g。

用法:上药晒干,一起搓揉成粗末,装入枕芯,制成药枕,令患者经常枕于头顶之下。有头胀者应逐渐增加枕治时间。适用于暑湿感冒。

(4)处方:生黄芪500g,生白术500g,麦冬300g,防风300g,黄精300g,皂角10g,雄黄100g,藿香200g。

用法:先将上药各喷洒食用醋少许,雄黄、皂角不喷醋。再烘干,共研粗末,混匀,装入枕芯,制成药枕,令患者枕之。患者枕药枕时,尽量以鼻吸气,口吐气方式呼吸。适用于体虚感冒。

2. 咳嗽

(1)处方:藿香300g,羌活200g,防风200g,细辛100g,麻黄100g,桂枝100g。

用法:上药快速烘干,共研粗末,和匀,装入枕芯,制成药枕,令患者侧卧枕之。适用于风寒袭肺型。

(2)处方:大麦冬500g,霜打桑叶500g,天花粉200g,银花1200g,生石膏500g,枇杷叶250g。

用法:先将石膏打碎,余药一起烘干,粉碎成粗末,混匀,装入枕芯,制成药枕,令患者枕之。适用于风燥伤肺型。

(3)处方:石菖蒲适量。

用法:上药烘干,粉碎成粗末,装入枕芯,制

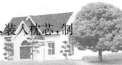

成药枕,令患者侧卧枕之。适用于痰湿蕴肺型。

3. 自汗盗汗

(1) 处方:生黄芪 500g,生白术 500g,麦冬 300g,防风 300g,黄精 300g,皂角 10g,雄黄 100g,藿香 200g。

用法:先将上药喷洒食用醋少许,再烘干,共研粗末,混匀,装入枕芯,制成药枕,令患者枕之。适用于肺卫不固型。

(2) 处方:桂枝 1000g,白芍 500g,大枣 200g,甘草 200g,雄黄 100g,辛荑 100g,藿香 100g,佩兰 100g,皂角 20g。

用法:上药分别烘干共研粗末,混匀,装入枕芯,制成药枕,令患者枕之。适用于营卫不和型。

4. 心悸

(1) 处方:生磁石 500g,生铁落 500g,海蛤壳 500g,远志 300g,石菖蒲 200g。

用法:磁石、铁落打碎,余药烘干,研成粗末,混匀,装入枕芯,制成药枕,令患者枕之。适用于心胆失调型。

(2) 处方:丹参 1000g,川芎 200g,当归 200g,桑椹子 200g,冰片 10g。

用法:上药除冰片外,一起烘干,研成粗末,兑入冰片,和匀,装入枕芯,制成药枕,令患者枕之。适用于心血不足型。

(3) 处方:公丁香 500g,肉桂 500g,大附子 200g,麻黄 150g,细辛 100g。

用法:上药分别烘干共研粗末,混匀,装入枕芯,制成药枕,令患者枕之。适用于心阳不振型。

(4) 处方:丹参 500g,当归 500g,土鳖虫 100g,蒲黄 500g,远志 500g,龙骨 300g,牡蛎 300g,五灵脂 300g,冰片 20g。

用法:上药除蒲黄、冰片外,分别烘干,共研粗末,共混匀,装入枕芯,制成药枕,令患者枕之。适用于心血瘀阻型。

5. 胸痹

(1) 处方:川芎 500g,菊花 350g,红花 250g。

用法:诸药研粉,装入枕芯,制成药枕,令患者枕之。适用于心血瘀阻型。

(2) 处方:明矾 1000g,全瓜蒌 1000g,枳实 500g,薤白 500g,姜半夏 500g,旋覆花 200g。

用法:先将明矾打碎,余药烘干,共研粗末,混匀,装入枕芯,制成药枕,令患者枕之。适用于痰浊壅塞型。

(3) 处方:巴戟天 1000g,大附子 500g,炮姜 500g,黄精 500g,细辛 200g,川椒 200g,大茴香 200g,肉桂 200g。

用法:上药分别烘干共研粗末,混匀,装入枕芯,制成药枕,令患者枕之。适用于阴寒凝滞型。

6. 不寐

(1) 处方:绿豆衣、橘叶、龙胆草、桑叶、地骨皮、菊花、草决明各 150g。

用法:上药烘干,共研细末,装入枕芯,制成药枕,令患者枕之。适用于肝郁化火型。

(2) 处方:青礞石 1000g,天竺黄 300g,石菖蒲 200g,郁金 200g,明矾 500g,栀子 200g,藿香 200g。

用法:明矾打碎,余药一起烘干,共研粗末,混匀,装入枕芯,制成药枕,令患者枕之。适用于痰热内扰型。

(3) 处方:当归 1200g,黄芪 1000g,白术 500g,茯苓 500g,熟地 500g,仙鹤草 500g,大枣 200g,葛根 100g。

用法:上药烘干研粗末,混匀,装入枕芯,制成药枕,令患者枕之。适用于心脾两虚型。

7. 多寐

(1) 处方:藿香 500g,佩兰 400g,皂角 50g,辛荑 100g,茯神 200g,苍术 300g,通草 200g。

用法:上药分别烘干,研成粗末,装入枕芯,制成药枕,令患者枕之。适用于湿浊困脾型。

(2) 处方:白芥子 1000g,皂角 100g,郁金 200g,石菖蒲 200g,辛荑 150g,半夏 500g,陈皮 500g,旋覆花 200g,冰片 10g。

用法:上药除冰片外,一起烘干,研成粗末,兑入冰片,装入枕芯,制成药枕,令患者枕之。适用于痰浊阻窍型。

(3) 处方:葛根 1000g,人参叶 500g,黄精 500g,生白术 500g,巴戟天 200g,升麻 100g。

用法:上药分别烘干,研成粗末,混匀,装入枕芯,制成药枕,令患者枕之。适用于脾阳虚型。

(4) 处方:丹参 500g,石菖蒲 500g,郁金 400g,川芎 500g,冰片 10g,晚蚕砂 400g,乳香

200g,没药 200g。

用法:上药除冰片外,分别烘干,共研粗末,混匀,兑入冰片,装入枕芯,制成药枕,令患者枕之。适用于瘀血阻络型。

8. 郁证

(1)处方:柴胡 500g,香附 400g,木香 400g,乌药 500g,当归 400g,川芎 400g,佩兰 400g,合欢皮 500g,旋覆花 500g。

用法:上药一起烘干,共研粗末,装入枕芯,制成药枕,令患者枕之。适用于肝气郁结型。

(2)处方:绿豆衣、橘叶、龙胆草、桑叶、地骨皮、菊花、草决明各 150g。

用法:上药一起烘干,共研细末,装入枕芯,制成药枕,令患者枕之。适用于气郁化火型。

(3)处方:明矾 1000g,全瓜蒌 1000g,枳实 500g,薤白 500g,姜半夏 500g,旋覆花 200g。

用法:先将明矾打碎,余药一起烘干,共研粗末,混匀,装入枕芯,制成药枕,令患者侧卧枕之。适用于气滞痰郁型。

(4)处方:石菖蒲 500g,侧柏叶 400g,合欢皮 500g。

用法:上药一起烘干,共研细末,装入枕芯,制药枕。令患者枕之。适用于忧郁伤神型。

(5)处方:当归 1200g,黄芪 1000g,白术 500g,茯苓 500g,熟地 500g,大枣 200g,葛根 100g。

用法:上药分别烘干,研粗末,混匀,装入枕芯,制成药枕,令患者枕之。适用于心脾两虚型。

(6)处方:黑豆 1000g,磁石 1000g。

用法:上药分别打碎,混匀,装入枕芯,制成药枕,令患者枕之。适用于阴虚火旺型。

9. 胃痛

(1)处方:附子 500g,炮姜 500g,乳香 500g,高良姜 500g,茴香 500g。

用法:上药分别烘干共研粗末,混匀,装入枕芯,制成药枕,令患者枕之。适用于寒邪客胃型。

(2)处方:香附 500g,木香 500g,柴胡 500g,青皮 200g,藿香 300g,延胡索 500g,通草 200g。

用法:上药除通草处分别烘干,共研粗末,通草铺匀,外洒药末,装入枕芯,制成药枕,令患

者枕之。适用于肝气犯胃型。

(3)处方:香附 300g,桃叶 100g,柴胡 300g,夏枯草 200g,菊花 100g,丹皮 200g,青皮 200g,绿豆衣 50g。

用法:上药烘干,共研粗末,装入枕芯,制成药枕,令患者睡卧时枕之。适用于肝胃郁热型。

(4)处方:丹参 200g,当归 200g,白芍 200g,玫瑰花 300g,白术 300g,黄芪 500g,五灵脂 100g,木香 200g。

用法:上药共烘干,研粗末,装入枕芯,制成药枕,令患者枕之。适用于瘀血停滞型。

10. 头痛

(1)处方:吴茱萸叶 2000g。

用法:吴茱萸叶蒸热,装入枕芯,或将吴茱萸用棉布包裹,做成药枕。令患者枕之。适用于风寒头痛型。

(2)处方:蔓荆子 100g,甘菊花 100g,细辛 75g,香白芷 75g,川芎 75g,白术 50g,通草 100g,藁本 75g,石菖蒲 100g,黑豆 150g,羚羊角 10g,水牛角 10g。

用法:羚羊角、水牛角搓成粗末,余药一起烘干,研成粗末,诸药混匀,装入枕芯,制成药枕,令患者侧卧枕之。适用于风热头痛型。

(3)处方:羌活 250g,川芎 200g,白芷 200g,藿香 150g,蔓荆子 100g,荆芥 150g,苍术 150g,细辛 200g。

用法:上药烘干,共研细末,装入枕芯,制成药枕,令患者枕于项背之下。适用于风湿头痛型。

(4)处方:石决明 1500g,草决明 1500g。

用法:将上药烘干,共研粗末,装入枕芯,制成药枕,令患者枕之。适用于肝阳头痛型。

(5)处方:丹参 1000g,川芎 200g,当归 200g,桑子 200g,冰片 10g。

用法:上药除冰片外,一起烘干,研粗末,兑入冰片,和匀,装入枕芯,制成药枕,令患者枕之。适用于血虚头痛型。

(6)处方:石菖蒲 500g。

用法:菖蒲烘干,研成粗末,装入枕芯,制成药枕,令患者枕之。适用于痰浊头痛型。

(7)处方:桃树叶 2000g。

用法:桃树叶烘干,搓成粗末,装入枕芯,制成药枕,令患者枕之。适用于瘀血头痛型。

11. 眩晕

（1）处方：决明子 1000g，菊花 1000g。

用法：上两药共研粗末，装入枕芯，制成药枕，令患者枕之。适用于肝阳上亢型。

（2）处方：当归 1200g，黄芪 1000g，白术 500g，茯苓 500g，熟地 500g，仙鹤草 500g，大枣 200g，葛根 100g。

用法：上药分别烘干，研粗末，混匀，装入枕芯，制成药枕，令患者枕之。适用于气血亏虚型。

（3）处方：黑豆 1000g，磁石 1000g。

用法：上药分别打碎，和匀，装入枕芯，制成药枕，令患者枕之。适用于肾精不足型。

（4）处方：明矾 2000g，旋覆花 100g，豨莶草 200g，竹茹 300g。

用法：明矾打碎，豨莶草烘干，研成粗末，旋覆花烘干，搓碎，三药混匀，与竹茹一起装入枕芯，制成药枕，令患者枕之。适用于痰浊中阻型。

12. 中风

处方：生黄芪 1000g，生白术 500g，蒲黄 200g，五灵脂 200g，赤芍 500g，川芎 350g，当归 500g，豨莶草 500g，络石藤 500g。

用法：上药一起烘干，共研细末，和匀装入枕芯制成药枕，令患者枕之。适用于中风后遗症。

13. 面肌痉挛

处方：天麻 500g，僵蚕 200g，钩藤 500g，川牛膝 500g，石决明 500g，代赭石 500g，蜈蚣 5g，丹参 500g，磁石 500g，冰片 20g。

用法：上药除冰片外余药一起烘干，共研粗末，装入枕芯，制成药枕，令患者枕之。

14. 中暑

（1）处方：藿香 500g，甘松 200g，黄连 150g，栀子 100g，石菖蒲 200g，生白术 200g，通草 300g。

用法：将上药分别烘干，共研粗末，混匀，装入枕芯，制成药枕，令患者枕之。适用于中暑阳证型。

（2）处方：绿豆衣 450g。

用法：将绿豆芽皮晒干，装枕芯，制成药枕，令患者枕之。适用于中暑阴证型。

15. 肥胖症

处方：普洱茶 200g，泽泻 500g，山楂 500g，白芥子 200g，昆布 200g，半夏 200g，陈皮 200g。

用法：上药分别烘干，共研细末，装入枕芯，制成药枕，令患者枕之。

16. 虚劳

（1）处方：人参 500g，党参 200g，茯苓 200g，白术 200g，黄芪 500g，木香 200g。

用法：上药共烘干，研粗末，装入枕芯，制成药枕，令患者枕之。适用于气虚型。

（2）处方：当归 1200g，甘松 500g，黄芪 1000g，白术 500g，茯苓 500g，熟地 500g，仙鹤草 500g，大枣 200g，葛根 100g。

用法：上药分别烘干研成粗末，混匀，装入枕芯，制成药枕，令患者枕之。适用于气血亏虚型。

（3）处方：大麦冬 500g，霜打桑叶 500g，天花粉 200g，灯心草 450g，干地黄 500g，黑豆 500g，丹皮 200g，巴戟天 200g。

用法：上药一起烘干，粉碎成粗末，混匀，装入枕芯，制成药枕，令患者枕之。适用于阴虚型。

（4）处方：人参 500g，仙灵脾 500g，附子 500g，巴戟天 200g，炮姜 500g，大茴香 200g。

用法：上药烘干，共研粗末，装入枕芯，制成药枕，令患者枕之。适用于阳虚型。

17. 肩关节周围炎

处方：川芎、细辛、丹参、羌活、黑附片、乳香、没药、桑枝、桂枝、红花各 200g。

用法：上药分别烘干，共研粗末，装入枕芯，制成药枕，令患者枕于颈肩之下。

18. 颈部扭伤

处方：川芎 500g，白芷 500g，威灵仙 1000g，川乌、草乌各 50g，当归 500g。

用法：上药分别烘干，共研细末，混匀，装入枕芯，制成药枕，枕于患侧颈部。

19. 落枕

（1）处方：细辛 200g，防风 200g，川芎 400g，羌活 400g，独活 600g，晚蚕砂 300g，当归 500g，丹参 200g。

用法：上药分别烘干，共研粗末，混匀，装入枕芯，制成药枕。适用于寒湿侵袭型。

（2）处方：川芎、当归、元胡、丹参、玫瑰花、延胡索、晚蚕砂各 200g,桃枝叶 500g。

用法:上药分别烘干,共研细末,和匀,装入枕芯,制成药枕,令患者枕于患侧。适用于瘀血阻滞型。

20. 颈椎病

处方:丹参 500g,郁金 400g,石菖蒲 500g,葛根 500g,当归 500g,生地 400g,川芎 500g,附子 500g,威灵仙 200g,明矾 500g,巴戟天 500g,元胡 300g,合欢花 300g,冰片 20g。

用法:上药除冰片外,分别烘干,共研细末,兑入冰片和匀,装入枕芯,制成药枕,令患者仰卧枕之。

（金晓飞）

49

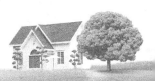

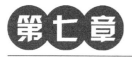

头 针 疗 法

头针疗法又称"头皮针疗法",是以针刺头部发盖区内一些特定区域,来治疗全身疾病的一种专门针刺疗法,属微刺系统疗法范畴。

头针疗法始于 20 世纪 50 年代后期至 70 年代,是针灸临床工作者根据大脑解剖的体表投影和头部腧穴的主治功能,总结而成的一种针对脑源性疾患的疗法。在实践中,形成了山西焦顺发头针、陕西方云鹏头针、上海汤颂延头针、北京朱明清头针、上海林学俭头针等不同的流派。随着头针疗法的不断发展,中国针灸学会制定了《头皮针穴名国际标准化方案》,于 1984 年获得了联合国卫生组织亚太地区通过。为普及和推广头针疗法,规范临床操作,制定了准则。

一、头针疗法的基本原理

头针疗法的创立是结合了头部腧穴的定位和主治功能以及大脑解剖部位在体表的投影和皮质功能而形成的,因此,头针疗法是以经络学说、大脑功能定位和生物全息论作为理论基础的。

(一)经络学说原理

经络学说是指导中医临床的理论基础。经络有运行气血、沟通内外的作用,头针疗法是运用针或灸的方法刺激头部腧穴,以调节人体气血运行和脏腑功能状态,以达到治疗的目的。经络学说作为联系头部腧穴和脏腑的通路,是头针疗法的基础。

1. 头与脏腑、经络的关系

《灵枢·邪气脏腑病形》:"十二经脉,三百六十五络,其血气皆上走于面而走空窍",其中,十二经脉之六阳经、阳蹻脉、督脉、阳维脉以及阴经中的足厥阴肝经均直接循行于头部,而其他阴经也通过经别和络脉与头部相联系。因此,通过经络,头与五脏六腑之间均有联系,故

脏腑有病,可以通过经络在头部的腧穴有所反映,而刺激头部腧穴也可以治疗相关脏腑疾病。

脑的功能是主司精神意识活动,目前,脑科学是一门新兴的学科,对脑疾病的治疗,现代医学仍存在局限之处。中医学认为,脑为奇恒之腑,与经络的关系十分密切。其中,足太阳膀胱经"从巅入络脑",督脉"至风府,入属于脑",足厥阴肝经、阳蹻脉、阳维脉均通过督脉联系于脑。因此,脑通过经络与全身各组织、脏腑相关。头部腧穴中,与脑关系最密切的是百会穴和风府穴,《灵枢·海论》"脑为髓之海,其输上在于盖,下在风府。"盖即是头盖骨中央的百会穴。

2. 头针与经络、腧穴的关系

头针的治疗线(即刺激区)大多是根据传统经络腧穴取定的,因此主要集中在头部经络循环线上,且与相关经穴重叠。此外,头针刺激区的主治范围,也有不少与头部经络穴位的主治相吻合或部分吻合,例如头穴额中线与督脉、神庭穴相关,其主治为癫痫、精神病、鼻病、眩晕;颞后线与胆经、率谷穴相关,其主治为偏头痛、耳鸣耳聋等。

(二)神经原理

神经系统可分为中枢神经和外周神经,包括大脑、中脑、脑干、脊髓等,大脑皮质有各自的功能定位,如中央前回主对侧横纹肌的运动,中央后回主对侧的感觉等。头针疗法主要是根据大脑皮质在头皮的投影,选取刺激区的。如选取头部对应于大脑皮质中央前回的部位,治疗对侧肢体运动障碍;选取头部对应于大脑中央后回的部位,治疗对侧肢体感觉障碍,如疼痛、麻木等。

此外,根据神经生理学原理,大脑皮质各功能区之间有相互联系和协作的关系,因此,头针刺激区的选取还应考虑到这一点,如中枢性瘫痪,除了选取大脑中央前回的对应区外,还要取

额上、中、下回的前部和颞上、中、下回的后部所对应的额前部和颞后部,因上述部位在中枢性瘫痪时,是不产生定位症状的皮质受损区。

(三)生物全息原理

生物全息论是 20 世纪后期新兴的一门学科。生物全息论认为:生物体某一相对独立的局部,存在着与整体相对应的部位,恰像是整个人体的缩小。即生物体的各个部位都分别在相关局部有各自的对应部位。由此衍生出的耳针穴位系统、面针穴位系统、足针穴位系统,包括头针穴位系统等均属于此。

二、头针疗法常用的器具与操作规程

头针疗法的刺激区位于头部有发部分,故所用器具与体针有所区别。

(一)毫 针

毫针是临床最常用的一种器具。

1. 进针前的准备

临床一般选用 28～30 号,1～1.5 寸* 毫针,痛觉敏感者,也可用 32 号。要求针尖锋利,针身挺直光滑,最好用一次性针具。

患者一般采用坐位,便于观察治疗效果及进行头部操作;内脏病或体弱者,也可采用卧位。

头针治疗部位分布于发际区,针刺前须暴露头皮,分开局部头发,以 2%碘伏溶液拭擦局部,再以酒精棉球拭净后,进行针刺。

2. 进针法

以左手拇指的指甲掐切头穴,右手持针,针尖紧靠指甲缘,针身与皮肤呈 30°角迅速刺入皮下,捻转至帽状腱膜下层,快速捻转至应刺深度。

3. 行针法

进针达到一定深度后,需通过各种手法操作,激发针感,达到有效刺激量,常用的手法有以下几种:

(1)捻转手法:针体进入一定深度后,固定针体,医者肩、肘、腕关节及拇指固定不动,食指呈半屈曲状,以食指第一节桡侧面捏准针柄,食指掌指关节作屈伸运动,并使针体快速旋转(每分钟约 200 次左右),持续 2～3 分钟。其特点在于速度快,频率高,易激发针感,能在较短时间内达到有效刺激量(图 7-1)。

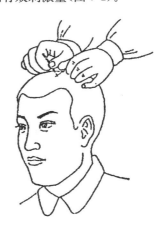

图 7-1 行针法

(2)提插手法:指针体在穴位皮下的上下运动,即向外抽提和向内进插的手法。该法主要是要借助全身的爆发力来抽提或插进针体,力量大而迅速,但幅度要在 1 分以内,因此称为"小幅度提插"。其特点是操作简便,医者手指不易疲劳,患者局部较少痛感,能在较短时间内取得即时效应。

4. 补泻法

捻转补泻:捻针时,拇指向前用力重,食指向后用力轻,以左转为主,是为补法;捻针时,食指向前用力重,拇指向后用力轻,以右转为主,是为泻法。

提插补泻:以紧提慢插为主,三退一进,是为泻法,即抽气法;以紧按慢提为主,三进一退,是为补法,即进气法。

徐疾补泻:徐进疾出为补,疾进徐出为泻。

迎随补泻:顺经而刺为补,逆经而刺为泻。头针的迎随补泻一般适应于治疗线与经脉循行线相重叠的情况,如额中线(与督脉相重叠)、额旁 1 线(与膀胱经重叠)、额旁 2 线(与胆经重叠)等。

5. 得气

得气是指针刺入腧穴后产生的经气感应,

---

* 此处指同身寸,全书同。

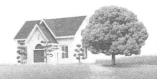

是提高疗效的关键,所谓"刺之要,气至而有效",由于头部皮下神经血管较为丰富,故易产生得气,甚至"气至病所"。头针疗法所产生的得气,以热感为多,也有麻木、抽动等感觉,留针时,有的还出现困重、瘙痒、胀痛和蚁行感。得气多在行针三分钟内出现,可持续3~10分钟,有明显的个体差异。

6. 多针刺法

多针刺法,是用两根或两根以上毫针同时刺激某一穴位的方法。常用的多针刺法有对刺、交叉刺、齐刺、十字刺、接力刺、扬刺等(图7-2至图7-14)。

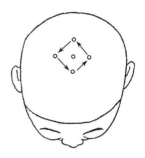

图 7-5　井字刺法

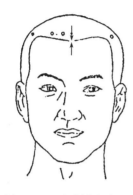

图 7-2　上下对刺法(额区)

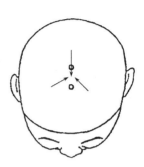

图 7-6　交叉刺法

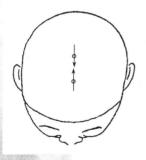

图 7-3　前后对刺(顶区)

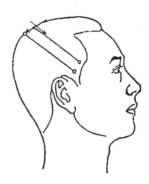

图 7-7　交叉刺法(顶中线和顶颞前斜线)

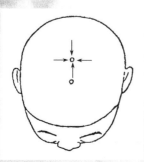

图 7-4　扬刺法

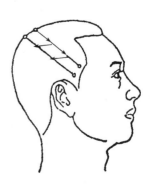

图 7-8　交叉刺法(顶颞前、后斜线)

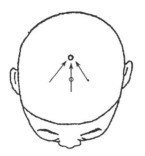

图 7-9　齐刺法（顶中线）

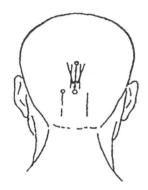

图 7-10　齐刺法（枕上正中线）

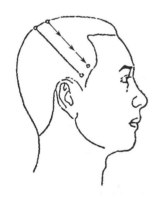

图 7-11　接力刺法（顶颞前斜线）

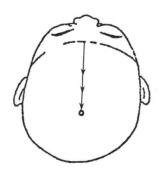

图 7-12　接力刺法（额顶线）

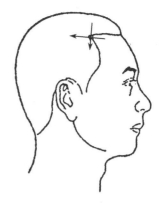

图 7-13　头维穴十字刺法

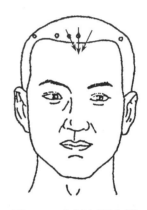

图 7-14　齐刺法（额中线）

7. 异常情况

一般来说,头针治疗比较安全,较少发生异常情况,但也可能发生晕针、滞针、弯针、折针、出血和血肿等情况,预防和处理同体针疗法。

（二）电　针

电针疗法,是在针刺穴位得气后,在针上通以电流,用以治疗疾病的方法。用电针刺激代替手针快速捻转,既可省力,也可客观控制刺激量。

1. 电针仪的选择

头穴所用电针仪,应能控制输出电压和电流,一般最大输出电压<40V,最大输出电流<1mA,目前临床上以 G6805 治疗仪为最常用。

2. 操作方法

先将针刺入穴位,行针得气,然后将电针仪的两根输出线分别连接在已刺入的两根针体上,将输出调至"0",开启电流开关,并逐渐加大输出电流至所需程度;治疗完毕后,先将输出回"0",再关闭电流开关,取下导线,出针。

53

3. 输出控制

输出电流的大小,一般以患者能耐受为度。电针治疗时间,一般10～20分钟左右。

4. 注意事项

(1)近延脑部位的穴位,严格控制输出电流强度,以免引起心脏、呼吸骤停。

(2)温针使用过的电针,针柄常因氧化而不导电,输出线应夹在针体上。

(3)输出线的两端,在机器开启后,不可接触,以免短路,损坏仪器。

(4)重危患者、恶性肿瘤、严重心脏病者,不可用电针;对电针惧怕者,也应尽量少用或不用。

三、头针疗法常用穴位

头针疗法常用穴位图,见图7-15。

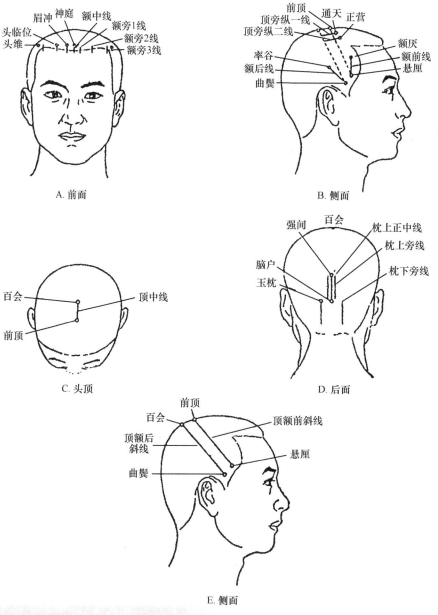

图 7-15 头针穴名标准化方案

（一）额　区

1. 额中线

部位：在额部正中发际内，自发际上5分即神庭穴起，向下刺1寸。

功能：醒神开窍，祛风止痛。

主治：神志病，头、鼻、舌、咽喉病等。

附注：属督脉。

2. 额旁1线

部位：在额部额中线的外侧，直对眼内角，自发际上5分即眉冲穴起，沿经向下刺1寸。

功能：宣肺平喘，化痰止咳，宁心安神。

主治：肺、支气管、心脏等上焦病证。

附注：属足太阳膀胱经。

3. 额旁2线

部位：在额部额旁1线的外侧，直对瞳孔，自发际上5分即头临泣穴起，沿经向下刺1寸。

功能：健脾和胃，疏肝理气。

主治：脾、胃、肝、胆、胰等中焦病证。

附注：属足少阳胆经。

4. 额旁3线

部位：在额部额旁2线的外侧，直对眼外角，在头维穴内侧7分半处，即本神穴与头维穴之间发际上5分处，向下刺1寸。

功能：补肾固精，清利湿热。

主治：肾、膀胱、泌尿生殖系统等下焦病证。

附注：属足少阳胆经和足阳明胃经。

（二）顶　区

1. 顶中线

部位：在头顶部正中线，自百会穴向前至前顶穴。

功能：疏经通络，升阳益气，平肝息风。

主治：瘫痪、麻木、疼痛等腰腿足病证，以及皮质性多尿、脱肛、小儿遗尿、高血压、头顶痛等。

附注：属督脉。

2. 顶颞前斜线

部位：在头部侧面，即自前神聪穴起，止于悬厘穴。

功能：疏经通络。

主治：可将全线分为五等分。上1/5治下肢瘫痪、疼痛；中2/5治上肢瘫痪、疼痛；下2/5

治面瘫、失语、流涎等头面部病证。

附注：贯穿督脉、足太阳膀胱经和足少阳胆经。临床上，该线可自前顶至悬厘穴。

3. 顶颞后斜线

部位：在头部侧面，位于顶颞前斜线之后，与之相距1寸5分，即自百会穴起，止于曲鬓穴。

功能：疏经通络。

主治：可将全线分为五等分。上1/5治下肢感觉异常，中2/5治上肢感觉异常，下2/5治头面部感觉异常。

附注：贯穿督脉、足太阳膀胱经和足少阳胆经。

4. 顶旁1线

部位：在头顶部、顶中线外侧，两线相距1寸5分，即自承光穴起沿经往后刺1寸5分。

功能：疏经通络。

主治：腰腿足病证，如下肢瘫痪、麻木、疼痛等。

附注：属足太阳膀胱经。

5. 顶旁2线

部位：在头顶部，顶旁1线外侧，两线相距7分半，即自正营穴起沿经向后刺1寸5分。

功能：疏经通络。

主治：肩臂手病症，如上肢瘫痪、麻木、疼痛等。

附注：属足少阳胆经。

（三）颞　区

1. 颞前线

部位：在头部侧面，颞部两鬓内，即自颔厌穴起，止于悬厘穴。

功能：疏经通络。

主治：偏头痛、运动性失语、周围性面瘫及口腔疾病等。

附注：属足少阳胆经。

2. 颞后线

部位：在头部侧面，颞部耳尖直上方，即自率谷穴起，止于曲鬓穴。

功能：疏经通络、聪耳止晕。

主治：偏头痛、眩晕、耳聋、耳鸣等。

附注：属足少阳胆经。

（四）枕　　区

1. 枕上正中线

部位：在枕部，为枕外粗隆上方正中的垂直线，即自强间穴起，止于脑户穴。

功能：明目，健腰。

主治：眼疾、腰脊痛等。

附注：属督脉。

2. 枕上旁线

部位：在枕部，与枕上正中线平行，向外5分。

功能：明目，健腰。

主治：皮质性视力障碍、白内障、近视等眼病及腰肌劳损等。

附注：属足太阳膀胱经。

3. 枕下旁线

部位：在枕部，为枕外粗隆下方两侧2寸长的垂直线，即自玉枕穴起，止于天柱穴。

功能：疏经通络，息风。

主治：小脑疾病引起的平衡障碍症状、后头痛等。

附注：属足太阳膀胱经。

四、头针疗法的适应证和禁忌证

1. 适应证

头针主要用于治疗脑源性疾病。

（1）中枢神经系统疾病。头针对中枢神经系统疾病疗效较为显著。包括脑血管疾病、小儿脑瘫、脑炎后遗症、癫痫、小儿弱智、帕金森病以及颅脑外伤后遗症等。尤其对上述疾病表现在智力、语言、运动功能障碍的恢复，能不同程度地缓解症状、改善体征、缩短病程。

（2）精神病症。头针疗法对各种精神情感障碍有效，包括癔病、精神分裂症、梦游症、失眠、考场综合征、焦虑症、更年期综合征（以精神症状为主者）等。此外，头针可提高智力水平，对老年痴呆和小儿先天愚型患者，也有一定的疗效。

（3）疼痛和感觉异常。头针疗法止痛效果显著，临床可用于各种急慢性痛证，如头痛、三叉神经痛、颈项痛、肩痛、腰背痛、关节痛，尤其对颈、肩、腰部软组织损伤所致的疼痛，止痛快而效彰，并能同时改善其运动功能。此外，对于

冠心病心绞痛、胆绞痛、胃痛、痛经等内脏痛也有较好疗效，并可应用于针刺麻醉临床。头针疗法还可用于感觉异常症状，如皮肤瘙痒、麻木等，临床上常用于治疗多发性神经炎、皮肤瘙痒症、荨麻疹、皮炎、湿疹等。

（4）皮质-内脏功能失调。头针疗法还可治疗皮质-内脏功能失调所致的疾病，如高血压病、冠心病、溃疡病、男子性功能障碍、妇女月经不调等，另如神经性呕吐、功能性腹泻、斑秃也是头针适应证。除以上四类疾病外，头针还可治疗支气管哮喘、尿路感染、甲状腺功能亢进、神经性耳聋以及梅尼埃综合征、乳腺增生、复发性口腔溃疡等。

2. 禁忌证

（1）中风病患者，急性期如因脑出血引起的昏迷、血压过高时，不宜使用头针治疗。

（2）高热、急性炎症、心力衰竭者，不宜使用头针。

（3）婴幼儿囟门和骨缝骨化不完全时，不宜用头针。

（4）头颅手术部位，头皮严重感染、溃疡和创伤处，不宜用头针。

（5）孕妇不宜用头针。

五、头针疗法的优点及注意事项

1. 优点

（1）疗效显著，取效迅速。

（2）操作简便，经济价廉。

（3）安全可靠，无副作用。

2. 注意事项

（1）针刺前要对患者做好解释工作，以免患者紧张而发生晕针等异常情况。

（2）如出现头晕、眼花、恶心、汗出等晕针症状者，须马上退针。

（3）小儿惧针不配合者，不宜留针。

（4）留针时，如患者感觉头皮板紧不适、疼痛、甚至牵连面部、牙关时，应将针体作适当调整，以缓解不适。

六、头针疗法的临床应用

头针疗法的临床应用很广，在临床取穴时，主要以辨病取穴、辨证取穴和对症取穴为主。辨病取穴：根据西医疾病诊断，进行处方取穴。

主要根据疾病所在部位取穴,如脑血管意外出现偏瘫时,病在中央前回和中央后回,则取顶颞前斜线和顶颞后斜线。

辨证取穴:根据临床症状,进行辨证施治的取穴方法。一般主要依据经络学说循经取穴或脏象学说选取相对应头穴。

对症取穴:属经验取穴,一般选用对某症状疗效突出的头穴进行治疗。

1. 癫痫

取穴:额中线、顶中线、顶旁1线、顶旁2线、枕上正中线。配额旁2线(左)、枕上旁线。

操作:额中线、枕上正中线由上向下,顶区各线由前向后,深1寸左右,行抽气手法,行针1~3分钟。发作时每日1~2次,未发时每日或隔日1次,5~7次为一疗程,疗程间隔3~5天。

头针治疗癫痫病,还可根据脑电图的异常表现,确定病变部位,而取相应刺激区。

2. 头痛

(1) 取穴:顶中线、额中线、颞前线、枕上旁线;配合头维穴和阿是穴。

操作:抽气泻法,留针两小时以上,15次为一疗程。用于血管性头痛。

(2) 取穴:头维穴、颞后线;恶心呕吐加额旁2线。

操作:头维穴用十字刺法,抽气手法1~2分钟。适用于偏头痛型血管性偏头痛。

(3) 取穴:顶颞前斜线下1/3段(双侧)、顶中线。

操作:顶中线,发作时由前而后,行抽气法,未发作时由后而前,行进气法。症状重者可用齐刺法,顶颞前斜线作抽气法,适用于丛集性头痛,尤为高血压引起者。

(4) 取穴:感觉区下2/5(双侧)。

操作:三快针刺法,拇指向前为主。适用于丛集性头痛,对脑动脉硬化者尤宜。

(5) 取穴:顶中线为主。前额痛配额中线、额旁2线(双侧),颞侧痛配头维或颞后线(均双侧),颈项痛配枕上正中线、枕上旁线(双侧)。

操作:顶中线由前而后,额区、枕区由上而下,颞区向前下方,头维用十字刺法,分别行抽气法1分钟,留针0.5~1小时,行针1~2次,可配合头面部按摩。注意解除患者焦虑状态。

用于紧张性头痛。

(6) 取穴:顶中线、额中线、顶颞后斜线下1/3。

操作:顶中线由前向后,额中线由上而下,顶颞后斜线向前下方,刺深1寸,抽气手法1分钟左右。痛甚者,可于额中线行上下对刺法,延长抽气法2~3分钟。隔日一次,十次为一疗程。用于外伤性头痛。

3. 中风

(1) 取穴:额中线、额旁1线(右)、顶中线为主;呕吐加额旁2线(双),鼾声呼吸加额旁1线(左),抽搐加顶颞前斜线(双),二便失禁或不通加额旁3线。

操作:额区各线针刺方向由上而下,深昏迷时,额中线、额旁1线(右)用上下对刺法,顶中线由前向后,顶颞前斜线用三段接力刺。各线沿头皮透刺至帽状腱膜下层后,均分别用抽气法持续三分钟左右。留针半小时,可重复行针一次。用于中风伴意识障碍。

(2) 取穴:顶颞前斜线(患肢对侧)为主,配合顶旁1线、顶旁2线(均为对侧)。高血压者,加顶中线;腰背无力者,加枕上正中线;共济失调加枕下旁线。

操作:顶颞前斜线用三段接力刺法,以抽气法行针,体质虚弱者用进气法,留针半小时重复行针一次。每日一次,十次为一疗程,疗程间隔为一周。用于中风偏瘫。

(3) 取穴:取颞前斜线下1/5,颞前线,额中线。

操作:抽气法。用于中风失语。

注意事项:①头针在行针时和留针期间,要求患者配合功能锻炼,活动肢体;②行针时,爆发力宜大,时间宜长;③头针治疗偏瘫效果显著,弛缓性者比强直性者疗效好;④早期治疗效果更佳;⑤以电针代替手法运针时,宜疏密波和连续波交替进行,通电时间20~30分钟;⑥除头针刺激外,也可配合头部艾灸、按摩、磁疗等方法,以提高疗效。

4. 三叉神经痛

取穴:头维、颞前线(均为患侧)。

操作:头维穴用十字刺法(一针由前向后,一针由上和下),二穴均用抽气法,并配合按压扳机点,留针0.5~1小时,每15分钟行针一次,每次1～2分钟,5～7次为一疗程。

5. 面神经麻痹

取穴:头维、颞前线、顶颞前斜线下1/3(均为患侧),配双侧风池和合谷。

操作:头维穴用十字刺,用抽气法;颞前线由颔厌进针至悬厘,抽气法;顶颞前斜线下1/3,由后上方至前下方,亦作抽气法。隔日或每日一次,十次为一疗程,疗程间隔3～5天。

6. 神经衰弱

取穴:额中线、额旁1线(右侧)、顶中线。

操作:额区线由上向下,顶中线由后向前,沿皮刺1寸,行轻缓的进气手法,并配合腹式呼吸,留针时间宜长,隔日一次,或一周两次,8～10次为一疗程,疗程间隔3～5天。

头针有镇静安神作用,可调节大脑皮质功能活动,故对神经衰弱有较好疗效。

7. 癔病

取穴:顶中线、额中线、额旁1线(右侧)为主,瘫痪或痉挛样发作加顶颞前斜线上中段,失语加顶颞前斜线下段,失明加枕上旁线。

操作:顶中线,兴奋躁动状态者由前向后透刺,用抽气法;抑制忧郁状态者由后向前刺,用进气法。行针1～3分钟,并令患者配合腹式深呼吸。额中线,由上向下刺,严重者用上下对刺法,行抽气法为主,梅核气可令其配合咽津动作,失音者配合发音。每日或隔日一次,十次为一疗程,疗程间隔3～5天。

头针对癔病各种临床症状均有较好疗效,尤其对兴奋躁动、瘫痪、痉挛、梅核气等有显著效果。但本病患者的神经类型多属于抑制性弱型,情感反应强烈而不稳定,因此在治疗时宜加强言语暗示。平常应避免精神刺激,适当参加体力活动。

8. 舞蹈病

取穴:顶中线为主。配顶颞前斜线、枕下旁线、额中线。

操作:强刺激抽气法,留针期间,嘱患者活动肢体。每日一次,十次为一疗程,疗程间隔3～5天。

9. 帕金森病

取穴:顶颞前斜线顶中线为主。慌张步态、平衡失调者,加枕下旁线。

操作:顶颞前斜线以接力刺法为主;行抽气

法,每日一次,十次为一疗程。

10. 颅脑外伤后遗症

(1)取穴:偏瘫取对侧顶颞前斜线,精神障碍取额中线、额旁1线(右)、额旁2线(左),失语取对侧颞前线、额旁1线(右)。

操作:顶颞前斜线用三段接力法,由上而下先后取穴,每针沿头皮刺入1寸,均用抽气法。隔日一次,十次为一疗程。

(2)取穴:双侧运动区下2/5。

操作:三快针刺法,适用于失语者。

11. 截瘫

取穴:顶颞前斜线上中段、顶枕线(或额顶线)、配顶旁1、2线)。顶枕线(百会至脑户的连线)和额顶线(神庭至百会的连线),可交替使用。

操作:顶颞前斜线上中段、顶枕线(或额顶线)均可用三段接力刺,用抽气法行针1～3分钟,顶旁1、2线,由前向后透刺1寸,抽气法。每日一次,十次为一疗程,疗程间隔3～5天。

头针对脊髓不完全性横贯损伤和半横贯损伤所致的截瘫有一定效果,但要有足够的刺激量,同时配合患者导引和功能锻炼,治疗时配合针刺脊椎或上下各1～2节两侧的夹脊穴或背俞穴。

12. 多发性神经炎

取穴:顶颞前斜线和顶颞后斜线的上中段,顶中线。

操作:先刺顶中线,由前顶透百会;再刺顶颞前、后斜线的上段,分别从前神聪、百会进针,向左右悬厘、曲鬓方向透刺1寸,行抽气法;然后取顶颞前、后斜线的中段向前下方透刺,行抽气法,并嘱患者导引患者活动。行针1～3分钟,留针1小时,留针期间行针1～2次。隔日一次,十次为一疗程,疗程间隔3～5天。

头针治疗多发性神经炎,有缓解症状、恢复运动和感觉功能的作用,但必须配合患肢运动和自我按摩,对肌肉萎缩、营养障碍者,须综合治疗。

13. 坐骨神经痛

取穴:顶结前线(通天与百会的连线),配顶颞后斜线上1/3段和顶旁1线,均取健侧。

操作:顶结前线从通天穴进针,向百会刺入1寸,行抽气法三分钟,刺激量较大,行针时可配合作直腿抬高,引发疼痛,行针使疼痛减轻。疼痛剧烈者,加用顶颞后斜线上 1/3 和顶旁 1 线,行抽气法 1~3 分钟,留针 0.5~1 小时,其间行针 2~3 次,每日一次,七次为一疗程,疗程间隔三天。

头针治疗原发性坐骨神经痛疗效较好。在针刺时,必须配合患肢导引动作,一定要让患者在意念支配下努力抬高患肢。

14. 精神分裂症

(1) 取穴:主穴为后顶透百会。视幻觉配正营透目窗,听幻觉配颅息透翳风,味幻觉配头窍阴透天柱,嗅幻觉配承光透五处,触幻觉配百会透正营。

操作:各穴分别沿皮透刺至另穴(不要透出皮肤),行捻转和震颤手法 1~3 分钟,患者有得气感最好能引气至病所,然后留针 1~3 小时。每日一次,十次为一疗程。第一疗程后改为隔日一次。适于有幻觉症状的患者。

(2) 取穴:额中线、额旁 1 线(右)、额旁 2 线(左)、顶中线、额旁 3 线(双)。

操作:额区各线由上向下刺 2 寸左右,顶中线由前向后刺 1.5 寸,达帽状腱膜下层后,兴奋躁动者行抽气手法,忧郁迟钝者行进气手法。行抽气手法者,各针持续三分钟,用力较猛;行进气手法者,各针持续 0.5 分钟,用力较缓。留针一小时,其间根据情况行针 1~3 次。兴奋躁动症状严重发作时,必须嘱患者家属配合,固定头部和四肢,以免发生意外;同时可在额区各线加用上下对刺法。有幻听症状者加双侧颞前线,幻视症状者加双侧枕上旁线。每日一次,十次为一疗程,疗程间隔 5~7 天。一般进行 2~3 个疗程。适用各型精神分裂症。

15. 考试综合征

取穴:百会。

操作:治皮刺入 1~2 寸,针刺方向可由前向后(考场发病者),或由后向前(考前预防)可留针较长时间。

16. 月经不调

(1) 取穴:顶中线为主。月经色红量多,兼见烦躁、易怒、面赤、舌红属血热者,加额中线、额旁 1 线(右);月经色淡量少,兼见神疲乏力、面色苍白、舌淡属气虚者,加额旁 2 线(双侧)。

操作:血热者用抽气法,气虚者用进气法。

各线在针体进入帽状腱膜下层后,分别行手法半至一分钟。在顶中线行针时,患者要放松身体,意守丹田。其他各线行针时,可嘱患者按揉小腹部。各针操作完毕后,留针 30 分钟。隔日一次,十次为一疗程,一般进行两个疗程。适于月经先期患者。

(2) 取穴:额旁 2 线、额旁 3 线、顶中线、额顶线(神庭至百会的连线)中段。

操作:沿头皮进针,针体进入帽状腱膜下层后,行抽气手法(体强者)或进气手法(体弱者),各针分别操作半至一分钟。行针时患者要按摩小腹,针刺顶中线时要意守丹田。留针 30 分钟,不再行针,但必须按摩小腹。适于月经后期患者。

(3) 取穴:额顶线中段、顶中线、额旁 3 线(双侧)。

操作:各针进入帽状腱膜下层后,分别行抽气法半至一分钟。针刺顶中线时嘱患者意守丹田,其余各线行针时嘱其收缩小腹。然后留针 30~60 分钟,其间行针 1~2 次。每日一次,十次为一疗程,一般治疗两个疗程。适于月经过多和功能性子宫出血症患者。在治疗功能性子宫出血时,可嘱患者平卧位行针。

(4) 取穴:顶中线、额旁 3 线(双侧)。

操作:体强而见小腹疼痛者用抽气法;体弱而见神疲乏力者用进气法。各针分别沿头皮进针,刺入帽状腱膜下层后,手法操作半至一分钟。在顶中线行针时嘱患者意守丹田;在额旁 3 线行针时,按摩小腹部。留针 30 分钟,头部不再行针,但需按摩小腹部,或针刺足三里、三阴交穴。隔日一次,十次为一疗程。一般进行两疗程。适于月经过少或闭经。

17. 痛经

取穴:顶中线、额旁 3 线(双侧)。

操作:各线沿头皮进针,针刺入帽状腱膜下层后,分别行抽气手法 1~3 分钟,同时按压小腹部,留针 30~60 分钟,其间行针 1~2 次。每日一次(痛经甚者每日两次),一般进行 3~5 次即可。

18. 绝经期综合征

取穴:顶中线、额旁 3 线(双侧)为主。有心悸不安、失眠健忘者,加额旁 1 线(右侧);有情绪变化者,加额旁 2 线(左侧);有精神症状者,加额中线、额旁1线(右侧);有头晕目眩者,加枕上旁线(双侧)。

操作:顶中线,由后向前透刺,其他从上而下透刺。进针前嘱患者屏息,以免进针疼痛。针刺入帽状腱膜下层后,除额旁2线(左)行抽气法,其余均行进气法。分别行针半至1分钟。针额中线、额旁1线、顶中线时,尤其要嘱患者放松全身,腹式呼吸,意守丹田;针额旁2线(左)时,擦胁部;针额旁3线时,叩击腰骶部,按揉小腹和腰眼;针枕上旁线时,按揉眼眶和眼睑。留针30分钟,留针期间不行针。每日或隔日一次,8~10次为一疗程。经1~2疗程症状有所缓解以后,可改为每周治疗两次,再进行3~4周的巩固性治疗。

绝经期综合征,采用以上头针治疗,可以迅速改善各种症状,增强患者的信心,振奋其精神,但一般疗程较长,需要医患合作,完成疗程要求。提高疗效的关键之一,是医生对患者的心理安慰工作,在治疗过程中手法尽量轻柔,避免可能影响患者情绪变化的语言和行为。在症状繁杂时,可选择其1~2种主要症状进行治疗,增强其信心,以配合医生的治疗。

19. 小儿遗尿

取穴:顶中线、额旁3线(双侧)。

操作:用5分毫针点刺。顶中线长1.5寸,额旁3线长1寸,分别在其起止点及中点各点刺一针。点刺要求破皮即可,进针后当即拔出。也可用顶中线艾条温和灸,每次10~15分钟,艾条燃烧端与皮肤距离,以患儿局部温热舒适为度。

头针对小儿遗尿效果较迅速而可靠,尤其是习惯性遗尿者,在2~3次治疗后即效。治疗时间以下午或临睡前进行更好。

20. 小儿神经系统发育不全

(1)取穴:有肢体异常动作者,取运动区上中段、足运感区、平衡区、感觉区上中段、运用区,配大椎、身柱、颈5~7、胸10~8、腰1~5夹脊穴。

操作:按常规迅速沿皮进针,刺入帽状腱膜下层,不捻转,留针2~4小时,留针期间患儿可自由活动。腧穴按常规针刺,得气后出针,不留针。辅助治疗可选用乙酰谷酰胺进行穴位注射,每日或隔日注射哑门穴,每次1ml。每日或

隔日治疗一次,八次为一疗程。疗程间隔3~5天。适用于包括脑性瘫痪在内的患儿。

(2)取穴:额中线、顶中线、枕上正中线。肢体功能障碍者加顶颞前斜线,语言障碍者加颞前线,听觉障碍者加颞后线,平衡障碍者加枕下旁线。

操作:沿头皮进针,达帽状腱膜下层,快速捻转1分钟,留针30分钟(其间隔5分钟行针1分钟)。每天一次,十次为一疗程,疗程间隔七天。以后逐渐延长疗程间隔,治疗半年,巩固半年(每周针一次)。

小儿神经系统发育不全是儿童智力残疾的主要原因。一般较顽固难治。目前尚缺乏有效的特殊疗法。头针治疗方法简便、安全可靠,不失为本病综合治疗措施之一。在头针为主的治疗方案中,大多采用头针、体针结合,或头针、穴位注射结合的多种形式,有一定疗效。特别是在恢复和提高患儿智力方面,头针较其他疗法效果显著。

21. 乳房小叶增生症

取穴:额旁2线(双侧),额顶线中1/3段。

操作:用1.5寸毫针从上而下针刺双侧额旁2线,然后由后向前针刺额顶线中1/3段,分别进针1寸左右。针体刺入帽状腱膜下层后,行抽气法2~3分钟。在行针的同时,可嘱患者自行按摩患侧乳房和乳头,重点是肿块结节部位,动作由轻而重,范围由小至大。留针2~24小时。留针期间也按上法按摩,每日三次,每次2~5分钟。

凡随月经前后而呈周期性乳房胀痛者,于经前症状出现时即进行治疗,每日一次,至月经来潮后方停止治疗。发病无明显规律者,则隔天一次,十次为一疗程。

22. 荨麻疹

取穴:额中线、顶中线、额旁1线(双侧)、顶颞后斜线(双侧),有胃肠症状者加额旁2线(双侧)。

操作:额区各线由上而下,顶中线由前向后,顶颞后斜线根据症状部位选择进针点(风团见于下肢则从百会进针,见于上肢则从上中段的分界点进针等)沿线向前下方,透刺达一定深度后,分别行抽气手法2~3分钟。待症状有所减轻后留针,留针时间较长,至少两小时,期间

只要有症状发作则立即行针。如有可能，留针8～24小时为宜。每日或隔日一次，5～7天为一疗程。如属慢性病程，易反复发作者，可间隔3～5天再作第二疗程的治疗，并在第二疗程结束1～2个月后，再作一个疗程的巩固性治疗（可隔日一次）。

23. 皮肤瘙痒症

取穴：顶中线、顶颞后斜线上中段。

操作：顶中线由前向后沿皮刺入；顶颞后斜线上中段，根据瘙痒部位用1～2根针沿皮刺和接力刺，沿线向前下方透刺。症状严重者，顶中线可加一针，作前后对刺；顶颞后斜线上中段，分别加两针，沿顶旁1线、顶旁2线，由前向后透刺。针刺入帽状腱膜下层后，行抽气法，分别持续1～3分钟。行针期间，同时抚摩瘙痒局部皮肤。待痒感缓解或消失后，留针30分钟，期间行针1～2次。每日一次，7～10次为一疗程。

24. 肩关节周围炎

取穴：顶颞前斜线中1/3。

操作：沿皮刺进针1寸，针尖方向根据患肩疼痛部位决定。肩前部有压痛点，由后方向前方刺；肩后部有压痛点，由前方向后方刺，肩前后均有压痛点者，则第二针前后对刺。也可采用交叉刺的方法，即肩前痛者，在顶颞前斜线由后上方向前下方透刺第一针的基础上，再加一针由后向前刺；肩后痛者，则在第一针的基础上，再加一针由前向后刺；肩前后痛，则以第三针交叉刺。针体达到一定深度后，行抽气法，持续1～3分钟。如用对刺或交叉刺，双手同时行针。行针以患部疼痛缓解为得气。留针一小时，甚至更长时间，其间每10～30分钟行针一次。行针和留针期间，患肩作上举、后伸、内收、外展、内旋等动作，其幅度由小到大，用力由轻到重。在行针和运动以后，可在局部压痛点稍加指压。平时嘱患者作肩部功能锻炼，如爬墙、摸耳等动作，每次5～10分钟，每日2～3次。每日或隔日一次，十次为一疗程，疗程间隔5～7天。

肩周炎应用头针治疗，常有针下痛止的效果，但必须注意针尖方向与压痛点位置的关系，同时要采用各种患部按摩和导引，才能取得即时疗效。此外，患者自身的肩部功能锻炼，对疗效的巩固和获得至为重要，必须医患协作，才能相得益彰。

25. 肱骨外上髁炎

取穴：顶颞前斜线中1/3段（对侧或双侧）。

操作：先用1.5寸毫针沿线向下透刺1寸，再用另一根1.5寸毫针由原进针点处进针，向顶颞后斜线方向透刺1寸，2支针呈交叉，同时行针，以抽气法连续半至一分钟。在行针时，可嘱患者作适当活动（如伸腕、旋臂），或在局部轻柔按摩。留针一小时以上，每10～30分钟行针一次。急性发作者每日治疗一次，慢性者隔日一次，十次为一疗程。

26. 胸胁挫伤

取穴：额旁1线，额旁2线，对侧或双侧。

操作：以上2线，可作上下对刺法，进针时屏息以免疼痛。进针至一定深度后，术者双手同时对某线对刺的二针，行抽气手法2～3分钟。行针期间，可同时按摩疼痛局部，按摩手法由轻而重，由慢而快。局部症状有减轻后，留针30～60分钟，期间行针2～3次。每日1～2次，5～7次为一疗程。

本病用头针治疗的同时服用中药汤剂，如复元活血汤，以免瘀血阻络，造成慢性疼痛。患者如能在头针治疗后，进行各种胸部按摩，如按揉胸部、拍胸、擦胁等，也可促进气血运行，防止瘀血阻络。

27. 急性腰扭伤

（1）取穴：正中腰痛以枕上正中线为主，两侧腰痛以枕上旁线（双侧）为主。配腰部压痛点或腰2～4夹脊穴。

操作：头穴用1.5寸毫针向下沿皮刺1寸左右，以达帽状腱膜下层，用抽气法，持续2～3分钟，同时嘱患者作前屈、后伸、侧弯及旋转的腰部活动。有效后留针20～30分钟，留针期间仍嘱患者活动腰部。若仍有疼痛引出，可保持引出最痛时的体位，进行抽气法，直至疼痛完全消失。在行针时，也可嘱患者家属叩击其腰部。若用上法疼痛未完全消失，可选用局部夹脊穴或压痛点进行针刺，捻转得气后出针，一般不留针。每日或隔日一次，经1～6次治疗，大多患者可见效。

（2）取穴：顶中线。

操作：从百会穴沿皮进针，向前顶穴方向透刺1寸左右，快速捻转，频率为250～300转/分，使局部有热胀感，并嘱患者活动腰部，留针

30 分钟,其间行针两次。

28. 腕、踝关节扭伤

取穴:顶颞前斜线(对侧),腕关节扭伤取该线中 1/3 段,踝关节扭伤取该线下 1/3 段。同时,前者配顶旁 2 线,后者配顶旁 1 线,均取对侧。

操作:顶颞前斜线,沿该线向前下方透刺 1 寸;顶旁 1 线或 2 线,则由前向后沿线透刺 1 寸。如此,则与顶颞前斜线上的一针呈交叉刺法。针体进入帽状腱膜下层以后,术者双手对上述两针同时行强刺激量的抽气手法,持续 2～3 分钟,直至关节局部疼痛缓解为止。留针 30～60 分钟,留针期间行针 1～2 次。

头针治疗对扭伤(尤其急性扭伤)有即时止痛功效,如配合肿胀关节艾条温和灸(每个关节 10～15 分钟),则可提高疗效,消除局部肿胀。

29. 近视

(1) 取穴:枕上正中线、额中线、双侧枕上旁线。

操作:均由上而下沿皮透刺 1 寸,得气后分别用捻转补法(拇指向前、食指向后为主的捻转)九次,留针 30 分钟,每隔 5～10 分钟行针一次。每日一次,十次为一疗程,疗程间隔 3～5 天。一般治疗两个疗程。

(2) 取穴:顶中线、额旁 2 线、枕外旁线。

操作:顶中线由后向前,其他各线由上而下,透刺 1 寸。针体进入帽状腱膜下层后,行进气手法,分别为一分钟。行针期间作眼区按摩。留针 30 分钟,期间行针两次。

30. 眼肌病

取穴:顶中线、额中线、顶颞后斜线下 1/3 段(双侧)、枕上正中线、枕上旁线(双侧),可分组交替取用。

操作:各线沿头皮进针至帽状腱膜下层后,分别进行气手法一分钟。顶中线行针时,嘱患者意守丹田;其余各线行针时,用手提上睑。留针 30～60 分钟,期间行针 1～2 次。每日一次,十五次为一疗程,疗程间隔 5～7 天。适于眼肌

型重症肌无力。

31. 梅尼埃综合征

取穴:顶中线、颞后线、额中线、额旁 2 线。

操作:顶中线由前顶穴进针,向百会穴透刺 1.5 寸;症状严重时,可在前顶穴左右旁开各 5 分处,再加 2 针,向百会穴方向透刺(齐刺法)。耳鸣加颞后线(患侧或双侧);恶心、呕吐加额旁 2 线(双侧);眼球震颤加额旁 2 线(左侧)。额中线必取,一般由上而下透刺,症状严重时用两根针上下对刺。发作时均用抽气手法,未发时用进气手法。针刺额区线时,需嘱患者深吸气后屏息,以免进针疼痛。针刺顶中线时,嘱患者闭目,放松身体,意守丹田。各针行手法 1～3 分钟。用对刺或齐刺法时需双手同时进针,或一手捏住第三针同时行针。待症状有所减轻后,留针 1～2 小时,期间行针 2～3 次(未发时则不予行针)。发作时每日一次,未发时隔 2～3 日一次,7～10 次为一疗程。一般进行 1～2 个疗程,疗程间隔 3～5 天。

32. 鼻衄

取穴:额中线、顶中线。

操作:额中线由上而下,顶中线由前向后,进行沿皮透刺,针体进入一定深度后,行抽气手法,分别持续 1～2 分钟。行针时用手揉压鼻翼,一按一放。留针 30 分钟,期间行针一次。每日 1～2 次,一般进行 3～4 次。

33. 咽炎

取穴:额中线。

操作:毫针由上而下透刺 1 寸,咽痛甚者用上下对刺法,针体进入帽状腱膜下层后,行抽气手法持续 1～3 分钟,同时嘱患者做吞咽动作(咽津)。有效后可出针,但仍须嘱其咽津。急性患者每日一次,一般 2～3 次;慢性患者每日一次,七次为一疗程。适于急性咽炎和急性扁桃体炎,后者还可配合少商穴点刺出血。

(燕　平)

第八章

梅花针疗法

梅花针刺法又名皮肤针刺法,属丛针浅刺法,是由多支不锈钢短针集成一束,叩刺人体体表一定部位以防治疾病的一种方法。

梅花针刺法是在古代"半刺"、"浮刺"、"毛刺"的基础上发展而来的。《灵枢·官针》曰:"凡刺有九,以应九变……七曰毛刺,毛刺者刺浮痹于皮肤也。"又言:"凡刺有十二节,以应十二经……五曰扬刺,扬刺者,正内一,傍内四,而浮之,以治寒气之博大者也。"在"五刺"中曰:"凡刺有五,以应五脏,一曰半刺,半刺者,浅内而疾发针,无针伤肉,如拔毛状,以取皮气。"这些都成为梅花针刺法的理论基础。

自20世纪50年代开始,梅花针的针具有了较大的改进。目前临床除一般的丛针梅花针外,尚有电梅花针和磁梅花针被应用。

一、梅花针疗法的基本原理

(一)中医理论原理

《素问·皮部论》说:"凡十二经络脉者,皮之部也。是故百病之始生也,必先于皮毛。"经络为人体气血运行的通路,内属于脏腑,外布于肢节,将人体各个部分联缀成一个有机的整体。十二皮部即指十二经脉在体表的分区。《素问·皮部论》亦言:"皮者脉之部也,邪客于皮则腠理开,开则邪入客于络脉,络脉满则注入经脉,经脉满则入舍于府藏也。"这样,皮—络—经—腑—脏,成为疾病传变的层次;脏腑、经络的病变也能反应到皮部。

由此可见,十二皮部与其相对应的十二经脉、络脉间有密切的联系。因此,在治疗中,可以通过梅花针刺激皮部,起到疏通经络、调和气血、调整脏腑虚实的作用。

(二)现代医学原理

巴甫洛夫学说认为:人体中的一切器官和组织是在中枢神经系统的领导和指挥下发挥其功能,并保持其完整和统一性的。同时,在其神经支配区内进行刺激,亦可通过一系列反射回路传入中枢神经中。其后,经过中枢的反馈整合,将信息传至相应的支配部位。这便是由"感受器—传入神经—中枢—传出神经—效应器"形成的反射弧。梅花针正是通过针刺形成"痛感反射弧",从而使外周和中枢神经系统产生兴奋或抑制的调节反应,进而影响体液、内分泌、免疫等系统产生相应反应,使人体产生局部或整体的良性调节效应,从而治疗疾病。

二、梅花针疗法常用的器具

梅花针由于针数多少不一,故名称各异。一般分为梅花针(五支针)、七星针(七支针)和罗汉针(18支针)。

(一)常用梅花针的结构

梅花针外形似小锤状,可分为三部分(图8-1)。

(1)针柄:手握的部位。一般采用塑料、胶木、牛角等制成,坚韧而富有弹性。为了携带方便,针柄与针头间可以螺丝环相接。长度为285mm左右。

(2)针头:是嵌装针组的部位。其中段有孔,可用于安放和固定针组。

(3)针组:由多根钢针捆成圆柱形而成。全束针尖要平齐。针尖要求形似松针,不可太锐。近来有人将针组磁化,即成为磁梅花针。

(二)电梅花针

电梅花针的电机是晶体管医疗体。将晶体管上的两根输出线,一根接在梅花针组,另一根接在铜棒上。当输出峰值电压100~120V,锯

齿波频率为 16～300 次/分钟,电梅花针即可代替人手的叩打。操作时,打开电源,调好频率

(或波型)及输出,并让患者一手握住连接导线的铜棒,在相应部位的皮肤上叩打。

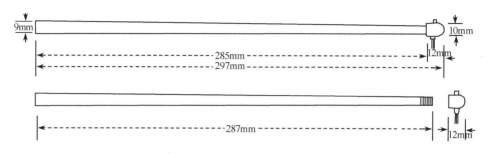

图 8-1　梅花针形状

(三)梅花针的保管和修理

梅花针要注意保管,防止针尖生锈带钩、针柄折断、针头碎裂。

(1)使用完毕后,应及时将针具擦拭干净,用消毒棉花包好,尤其是针头部位,放于硬盒中收藏。

(2)如针尖不齐,针组固定不牢,应修理重装。如针尖带钩,应拆开用细砂纸或细磨石将其打磨光滑后方可使用。

(3)在旋紧针柄和针头间的螺丝时,勿用力过大或过猛,以防造成螺帽破裂。

三、梅花针疗法的叩刺部位和操作规程

(一)叩刺部位

根据治疗病证的不同,可将其叩刺部位分为以下三种:

(1)循经叩刺(图 8-2 和图 8-3):指沿着经脉循行路线进行叩刺,常以颈项、背腰骶部的督脉、膀胱经为主,其次是四肢肘、膝以下的三阴三阳经,可治疗其相应的脏腑经络病变。如中风后遗症偏瘫患者。

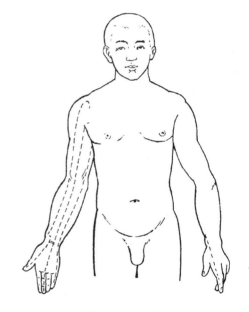

图 8-3　循经叩刺

(2)穴位叩刺:指根据病情需要,选取相关的穴位叩刺,主要指某些特定穴、华佗夹脊穴和阳性反应点。如面瘫治疗时叩刺颊车、地仓、颧髎等。

(3)局部叩刺(图 8-4):指在病变局部进行叩刺,可不拘经、穴。如头面五官疾病、关节病变、局部扭伤、顽癣等病证。

(二)操 作 规 程

1.操作前准备

(1)针具的消毒:需严格消毒,一般将针头包裹后放在高压蒸气锅中消毒,或将梅花针浸入 75% 的乙醇溶液内泡上 30 分钟,或采用紫

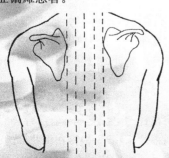

图 8-2　常规刺激部位

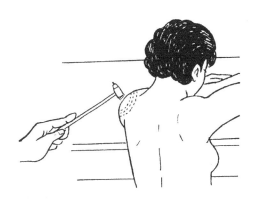

图 8-4　局部叩刺

外线照射灭菌法。

（2）施术部位的消毒：用酒精棉球在施术部位的皮肤上做常规消毒。

2. 叩刺方法

（1）持针方法：右手握住针柄，以拇指、中指夹持针柄，食指置于针柄中段上面，无名指和小指将针柄固定在小鱼际处（图 8-5）。

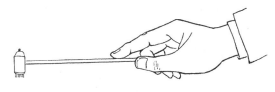

图 8-5　持针方法

（2）叩刺方法：皮肤消毒后，针尖对准叩刺部位，使用手腕力，将针尖垂直叩打在皮肤上，并立即弹起，反复进行（图 8-6 和图 8-7）。

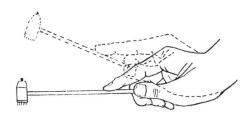

图 8-6　皮肤针操作

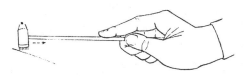

图 8-7　不正确操作

3. 刺激强度

刺激强度需根据患者的体质、病情、年龄、叩打部位的不同而各异。常分为三种强度。

（1）弱刺激：用较轻腕力叩刺，针尖接触皮肤时间较短，局部皮肤略见潮红，患者无疼痛感觉。适于老年人、久病体弱者、孕妇、儿童以及头面五官等肌肉浅薄处。

（2）强刺激：用较重腕力叩打，针尖接触皮肤时间较长，局部皮肤可见隐隐出血，患者有痛感。适于年壮体强，初病实证者，以及肩、背、腰、臀、四肢等肌肉丰厚处。

（3）中刺激：叩刺的腕力介于弱、强刺激之间，局部皮肤潮红，但无渗血，患者稍觉疼痛。适用于多数患者，除头面五官等肌肉浅薄处外，其余部位均适用。

四、梅花针疗法中的检查法

（一）脊柱两侧检查法

梅花针治病，除了应用一般的诊法外，还有一种特殊的检查法——脊柱两侧检查法。

脊柱两侧检查法是指医生运用各种不同手法检查患者脊柱两侧体表有无条索、结节、泡状软性物或产生酸、麻、胀、痛等阳性反应。根据这些阳性物或阳性反应，可以起到初步诊断和判定疗效的作用。

主要检查部位是脊柱两侧。根据经络学说，足太阳膀胱经行于脊柱两侧，五脏六腑的背俞穴皆在背部的膀胱经上，为脏六之气输注于背腰部的腧穴。如果脏腑有病，在相应的背俞穴就会出现阳性反应。临床实践证明，如果脏腑组织有了病变，在脊柱相应节段，不论椎体或两旁组织，就会发生阳性改变。经过治疗，随着疾病的好转或痊愈，这些阳性物或阳性反应亦会减少或消失。若病情加重或恶化，阳性物或阳性反应会随之增多或加重。阳性反应点也是梅花针治疗的重要部位。

（二）体表与脏腑和疾病的相应关系

根据临床总结出来的脊柱两侧及其他部位与脏腑、疾病的关系（表 8-1）：

65

表 8-1

脊柱或其他部位	所代表的脏腑器官及其病候
颈椎　1～4	眼、鼻、耳、舌
颈椎　5～7	咽喉、扁桃体、甲状腺、食管、颈淋巴结
胸椎　1～3	心脏
胸椎　1～4	上肢
胸椎　3～5	气管、支气管、肺脏、心脏、脾脏、胃及十二指肠
胸椎　7	血管
胸椎　8	肝、胆、高血压病、神经衰弱
胸椎　9	胰腺
胸椎　10	肾上腺
胸椎　11～12	大肠、小肠、胃
腰椎　1	直肠
腰椎　1～2	肾脏
腰椎　4～5	下肢
腰骶椎	泌尿生殖器官
骶椎　2～5	直肠
尾椎	外生殖器、肛门、会阴

(三)阳性物及阳性反应区刺激法

阳性物及阳性反应区在治疗时应作为重点治疗部位进行梅花针叩刺。其具体操作为:

1. 对阳性物的叩打法

首先要摸清阳性物的形状大小、性质软硬、深浅程度、分布范围和起止、走向,用手指按压后有无酸痛,基底部周围组织有无黏附等。然后在阳性物上和周围区域,进行较重手法的密刺。为了刺准阳性物,术者可用左手食、拇指将阳性物固定,然后进行叩打。对条索状物的叩打,应注意叩其起始两端。

2. 对阳性反应区的叩打法

(1)对疼痛或酸痛区的叩打:在此区叩打时,必须细心找到其最痛点,然后以此为中心,重点叩打。并加用辅助手法,以左手食指或拇指尖,不时揉按痛点,并向四周疏散揉按。

(2)对麻木皮肤区的叩打:除对皮肤感觉迟钝或消失的阳性区进行密刺外,还需要在麻木区周围的健康皮肤处做疏通性叩打。即以梅花针先叩打正常皮肤区,然后逐渐向麻木阳性反应性区做向心性叩打(以麻木区为中心)。这种由四周的健康皮肤向麻木阳性区叩打的方法,称为疏通诱导法。另外,对一些病症患部(如皮炎、湿疹、脱发区等)的叩打,也要由患部的四周向内叩打。

五、梅花针疗法的适应证和禁忌证

1. 适应证

梅花针疗法的适应证很广,涉及内、外、妇、儿、骨伤、皮肤和五官等各科的诸多疾病。

2. 禁忌证

为避免不必要的事故或造成传染病的流行,以及延误患者的治疗,一般认为,凡是外伤、难产、急腹症、急性出血、诊断未明的高热和急性传染病等急性病症、癌肿等,应列为本疗法的禁忌证。但非绝对禁用,在某些情况下有的疾病可用本法配合治疗。

六、梅花针疗法的优点及注意事项

1. 优点

(1)简便易行,器械简易:本疗法治疗方法简便易学,治疗部位广泛,适应证众多,施术部位易于掌握,不像针灸的取穴那么专业,比较容易掌握和应用。梅花针结构简单,容易保养和维修,可长期使用。

(2)见效快捷、疗效可靠:不论是急性病还是慢性病,只要诊断准确,施术方法正确,都有较好的疗效。

(3)适应证广,经济实惠:临床多科的百余种病证都可采用梅花针疗法。甚至对一些目前现代医学较为难治的疾患,如支气管哮喘、小儿麻痹后遗症、高血压、青光眼等,也有一定的疗效。费用低廉,可大大减轻患者的负担。

(4)安全可靠,无毒副作用:梅花针疗法操作时创伤小,痛苦少,纯物理疗法,无毒副作用。

2. 注意事项

(1)施术前要认真检查针具,如有钩曲、不齐、缺损等,应及时修理或更换。

(2)针刺前皮肤必须消毒。叩刺后皮肤如有出血,须用消毒干棉球擦拭干净。并嘱患者保持清洁,以防感染。

(3)操作时针尖需垂直上下,用力均匀,避免斜刺或钩刺。

(4)初次接受治疗的患者和小儿,宜用轻刺法。其后再根据病情,选择适当的刺激量。

(5)叩刺后,应嘱患者休息数分钟后再走,避免在路上发生晕针等意外。

(6)局部皮肤有创伤、溃疡、瘢痕形成等,不宜使用本疗法。

七、梅花针疗法的临床应用

1. 感冒

取穴:

(1)风寒感冒:选取脊柱两侧,尺泽、大鱼际、小鱼际、太阳、风池、阳性点。

(2)风热感冒:选取脊柱两侧,大椎、风池、合谷、曲池、太阳、肺俞、阳性点。

(3)暑湿感冒:选取胸椎3~12两侧、腰椎两侧,合谷、曲池、风池、中脘、阳性点。

(4)体虚感冒:选取胸椎3~12两侧、后项部,大椎、太渊、肺俞、脾俞、风池、足三里、阳性点。

操作:采用中等度或较重刺激。每日2~3次。

注意事项:①本病流行期间,重点叩刺腰背和鼻部,有良好的预防作用。②症状较重时,可隔30分钟或一小时叩打一次。

2. 急、慢性支气管炎

取穴:

(1)急性支气管炎:选取颈椎4~7两侧,肘窝、天突、太渊、阳性点。

(2)慢性支气管炎:选取脊柱两侧、气管两侧、前后肋间,膻中、天突、太渊、中脘、阳性点。

操作:取中等或较重刺激,阳性点处重刺激。

注意事项:①对急性支气管炎效佳。可每天治疗一次,直至症状好转后改为隔日一次;慢性支气管炎可隔日治疗一次。②小儿患者疗效优于成人。

3. 哮喘

取穴:

(1)哮喘发作期:选取胸、腰部、前后肋间、气管两侧、剑突下,孔最、天宗、天突、大鱼际、小鱼际、阳性点。

(2)哮喘间歇期:以肺经症状为主者,选取胸部,前、后肋间,太渊、中府、膻中、孔最、肺俞、中脘、阳性点。以脾经症状为主者,选以胸、腰部,上腹部、中脘、脾俞、内关、足三里、阳性点。以肾经症状为主者,选取脊柱两侧,前、后肋间,肺俞、肾俞、关元、膻中、天宗、三阴交、阳性点,重点叩刺腰骶部。

操作:发作时重刺激,一日2~3次,缓解期每日一次,中等刺激。

注意事项:①经过治疗后已控制发作的病例,必须再经过两个疗程巩固治疗,且在好发季节前应再治,以防复发。②对儿童单纯性哮喘疗效明显。

4. 胃痛

取穴:

(1)脾胃虚弱者:选取胸椎5~12两侧、腰部、上腹部,中脘、足三里、内关、阳性点。

(2)脾虚湿困者:选取胸椎5~12两侧、上下腹部、季肋部,脾俞、肝俞、中脘、天枢、足三里、内关、阳性点。

(3)巩固调理期:选取脊椎两侧、上腹部,重点叩打胸椎5~12两侧,中脘、足三里、内关、肝俞、阳性点。

操作:多采用中度刺激,如胃脘痛甚,症状明显时采用较重刺激,一日可治疗2~3次。

5. 呕吐

取穴:

(1)肝郁气滞:选取胸椎5~12两侧、腰部、上腹部,足三里、内关、天枢、期门、阳性点。

(2)胃阴不足:选取胸椎5~12两侧、腰部、上腹部、小腿内侧,中脘、内关、足三里、阳性点。

操作:中等或较重刺激。对阳性点应重刺

激。

6. 霍乱

取穴:

(1) 湿热型者:选取胸部、背腰部,重点叩打胸椎5～12两侧,腹部、中脘、内关、天枢、足三里、腘窝部、肘窝部、阳性点。

(2) 虚寒型者:选取胸椎5～12两侧、腰部、后项部,脾俞、肝俞、大肠俞、中脘、天枢、关元、足三里、内关、百会、阳性点。

操作:一般采用中度或较重刺激。阳性点重刺激,一日可治疗2～3次。

7. 呃逆

取穴:

(1) 肝郁气滞:选取胸椎5～10两侧、后项部、气管两侧、上腹部,内关、肝俞、期门、膻中、阳性点。

(2) 脾胃虚寒:选取胸椎5～12两侧、腰部、内关、肘下心包经循行线,中脘、足三里、天突、阳性点。

(3) 食滞停饮:选取胸椎5～10两侧、骶部、上腹部,内关、合谷、中脘、天枢、阳性点。

操作:较重刺激。待呃逆止后应改为中等刺激3～5次以巩固疗效。

8. 泄泻

取穴:

(1) 脾虚湿困:选取胸椎5～12两侧、腰部、下腹部,天枢、关元、内关、足三里、阳性点。

(2) 肾阳虚衰:选取胸椎5～12两侧、腰部、下腹部,百会、中脘、关元、肾俞、小腿内侧、阳性点。

操作:一般采用中等刺激,但阳性点应重刺激。

9. 便秘

取穴:

(1) 热结便秘:选取胸椎8～12两侧、腰、骶部,下腹部,足三里、天枢、支沟、阳性点,重点叩打骶部。

(2) 气虚便秘型:选取胸椎5～12两侧、腰部、下腹部,支沟、足三里、脾俞、关元、天枢、胃俞、阳性点。

(3) 阴虚便秘:选取胸椎10～12两侧、腰、骶部,下腹部,脾俞、大肠俞、肾俞、关元、天枢、足三里、三阴交、阳性点。

操作:重刺激手法。

10. 头痛

取穴:

(1) 外感头痛:选以胸部和后项部,大椎、风池、太阳、头部,大、小鱼际,肘窝,阳性点。

(2) 肝阳上亢:选取后项部,腰、骶部,风池、曲池、内关、三阴交、期门、阳性点,或加以轻刺头部。

(3) 肾虚头痛:选取腰、骶部,后项部,头部,三阴交、百会、关元、肾俞、风池、内关、阳性点。

(4) 气血两亏:选取脊柱两侧、头部,百会、风池、太阳、心俞、脾俞、胃俞、中脘、阳性点。

操作:一般采用中度刺激,阳性区应重叩。

注意事项:①外感头痛一日可治疗两次,内伤头痛可每日或隔日治疗一次;②肝阳上亢头痛者,头部宜轻刺激;③对顽固性反复发作性头痛者,可在第一颈椎两侧及项窝阳性点处,采用梅花针重叩放血。据病情可隔日放血一次,连续五次。

11. 眩晕

取穴:

(1) 以肝经证候为主者:选取颈、骶部、乳突部、气管两侧,风池、足三里、内关、曲池、丰隆、肝俞、阳性点。

(2) 以心经证候为主者:选取颈部、胸椎5～10两侧、骶部,内关或神门、心俞、大椎、中脘、三阴交、阳性点。

(3) 以肾经证候为主者:选取颈部、腰部、骶部、小腿内侧,风池、下颌部、三阴交、肾俞、翳风、太阳、阳性点。

(4) 调理巩固者:选取脊椎两侧,重点叩打腰、骶部、气管两侧、乳突部、小腿内侧,足三里、内关、阳性点。

操作:一般轻刺激或中等刺激。

12. 三叉神经痛

取穴:

(1) 疼痛发作期:可选取后项部、骶部、肩部、眶上孔、眶下孔、三叉神经分布区、风池、合谷、阳性物处。对颜面部的压痛点应作重点叩打。

(2) 症状平稳期,根据辨证:①肝胃实热者,选取后项部、胸椎5～12两侧、眶上孔、眶下

68

孔、下颌部、风池、内关、足三里、肝俞、阳性区。
②阴虚阳亢者,选取后项部、腰部、骶部、下颌部、小腿内侧、三叉神经分布区、风池、心俞、肝俞、内关、阳性点。

操作:稳定期中度刺激,发作期需重刺激,在阳性点区采用较重的刺激手法。

注意事项:对本病治疗时要注意寻找面部压痛点(按三叉神经分布区),在压痛明显处重叩,收效显著。

13. 面瘫
取穴:
(1)风寒侵袭:选取后项部、颌下部、患部(瘫痪侧)、耳区、鼻部,风池、合谷、太阳、人中、阳性点。
(2)恢复期:选取后项部,胸椎5～10两侧、患部、合谷、翳风、太阳、百会、颌下部、眶上孔、眶下孔、颏孔、阳性点。

操作:一般采用中度刺激,对初期患者手法宜轻刺激。阳性点宜较重刺激。

14. 腰痛
取穴:
(1)寒湿型:选取腰、骶部、髂嵴部、脾俞、肾俞、八髎、委中、阳性点。
(2)肾虚型:选取腰、骶部、臀部、髂嵴部,肾俞、命门、三阴交、委中、阳性点。
(3)瘀血型:选取腰、骶部、侧腰部、阳性点(尤其压痛点)、人中、委中、膈俞、血海。

操作:采用中度或重度刺激。在阳性点应采取密刺重刺激手法。

15. 阳痿
取穴:
(1)命火衰微:选取腰、骶部、尾部、下腹部、腹股沟、关元、三阴交、带脉区、小腿内侧、阳性点。
(2)心脾两虚:选取胸椎5～12两侧、腰、骶部、髂嵴部、耻骨联合上缘、中脘、足三里、内关、心俞、脾俞、带脉区、阳性点。

操作:一般采用轻度或中度刺激,阳性点则采取较重刺激手法。

16. 遗精
取穴:
(1)心火亢盛:选取腰、骶部、后颈部、胸椎5～10两侧、气海、心俞、百会、三阴交、内关、腹

股沟、阳性点。
(2)肾气不固:选取腰、骶部、侧腰部、腹股沟、下腹部、中脘、三阴交、百会、关元、阳性点,重点叩打腰部。

操作:采取轻度或中度刺激,阳性区重叩。

17. 遗尿
取穴:
(1)肾气虚弱:选取腰、骶部、下腹部、腹股沟,中脘、百会、三阴交、肾俞、阳性点。
(2)脾肾两虚:选取胸椎5～12两侧,腰、骶部、下腹部、脾俞、肾俞、足三里、内关、百会、阳性点。
(3)巩固期调理:选取脊柱两侧,重点叩打胸椎5～12两侧、腰部、下腹部、百会、中脘、小腿内侧、阳性点。

操作:一般采取轻刺激或中度刺激手法。在阳性点采取较重刺激。

18. 癔病
取穴:
(1)癔病发作期:选取后颈部、骶部、内关、百会、中脘、期门,甚则指尖放血。
(2)未发作期调治:肝气郁结者选取后颈部、骶部、胸椎7～10两侧、神门、风池、肝俞、胆俞、中脘、大椎、阳性点;心血虚损者选取胸椎5～10两侧、后项部、骶部、小腿内侧、神门、心俞、大椎、中脘、百会、阳性点。

操作:一般采用中度刺激,阳性物及阳性反应区宜采用较重刺激。

注意事项:癔病的治疗应注意配合暗示疗法。

19. 肋间神经痛
取穴:
(1)肝气郁结:选取胸椎5～12两侧、患部肋间隙、支沟、期门、阳陵泉、内关、阳性点。
(2)肝血不足:选取胸椎5～12两侧、腰部、患部肋间隙、支沟、阳陵泉、肝俞、阳性点。
(3)瘀血停滞:选取胸椎5～12两侧、骶部、患部肋间隙、外关、膈俞、合谷、阳性点。

操作:一般中度刺激,在阳性点处需采用重刺激。

20. 坐骨神经痛
取穴:
(1)急性疼痛:选取腰部、骶部、臀部、环

跳、殷门、委中、承山,重点叩打腰椎 4～5 两侧,坐骨神经通路各皮区,尤其阳性压痛点。

(2)巩固调理法:选取腰部、骶部、患侧腹股沟、坐骨神经通路皮区、髂嵴部、委中、足三里、承山、昆仑。

操作:一般用较重刺激手法。

注意事项:①在压痛点明显的部位或浅表毛细血管明显怒张处,采用重刺出血,然后局部拔罐。②因风寒湿邪发病者,叩刺治疗后在肾俞、环跳、足三里加温灸,收效明显。③本病常见小腿后部及足趾麻木现象,可密刺患处后拔罐,效果显著。

21. 多发性神经炎

取穴:

(1)湿热郁蒸、络脉阻滞:取胸椎 5～12 两侧,腰、骶部,患部,肝俞、脾俞、足三里、合谷、阳性点。

(2)气虚血瘀、络脉失养:取胸椎 1～10 两侧,腰部,患部,心俞、膈俞、肾俞、三阴交、阳性点。

(3)脾肾两虚、寒湿阻络:取胸椎 5～12 两侧,腰、骶部,患部,脾俞、肾俞、中脘、足三里、内关、三阴交、阳性点。

操作:一般采取中等度或较重刺激。阳性区采用重刺激手法。

22. 崩漏

取穴:

(1)出血期:选取腰、骶部,小腿内侧、颈动脉区,带脉区,百会、三阴交、足三里、中脘、阳性点。(出血期不可叩打腹股沟和下腹部)。

(2)调理期:选以脊柱两侧、下腹部、腹股沟、小腿内侧、带脉区,中脘、期门、肝俞、脾俞、肾俞。重点叩打胸椎 7～12 两侧,腰、骶部及该处的阳性点,带脉区。

操作:一般采取中等刺激。阳性点应采用较重刺激法。

23. 闭经

取穴:

(1)肝肾不足、任冲失养:选取脊柱两侧,重点叩打腰、骶部,下腹部、髂嵴部、腹股沟、带脉区,三阴交、中脘、关元、阳性点。

(2)寒凝胞宫、阻滞冲任:选取胸椎 5～12 两侧,腰、骶部,下腹部,中脘、期门、带脉区。重点叩打腰、骶部,带脉区、中脘、阳性点。

(3)气血两虚、冲任不足:选取胸椎 3～12 两侧,腹股沟、腰部、带脉区,心俞、膈俞、脾俞、关元、中脘、阳性点。

(4)巩固治疗:选取脊柱两侧、带脉区,重点叩打腰、骶部。

操作:采取轻度或中度刺激。阳性点宜采用较重刺激手法。

24. 痛经

取穴:

(1)肝气郁结、气滞血瘀:选取腰、骶部,胸椎 7～10 两侧、下腹部、小腿内侧、带脉区,期门、三阴交、阳性点。

(2)寒湿凝滞、冲任受阻:选取胸椎 5～12 两侧、腰部、下腹部、腹股沟、带脉区,气海、足三里、三阴交、阳性点。

(3)气血虚弱、胞脉失养:选取腰、骶部,胸椎 5～10 两侧,带脉区,大椎、中脘、关元、足三里、三阴交、阳性点。

操作:一般采取中度刺激,阳性点采取较重刺激手法。

25. 脏躁

取穴:

(1)心经积热:选取胸椎 5～8 两侧,后颈部,骶部,内关、大椎、中脘、心俞、合谷、阳性点。

(2)肝肾阴虚:选取胸椎 8～10 两侧,腰、骶部,小腿内侧,风池、百会、三阴交、肝俞、肾俞、阳性点。

(3)脾胃虚弱:选取胸椎 5～12 两侧,后颈部,百会、中脘、足三里、内关、脾俞、阳性点。

(4)惊骇恐惧:选取后颈部,骶部,胸椎 5～10 两侧,神门、风池、百会、中脘、心俞、胆俞、期门、阳性点。

操作:采取中度刺激,在阳性点宜用较重刺激。

26. 更年期综合征

取穴:

(1)肝肾阴虚:选取后项部,胸椎 8～10 两侧,腰、骶部,髂嵴部,小腿内侧,肾俞、肝俞、合谷、三阴交、阳性点。

(2)肝气郁结:选取胸椎 7～10 两侧,骶部,上腹部,小腿内侧,带脉区,内关、风池、阳性点。

(3)心肾不交者:选取后项部,腰、骶部,腹股沟,小腿内侧,带脉区,内关、心俞、肾俞、关元、阳性点。

（4）心脾两虚者:选取胸椎 5～12 两侧,腰部,下腹部,带脉区,神门、足三里、三阴交、中脘、阳性点。

操作:一般采取中度刺激。在阳性点采取较重刺激。

27. 小儿麻痹

取穴:

（1）邪侵肺胃初期者:选取胸椎 1～12 两侧,腰部,气管两侧,下颌部,太渊、曲池、合谷、风池、中脘、天枢、阳性点。

（2）气血两虚瘫痪初期者:选取胸椎 5～8 两侧,腰、骶部,髂嵴部,小腿内侧,患肢,合谷、足三里、三阴交、阴陵泉、阳性点。

（3）肝肾两亏瘫痪后期者:选取胸椎 8～12 两侧,腰、骶部,小腿内侧,患肢,肝俞、肾俞、阴陵泉、太溪、阳性点。

（4）巩固治疗者:选取胸椎 5～12 两侧,腰、骶部,轻刺患肢,大椎、风池、肝俞、脾俞、合谷、足三里、中脘。

操作:采用轻度或中度刺激。在阳性区可采用较重刺激手法。

注意事项:①临诊时患肢可每日治疗一次,而健侧可隔日治疗一次。如此可提高疗效。②梅花针对早期患者疗效显著。

28. 皮神经炎

取穴:

（1）寒湿阻络型:选取腰、骶部,患侧髂嵴部,患部皮区,风市、伏兔、阳陵泉、足三里、阳性点,小腿内侧。

（2）气血虚弱:选取胸椎 5～12 两侧,腰骶部,患部皮区,伏兔、梁丘、风市、内关、足三里、三阴交、阳性点。

操作:一般取中度或较重刺激手法,患部及阳性物处采用重刺激。

注意事项:①对患部麻木区的叩打,除密刺外,还需在麻木区的周围健康皮区作疏通诱导叩打;即梅花针先叩打正常皮肤区,再逐渐移向麻木阳性反应区叩打。②对患部麻木区,除采用梅花针密刺外,还可加拔罐以利于症状改善,若患部皮温低且有凉感者,用梅花针密刺患部后,随证加灸法,效佳。

29. 斑秃

取穴:

（1）肾气虚弱:选取后项部、腰部、骶部、脱发区、风池、百会、肾俞、肝俞、三阴交、内关、阳性点。

（2）气血两虚:选取后项部、胸椎 5～8 两侧、腰部、脱发区、内关、大椎、心俞、膈俞、中脘、足三里、阳性点。

（3）肺气虚弱:选取后项部、胸椎 3～5 两侧、脱发区、腰部、太渊、合谷、肺俞、脾俞、胃俞、百会、阳性点。

（4）巩固期:选取脊柱两侧,重点叩打腰部、骶部、百会、肺俞、脾俞、肾俞、手太阴肺经自肘下循行线。

操作:根据患者体质强弱及叩刺部位的不同,采取不同的叩刺法。一般多采用中度刺激,阳性点重刺激。

注意事项:①脱发区叩打法:要求做到均匀密刺,手法适中,不可忽轻忽重。叩打先从脱发区边缘开始,呈螺旋状向中心绕刺,然后在未脱发区向脱发区中心作向心状刺激。②患者要做到劳逸结合,防止长时期精神高度紧张。

30. 肩关节周围炎

取穴:

（1）风寒湿邪侵袭,经脉拘急:选取颈椎 5～7 及胸椎 1～4 两侧,肩关节区,三角肌部,肩部、大椎、风池、天宗、外关、肩井、阳性点。

（2）气血虚弱,寒湿凝结:选取颈椎 5～7 及胸椎 1～7 两侧,肩关节区,肩部,肩胛骨周围区,上肢外侧面,手三里、养老、膈俞、阳性点。

（3）肝肾不足,筋肉失养:选取后项部,胸椎 1～10 两侧,肩关节区,肩胛骨周围区,风池、曲池、手三里、大椎、肝俞、肾俞、阳性点。

操作:一般采用中度或较重刺激手法,尤其压痛点处宜采用重刺激。

31. 网球肘

取穴:

（1）肘部疼痛,持物无力者:选取颈椎 5～7 两侧及胸椎 1～4 两侧,患部、曲池、手三里、外关、合谷、阳性点,拇、食中指指尖放血。

（2）巩固治疗期:选取胸椎 1～4 两侧,曲池、手三里、外关,轻刺患部。

操作:一般采取中等度刺激。

32. 腱鞘炎

取穴:

(1)桡骨茎突性腱鞘炎:选取胸椎1~4两侧,患部、外关、内关、阳溪、手三里、劳宫、阳性点,拇、食指指尖放血。

(2)屈指肌腱性腱鞘炎:选取胸椎1~4两侧,患部、大鱼际、合谷、阳溪、手三里,拇指尖放血,阳性点。

操作:采用中等或较重度刺激。患部和阳性点宜重刺激。

33. 落枕

取穴:

(1)风寒侵袭:选取后项部、患侧肩部,大椎、风池、外关、合谷、阳性点(重叩压痛点)。

(2)血瘀气滞:选取后项部、患侧肩部,外关、风池、肩井、颈部患侧压痛点重叩,痛甚者在压痛点重叩出血,并加快拔罐。

操作:较重刺激法。压痛点重叩出血。

注意事项:叩打时嘱咐患者头向患侧转动2~3次,或作背屈仰面及前屈低头动作数次。

34. 颈椎病

取穴:

(1)肝肾亏虚,筋骨失养:选取后项部,胸椎10~12两侧,腰、骶部,肩部,风池、天柱、肝俞、肾俞、曲池、外关、阳性点。

(2)劳伤筋骨,经络阻滞:选取后项部,胸椎1~4两侧,风池、大椎、肩井、膈俞、曲池、手三里、养老、阳性点。

操作:采取中度或较重刺激。阳性点重刺。

35. 肋软骨炎

取穴:

(1)劳伤筋骨,气滞血瘀者:选取胸部、胸骨部、患部、患部相应肋间隙、隔俞、膻中、支沟、阳性点。

(2)劳伤筋骨,寒湿凝滞者:选取胸部、患部、患部相应间隙、膻中、外关、大椎、风池、脾俞、阳性点。

操作:采用中度或较重刺激,患部宜采用密刺和重刺激。

36. 急性扭挫伤

取穴:

(1)急性扭挫伤:患部在上肢者,选取颈椎4~7及胸椎1~4两侧、扭伤局部、阳性点、曲池、阳池;患部在下肢者,选取腰、骶部、臀部、扭伤局部、丘墟、冲阳、承山、阳陵泉、阳性点。

(2)扭挫伤后期:患部在上肢者,选取胸椎1~4两侧,手三里、曲池、阳性点、扭伤局部;患部在下肢者,选以腰椎4~5两侧、骶椎1~3两侧、丘墟、解溪、阳陵泉、阳性点、扭伤局部。

操作:采用中度或较重刺激手法。阳性物及阳性反应区宜采用重刺激。如扭伤局部有瘀血时,可在瘀血处重刺出血。

注意事项:有关节功能障碍者,可在梅花针治疗后,加艾灸10~15分钟,并配合功能锻炼。

37. 青盲(视神经萎缩)

取穴:

(1)肝肾阴虚:选取后项部、眼区、胸椎5~10两侧、腰部、正光1穴及正光2穴*、太阳、风池、百会、肝俞、肾俞、三阴交、阳性点。

(2)气血两亏:选取后项部、胸椎5~12两侧、腰部、正光1和正光2、风池、内关、大椎、中脘、心俞、脾俞、肾俞、阳性点。

(3)肝气郁结:选取后项部、腰部、骶部、胸椎5~10两侧、风池、正光1和正光2、太阳、肝俞、胆俞、肾俞、百会、阳性点。

操作:一般采取轻度或中度刺激,阳性区采取较重刺激手法。

注意事项:对于"小儿青盲",本法收效快,效果佳。其多见于在颈椎1~2两侧及胸椎5~10两侧有条索和压痛。可选后项部、胸椎7~10两侧,腰部,眼区,正光,太阳,百会,风池,内关。

38. 鼻渊

取穴:

(1)急性或过敏性者:选取后项部、鼻部、迎香、合谷、印堂、风池、肺俞、阳性点。

---

* 正光1穴,位于眶上缘外3/4与内1/4交界处,即攒竹穴与鱼腰穴连线的中点,眶上缘下方。正光2穴,位于眶上缘外1/4与内3/4交界处,即丝竹空穴和鱼腰穴的中点,眶上缘下方。

（2）慢性者:选取后项部、鼻部、胸椎 3～12 两侧、印堂、风池、阳性点。

操作:一般采取中度或较重度刺法,阳性点重刺。

注意事项:对鼻部叩打是本治法的关键。具体操作为:先沿鼻背部两侧各叩打 2～3 行,再于鼻骨与鼻软骨交界处点刺 4～5 针。

39. 耳鸣、耳聋

取穴:

（1）肝胆郁火:选取后项部、耳区、胸椎 5～10 两侧、骶部、风池、翳风、外关、肝俞、胆俞、三阴交、阳性点。

（2）肝肾不足:选取后项部、耳区、颌下、腰部、骶部、小腿内侧、胸锁乳头肌部、风池、百会、内关、三阴交、阳性点。

操作:一般采取中等刺激,阳性点重刺激。

（王　荣）

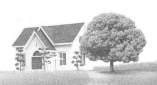

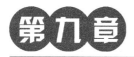

钩 针 疗 法

钩针疗法是以中医理论及经络学说为指导，通过使用钩针点刺、勾割、松解人体穴位或某些部位来达到防病治病目的的一种疗法。

钩针是由古"九针"之锋针与民间常用的钩针结合而成的一种速效、实用的新型针具。锋针，最早记载于《灵枢》。据《灵枢》所述，其针长1.6寸，针锋锐利，三面有刃。主要用于泻热出血，可以治疗病痛在经络且属于顽固痹证的疾病，也可用锋针刺井、荥、输穴以泻热治疗五脏疾病。钩针，是流传于民间的一种针刺工具，其针尖部前端有勾，常为勾治羊毛疔所用。两者结合使针前带钩增大了针尖与病灶的接触面，有利于粘连组织的剥离、松解及镇痛，有利于改善患处的血液循环，促进其新陈代谢，使局部的损伤尽快修复，从而进一步提高针刺的临床疗效。

一、钩针疗法的基本原理

（一）中医理论原理

1. 近部治疗原理

近治原理是根据每一腧穴都能治疗所在部位的局部和邻近部位的病症这一普遍规律提出的。多用于治疗体表部位明显和较局限的症状。

2. 以痛为输理论

《灵枢·经筋》所载十二经筋的各种痹证，如仲春痹、孟春痹、仲秋痹等等，其治疗原则均是"治在燔针劫刺，以知为数，以痛为腧"。由此可知，对于软组织的感觉异常，尤其是四肢躯干部的痛证，《内经》选穴以"以痛为腧"为基本治疗法则。钩针疗法正是像"以痛为腧"——阿是穴那样选在病痛局部或痛点周围来进针钩刺的。

（二）现代医学原理

1. 改善营养，加速代谢

钩针疗法可提高肌肉的张力及工作能力，降低其疲劳度以及减少萎缩等，在一定程度上还能影响细胞的胶质状态，能使肌群获得更多的血液，使肌肉中的含糖量增高。并可增强了肌肉的代谢，改善了肌肉的营养，对治疗和预防肌肉疲劳、肌萎缩、肌挛缩等都有一定的效果。

2. 解除粘连，恢复功能

当机体组织受到损伤后，即发出疼痛信号，通过神经的反射作用，使有关组织处于警觉状态——肌肉处于收缩、紧张直至痉挛的状态，以减少肢体活动，避免对损伤部位的牵拉刺激，从而减轻疼痛。日久以后，损伤组织可形成不同程度的粘连、纤维化或瘢痕化，造成疼痛加重、肌肉收缩更加紧张，继而造成机体功能障碍。钩针疗法正是针对疼痛和肌紧张这两个主要环节，刺激神经末梢及小的营养血管，加快组织新陈代谢，使组织机能得以恢复，达到"通则不痛"的目的。

二、钩针疗法的常用器具

（一）钩针的形状及类型

钩针由针柄、针体和针头三部分组成，分双头与单头两种类型，其制作材料以取优质不锈钢材为佳。制作要求是针体笔直、光滑，针尖尖而不锐，弯度合适，利于操作。

（二）针 具 特 点

1. 双头锋钩针（图9-1）

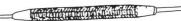

图9-1 双头锋钩针

由不锈钢制作,整体长14cm。

(1) 针柄:此针中部为六角柱体或圆柱形。

(2) 针身:针柄两端为有一定锥度的圆锥体。

(3) 针头:针身末端勾尖部分。针头与针身呈45°角,为三面有刃之锋利勾尖,长约3mm;针身两端针头,大小略异。

2. 单头锋钩针(图9-2)

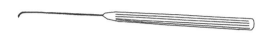

图9-2 单头锋钩针

(1) 针身:由不锈钢制作,为圆柱形。

(2) 针柄:由非金属材料制作,为圆柱形,针体嵌于其中。

(3) 针头:与双头锋钩针结构相同。

三、钩针疗法的使用方法

(一)操作要领

(1) 定位准确:一般采用拇指按压,根据患者肢体局部的病情和患者对按压感觉的反应,确定针刺的部位。按压的指力应均匀,并做反复比较,仔细核对。部位确定之后,用碘伏点一记号,或用指甲按"十"字切痕,"十"字中间为针刺的准确定位。

(2) 进针轻捷:钩针进针要求轻快、敏捷、迅速。右手持针,在左手配合下,对准所定腧穴(部位),在患者不注意的情况下将针尖瞬间刺入表皮。由于进针的速度飞快,动作轻捷,故患者往往无疼痛感觉。

(3) 操作熟练:钩针操作时强调双手的配合,要求"刺手"和"押手"做到密切协作,配合默契。进针、运针、出针等一系列手法娴熟应用,做到得心应手、运用自如。

(4) 注意力集中:在钩针操作过程中,要全身心投入,仔细体会针下的感应,做到专心如一,谨慎从事,不能有丝毫的疏忽,同时密切观察患者在治疗过程中的一切反应和针刺的感觉,才能收到良好的效果。

(二)操作方法

1. 针前准备

用具:锋钩针、75%乙醇溶液、碘伏、棉球

等。

消毒:针刺部位常规消毒。针具,将锋钩针针头在酒精灯上烧灼一分钟消毒或在75%乙醇溶液中浸泡30分钟。

2. 持针法

手半握拳状,以刺手拇、食、中三指持毛笔式姿势紧捏针柄,中指置于针身下部,微露针头。

3. 进针法

进针时,针尖朝下,针体与欲刺之部位的皮肤呈75°角,采用双手协同的方法。常用的有指切进操作、舒张进操作和提捏进针法三种。

4. 行针手法

(1) 提插法:钩针针尖对准欲刺部位垂直下针,当针尖刺入皮肤后,针体与皮肤呈75°角,手似执笔状,右手拇、食指夹紧针体并紧靠中指,针尖朝下,进行有节律的小幅度频频上下提插。适用于局部肌肉紧张、痉挛、拘急等病症,能对肌肤起到松弛作用。

(2) 弹拨法:施术者运用腕力的抖动,着力于针尖部,由左向右或由右向左进行弹抖拨动。可视病情弹拨3~7下。适用于深部的肌肉、肌腱病变,有较好的解痉镇痛、舒筋通络的作用。

(3) 钩拉法:钩针的针尖由上而下、由内至外做钩拉动作,但针不提出体外。视病情可反复钩拉3~7次。适用于肌腱、关节、韧带、筋膜等疾病。

(4) 推刮法:操作时利用针头的侧面,即针尖朝向左侧,使针头处于横位,将针头一侧之棱角面与骨膜或病灶面紧贴,持针的右手着力于头部,并向前推或向下刮。一般可推刮5~9次。适用于骨质增生、组织粘连、结缔组织肥厚及增生等疾病。

(5) 震颤法:将钩针送入一定的深度后,持针之手利用腕力,在手指的配合下,进行上下小幅度的提插,针体呈连续颤动,使其周围肌肉随之抖动,同时针感得到放散,逐渐扩大波及范围。适用于肌肉组织比较丰厚的部位、深部病灶、软组织损伤、退行性病变、瘫痪性疾病等。

(6) 按摩法:钩针进入肌层后,利用针头与针体连接处的圆滑突出部位(专为深部按摩而设),在病灶处作局部或向四周作顺时针方

向按摩,可呈圆圈状,亦可偏向一侧呈直线状,视病情的需要做轻重不同的按摩动作。适用于疼痛剧烈、肌肉痉挛、瘫痪、活动功能障碍等病证。

(7)钩割法:针头刺入后稍待片刻,使针体与皮肤垂直,将皮下白色纤维挑起,然后上下提动针柄,进行勾割(一般勾割3～4针),此时可听到割断皮下纤维的吱吱声。适用于组织粘连、骨质增生、类风湿关节炎、软组织损伤等疾病。

在治疗过程中,上述手法并非单独运用,有时常互相交替使用,有时针对病情各有侧重。

5. 出针法

(1)方法:当操作完毕后,不能将针垂直提出体外,应在押手的配合之下,首先确定针尖的朝向(针体有针尖朝向的标志),持针之手顺着弯钩的方向,轻缓退出。出针后立即用棉球按压针孔。

(2)退针:退针时首先要顺着弯钩的方向退出,不可以相反的方向退出;退针时若遇有滞针现象,切忌急躁,粗暴拔针;退针完毕后,局部应覆盖创可贴,避免着水,保持清洁。

6. 疗程

急性病治疗一般3～6次为一个疗程,每一疗程间隔3～5天,每周治疗三次;慢性病治疗,一般十次为一个疗程,每一疗程间隔可酌情而定,每周治疗2～3次。

四、钩针疗法的适应证和禁忌证

1. 适应证

钩针疗法可广泛应用于内、外、妇、儿及骨伤等各科,但在临床应用时又有所侧重。

2. 禁忌证

(1)严重感染、溃疡和创伤局部。

(2)尚未愈合的手术部位、瘢痕、恶性肿瘤部位,严重静脉曲张者。

(3)血友病患者(常有出血倾向),自发性出血或损伤后出血不止者。

(4)小儿囟门未闭合,妊娠期妇女。

五、钩针疗法的优点及注意事项

1. 优点

钩针疗法具有见效迅速,疗效显著;适用病

种多,范围广;使用简便,安全稳妥等优点。

2. 注意事项

(1)在患者接受治疗之前,应对其做好充分的解释工作,解除患者不必要的思想顾虑和紧张情绪,争取患者和医生密切配合,避免出现晕针、大出血等异常情况。

(2)对重要脏器、较大血管部位,应当慎刺。对于大惊、大恐、大怒、大饥、大饱、酒醉或过度疲劳者,不应立即用钩针治疗,待情绪稳定,改变大饥大饱等情况之后,再行治疗。

(3)治疗过程中,必须加强无菌观念,严格消毒,以防感染。避免损伤血管、神经或韧带等。

(4)治疗后,可能有不同的反应,如周身不适、食欲不振、治疗部位不适等,一般3～5天后即可自行消失,严重时应作对症处理。

六、钩针疗法的临床应用

1. 咳嗽

取穴:身柱、陶道、胸夹脊、肺俞、大椎穴。风寒袭肺取风池、列缺;风热犯肺取曲池、鱼际穴;痰湿蕴肺取尺泽、丰隆穴;燥热伤肺取孔最、合谷穴;脾肾阳虚取足三里、肾俞、合谷穴。

操作:常规消毒后,钩针行快速进针,每穴勾2～3下。风寒袭肺和脾肾阳虚者,可酌配灸疗;风热犯肺者咽痛明显,钩针点刺少商出血。每日或隔日治疗一次。

2. 胃脘痛

取穴:脾俞、足三里、食指、中指根部之间的掌面,三间。肝气犯胃者加内关、中脘、太冲;脾胃虚弱者加章门、胃俞穴。

操作:两组轮流使用,根据辨证选用配穴,常规消毒后,钩针行速刺进针,每穴快速勾割2～3下。脾胃虚弱者,施行补法,章门、足三里穴可配合灸法;肝气犯胃者,针用泻法。隔日治疗一次,十次为一个疗程,每一疗程间隔3～5天。

3. 泄泻

取穴:足三里、天枢、关元穴。中焦虚寒取脾俞、阴陵泉穴;肾阳不足取命门、神阙、三阴交。

操作:常规消毒后,钩针快速进针,以提插、震颤、按摩法为主,腹部诸穴用隔姜灸或温灸盒灸15～25分钟;命门穴温和灸;隔日治疗一次,十次为一个疗程。

4. 头痛

取穴:风池、太阳、阿是穴、合谷等穴。风寒头痛者取列缺穴;风火头痛者取曲池、太冲穴;瘀血头痛者取膈俞、血海穴;阴虚阳亢头痛者取太冲、三阴交穴;气血不足头痛者取气海、足三里。

操作:常规消毒后,锋钩针快速进针,得气后,实证行强刺激推刮法,虚证在气海、足三里穴行按摩法,可酌情配合温灸法。每日或隔日治疗一次,十次为一个疗程。

5. 偏头痛

取穴:风池、阿是穴、太冲、太阳。肝阳偏亢头痛者取合谷、太冲穴;寒痰阻络者取足三里、曲池穴;瘀血内蕴者加取血海、百会、太阳等穴。

操作:常规消毒下,钩针行快速进针,得气后施弹拨法,阿是穴处重用推刮法和震颤法。太阳穴可钩刺出血。每周两次,五次为一疗程。

6. 面瘫

取穴:翳风、足三里、颊车、四白等穴。风寒阻络者取阳白、风池、地仓等穴;肝血亏虚者取太冲、合谷穴。

操作:常规消毒后,钩针作快速进针行,按摩手法。疾病早期钩针宜轻刺、浅刺,后期可强刺激并结合温灸法。取穴宜局部与远端相结合,每日治疗一次。

7. 面肌痉挛

取穴:双侧胸9～10夹脊穴、抽动处、患侧迎香、阳白、下关、太阳、风池(双)、风门(双)、足三里(双)。

操作:每次选4～5穴,局部常规消毒后,锋钩针快速刺入1～2寸,每穴勾割三下,隔日一次,十次为一疗程。

8. 痛经

取穴:中极、次髎、三阴交穴。气滞血瘀者取太冲穴;寒湿凝滞者取归来穴;气血不足者取脾俞、合谷穴。

操作:常规消毒后,钩针行快速刺入。得气后气滞血瘀者施提插结合震颤法;寒湿凝滞、气血不足者可辅以温灸法。一般主张来经前十天开始治疗,可隔日治疗一次。

9. 疳积

取穴:足三里、四缝穴。积滞伤脾者,取天枢、中脘穴;气血亏虚者,取脾俞、关元穴。

操作:常规消毒后,钩针快速刺入,轻度提插;四缝作重点刺,以挤出淡黄色液为度。辅以捏脊法:患儿俯卧位,施术者以常规捏脊手法,从长强穴捏至大椎穴7～11次,重提胃、脾、肾、大肠俞诸穴,再揉按龟尾1～2分钟。

10. 痈疖

取穴:阿是穴、大椎、天柱穴。风热上扰者取风池穴;湿热壅结者取曲池、血海穴;在面部、腹部者取承浆、曲泽;在颈项、背、腰、臀部者取委中。

操作:常规消毒后,钩针快速进针,曲池、曲泽、委中等穴均钩刺出血,大椎深刺,取针后在后发际周围作钩针重扣,并用火罐作连续扣拔3～5次,静置留罐10分钟。每周治疗两次。未化脓者,患处锋钩针叩刺至微出血,然后拔火罐,以拔出血为度;已化脓者,患处用锋钩针勾割化脓部,然后在创口连拔三罐,一般第一罐为脓,第二罐为血,第三罐为淡血水,起罐后敷料包扎。多数治疗一次即可愈。

11. 瘰疬

取穴:胸1～10夹脊穴、大椎、陶道、大杼、肝俞、胆俞、膈俞。

操作:常规消毒后,锋钩针快速进针,每穴勾割2～3下,然后拔火罐,每周两次。

12. 股外侧皮神经炎

取穴:风市、环跳穴。营卫不和病区围刺、散刺;痹阻脉络者取梁丘、血海、伏兔穴。

操作:局部常规消毒后,钩针快速进针。对营卫不和、肌肤不仁者,钩针作围刺、散刺后用连续闪罐法,吸拔,并静置留罐十分钟;痹阻脉络者,施钩拉、震手法,然后局部拔罐、留罐十分钟,隔日治疗一次,十次为一个疗程。

13. 坐骨神经痛

取穴:环跳、腰阳关、昆仑等穴。寒湿痹阻者取秩边、阳陵泉、委中穴;肝肾阴虚者取肾俞、足三里、昆仑穴。

操作:每次选2～3穴,钩针行快速刺入,施行勾割法3～4下同时用上弹拨手法。寒湿痹阻、疼痛剧烈者,可加毫针配合电针;肝肾阴虚者,可加拔火罐。每日或隔日治疗一次,十次为一个疗程。

14. 肋间神经痛

取穴:相应节段的夹脊穴、阿是穴。肝郁气滞者取太冲、肝俞穴;瘀血内阻者取膈俞、足三里。

操作:根据辨证选取穴位,常规消毒后,钩针作快速进针,局部行推刮或震颤法,术后可辅以拔罐。每周治疗两次,六次为一疗程。

15. 臂神经痛

取穴:相应夹脊穴、阿是穴。实证取肩髃、绝骨、合谷;虚证取曲池、后溪、足三里穴。

操作:常规消毒后,钩针行快速进针。行强刺激震颤或弹拨法,辅以拔罐或温灸。每日或隔日治疗一次,十次为一个疗程。

16. 枕神经痛

取穴:颈夹脊、风池、阿是穴。实证取天柱、后溪穴;虚证取完骨、合谷穴。

操作:常规消毒后,钩针行快速进针,实证施震颤、弹拨手法;虚证施按摩、钩拉手法。实证应持续运针不少于三分钟,隔日治疗一次,五次为一疗程。

17. 肩关节周围炎

取穴:肩三针、天宗、局部痛点。

操作:常规消毒后,钩针作快速进针,每穴勾割2~3下,得气后行按摩和震颤手法,必要时可结合拔罐法和温灸法。隔日治疗一次,十次为一个疗程。

18. 狭窄性腱鞘炎

取穴:阿是穴或取相应腧穴。风热滞留者取曲池穴;寒邪痹阻者加外关穴。

操作:常规消毒后,在欲刺腧穴或部位做好标记,指切法快速进针,待得气后进行按摩或勾割2~3下。每隔2~3日治疗一次,六次为一个疗程。

19. 腱鞘囊肿

取穴:阿是穴。

操作:找准压痛点,局部常规消毒后,钩针行快速进针,选择囊肿之最高点,呈品字形深刺,并行推刮、弹拨、勾拉、按摩等法,术毕局部加压或用小火罐吸拔。

20. 肱骨外上髁炎

取穴:阿是穴。肩部功能障碍者取肩髃、曲池穴;手麻乏力者取曲池、外关穴。

操作:常规消毒后,在欲刺腧穴(或部位)处做好标记,指切进操作快速刺入,待得气后进行局部按摩或勾拉手法。每隔2~3日治疗一次,六次为一个疗程。

21. 肱骨内上髁炎

取穴:阿是穴。

操作:找准阿是穴并做好标记,局部常规消毒,钩针行快速刺入约1~2.5寸,得气后行勾割2~3针,每隔2~3天治疗一次,六次为一个疗程。

22. 颈椎病

取穴:大椎、天柱、颈4~5之间夹脊穴。实证加风池;虚证加足三里。

操作:常规消毒下,钩针行快速进针,每穴勾割2~3下,实证施泻法,虚证行补法或中等量刺激。两型均可适当辅以拔罐、温和灸和推拿法。每周1~2次,十次为一个疗程。

23. 落枕

取穴:阿是穴。头部仰俯不利者取大椎、完骨穴;左右回顾困难者取绝骨穴;疼痛牵扯背部者取颈夹脊、大椎、筋缩、后溪穴。

操作:局部常规消毒后,钩针快速进针,得气后施弹拨结合震颤法,并施行深部按摩法。每穴勾割2~3下。每日或隔日治疗一次。

24. 急性腰扭伤

取穴:后溪、腰夹脊穴、阿是穴。腰正中痛:腰阳关;两侧腰痛:腰眼、天柱。

操作:常规消毒下,确定应刺部位后钩针快速进针,刺入约0.8寸得气后行勾实手法,勾割3~4下。取针后可配合拔罐或按摩。每日或隔日治疗一次。

25. 腰肌劳损

取穴:大肠俞、委中穴。肾虚腰痛者取肾俞穴;痹阻经络者取命门、昆仑穴;劳伤经筋者取阳陵泉、阿是穴;酸困连背者取膏肓、天宗、筋缩、肝俞穴。

操作:常规消毒后,根据辨证在穴位处行快速刺入,得气后行勾拉手法并选取其中1~2穴勾刺出血,尤其是委中穴。可辅之以温灸、拔罐、推拿等法。隔日治疗一次,十次为一个疗程。

26. 腰椎间盘突出症

取穴:阿是穴、大肠俞穴、环跳穴、腰夹脊穴。肝肾不足者取肾俞穴,风寒痹阻者取阳陵泉穴,瘀阻脉络者取委中穴。

操作:常规消毒下,根据辨证在选定的部位(腧穴)作快速进针,针入约 2 寸,得气后进行补泻操作,勾割 4～5 下。可辅以拔罐或温灸,对顽固的疼痛,必要时辅以刺络拔罐。隔日治疗一次,十次为一个疗程。

27. 第三腰椎横突综合征

取穴:肾俞、阿是穴。重证取委中穴;轻症取太溪穴。

操作:常规消毒后,钩针行快速进针,在第三腰椎横突处取阿是穴,行深刺推刮加震颤法,并在局部用闪火法,连续扣拔罐 3～5 下后静置留罐;亦可辅以艾盒温灸。

28. 退行性脊柱炎

取穴:肾俞、夹脊穴。劳伤为主者取委中穴;风寒痹阻并累及下肢者取大椎、秩边穴。

操作:常规消毒后,钩针在选定之腧穴行快速进针,得气后行提插、勾拉手法。夹脊部位,重用推刮和震颤手法,亦可配合钩针刺络法、火罐连续扣拔,静置留罐 15 分钟。隔日治疗一次,十次为一个疗程。

29. 棘上韧带损伤

取穴:阿是穴、委中穴。若疼痛剧烈可配取外关穴;疼痛范围广泛可取相应腧穴和夹脊穴。

操作:常规消毒后,钩针快速刺入,得气后勾割 3～4 下,阿是穴处可重用推刮和震颤法,必要时钩针刺络拔罐。每日治疗一次,疼痛缓解后亦可隔日治疗一次。

30. 侧副韧带损伤

取穴:阿是穴、阳陵泉、阴陵泉、足三里穴。

操作:常规消毒后,钩针快速刺入,得气后施行推弹拨和按摩等法。急性期复加钩针刺络,拔罐出血;慢性期以推刮、按摩、震颤法为主,可辅以拔罐和温灸治疗。每周治疗 2～3 次。

31. 退行性膝关节炎

取穴:血海、犊鼻、梁丘等穴。轻者取足三里、膝眼穴;重型者取鹤顶、阳陵泉、膝阳关穴。

操作:常规消毒后,钩针快速进针,每穴勾割 3～4 下或行按摩、推刮手法。无论轻型、重型均可辅以艾条或太乙神针温灸。隔日治疗一次,十次为一个疗程。

32. 扭伤

取穴:阿是穴。颈部扭伤配风池、天柱;肩部扭伤配臑俞、肩髃、肩贞;肘部扭伤配曲池、天井、手三里;腕部扭伤配阳池、阳溪、外关;膝部扭伤配膝眼、阳陵泉、血海;踝部扭伤配照海、解溪、昆仑。

操作:常规消毒后,在选定的穴位处刺入 1～1.5 寸,行按摩或震颤手法。可配合热敷或药浴或敷贴法。每周治疗两次。

33. 足跟痛

取穴:足跟疼痛处、仆参、水泉等。

操作:先将足跟痛点局部皮肤消毒,再取锋钩针对准阿是穴快速刺入 3～5 分深,勾割 3～5 下,可用按摩、推刮手法。每周两次,十次为一疗程。

34. 睑板腺炎

取穴:未化脓者,在背部寻找红色丘疹样反应点,一般左眼右侧多,右眼左侧多,反应点有压痛。

操作:先在背部反应点处勾刺使之出血,然后拔罐,留罐 15 分钟。

35. 急性结膜炎

取穴:风池、耳尖、耳背静脉、攒竹。风热上扰者取合谷、太阳穴;肝胆火炽者取太冲、外关穴。

操作:常规消毒后,钩针快速进针,太阳、耳尖、耳背静脉、攒竹穴勾割出血。每日治疗 1～2 次。严重者可将上眼睑上翻,滴利多卡因麻醉,然后在结膜上划 3～4 下,使之出血。

36. 鼻炎

取穴:迎香、上星穴。外感风寒者取风池、合谷穴;风寒化热者取大椎、曲池穴。

操作:常规消毒后,钩针快速进针,得气后行补泻手法,迎香、上星穴重用震颤和按摩法。每日或隔日治疗一次,十次为一疗程。

37. 牙痛

取穴:下关、颊车。实证者取内庭、外关穴;虚证者取太溪、合谷穴。

操作:常规消毒后,快速进针,行按摩法或

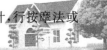

弹拨法。实证每日针治一次,虚证隔日治疗一次。六次为一疗程。

38. 咽喉肿痛

取穴:少商、曲池、天柱、大椎。外感风热者,取大椎、尺泽穴;阳明火盛者,取商阳、内庭穴;虚火上炎者,取列缺、照海穴。

操作:常规消毒后,快速进针,每穴勾割2～3下。少商、商阳穴均用钩针刺络出血,大椎穴刺后拔罐。每日或隔日治疗一次。

(郝重耀)

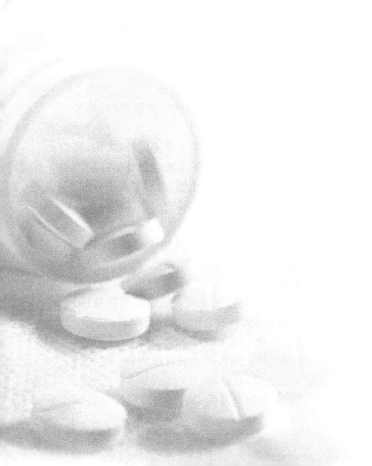

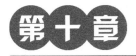

眼针疗法

眼针疗法是针刺眼眶边缘的穴区以治疗疾病的方法。它是由辽宁中医药大学彭静山教授经过大量的临床实践于 20 世纪 70 年代创立的。眼针疗法既有较高的治疗价值，又有可靠的诊断价值，自其问世以来，便受到国际社会的广泛认可。

一、眼针疗法的基本原理

（一）五轮八廓学说

五轮是整个眼球由外向内分为五个部分，分别属于五脏：上、下眼睑为肉轮，属脾；内外眦为血轮，属心；白睛为气轮，属肺；黑睛为风轮，属肝；瞳仁为水轮，属肾。五轮理论阐述了眼与五脏的密切联系。

八廓应八卦。乾居西北，络通大肠之腑，脏属肺，为传导廓；坎正北方，络通膀胱之腑，脏属肾，为津液廓；艮位东北，络通上焦之腑，为会阴廓；震正东方，络通胆腑，脏属肝，为清净廓；巽位东南，络通中焦之腑，为养化廓；离正南方，络通小肠之腑，脏属心，为胞阳廓；坤位西南，络通胃之腑，脏属脾，为水谷廓；兑正西方，络通下焦之府，为关泉廓。通过八廓观察眼病血丝的异常，以此来诊治脏腑疾患。

（二）眼与经络的关系

在十二经脉中，除肺、脾、肾、心包经外，有八条经脉是以眼作为集散之处。经脉通过表里关系使得十二经脉直接或间接地都与眼相联系。奇经八脉中，任脉经两目之间而终；督脉经两目中间而下行；阳跷脉、阴跷脉均至目外眦和目外眦。

《灵枢·邪气脏腑病形》曰："十二经脉，三百六十五络，其血气皆上于面而走空窍，其经阳气上走于目而为睛。"《素问·五脏生成篇》说："诸脉皆属于目。"《灵枢·口问》说："目者宗脉之气聚也。"

（三）眼与脏腑的关系

明代医家王肯堂《证治准绳·目门》卷七中引华佗语："华元化云：目形类丸，瞳神居中而前，如日月之丽东南而晚西北也。内有大络六，谓心、肺、脾、肝、肾、命门各主其一；中络八谓胆、胃、大小肠、三焦、膀胱各主其一；外有旁支细络莫知其数，皆悬贯于脑，下连脏腑，通畅血气往来以滋于目。故凡病发，则有形色丝络显现，而可验内之何脏腑受病也……"受此启发，彭静山教授经过大量临床观察，先总结出"观眼识病"，后又总结为眼针疗法。

二、眼区的划分

（一）眼区的划分与脏腑的关系

利用后天八卦划分眼睛八区。为了使用方便，将乾、坎、艮、震、巽、离、坤、兑改用 1～8 八个阿拉伯数字代表。

分区方法：两眼向前平视，经瞳孔中心做一水平线并延伸过内、外眦，再经瞳孔中心做该水平线的垂直线，并延伸过上、下眼眶，于是将眼区分成四个象限。再将每一个象限分成两个相等区，即八个象限（区域）相等，为眼睛八区（图 10-1）。

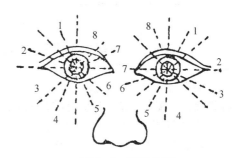

图 10-1　眼针分区

1区——肺、大肠　　2区——肾、膀胱
3区——上焦　　　　4区——肝、胆
5区——中焦　　　　6区——心、小肠
7区——脾、胃　　　8区——下焦

按"阳道顺行,阴道逆行"的原则,左眼的排列顺序为顺时针,而右眼的排列为逆时针。眼图八区与脏腑的关系,可概括如下口诀:

乾一肺大肠,坎二肾膀胱,艮三属上焦,震四肝胆藏。

巽五中焦属,离六心小肠,坤七脾和胃,兑八下焦乡。

(二)眼区的深部解剖

在两侧 16 区按常规针刺,解剖所见:每根针斜刺穿过皮肤、浅筋膜、深筋膜,抵眼轮匝肌。在深度上有的针尖接触眼轮匝肌表面,有的刺入肌内,但无穿透眼轮匝肌抵骨膜的。每个穴区浅筋膜内均有丰富的躯体感觉神经、血管网和内脏感觉神经末梢。

深部所见:1 区有眶上神经和额分支分布,并有眶上动脉网;2 区有眶上神经分支和眶上动脉网和泪腺分支;3 区有眶上神经和泪腺神经分支,并有泪腺动脉和颞浅动脉额支、颧眶动脉血管网;4 区有眶下神经睑支分布,并有眶下动脉和颞浅动脉血管网;5 区有眶下神经下睑支和眶下动脉血管网分布;6 区有眶下神经下睑支和眶下动脉分布;7 区有眶下神经下睑支和滑车下神经的分支,并有内眦动脉和眶下动脉血管网;8 区有额支和滑车上神经分支,并有眶上动脉和额动脉血管网。

三、眼区望诊法

人的白睛(球结膜)上可见隐约纵横交错的络脉。正常人的络脉纤细而不明显,尤其是儿童,如未生过大病,则白睛青白洁净,看不出络脉的分布。若是生病以后,或由皮肤通过经络而内传脏腑,或由脏腑外传皮肤,不论某一经或几经受病,都可以从白睛的络脉显露出来,而且一经出现,其残痕长期存在。经过大量的临床观察,归纳出白睛络脉的异常有两种:形状和颜色。

(一)络脉的形状

络脉的出现有七种形状:

(1)根部粗大:白睛边缘处络脉粗大,渐向前则逐渐变细。此种形状多见于顽固性、慢性疾病。

(2)曲张或怒张:络脉出现曲线,由根部延伸,中间转折曲张,以至怒张,为病势较重的表现。

(3)延伸:络脉由某一经区传到另一经区时,表示病变在此相应两个脏腑间传变或相关。

(4)分岔较多:多出现在眼球上部,眼球下部有时亦出现。说明病势不稳定而容易变化。

(5)隆起一条:属六腑的病变。因巩膜与结膜的络脉深浅不同,五脏的病多出现于深层,其络脉好像在玻璃板下面。六腑的病多在上层,好像在玻璃板的上面似的。

(6)模糊一小片:络脉多发生在肝、胆区,肝郁症、胆结石症往往出现。

(7)垂露:似写毛笔字讲的"垂露"。白睛络脉下端像垂着一颗水滴似的。如见于胃肠,多属虫积。见于其他经,多属郁证。

(二)络脉的颜色

白睛上络脉的色泽,基本是红色,但有浓淡明暗之不同。从这些不同的色泽可以看出病程长短,寒热虚实,病情变化,预后转归,并作为诊断和疗效观察的参考。

(1)鲜红:为新发病,属于实热,病势正在发展。

(2)紫红:说明病为热盛。

(3)深红:主热病而病势加重。

(4)红中带黑:主热病入里。此象如在上焦区出现,患者多有神昏谵语。

(5)红中带黄:黄色在五行属土,对应脏腑为脾胃,"胃为后天之源","有胃气则生",为病势减轻的现象。

(6)络脉淡黄:白睛上出现络脉颜色淡黄为病势将愈之象。

(7)络脉浅淡:主气血不足,属于虚证或寒证。虚证气血不足,寒证气血凝滞,则络脉的颜色浅淡。

(8) 络脉暗灰:白睛上络脉暗灰,属于陈旧性病灶,症状早已痊愈,但络脉在白睛上的痕迹永不消失,其颜色是暗灰的。由暗灰转为淡红是其旧病复发的征兆。

(三)眼部望诊法

医生洗净双手,先看左眼,后看右眼。让患者放松眼皮,用拇、食两指扒开,让患者眼球向鼻梁方向转,由 1 区可以看到 6 区,然后再让患者眼球向外眦方向转,则由 6 区可以看到 8 区。

四、眼针穴位与操作规程

(一)穴 位

眼的白睛应八廓分成八区,各区比例相等,除 3、5、8 三区是上焦,中焦,下焦,各占一个整区外,1、2、4、6、7 五个区均为相表里脏腑,其一脏或一腑均占 1/2,总计十个穴区,总名"眼针眶区十三穴"。眼针穴不另取别名,属于某区即名某区穴,如"上焦区"、"肝区"等。眼穴的位置均距眼眶外 2mm。

(二)取 穴 原 则

(1) 循经取穴:即确诊病属于哪一经即取哪一经区穴位,或同时对症取几个经区。

(2) 观眼取穴:根据眼经区络脉的形状、颜色的变化取该区穴位。

(3) 病位取穴:按上、中、下三焦划分的界限,病位属哪焦即针所属的焦。如头痛项强,臂不能上举,胸痹等均针上焦区;胃痛,胁痛等针中焦区;脐水平以下,小腹,腰臀及下肢,生殖、泌尿系统疾病均针下焦区。

(三)操 作 规 程

1. 选针与练针

眼部针刺,必须选又细又短的针,一般用 32 号 15mm 的不锈钢针(适用熟练者),或 29 号 1.5mm 的不锈钢针(适于初练者)。

针刺眼穴首要条件是保证患者的眼睛不受损伤。因此医师要做到:眼不花,手不颤。

眼针的持针方法只用拇、食两个指头捏住针柄,使针尖向前和手指同一方向,迅速进针。

2. 取穴方法

(1) 用三棱针柄在"眼周眶区穴"的范围内平均用力,轻轻按压,凡出现酸、麻、胀、重或发热、发凉,或微痛,或感觉舒服等反应的部位即是穴位。此时,可以稍加压,使皮肤呈一凹点,作为针刺点的标志。

(2) 用经络测定仪寻找穴位,探测读数最高处即是穴。

(3) 按选好经区针刺,以瞳仁为中心,找准经区界限,在经区界限沿皮直刺或横刺。

3. 刺法

眼针的刺法较多,常用的有以下几种:

(1) 点刺法:一手按住眼睑,患者自然闭目,在穴区轻轻点刺 5～7 次,以不出血为度。

(2) 沿皮横刺法:应用在眶外,在选好的穴位,向应刺的方向沿皮刺入,可刺入真皮达到皮下组织中,不可深刺。眶外穴距眼眶边缘 2mm,每区两穴的不可超越界限。

(3) 双刺法:不论直刺、横刺,刺入一针之后可在针旁用同一方向再刺入一针,能够加强疗效。

(4) 压穴法:在选好的区穴,用手指压迫,患者感到酸麻为度。

(5) 缪刺法:一侧有病,针患侧无效时,可在对侧眼区同名穴针刺之。

4. 进针法

眼针进针要稳、准、快。一手持针,另一手扶住眼睑,把眼睑紧压在手指下面,右手食、拇两指持针迅速准确刺入。如不把眼睑按在手指下边且按紧,会有皮下出血的可能。

5. 针刺手法

快速刺入后,不使用提插、捻转、开合等任何手法。患者感觉有酸、麻、胀、重或温热、清凉等感觉直达病所,是得气的现象。如未得气,可以把针提出 1/3 改换方向再刺入。或用手刮针柄,或用双刺法。

6. 留针

眼针不宜留针过久,至少五分钟,最长不超过 15 分钟。

7. 出针

起针时用右手拇、食两指捏住针柄活动几下,缓缓拔出 1/2,少停几秒钟再慢慢提出,出针后用干棉球压迫针孔片刻方可松开。

五、眼针的适应证和禁忌证

1. 适应证

眼针具有:止痛消肿、安神定志、理气和血、通经活络的作用。因此,可治疗多种病证,如脑卒中、急性扭伤、痹证、痛证、腹泻、月经不调、痔疮等。

2. 禁忌证

(1) 对病势垂危,抢救期间的昏迷患者,精神错乱,气血虚脱者不可用。

(2) 对震颤不止,躁动不安,眼睑肥厚(俗名肉眼胞)者不可用。

六、眼针疗法的注意事项

(1) 严格消毒,消毒液不可渗入眼中。

(2) 不宜深刺,以免损伤眼球。

七、眼针疗法的临床应用

(1) 老年慢性气管炎:肺区,咳喘穴(大椎两旁5分,向大椎斜刺5分深,不留针)。

(2) 胸痛:上焦区,心区。

(3) 神经衰弱:上焦区,肾区,心区。

(4) 胃痛:中焦区,胃区。

(5) 胃痉挛:中焦区。

(6) 膈肌痉挛:中焦区。

(7) 呕吐:中焦区,胃区。

(8) 拒食症:胃区配四缝。

(9) 胆囊炎:胆区。

(10) 胆管蛔虫:肝、胆区。

(11) 胰腺炎:中焦区、脾区。

(12) 便溏:大肠区。

(13) 痢疾:下焦区,大肠区。

(14) 便秘:大肠区,左腹结皮内针。

(15) 头痛:上焦区,偏头痛配胆区,后头痛配膀胱区。

(16) 血压异常:双肝区可调整血压,高者可降,低者可升。

(17) 面瘫:双上焦区。

(18) 面肌痉挛:上焦区、脾区。

(19) 三叉神经痛:上焦区。第一支痛配瞳子髎;第二支痛配四白;第三支痛配颊车。

(20) 遗尿或尿频:下焦区,肝区,肾区。

(21) 腰痛:下焦区,肾区。

(22) 尿路结石腰痛:下焦区,肾区。

(23) 阳痿:下焦区,大赫。

(24) 月经不调:下焦区,肝区,肾区。

(25) 痛经:双下焦区。

(26) 肩关节周围炎:双上焦区,大肠区。

(27) 上肢不能举:上焦区。

(28) 膝关节痛:下焦区,膝眼。

(29) 下肢痿软:下焦区,肾区。

(30) 足跟痛:下焦区,胆区。

(31) 项强:双上焦区,膀胱区。

(32) 落枕:双上焦区,膀胱区。

(33) 背痛:上焦区,膀胱区。

(34) 急性扭伤:下焦区,效佳。

(35) 腰胁痛:中焦区、肝区。

(36) 坐骨神经痛:下焦区、患侧胆区。

(37) 针眼:脾区。

(38) 目赤痛:肝区。

(39) 电光性眼炎:上焦区、肝区。

(40) 近视:肝区配内睛明。

(41) 眼睑下垂:脾区、上焦区。

(42) 鼻炎:上焦区、肺区。

(43) 舌痛:心区。

(44) 牙痛:上焦区、患侧翳风(龋齿不效)。

(45) 音哑:肺区、上焦区。

(46) 喉痛:肺区、上焦区。

(47) 耳聋、耳鸣:可取肝区、上焦区。

(王　荣)

84

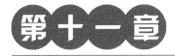

腕踝针疗法

腕踝针疗法是把病证表现的部位归纳在身体两侧的六个纵区内,在两侧的腕部和踝部各定六个进针点,用毫针在相应的进针点进行皮下针刺以治疗疾病的一种方法。

腕踝针疗法的萌芽始于 1966 年,是由张心曙教授在临床实践中偶得的启示。此后,经过了十余年临床不断摸索与改进,1976 年公诸于众。由于其简便的操作,广泛的治疗范围和迅捷的疗效,很快便得到广泛的临床应用,并传到美国、日本等国家。有关腕踝针的研究论文在全国各类期刊上时见,使得腕踝针的临床应用和针刺方法日益丰富,其作用机制也得到了进一步的明确。

一、腕踝针疗法的基本原理

1. 经络学说

经络学说中手六经皆通过腕部,足六经皆通过踝部,这两个区域中比较集中地分布着六条经脉,且分布的腧穴均有良好的远端治疗效果。因此,在此处针刺可以达到远端治疗疾病的目的。

2. 现代医学的神经传导学说

腕踝针疗法通过针刺可兴奋游离的神经末梢、毛囊感受器、各种特殊结构的环层小体、Meissner 小体及 Ruffini 小体等,即兴奋触压感受器,然后由 C 类神经纤维将兴奋传至大脑,再由大脑进一步辨认并整合,最后给病变部位发出良性信息,从而产生治疗作用。

二、腕踝针疗法的体表分区及各区内的脏腑分布

（一）体 表 分 区

腕踝针疗法,将人体体表划分为"纵横六区、上下两段",即将头面躯干和上、下肢分为六区,以横膈线为准将人体分为上下两段。

1. 头面躯干六区（图 11-1、图 11-2）

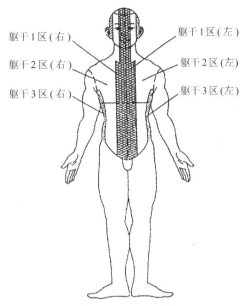

图 11-1　头面躯干六区

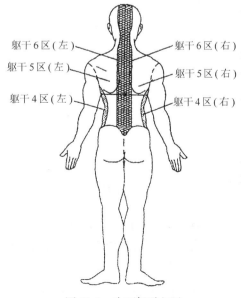

图 11-2　头面躯干六区

1区:从前正中线开始,向左、向右各旁开1.5同身寸所形成的体表区域,分别称为左1区、右1区。临床上常将两者合称为1区。

2区:从1区边线到腋前线之间所形成的体表区域;头部为从1区边线到额角线之间形成的体表区域。

3区:从腋前线至腋中线之间所形成的体表区域;头部为从额角线到耳郭前缘之间所形成的体表区域。

4区:腋中线至腋后线之间形成的体表区域;头部与头部3区前后呼应。

5区:腋后线至6区边线之间所形成的体表区域,与2区前后呼应;头部与头部2区前后呼应。

6区:后正中线向左、右各旁开1.5同身寸所形成的体表区域,分称为左6区、右6区,因两者都紧靠后正中线,故临床常将两者合称6区,与1区前后呼应。

2. 上肢六区(图11-3、图11-4)

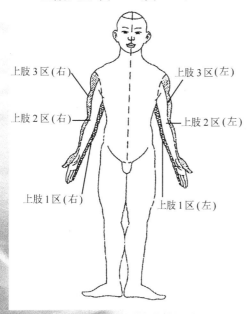

图11-3　上肢六区

将上肢的体表区域纵向六等分,从上肢内侧尺骨缘开始,顺时针依次为1区、2区、3区、4区、5区、6区,左、右对称。

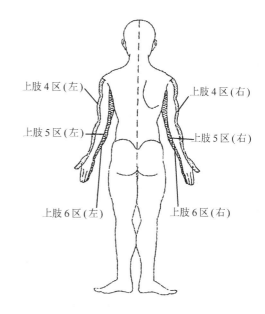

图11-4　上肢六区

3. 下肢六区(图11-5、图11-6)

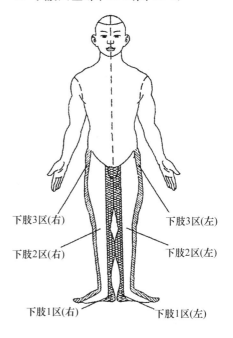

图11-5　下肢六区

将下肢的体表区域纵向六等分,从下肢内侧跟腱缘开始,顺时针依次为1区、2区、3区、4区、5区、6区,左、右对称。

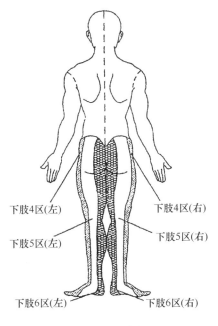

图 11-6　下肢六区

4. 上、下两段（图 11-7 至图 11-10）

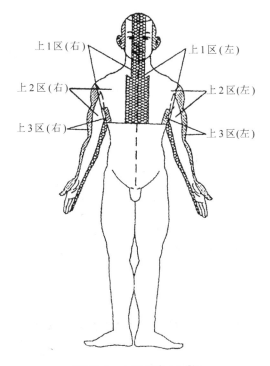

图 11-7　上下两段（上段）

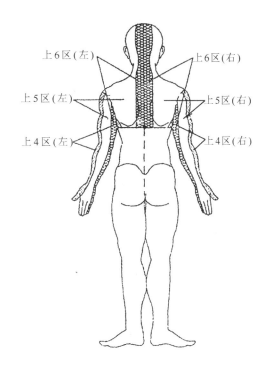

图 11-8　上下两段（上段）

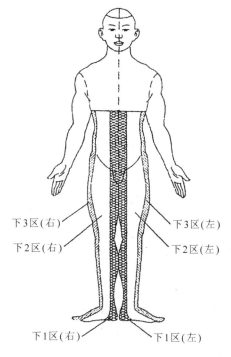

图 11-9　上下两段（下段）

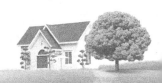

87

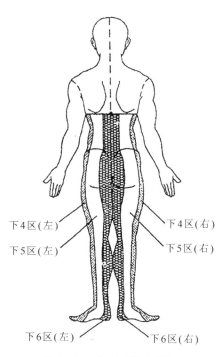

下4区(左)　　下4区(右)
下5区(左)　　下5区(右)

下6区(左)　　下6区(右)

图 11-10　上下两段(下段)

横膈线,是以胸剑结合部为准,并环身一周所做的水平线。

横膈线以上的体表区域,包括左、右上肢为上段。头面躯干的体表区域与左、右上肢的同名区域相对应、相衔接。临床常合称:上1区、上2区、上3区、上4区、上5区、上6区。

横膈线以下的体表区域,包括左、右下肢为下段。躯干的体表区域与左、右下肢的同名区域相对应、相衔接。临床常合称为:下1区、下2区、下3区、下4区、下5区、下6区。

(二)各区的脏腑分布及主治病证

(1)上1区的体表区域内的脏腑、器官、组织为:前额、眼、鼻、口、门齿、舌、咽喉、胸骨、气管、食管及左、右上肢1区内的肌肉、筋腱、骨骼、神经等。上1穴所能治疗病证包括上1区内的相应的脏腑、器官、组织的病证及主要症状反应在上1区内的各种病证。

(2)上2区的体表区域内的脏腑、器官、组织为:额角、眼、后齿、肺、乳房、心脏(左上2区)及左、右上肢2区内的肌肉、筋腱、骨骼、神经等。上2穴主治病证包括上2区域内的脏腑、器官、组织所引起的各种病证,以及主要症状能

反应在上2区域内的各种病证。

(3)上3区的体表区域内有脏腑、器官、组织:面颊、侧胸及左、右上肢3区内的肌肉、筋腱、骨骼、神经等。上3穴所治病证包括上3区域内的脏腑、器官、组织等引起的各种病证,以及主要症状能反应在上3区域内的各种病证。

(4)上4区的体表区域内有脏腑、器官、组织:颞、耳、侧胸及左、右上肢4区内的肌肉、筋腱、骨骼、神经等。上4穴主治病证包括:上4区域内的脏腑、器官、组织等引起的各种病证,以及主要症状能反应在上4区域内的各种病证。

(5)上5区的体表区域内有脏腑、器官、组织:后侧头部、后背部、心脏、肺及左、右上肢5区内的肌肉、筋腱、骨骼、神经等。上5穴主治病证包括:上5区域内的脏腑、器官、组织等引起的病证,以及主要症状能反应在上5区域内的各种病证。

(6)上6区的体表区域内有脏腑、器官、组织:后头部、脊柱颈胸段及左、右上肢6区的肌肉、筋腱、骨骼、神经等。上6穴主治病证包括:上6区域内的脏腑、器官、组织等引起的各种病证,以及主要症状能反应在上6区域内的各种病证。

(7)下1区的体表区域内有脏腑、器官、组织:胃、膀胱、子宫、前阴及左、右下肢1区内的肌肉、筋腱、骨骼、神经等。下1穴主治病证包括:下1区域内的脏腑、器官、组织等引起的各种病证,以及主要症状能反应在下1区域内的各种病证。

(8)下2区的体表区域内有脏腑、器官、组织:胃、脾、肝、大小肠及左、右下肢2区内的肌肉、筋腱、骨骼、神经等。下2穴主治病证包括:下2区域内的脏腑、器官、组织等引起的各种病证,以及主要症状能反应在下2区域内的各种病证。

(9)下3区的体表区域内有脏腑、器官、组织:肝、胆、脾、胁部及左右下肢3区内的肌肉、筋腱、骨骼、神经。下3穴主治病证包括,下3区域内的脏腑、器官、组织等引起的各种病证,以及主要症状能反应在下3区域内的各种病证。

(10)下4区的体表区域内有脏腑、器官、

组织:胁部、肝、脾及左、右下肢4区内的肌肉、筋腱、骨骼、神经等。下4穴主治病证包括:下4区域内的脏腑、器官、组织等引起的各种病证,以及主要症状能反应在下4区域内的各种病证。

　　(11)下5区的体表区域内有脏腑、器官、组织:腰部、肾、输尿管、臀及左、右下肢5区内的肌肉、筋腱、骨骼、神经等。下5穴主治病证包括:下5区域内的脏腑、器官、组织等引起的各种病证,以及主要症状能反应在下5区域内的各种病证。

　　(12)下6区的体表区域内有脏腑、器官、组织:脊柱腰骶段、肛门及左、右下肢6区内的肌肉、筋腱、骨骼、神经等。下6穴主治病证包括,下6区域内的脏腑、器官、组织等引起的各种病证,以及主要症状能反应在下6区域内的各种病证。

三、腕踝针的进针点

　　腕踝针疗法,共有12对进针点。因其与传统的腧穴相当,我们亦称其为穴位,左右对称。上肢六对,下肢六对。

　　(1)上肢六对:上肢六对穴位,在内关与外关穴水平位置上,环前臂做一水平线,并从前臂内侧尺骨缘开始,沿前臂内侧中央、前臂内侧桡骨缘,前臂外侧桡骨缘,前臂外侧中央,前臂外侧尺骨缘顺序六等份,每一等份的中点为针刺穴位,并分别称之为上1穴、上2穴、上3穴、上4穴、上5穴、上6穴(图11-11)。

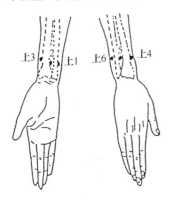

图11-11　腕部进针点

　　(2)下肢六对:下肢六对穴位,在三阴交与

悬钟穴水平位置上,环小腿做一水平线,并从小腿内侧跟腱缘开始,沿小腿内侧中央,小腿内侧胫骨缘,小腿外侧腓骨缘,小腿外侧中央,小腿外侧跟腱的顺序六等份,每一等份之中点为进针点,并分别称之为下1穴、下2穴、下3穴、下4穴、下5穴、下6穴(图11-12)。

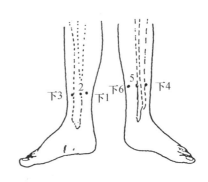

图11-12　踝部进针点

四、腕踝针的临床选穴原则

(一)选穴依据

　　(1)根据主要症状的解剖部位及其所在的体表区域选穴。首先必须明确患者所患疾病的主要症状,再根据主要症状判断其所在体表区域。再按照腕踝针疗法的取穴原则,选取相应的穴位进行治疗。例如:中耳炎,首先明确中耳炎的主要症状为耳部疼痛,病变部位在耳。而耳归属于上3区和上4区,这便可选取双上3穴、双上4穴治疗。

　　(2)根据引起异常病证原因的解剖部位及其所在体表区域选穴。有些疾病的主要症状,可以直接反应病因。而有一些疾病的主要症状,却不能直接反应疾病的病因。对这一类疾病应用腕踝针疗法进行治疗时,必须根据引起主要症状的原因来选取治疗穴位。如胆囊炎患者出现右肩痛,如果单纯把"右肩部疼痛"作为临床选穴的依据而选取上3穴、上4穴来治疗,则可能不会收到满意疗效。通过综合考虑分析到"右肩疼痛"是由胆囊炎所引发,从而选择下3穴来治疗,则收效良好。

(二)临床选穴原则

　　腕踝针疗法将人体体表划分为左、右对称

六区。而左、右对称的六区,又可以横膈线为界分为上、下两段。与之对应共有 24 个穴位,表述如下,例如左上 1 穴、右下 4 穴、左下 2 穴等。该疗法的进针点应有针对性,且尽可能少,因此,一般来说,应遵守如下的几个选穴原则:

1. 基本原则

(1)上病取上,下病取下:此是针对上、下两段而言。即患者的主要症状或病因在体表区域的上段,就取与之对应的腕部穴位。如在下段,则取对应的踝部穴位。

(2)左病取左,右病取右:此是针对左、右对称的六个体表区域而言。即患者的主症或病因所在位于体表区域左侧六个区的任一区域中,就取左侧与之对应的腕部或踝部穴。反之,如在右侧,则取右侧对应的穴位。

(3)区域不明,选双上 1 穴:临床有些疾病,尤其全身疾病,是无法确定其体表区域的。如失眠、高血压病、全身瘙痒症、多汗或无汗寒战、高热、癫痫、精神分裂症、内分泌失调症、更年期综合征、小儿舞蹈症、小儿多动症、乏力等。对于以上这些疾病,以及一些病因复杂难以明确判断其体表区域的疾病,均可取双上 1 穴进行治疗。

2. 变通原则

除基本选穴原则外,在临床应用时还存在一些变通的取穴原则:

(1)上下同取:指针对患者主要症状,或病因的表现位置在比较靠近横膈线的部位时,治疗不仅要以上(下)部的穴位,还要取与之对应的下(上)部穴位。例如:胃脘痛,按体表区域的划分,胃脘部属于下 1 区域或右下 2 区,在临床治疗时,为加强疗效,不仅要取双下 1 穴,右下 2 穴,而且还要酌加双上 1 穴和右上 2 穴。

(2)左右共针:指针对患者的主要症状,或引起疾病的病因位于躯干 1 区,或躯干 6 区时,应左右同取,取双上 1 穴或双下 1 穴。例如:脐周痛,主要症状表面在肚脐,属下 1 区,临床治疗时可同取左下 1 穴与右下 1 穴两穴。临床亦见右上腹疼痛,针右下 2 穴效果不佳,这时有必要辅以针左下 2 穴加以治疗;也可见到右肾区疼痛取右下 5 穴和左下 5 穴而获速效的病例。

(3)前后呼应:指针对脏腑功能失调或以脏腑损伤为主的疾病,临床选穴时必须前后呼应。例如:冠心病,其病位在心脏。而心脏按其体表区域划分,属左 2 区,其前后对应部位为左 5 区,故对冠心病的治疗,除取左上 2 穴外,还必须加针左上 5 穴。

(4)三针排列:指针对广泛性疼痛的疾病,或主要症状表现范围广泛的疾病而言,首先需要找到一个疼痛敏感点,或主要症状的反应点,并以此为依据,确定其所在的体表区域,从而选取针刺穴位。同时,在此穴位的两侧各确定一点作为配穴。

对广泛性疼痛或主要症状表现广泛的疾病,用三针排刺法,疗效比较理想。例如:胸背疼痛患者,如果寻找的疼痛敏感点分别在左 5 区和右 5 区,其针刺穴位以针左、右上 5 穴为主。但为了取得更好的疗效,还必须在右上 5 穴、左上 5 穴的两边各加选一个穴位方可。

(5)多症并存,以痛为主:指当几种症状同时存在时,要分析症状的主次。若症状中有痛,当以痛为主要症状,并尽可能查出压痛点,以压痛点所在区为依据选取进针点。

五、腕踝针的操作法

(一)针　　具

为使针能表浅地刺进皮下,针体不宜过硬,通常采用 30～32 号 40mm 不锈钢毫针。儿童用 25mm 毫针。

(二)患者体位

针腕部时取坐位,针踝部时最好取仰卧位、侧卧位或俯卧位。针刺部位肌肉尽量放松。

(三)针刺方向

腕踝针要沿皮下表浅针刺,因此针刺方向通常指向病所,即病所在针刺部位以上时,针朝向心端;若病证在手足部位,如腕(踝)关节痛、手背冻疮等,针朝离心端。

(四)进针点位置

一般照前所述,但若遇以下情况:①针要刺过的皮下有可见的血管;②针尖刺入皮肤处刺痛显著;③进针处皮肤有瘢痕、伤口或皮肤与皮下组织有粘连等,进针点都需沿纵轴朝向心端适当移位,但勿向旁移位,即进针点的位置虽移动,其定位法仍不变。

(五)消　毒

用酒精棉球擦净进针点周围皮肤。消毒区域应大些,以免针体卧倒贴近皮肤表面受到污染。

(六)基本针刺方法

1. 进针

右手持针,拇、食、中指夹住针柄,食指和中指末端的中部在针柄上,拇指关节微屈置指端于针柄下,无名指在中指下夹住针柄,小指置在无名指下,将小指贴近皮肤表面。

针尖过皮:为使针体刺入皮下时尽可能表浅,针尖刺透皮肤时的角度至关重要,以针体与皮肤形成30°角为佳。若小于30°,针易刺在皮内不能达到皮下,患者感到疼痛;若大于30°,针易刺至肌膜下而过深。因此,针刺时针体要直,不能用力推针,避免针体弯曲影响进针角度。左手的拇指宜向相反方向拉紧皮肤,使针尖较易刺入。右手的拇指端轻旋针柄,食指和中指保持不动。

针刺达到皮下的标志:①针尖的阻力由紧转松;②针尖刺入皮质时,患者可感觉有轻微刺痛,但入皮下时痛感消失;③估计针尖已刺过皮肤,即可放开持针手指,针应自然垂倒贴近皮肤表面,针尖将皮肤挑起约0.2cm大小皮丘,此时将针沿皮下轻推时,手指不感到有阻力,表示针恰刺在皮下。若放开手指后针体卧倒不能贴近皮肤,表明针刺过深,须将针轻轻后退至皮下方可。

针刺进入皮下后,将针循纵轴沿皮下尽可能表浅地缓慢推进。推针要缓慢,不必捻动针,要求持针的手指不感到有阻力,且患者不要求出现酸、麻、胀、重的感觉。如有这些感觉,尤其是痛感,表示针尖已刺至深层组织或触及血管壁,应退针重新进入。

2. 调针

针刺进入皮下后,即可询问及检查原有的症状是否减轻、消失或功能是否有所恢复及其恢复的程度。以痛为主的病证,应尽可能使其一次针刺治疗后消失。如果针刺入后某些症状未能达到预期疗效,如属针刺方法的原因,则需要调针。

(1)针刺入皮下不够表浅:这种情况比较多见。因针刺的部位处肌肉浅薄,针刺时针尖很容易刺入皮下较深层组织,而出现局部的胀、痛。有时在原来疼痛部位会出现沉闷、发木感,或有原来疼痛部位向临近转移。此时将针稍退出至皮下后再插入,上述症状即可消失。

(2)针的方向偏斜:术者或患者的位置不正,针刺入后有时偏离纵轴,从而影响疗效。此时要检查针的方向有否偏斜,否则退针后再调整。

(3)针刺入的长度不适当:有时是针刺入的长度不够,致症状未能消失或消失不完全,此时可将针推进;有时因针刺入过长,在原来症状部位反出现沉木感或头昏、心慌等新的症状,需将针稍稍退出。

调针是针刺取得疗效的关键,但有时调针后症状仍未改变,可留针观察,有的症状在留针过程中才逐渐显示疗效,例如:部分疼痛、感觉麻木、哮喘、精神症状等。

3. 留针

一般留针30分钟,若病情较重或病期较长,可适当延长时间。期间不作捻针等加强刺激的处理。

4. 出针

用消毒棉球轻压在进针点上迅速拔针,以防止皮下出血。

5. 疗程

常规针刺每日一次,7~10次为一个疗程,疗程可间隔3~7天。对一些急性病证还可每日针刺1~4次,每次留针15~30分钟。

(七)其 他 针 法

除基本针法外,还有以下几种针法亦可用于临床治疗:

(1)埋针:按照腕踝针的基本针法刺好后,在无不适的条件下,用无菌胶布固定针柄即可。留针时间的长短,可根据疾病的不同各异,但最长一般不超过24小时。埋针的优点,是持续作用时间比较长,因此常用于疼痛性疾病、慢性疾病及有器质性疾病的治疗。

(2)埋线:按腕踝针疗法的取穴原则选好

要施术的穴位,行施术部位皮肤常规消毒,用00/1 号、或00/2 号羊肠线(长度为2~3cm),按照腕踝针疗法的基本针刺方法,置入所选穴位中。由于埋线的刺激时间较长,因此适用于慢性疾病及顽固性疾病。一般是15~30 天一次,1~2 次为一个疗程,疗程间隔七天。

注意事项:①取穴宜少而精;②施术后在局部外敷敷料3~5 天,预防术后感染。

(3)皮肤针叩刺法:按腕踝针疗法的取穴原则选好施术穴位,行施术部位皮肤常规消毒,在治疗部位皮肤上进行叩刺。叩刺范围大致是:宽1cm,长2~3cm。每日叩刺一次,每次叩十分钟左右。

注意事项:宜轻不宜重,以局部皮肤出现红晕为度。临床治疗多配合其他方法使用。

(八)腕踝针疗法的异常现象及处理

腕踝针疗法是针刺方法中最安全的方法之一。但临床治疗时也会因诸多因素而出现一些异常现象,有晕针、弯针、滞针、断针、血肿(出血)、疼痛,针时不适感等,可参照体针疗法异常现象的处理。

六、腕踝针的优点及注意事项

1. 优点

(1)简单方便:进针点少,易记易掌握;取穴部位仅为腕、踝,操作简易,不受时间、地点和环境的限制。

(2)安全无痛:针刺仅达腕踝部皮下,这一部位既无重要器官,也无大的血管和神经,因此较安全。治疗时除针尖过皮肤时有轻微刺痛外,无任何不适感,患者易于接受。

2. 注意事项

本疗法主要强调皮下针刺,因此要注意刺激的深度,不可过深,亦不可过浅,否则会影响疗效。

七、腕踝针疗法的临床应用

腕踝针的临床应用,自1972 年2月用于临床之初,以治疗精神神经疾病为主,以后逐渐扩大应用范围,涉及内科、外科、眼科、耳鼻喉科、口腔科、皮肤科、妇科、小儿科等临床各科的一些常见病证。

1. 胸痹

取穴:左上2 穴。配穴:左上1 穴、左上3 穴,或左上5 穴。

操作:一般每日一次,每次留针15~30 分钟。埋针每日或隔日一次,每次留针12~24 小时,7~10 次为一疗程,疗程间隔3~5 天。

2. 心悸

取穴:左上2 穴。配穴:双上1 穴。

操作:常规针刺。

3. 不寐　多寐

取穴:双上1 穴。配穴:左上2 穴。

操作:常规针刺。

4. 胃痛

取穴:双下1 穴、左下2 穴。配穴:双上1 穴、左上2 穴。

操作:一般每日一次,每次留针15~30 分钟。埋针每日或隔日1 次,每次留针12~24 小时,7~10 次为一疗程,疗程间隔3~5 天。

5. 腹痛

取穴:双下1 穴、双下2 穴、双下3 穴。

操作:一般每日一次,每次留针15~30 分钟。埋针每日或隔日一次,每次留针12~24 小时,7~10 次为一疗程,疗程间隔3~5 天。

6. 胁痛

取穴:下2 穴。配穴:下1 穴、下3 穴、上2 穴、上1 穴、上3 穴,单侧或双侧。

操作:一般每日一次,每次留针15~30 分钟。埋针每日或隔日一次,每次留针12~24 小时,7~10 次为一疗程,疗程间隔3~5 天。

7. 头痛

取穴:双上1 穴;配穴:双上2 穴、双上3 穴、双上4 穴、双上5 穴、双上6 穴。

操作:一般每日一次,每次留针15~30 分钟。埋针每日或隔日一次,每次留针12~24 小时,7~10 次为一疗程,疗程间隔3~5 天。

8. 眩晕

取穴:双上1 穴。

操作:常规针刺。

9. 中风后遗症

取穴:患侧的上4 穴、上5 穴、上6 穴,下4 穴、下5 穴、下6 穴。配穴:大脑患病侧的相应穴位。

操作:常规针刺。

10. 面痛

取穴:上 1 穴、上 2 穴、上 3 穴、上 4 穴,一侧或双侧。

操作:一般每日一次,每次留针 15～30 分钟。用埋针方法治疗,每日或隔日一次,每次留针 12～24 小时,7～10 次为一个疗程,疗程间隔 3～5 天。

11. 面瘫

取穴:主穴为患侧上 2 穴、上 3 穴。配穴:患侧上 1 穴、上 4 穴。

操作:除常规针刺法及疗程外,可于治疗时接电针治疗仪,选择断续波或疏密波,刺激强度以患者针刺部位抽动为度。

12. 遗尿

取穴:双下 1 穴。

操作:常规针刺。

13. 腰痛

取穴:双下 6 穴、左下 5 穴、右下 5 穴。

操作:急性腰痛者:每日 1～4 次,每次留针 15～30 分钟,一般 1～3 天便可痊愈;或用埋针法,每日一次,每次留针六小时以上,痛止为度。慢性腰痛者,常规针刺。

14. 月经不调

取穴:双下 1 穴。配穴:双下 6 穴、双上 1 穴。

操作:常规针刺。

15. 痛经

取穴:双下 1 穴、双下 2 穴。配穴:双下 5 穴、双下 6 穴。

操作:常规针刺,月经期痛止停针,1～3 个月经周期为一疗程。

16. 妊娠恶阻

取穴:双下 1 穴、左下 2 穴。配穴:双上 1 穴。

操作:常规针刺。

17. 产后缺乳

取穴:双上 2 穴。配穴:双上 1 穴。

操作:常规针刺。

18. 肩关节周围炎

取穴:患侧上 3 穴、上 4 穴、上 5 穴。配穴:患侧上 1 穴、上 2 穴、上 6 穴。

操作:每日 1～4 次,每次留针 15～30 分钟,一般 1～3 天便可痊愈;或用埋针法,每日一次,每次留针六小时以上,痛止为度。

19. 关节疼痛

取穴:上 1 穴、上 2 穴、上 3 穴、上 4 穴、上 5 穴、上 6 穴、下 1 穴、下 2 穴、下 3 穴、下 4 穴、下 5 穴、下 6 穴。

操作:疼痛严重者,可每日针 1～4 次,常规针刺。

（王　荣）

93

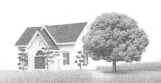

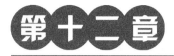
电针疗法

电针疗法是用电针器输出脉冲电流,通过毫针作用于人体经络穴位以治疗疾病的一种方法,是毫针的刺激与电的生理效应的结合。这种方法不但提高了毫针的治疗效果,而且扩大了针灸的治疗范围。我国在新中国成立前就有人试制过电针器,但当时未引起人们的重视。新中国成立初,电针疗法再次兴起,并做了大量临床观察和实验研究,使电针疗法得到了迅速的发展。

一、电针疗法的基本原理

电针疗法的中医基本原理,与毫针疗法基本相似,这里就不再介绍。这里主要介绍一些现代医学对电针疗法的研究。

电针对中枢神经递质有明显的影响,并且调节内分泌系统的机能活动。电针对于具有镇痛作用的内源性吗啡样物质,可使之在脑内及脊髓背根显著升高。电针调节内脏的功能活动,主要是通过自主神经,并伴随其相应递传的作用而完成。对于消化系统,电针后,或见唾液分泌的减少,或见唾液酶增加;胃液胆汁分泌增多,食道、胃肠运动增强。电针可增强肺功能,对肾、泌尿及膀胱排尿,均有调节作用。电针可使局部及远隔部位,即全身性的动脉和毛细血管扩张,以增强机体微循环,使肌肉痉挛得以缓解。电针对心率有调节作用,可使冠心病患者心电图改善,心绞痛缓解,对脑及内脏血管有舒缩影响。对休克低血压,具有不同程度的升压作用。电针对机体的防卫机能的作用颇为显著,电针后白细胞增加,其中嗜中性分叶白细胞增加尤为显著。电针能调节体温,对炎症有抗渗出、抗坏死、加速肉芽组织形成,增强细胞修复及瘢痕化过程等作用。电针的另一作用是对海洛因、吗啡等有戒瘾作用。

二、电针疗法常用器具

电针的器械包括针和电针器两部分。

电针的用针除用不锈钢外,也可用银特制。一般选用26～28号粗细的毫针。有时为了要集中在针尖上放电,可在针体上涂一层高强度绝缘漆,针尖处用力将漆割掉后使用。

电针器的种类很多。只要能控制输出电压、电流到所需强度的器械均可用作电针器。但应注意最大输出电压和电流量的关系。例如,最大输出电压在40V以上者,最大输出电流应限制在1mA以内,以免发生触电危险。常用的电针仪为G 6805型电针治疗仪(图12-1)。

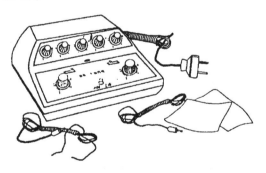

图12-1 治疗仪

三、电针疗法常用穴位及操作规程

(一)常用穴位

电针的选穴,即可按经络选穴,又可结合神经的分布,选取有神经干通过的穴位及肌肉神经运动点。例如:

头面部:听会、翳风(面神经);下关、阳白、四白、夹承浆(三叉神经)。

上肢部:颈夹脊6～7,天鼎(臂丛);青灵、小海(尺神经);手五里、曲池(桡神经);曲泽、郄门(正中神经)。

下肢部:环跳、殷门(坐骨神经),委中(胫神经),阳陵泉(腓总神经),冲门(股神经)。

腰骶部:气海俞(腰神经),八髎(骶神经)。

穴位的配对:一般根据受损部位的神经支配。例如:①面神经麻痹,取听会或翳风为主穴,额部配颧髎,口角配地仓,眼睑配瞳子髎。②上肢瘫痪取天鼎或缺盆为主穴,三角肌配肩髎或臂臑,肱三头肌配臑会,肱二头肌配天府;屈腕或伸指肌以曲池为主,配手五里或四渎。③下肢瘫痪,股前部以冲门或外阴廉为主,加配髀关或箕门;臀、腿后以环跳或秩边为主,小腿后面配委中,小腿外侧配阳陵泉。在针刺主穴和配穴时,最好针感能达到疾病部位后,再接通电针器。

(二)操 作 规 程

电针前的准备工作、体位选择及进针方法等都可参照体针内容,不再细述,下面主要介绍针刺后的操作方法。

针刺穴位得到针感后,把电针器上的输出电位器调至"0"值。将一对输出导线分别连在身体同侧的两根针的针柄上。胸背部的穴位上使用电针时,切不可将两个电极跨接在身体两侧,避免电流回路经过心脏。准备完毕后拨开电源开关,选择所需的波型和频率,逐渐调高输出电流,使患者出现酸、胀、热等感觉,或局部肌肉呈节律性收缩。如做较长时间的电针,患者会逐渐产生适应性,即感到刺激渐渐变弱,此时可适当增加刺激强度,或采用间歇通电的方法,以保持恒定的刺激作用。每次通电时间为10~20分钟。治疗完毕,把电位器调到"0"值,关闭电源,拆去输出导线退出毫针。

通常电针都在两个穴位以上,如遇只须单穴电针时,可选取有主要神经干通过的穴位,将针刺入后,接通电针器的一个电极上,另一针则接上用水浸湿的纱布上,做无关电极,固定在同侧经络的皮肤上。相邻近的一对穴位通电时,毫针间要以干棉球相隔,以免短路,影响疗效,损坏仪器(图12-2、图12-3)。

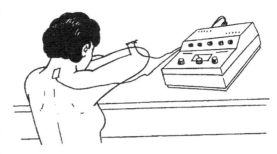

图 12-2　一穴通电法

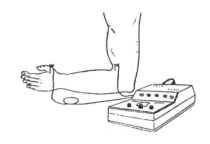

图 12-3　二穴通电法

四、影响电针效果的因素

电针的效应有着明显的个体差异,影响电针效果的因素是复杂的,但总的说可分为两个方面:①机体当时所处的功能状态;②给予刺激的条件。关于机体的功能状态如患者的心理状态、情绪基调、自主神经的功能稳定与否以及疾病的性质等,均对电针效应产生一定的影响。

(一)刺 激 部 位

电针选穴一般以循经取穴为主,还可按神经节段取穴和经验取穴。刺激一般穴位比刺激神经干所需的刺激量要大。电针效应大小与针感强弱有密切关系,越靠近神经部位针感越强,但刺激强度要适宜,超过70mA时可能会造成神经损伤。如将电针直接刺激神经干,会引起肌肉的强烈抽动,使患者难以忍受。交感神经与内脏痛有密切关系,阴极通电刺激背俞穴用于交感神经,可产生明显的抑制内脏痛效应。另外,也可刺激运动点、痛点和交感神经节。

（二）刺激参数

刺激参数包括波形、波幅、波宽、频率、节律和持续时间等，集中体现在刺激量。电针的刺激量如同针刺手法和药物剂量一样，意义重大。

（1）波形：常用的电针刺激波形有三种：正弦波、尖（针形）波、方波。每种波形又有单向双向之分，也有正向是矩形波（方波），负向是尖波的。根据临床实际需要，单个脉冲可采用不同方式组合而形成连续波、疏密波、断续波、起伏波和锯齿波等。

尖波：容易通过皮肤扩散到组织器官中去，对运动神经和肌肉起兴奋作用，可以改善肌肉的血液循环和组织营养，提高新陈代谢，促使神经再生。临床多用于周围性面神经麻痹、周围神经损伤、小儿麻痹后遗症、肌肉萎缩、尿潴留、尿失禁、胃下垂、腹胀、声带麻痹、眼睑下垂等症。但痉挛性瘫痪、急性炎症、出血性疾患不宜使用。

方波：具有抗感染、止痛、镇静催眠、解痉、恢复肢体功能、促进组织吸收，以及止痒、降压等作用。临床上多用于急性扭挫伤、腰肌劳损、偏瘫、神经性头痛、失眠、末梢神经炎、皮神经炎、肠粘连、肠胀气、胃肠痉挛、腱鞘囊肿、类风湿关节炎、荨麻疹、神经性皮炎、高血压等。

正弦波：可调节神经肌肉的张力。密波易产生抑制反应，疏波兴奋作用较明显，疏密波具有止痛、促进血循环及渗出物吸收等作用。多用于神经痛、神经炎、肌炎、扭挫伤、早期闭塞性脉管炎、偏头痛、肌肉萎缩、瘫痪等。

这些波形的共同特点是比较单调和周期性重复，易为机体所适应。因此，目前出现了噪音或谐音声电波，其特点是复合波，波幅、波宽、频率和节律等参数随时在变化，用于针刺麻醉或临床治疗效果较好。提高痛阈效果最好的是混合波，如音乐电波与尖波脉冲混合波。

（2）刺激强度：主要取决于波幅高低，多以峰值电压表示，通常不超 20V（0.2～60V）。但机体的可变因素很多，以电流值表示更好一些，一般不超过 2mA，多在 1mA 以下，也有以电压和电流的乘积表示的。由于对电的耐受有个体差异，刺激强度要因人而异，一般以中等强度，患者能耐受为宜，过强或过弱都会影响效果。

因机体对单调电脉冲有适应性，故使用单调电脉冲时最好随时调升刺激量。

（3）频率：脉冲电流的频率不同，其作用也不同。频率由每分钟几十次至每秒钟几百次不等。频率快的叫密波，一般 50～100 次/秒，频率慢的叫疏波，一般是 2～5 次/秒。密波和疏波都属于连续波，还有疏密波、断续波、锯齿波等，临床使用时根据不同病情选择使用。

密波：能降低神经应激功能，常用于止痛、镇痛、缓解肌肉和血管痉挛，也用于针刺麻醉等（图 12-4）。

疏波：其刺激作用较强，能引起肌肉收缩，提高肌肉韧带的张力。常用于治疗痿证，各种肌肉、关节、韧带及肌腱的损伤（图 12-5）。

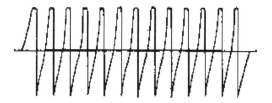

图 12-4

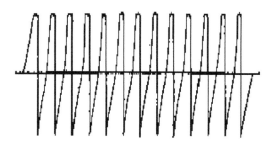

图 12-5

疏密波：疏波和密波交替出现的一种波形，疏密交替持续的时间各约 1.5 秒。该波能克服单一波形产生适应的特点，并能促进代谢、血液循环、改善组织营养、抗感染、消水肿等。常用于外伤、关节炎、痛证、面瘫、肌肉无力等（图 12-6）。

断续波：有节律地时断时续自动出现的一种疏波。断时，在 1.5 秒时间内无脉冲电输出；续时，密波连续工作 1.5 秒，这种波型机体不易产生适应性，其作用较强，能提高肌肉组织的兴奋性，对横纹肌有良好的刺激收缩作用。常用于治疗痿证、瘫痪(图 12-7)。

锯齿波:脉冲波幅按锯齿自动改变的起伏波。每分钟 10～20 次,或 20～25 次,其频率接近人体呼吸频率,故可用于刺激膈神经,做人工电动呼吸,抢救呼吸衰竭。并有提高神经肌肉兴奋性、调整经络功能、改善气血循环的作用。

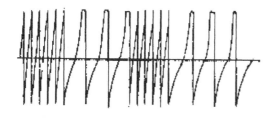

图 12-6

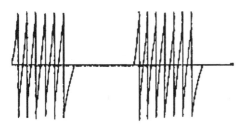

图 12-7

五、电针疗法的适应证

电针的适应范围和毫针刺法基本相同,广泛应用于内、外、妇、儿、五官、骨伤等各种疾病,尤常用于各种痛证、痹证、痿证,心、胃、肠、膀胱、子宫等器官功能失调,癫证,肌肉、韧带、关节的损伤性疾病等,并可用于针刺麻醉。

六、电针疗法的注意事项

(1)每次治疗前,检查电针器输出是否正常。治疗后,须将输出调节电钮等全部退至零位,随后关闭电源,撤去导线。

(2)电针感应强,通电后会产生肌收缩,故须事先告诉患者。电针刺激度应逐渐从小到大,不要突然加强,以免出现晕厥、弯针、断针等异常现象。

(3)患有严重心脏病患者,在应用电针时应严加注意,避免电流回路经过心脏;在邻近延髓、脊髓等部位用电针时,电流的强度要小些,切不可做强电刺激,以免意外。

(4)在左右两侧对称的穴位上使用电针,如出现一侧感觉过强,这时可以将左右输出电极对换。对换后,如果原感觉强的变弱,而弱的变强,则这种现象是由电针器输出电流的性能所致。如果无变化,说明是由于针刺在不同的解剖部位而引起的。

(5)作为温针使用过的毫针,针柄表面往往氧化而不导电,应用时须将输出线夹夹在毫针的针体上。

(6)在使用电针时,如遇到输出电流时断时续,往往是电针器的输出部分发生故障或导线线根有断损,应及时修理。

(7)毫针经多次使用后,针身容易产生缺损,在消毒前应加以检查,以防断针。

七、电针疗法的临床应用

1. 慢性支气管炎

取大椎、陶道等穴,用 28 号毫针呈 45°角向头部方向刺入 1.8～2 寸,接电针仪,频率 80Hz,电流 3～20mA,通电后胸部有电麻样感为度,以患者能耐受为度。隔日一次,十次为一疗程。

2. 不寐

选两组穴位交替使用,进针选用手法得气后,接电针仪,密波,中等强度,留针 15～20 分钟,每日一次,五次为一疗程。

3. 胃痛

选用足三里、内关、中脘等穴,进针得气后,接通电针仪,通高频连续波,电流强度以患者能耐受为度。每次 30 分钟,每日一次。

4. 呃逆

选用足三里、中脘、天突、膻中、四关等穴,进针得气后,接通电针仪,通低频脉冲电流,频率 50Hz/分钟,强度以患者能耐受为度,每次 30 分钟,每日一次。

5. 腹痛

选用足三里、天枢、内关等穴,进针得气后,接通电针仪,通连续波,强度由小到大,以患者能耐受为度,留针 20 分钟,每日一次。

6. 头痛

选用头维、百会、攒竹、天柱、风池、合谷、解溪等穴,进针得气后接电针仪,选用连续波,频率 140 次/分钟,电流强度以患者能耐受为度,

97

留针 30 分钟,每日一次。

7. 眩晕

选用相应穴位,进针得气后接电针仪,选用连续波,电流强度以患者能耐受为度,留针 30 分钟,每日一次,十次为一疗程。

8. 中风

选用穴位与毫针疗法相似,进针得气后刺激量以使局部肌肉抽动及附近关节被动运动,患者能耐受为度。根据肌张力及其他病变情况选择不同波型。关节僵硬、肌张压增高者,用连续波;患肢软弱、肌张力低者用疏密波;口眼㖞斜、语言謇涩、吞咽困难者,用断续波。每次选一对穴通电 20 分钟。

9. 三叉神经痛

三叉神经Ⅰ支痛选攒竹,配阳白或头维;Ⅱ支痛选四白,配下关或颧髎;Ⅲ支痛选颧髎,配颊车,分别将各支的主配穴联于电针仪上,频率 300～500 次/分钟,电流强度以患者能耐受为度,通电 40～60 分钟,每日一次。

注意事项:原发性三叉神经痛的发病机制尚未完全阐明,故尚无特效的根治方法。除药物、神经封闭、射频和各种手术外,电针亦为常用方法之一。

10. 面肌痉挛

以翳风、牵正、下关为主穴,配合谷、风池、三阴交、太冲为主,眼睑抽搐者加太阳、阳白、鱼腰、四白,面颊抽搐者加颧髎、迎香,口角抽搐者加地仓、颊车,均取患侧,交替使用。进针得气后,接通电针仪,采用连续波、弱电流,频率 70～90Hz,通电 30～60 分钟,每日一次。

11. 周围性面神经麻痹

可选阳白透太阳、四白透睛明、人中透颊车、四白透地仓、承浆透颊车,或常规选穴两组,交替使用。进针得气后接电针仪,选用疏密波,电流强度以患者能耐受为度,每次通电 15～30 分钟,每日一次,14 天为一疗程。

注意事项:本病的治愈率与病程的长短和患者面部神经受损情况密切相关。一般急性期患者治愈率高于非急性期;部分神经受损者治愈率高于完全性受损者。因此,及时发现,及早治疗是治愈本病的关键。

12. 痹证

选用相应穴位,进针得气后,接通电针仪,

用低频断续波,电流强度以患者能耐受为度,通电 20 分钟,每日一次。

13. 痿证

根据不同部位取穴,每次 2～4 对穴,接通电通仪。采用连续波,电流刺激强度及频率以患者能耐受为度。每次 15 分钟,隔日一次,十为一疗程。

14. 坐骨神经痛

根据疼痛部分选取 3～6 穴,以腰阳关、环跳、足三里为主穴。进针得气后接通电针仪,选用高频脉冲电刺激,强度以患者能耐受为度,每日一次,每次 30 分钟,七天为一疗程。

注意事项:电针治疗本病效果良好,特别是对原发性坐骨神经痛的治疗。当然,对继发性坐骨神经痛效果亦很满意,但缓解后易复发,必须加速原发病灶的治疗。

15. 股外侧皮神经炎

先在皮肤感觉异常区正中心垂直刺入一针,再在区上下左右相对约 20°～30°角斜刺入四针。患者得气后接电针仪,选连续波,频率 200 次/分钟,刺激五分钟,留五分钟取针。每日一次,十次为一疗程,疗程间隔 3～5 日。也可配合皮肤针、拔罐综合治疗。

注意事项:每次治疗前应探测大腿部感觉障碍区,治疗后恢复正常的部位可不再作叩刺,有些患者治疗后可转为感觉过敏反应再坚持 1～2 次治疗,停刺后 2～3 天可恢复正常,同时注意保暖,适当的劳逸结合,可巩固治疗。

16. 多发性神经炎

选取曲池、八邪、合谷、环跳、阳陵泉透阴陵泉、悬钟透三阴交、八风、承山、足三里等穴,在针刺得气的基础上接通电针仪,采用连续波,频率为 30 次/分钟左右,电流强度以患者能耐受为度。留针 20 分钟,每日一次。

17. 神经官能症

选取百会、人中、内关为主穴,针刺得气后,接通电针仪,用连续波,发作时施以中等刺激,好转后则用弱刺激。每日治疗一次,每次 20～30 分钟。

18. 震颤麻痹(帕金森病)

根据病变部位及严重程度选取穴位,每次 5～7 穴。进针得气后,接电针仪,用连续波,频率为 60～80 次/分钟,强度以患者能耐受为度。

每日一次,每次 20～30 分钟,十次为一疗程。

19. 老年痴呆症

取足三里、三阴交为主穴,配神庭、合谷、神门、间使、太冲等穴,进针得气后,接电针仪,选方波连续刺激,频率 2Hz,持续 30 分钟,每日一次。

20. 功能性子宫出血

取头针双侧生殖区为主穴,配穴取双侧三阴交、血海、足三里。令患者仰卧,用 1 寸毫针沿头皮向后斜刺双生殖区,后刺三阴交、血海、足三里。然后分别接电针仪,用连续波,每3～5 分钟,由慢到快、由快到慢旋转频率一次,电流强度以患者能耐受为度,通电 20 分钟。

21. 乳房囊性增生病

选取两组穴位,胸组穴:屋翳、膻中、合谷;背组穴:肩井、天宗、肝俞。针刺得气后,接电针仪,选用连续波,电流强度以患者能耐受为度。胸背组穴交替使用,每日一次,每次 20～30 分钟,月经期停止治疗。

注意事项:治疗本病疗程较长,若根据女性内分泌周期特点择日进行针刺的,可大大缩短患者的就诊时间,一般在月经后第 6～8 天、第13～15 天、第 22～27 天为最佳治疗时间。少数病例有恶变的可能,应注意观察,必要时进行组织切片和 X 线检查。

22. 麻痹性肠梗阻

选取内关、足三里、中脘穴,在得气的基础上,行泻法强刺激 2～3 分钟,待听到较强肠鸣音后,患者感觉腹痛顿减,再接通电针仪,用疏密波行连续的电刺激约 20～30 分钟。每日一次,五次为一疗程。

注意事项:治疗时同时检查患者有无因梗阻造成的全身性生理紊乱及中毒等,必要时配合西药静脉滴注进行治疗。

23. 阑尾炎

选取阑尾穴为主穴,配右侧天枢、足三里穴,进针 3cm,行提插法后,接通电针仪,电流强度以患者耐受为度,留针 30 分钟,每隔 8～24 小时针刺一次。

注意事项:电针对单纯性阑尾炎初起未化脓者疗效较好,若病情发展,可同时配合中药治疗;若无效,症状加重,必须转外科手术处理。

24. 慢性前列腺炎

选取穴两组,一组取关元、中极、水道、足三里、三阴交、太溪;另一组取肾俞、气海俞、次髎、阴陵泉、三阴交、太溪。两组穴位交替使用,操作时选用 30 号 2.5 寸毫针直刺关元、中极、水道,进针 1.5～2 寸,要求针感传至会阴部。得气后,接电针仪于双侧水道、足三里或气海俞、三阴交,选用疏密波,电流强度以患者能耐受为度,留针 20 分钟,每日一次,十次一疗程,疗程间休息 2～3 天。

25. 带状疱疹

用 2 寸毫针沿疱疹四周围刺,针尖向病灶中心,每隔 2～3cm 平刺一针,接电针仪,隔数针通电一针,共 4～6 针,选密波,频率 300 次/分钟,留针 30 分钟。远端取太冲、阳陵泉、内关(均双侧),强刺激,留针 30 分钟。

26. 肩关节周围炎

手阳经辨证施治,太阳型取腕骨,配曲池、肩贞、肩外俞,少阳型取阳池,配曲池、臑会、天髎,阳明型取合谷,配曲池、臂臑、巨骨。针刺得气后接电针仪,通电十分钟,关机后留针 5～10 分钟,每日一次。

27. 颈椎病

选取双侧颈 5～7 夹脊穴为主穴,颈型配大杼、天柱;神经根型配曲池、外关;椎动脉型配风池、风府。进针得气后,用电针仪接患者最痛两穴。采用连续波,留针 20 分钟。

注意事项:电针治疗颈椎病以神经根型疗效最好,脊髓型疗效较差。

28. 腰椎间盘突出症

根据患者椎间盘突出位置而确定电针取穴。中央型:取双侧相应夹脊及下一椎旁夹脊穴、秩边为主;左侧或右侧突出型:取患侧相应夹脊及下一夹脊穴,环中为主穴。针必得气,夹脊穴针向脊柱方向,得气感向患肢扩散则最佳。接电针仪,选疏密波,低频率,电极负极接椎间盘突出侧之夹脊穴,正极接秩边、环中。电流强度以患者能耐受为度,每十分钟略调大电流强度一次。留针 30 分钟,15 次为一疗程,每日一次。

29. 颞下颌关节功能紊乱综合征

取穴两组,一组取上关、嚼中(下关穴与颊车穴连续的中点)、合谷;两组取下关、颊车、合谷。每次取一组,均针患侧,合谷取双侧,病程短用泻法,病程长用平补平泻法,在针刺得气后,接通电针仪,用疏密波,电流强度由弱到强,以患者能耐受为度,随患者逐步适应而加大电流。通电20分钟,每日一次,十次为一疗程。

30. 麻痹性斜视

(1)动眼神经麻痹取穴:瞳子髎透承泣、鱼腰、攒竹。配穴:天髎、阳白、四白、目窗、合谷。

(2)外展神经麻痹取穴:丝竹空、瞳子髎透承泣。配穴:四白、天髎、头临泣、风池、合谷。

每次取主穴1～2个,辅穴2～3个,选两个穴位接电针仪,留针20分钟,每5～10分钟行针一次,十次为一疗程。

注意事项:治疗期间,患者要坚持眼肌功能锻炼。

(金晓飞)

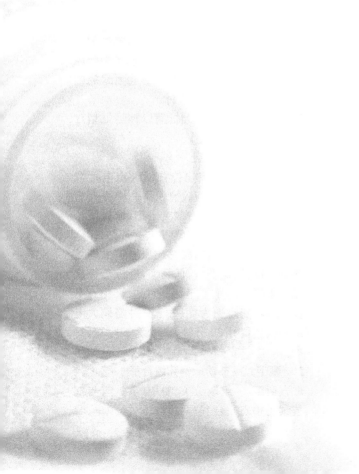

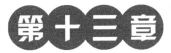

火针疗法

火针疗法是用特制的粗针,用火或电使针尖烧红后迅速刺入穴位内以治疗疾病的方法。古称"焠刺"、"燔刺"。

火针疗法在我国最早的古典医籍《黄帝内经》中就有记载。《灵枢·官针》:"焠刺者,刺燔针则取痹也。"《灵枢·经筋》:"焠刺者,刺寒急也。"焠刺、燔针就指的是火针。《伤寒论》将火针称为"烧针",并提出其适应证及禁忌证。2000多年来,火针疗法广为后世医家所重视和应用,其治疗范围不断扩大和发展。

火针疗法具有针和灸的双重作用。通过火针刺激腧穴,其温热作用能增加人体阳气,激发经气,调节脏腑机能,使经络通畅,气血通行。此外,火针疗法具有祛寒除湿、散结解毒、去腐排脓、生肌敛疮、益肾壮阳、温中和胃、升阳举陷、宣肺平喘、消肿止痛、息风定惊等作用。

一、火针疗法常用针具

火针针具(图13-1)应具有耐高温、坚硬挺拔的特点。一般取26或27号1.5～2.5寸不锈钢毫针。直径为0.5mm的细火针主要用于小儿或体弱者;直径为1.0mm的中粗火针,适应范围比较广泛,除面部穴位和肌肉较薄的部位外,其他四肢、躯干、压痛点和病灶四周均可应用;粗火针直径为2.0～2.5mm,主要用于针刺病灶部位,如瘰疬、腱鞘囊肿、窦道、各种结节、皮肤肿瘤等。火针针柄多用竹或骨质包裹,以免烫手。用于浅刺的,针身比较细短,装在一个木质柄上,便于叩刺,也可在针柄上同时装3～9枚钢针,以加强刺激,形状与梅花针相似。

近年来,针灸学者根据临床需要研制出了多种类型电火针,如高频感应加热火针、EFA型电火针、直流电火针等。这些新型电火针由于在携带和操作上都非常方便、简捷,所以,被广泛应用于临床。

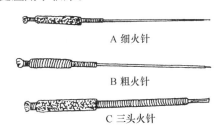

A 细火针
B 粗火针
C 三头火针

图13-1 火针针具

二、火针疗法的选穴原则及操作规程

1. 选穴原则

火针选穴与毫针选穴规律基本相同,根据病证不同而辨证选穴。一般取病变局部穴位或阿是穴,也可邻近取穴、循经取穴,取穴宜少。实证和青壮年患者,取穴可略多。火针取穴规律为先上后下,先背后腹,先左后右;在特殊情况下,可以灵活运用。每次可选4～6个穴位,亦可在疗程内拟两组穴交替使用。

2. 操作规程

(1)选穴与定穴:火针选穴除了与毫针选穴的基本规律相同以外,还可选用阿是穴(压痛点、异常反应点等)以及病灶的局部,并要求选穴少而精。穴位选择好后,体位固定,在消毒针刺前,进行穴位标记,一般都用拇指指甲掐压"十"字,以保证准确刺入。

(2)消毒:先用2%碘伏棉球,再用酒精棉球消毒。

(3)烧针与针刺:一般用酒精灯点燃,左手端灯,右手持针,针尖向着针刺部位。将针尖与针体伸入火外焰,根据针刺需要,来决定烧红的长度。一般是从针体向针尖烧,以针通红发白为度。针红为火针操作的关键步骤之一。正如古人云:"灯上烧令通红,用方有功。若不红,不能祛病,反损于人。"当针烧红后要迅速、准确刺入标定点,再快速拔出,整个过程大约只需1/10秒。

(4)针刺深度与方向:针刺深度要根据病情以及针刺部位的组织结构等情况来定(图13-2、图13-3)。一般而言,痰核、瘰疬、窦道等要刺入其核心或基底;皮肤表皮疾患则刺深未过皮肤;刺四肢、腰腹以及肌肉丰厚处可以刺达0.3~0.5寸;而面部、背胸部位则浅到1~2分深。大都采用与皮肤呈90°角的直刺法,以及与皮肤呈45°角的斜刺法。

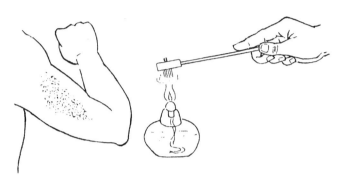

图 13-2　火针浅刺法

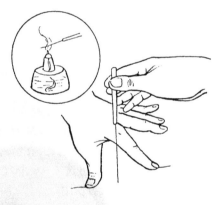

图 13-3　火针深刺法

(5)留针与出针:已如前述,火针大都不留针,快入而疾出。有些疾病也可留针,如火针刺淋巴结核,需留针1~2分钟,以清除消化干酪样坏死组织;又如选取远端穴位治疗疼痛性疾患时,也需留针五分钟左右,留针时间均少于毫针。火针起针时医生要手持消毒干棉球,以防出血(尤其在针刺局灶性皮损增厚的皮肤病时,往往会出血)。出针时不摇大针孔,并迅速按压,以减轻疼痛。针孔无需特殊处理。

(6)疗程与针刺时间:火针治疗大都以3~5次为一疗程,疗程间隔一周左右。每2~3天针刺一次。疗程与针刺时间视病情与身体状况而定。

三、火针疗法的适应证与禁忌证

1. 适应证

火针疗法适应证广,可用于内、外、妇、儿、皮肤、骨伤、五官等多种疾病。

2. 禁忌证

(1)精神过度紧张、饥饿、劳累、大怒、醉酒的患者不宜施火针。

(2)危重患者、糖尿病患者、孕妇禁用火针。

(3)大血管、神经和内脏器官周围禁用火针。

(4)自发出血倾向者禁用火针。

(5)有感染、溃疡、瘢痕或肿瘤部位,禁用火针。

四、火针疗法的注意事项

(1)体质虚弱的患者针刺时应采取卧位。

(2)施用火针时,应注意安全,防止火针灼伤患者其他部位或烧伤衣物,加热器不用时要立即切断电源。

(3)应用火针治疗后,应勤换内衣,针尖处不可用手搔抓以防止感染;针孔处三日内不可洗浴。

(4)如刺破血管而引起血流不止,须立即

用消毒干棉球压迫止血。

（5）接受火针治疗后,腧穴处皮肤可出现微红、灼热、轻度肿痛、痒等症状,属于正常现象,一周内会自行消失。若红肿出现脓点要保持局部清洁,防止感染。腧穴处红肿加重,分泌物增多,可外敷金黄膏或抗感染药膏等。

五、火针疗法的临床应用

1. 胃痛

取穴:中脘、关元、足三里。配穴:内关、梁门、梁丘、太冲。

操作:细火针,速刺,点刺不留针同。

2. 胆囊炎、胆石症

取穴:日月（右）、期门（右）、阳陵泉,胆囊穴,丘墟透照海、支沟透内关。

操作:细火针,速刺,点刺不留针。

3. 头痛

取穴:以头痛部位取穴。巅顶痛,阿是穴、百会、四神聪;前额痛,阿是穴、印堂、上星、头维;偏头痛,阿是穴、率谷、曲鬓;后头痛,阿是穴、后顶。

操作:细火针点刺,速刺不留针,深度1～2分。

4. 中风

取穴:肩髃、曲池、手三里、合谷、髀关、足三里、丰隆、解溪。

操作:以细或中火针取患侧手、足阴明经足臂穴位点刺,速刺不留针,深度视穴位而定,一般在2～8分,每次8～10穴,较常用的有肩骨、曲池、手三里、合谷、髀关、足三里、丰隆、解溪。

五指屈曲难伸者,点刺八邪后毫针三间透后溪留针。足趾拘挛者,点刺八风;足外翻者,点刺申脉;足内翻者,点刺照海;口眼㖞斜流涎者,点刺承浆、地仓、颊车。

5. 面瘫

取穴:阳白、攒竹、颧髎、牵正、迎香、地仓、颊车、完骨。

操作:恢复期以细火针点刺、速刺、浅刺不留针,深度1～2分。

6. 阳痿

取穴:肾俞、肓门、腰阳关、关元。

操作:中或粗火针,点刺深度2～3分,速刺不留针。

7. 遗尿

取穴:中极、关元、气海、脾俞、肾俞,膀胱俞。

操作:细火针,点刺、速刺不留针。

8. 痹症

取穴:局部阿是穴、膈俞、血海和关节周围经穴。结合患处局部取穴:肩关节取肩髃、肩髎、肩贞;膝关节取血海、梁丘、犊鼻、内膝眼、阴陵泉、阳陵泉;肘关节取尺泽、曲泽、少海;腕关节取阳溪、阳池、阳谷;踝关节取解溪、丘墟、商丘;髋关节取环跳、髀关。

操作:以细、中火针点刺深度3～5分,速刺不留针。

9. 类风湿关节炎

（1）取穴:患处关节局部取穴。手指取八邪;足趾取八风;腕关节取阳溪、阳池、阳谷;踝关节取解溪、丘墟、商丘。

操作:以细、中火针点刺阿是穴及患处关节经穴。速刺不留针,深度1～3分,每穴两针。

（2）华佗夹脊穴。上肢主取颈4至胸3的夹脊,下肢主取腰1～5夹脊,辅以取全部夹脊穴。

操作:以细、中火针点刺,速刺不留针,深度3～5分。

10. 坐骨神经痛

取穴:大肠俞、环跳、承扶、阳陵泉、委中、承山、飞扬、悬钟、昆仑、解溪。

操作:细或中火针点刺阿是穴,速刺不留针;深度视部位而定,一般在1～5分。

11. 月经不调

取穴:关元、归来、三阴交。

经早:实热取血海、曲池;虚热取血海、太溪;郁热取血海、太冲;气虚取气海、足三里。

经迟:血虚取脾俞、足三里（加灸）;血寒取关元（加灸）、归来;气滞取血海、太冲。

经乱:肝郁取肝俞、太冲;肾虚取肾俞、太溪。

月经过少:配脾俞、足三里（加灸）。

月经过多:配血海、隐白。

操作:取穴同毫针配穴。实证用中或粗火针,虚证用细火针,点刺,速刺不留针。腹部深度3～5分,除足三里外,余穴深度1～3分,足三里深度3～5分,每周一次。每周三次,每疗程十次,2～3个疗程。行经时停针,月经过少和月经过多者也可在行经期施治。

12. 外阴白斑

取穴:八髎穴。

操作:细火针点刺,速刺不留针,深度3～5分。

火针局部灼刺。步骤如下:

(1)患者仰卧位,暴露外阴部,剪掉阴毛。

(2)用1∶1000苯扎溴铵溶液清洗病变区。

(3)用0.5%盐酸利多卡因溶液在白色病变区施浸润麻醉。

(4)细火针在大阴唇两侧,自上而下深刺,深度5～8分,针孔间隔3～5mm,根据病损范围,决定所刺针数。

(5)细火针在白色病变区散刺,深度3～5分。

(6)三头火针密刺全部白色病变区,深度1～3分。针后嘱患者每次针刺后,用1∶1000苯扎溴铵棉球消毒,以保护创面避免浸水,必要时服抗生素类药物以预防感染。

13. 乳痈

操作:以细火针,围刺法,根据肿块大小进针约1～3分,点刺3～5针,速进疾出,不留针。化脓期未溃破时,粗火针对准化脓处中心刺入2～3针,速进疾出,刺破排脓,将脓液全部排掉,可用火罐辅助排脓。溃破后,在溃破处及其周围用中火针散刺,后在创口处放油纱条(只可放入皮下,不可深)。外敷消毒纱布,每日换药一次,至脓尽而止。

14. 乳癖

操作:以细或中火针,点刺乳房肿块中心及周围3～5针,速刺不留针,深度约2～5分,具体视肿块深度而定。

15. 脱疽

取穴:阿是穴、患部腧穴。

足部:十宣、八风、解溪、商丘、太冲、行间、内庭、侠溪。下肢:委中、阴陵泉、阳陵泉、三阴交、悬钟、昆仑、太溪、承山、飞扬。

操作:粗火针,散刺法,速刺不留针。深度,足趾1分,下肢3～5分,不超过1寸,若有紫黑色血液外流,务必使瘀血流尽,再用消毒干棉球擦干瘀血。

16. 筋瘤

操作:以粗火针刺破囊肿,所刺针数视囊肿大小而定,一般不少于三针(囊肿头、体、尾三处各一针),用止血钳从囊肿一侧向对侧反复推挤,将囊肿内容物挤尽,最后用无菌纱布、绷带加压包扎。此法疗效显著,一般一次治愈,多则2～3次。

17. 脱肛

取穴:百会、长强。

操作:细火针,速刺,点刺不留针。

18. 痔疮

对痔核脱垂,肛外可见的或痔疮局部有红肿、化脓及窦道形成的,选用细、中火针,点刺痔核及局部,不留针。

19. 疣

操作:对针头米粒大小的疣,常规消毒后,根据疣体的大小选用三头火针或平头火针,速刺疣体中心深达基底与皮肤相平,一般每个疣体1～3针,对传染性软疣,刺后挤捏疣体,挤出乳酪状物,碘伏溶液消毒。

20. 痤疮

取穴:肺俞、膈俞、脾俞、大肠俞。

操作:细火针点刺,速刺不留针,深度2～3分。

21. 风疹

取穴:风门、肺俞。

操作:以细或中火针点刺速刺不留针,深度2～3分。

22. 酒渣鼻

操作:若局部瘙痒甚者,以细火针点刺、速刺不留针,深度1～2分。

23. 带状疱疹

操作:常规消毒后以中或粗火针在龙头前、龙尾后及龙中上下1～2cm处,疱疹周围的健康皮肤每隔1～2cm点刺一针,速刺不留针,深度2～3分。针后拔罐。有大水疱者,可在其中心部位点破,液体流出用消毒干棉球拭净甲紫涂拭,外敷以消毒纱布。疱疹干燥后仍遗留痛感者,火针散刺。

24. 神经性皮炎

操作:以三头火针、中或粗火针密刺患处局部,点刺不留针,深度2～3分,若火针穿刺厚皮损后,有黑褐色血液流出。勿急止血,等血自凝,或色鲜为止。

25. 肩关节周围炎

取穴:肩髃、肩髎、肩贞、肩前、臑会、臂臑、天府、侠白、曲池。

操作:肩部疼痛甚者或怕冷发凉者,以细火针点刺,速刺不留针,深度3~8分。

26. 鸡眼

操作:①局部常规消毒;②用1%盐酸利多卡因溶液使病变部位浸润麻醉;③根据鸡眼的大小选用相应的粗、中、细火针,速刺法,刺鸡眼中间部分,深达根底部,一般3~5针,若鸡眼较大,可从病灶周围向中心部分做环状斜刺,深达根底部,以确保捣毁鸡眼根部的营养血管;④若局部皮肤坚韧而硬,火针不易刺入者,可用水杨酸软膏或鸡眼膏敷于患处,待次日软化后再行针治。

27. 肘劳

(1) 取穴:压痛点。

操作:细或中火针,点刺每处3~5针,速刺不留针,深度1~3分。

(2) 取穴:曲池、手三里、手五里。

操作:细或中火针点刺,速刺不留针,深度3~5分。若点刺压痛点有积液,可拔火罐。

28. 落枕

取穴:压痛点。

操作:细火针点刺压痛点,速刺不留针,深度3~5分。

29. 伤筋

(1) 取穴:对侧对应点。

操作:细火针点刺或用毫针,左侧外踝扭伤,刺右侧外踝对应点。

(2) 取穴:远处对应点。

操作:细火针点刺或用毫针,右外踝部扭伤,刺右腕部阳池穴;腰部正中扭伤刺人中穴,两侧扭伤可刺同侧委中穴。

30. 睑板腺炎

取穴:肝俞、外关、合谷、光明。若眼区疼痛重者,可加正光1,正光2穴。

操作:细火针点刺,速刺不留针,深度2~3分。

31. 鼻衄

取穴:少商、商阳、上星。

配穴:中冲、关冲、隐白。

操作:①火针:中火针,速刺法,点刺不留针,热盛着可挤出少量血液。②平头针或火提针,找到出血点,将平头火针或将火锟针烧至白亮或微红,缓慢烙刺,即可止血。出血点一般位于鼻中隔前下部,此处毛细血管丰富。

32. 鼻渊

取穴:迎香、鼻通(双)、印堂、合谷、列缺。

操作:细火针,速刺法,点刺不留针。

33. 咽炎

取穴:咽喉部阿是穴、天突,曲池、鱼际、合谷。

操作:中火针,快速点刺,深度2~3分。不留针。若有血流出,勿急止血。

(田岳凤)

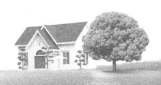

耳穴疗法

耳穴是分布在耳部上的腧穴,也是人体各部分的生理、病理变化在耳郭上的反应点。耳穴疗法即是用针或其他方法刺激耳穴,以达到预防和治疗疾病的一种方法。

耳穴诊治疾病,早在《内经》中就有记载,《灵枢·厥病》"厥头痛、头痛甚,耳前后脉涌有热,泻出其血,后取足少阳。"《内经》之后,历代文献中也有许多记载,如《千金翼方》"治口喎,以苇筒长五寸以一头刺耳孔中,四畔以面密塞之,勿令泄气,一头纳大豆一颗并艾烧之令燃,灸七壮即瘥。患右灸左,患左灸右,耳病亦灸之。"这是最早关于耳灸法的记载。《针灸大成》用艾灸耳尖穴"治疗眼生翳膜",属直接灸疗法。《理瀹骈文》用"手摩耳轮,不拘遍数……此法亦治不睡",属于耳按摩疗法。可见当时耳穴的刺灸方法已趋多样化,为后世耳穴疗法的形成奠定了理论基础和实践依据。

近几十年来,在继承前人的基础上,广大医学工作者又进行了大量的临床实践和实验研究,使耳穴疗法有了更大的发展。1957年法国医学博士P. Nogier发表了形如胚胎倒影的较为完整的耳穴图,对我国耳穴的研究、普及和发展起了极大的推动作用。广大医务人员参考国内外有关资料和动态,进一步发掘古代经验,广泛开展耳穴实践,使耳穴治疗的适应证不断扩大,由几十种发展到百余种,逐步形成了我国独具特色的耳穴图谱。1992年,经国家中医药管理局提出,由国家技术监督局发布了中华人民共和国国家标准"耳穴名称与部位"共91个,使耳穴得以基本定型,耳穴疗法亦基本成型。

一、耳穴疗法的基本原理

(一)中医学理论原理

1. 耳穴与经络的关系

《灵枢·海论》记载"夫十二经脉者,内属于府藏,外络于肢节。"经络系统遍布于人体各部,几乎无处不到。耳与经络之间存在着极为密切的关系,在十二经脉循行中,有的经脉直接入耳中,有的分布在耳郭周围。如手太阳小肠经、手少阳三焦经、足少阳胆经、手阳明大肠经等经脉的支脉、经别都入耳中;足阳明胃经、足太阳膀胱经则分别上耳前,至耳上角,六阴经虽不直接入耳或分布于耳郭周围,但却通过经别与阳经相合。因此十二经都直接或间接上达于耳。所以《灵枢·口问》说:"耳者,宗脉之所聚也。"《灵枢·邪气脏腑病形》亦说:"十二经脉,三百六十五络,其血气皆上于面而走空窍,其精阳气上走于目而为睛,其别气走于耳而为所。"由此可知耳与经络的关系,在《内经》时期已奠定了基础。所以当针刺耳郭上的某穴时便可调整调相关经脉之气,从而起到治病的作用。

2. 耳穴与脏腑的关系

中医学认为人体的五脏六腑、五官九窍是有机地整体,它们通过经络互相联系,通过气血灌注互相影响。就耳来说它并不是一个孤立的听觉器官,而与脏腑有着密切的关系。如:《灵枢·脉度》说:"肾气通于耳,肾和则耳能闻五音矣。"《素问·金匮真言论》说:"南方赤色入通于心,开窍于耳,藏精于心。"《难经·四十难》也说:"肺主声,令耳闻声。"《证治准绳》也说:"肾为耳窍之主,心为耳窍之容"在《厘正按摩要术》中则进一步将耳分为心、肝、脾、肺、肾五部,认为"耳珠属肾,耳轮属脾,耳上轮属心,耳皮肉属肺,耳背玉楼属肝"。从以上内容可以看出耳与脏腑在生理上息息相关,在病理上不可分割。当脏腑各器官有病时,在耳郭上与该脏腑相联系的部位就会产生反应,而针刺或贴压耳穴则可调节脏腑和器官的功能活动,达到治疗脏腑疾病的目的。

（二）现代医学原理

1. 耳穴与神经体液的关系

耳郭的神经分布很丰富,有来自脊神经颈丛的耳大神经和枕小神经;有来自脑神经的耳颞神经、面神经、舌咽神经、迷走神经的分支以及随着颈外动脉而来的交感神经。

分布在耳郭上的四对脑神经及两对脊神经都和中枢神经系统有着密切的关系,当刺激耳穴上的各种感受器时,各种感觉冲动就会传递到中枢神经系统,通过在中枢的整合作用来调节全身脏腑和躯干四肢的各种活动,达到防治疾病的目的。

耳穴疗法在刺激神经末梢的同时,也对全身的体液系统发挥着一定的调节作用。大量的实验研究证实,刺激耳穴后可明显改变体内 5-羟色胺(5-HT)、去甲肾上腺素(NE)以及各类免疫球蛋白和激素等的水平,从而达到提高机体痛阈,激发机体内非特异性防御反应,增强机体的免疫能力,从而调动体内主观能动性,抗御病邪,恢复健康。

2. 耳穴与生物全息律

根据生物全息律,耳郭这个独立部分是人体整体的缩影(图 14-1),耳郭包含了人体各部分的信息,耳穴就是人体各部分在耳郭上的反应点。因此通过刺激耳穴即可调节人体各个部分的功能状态而起到治病的目的。

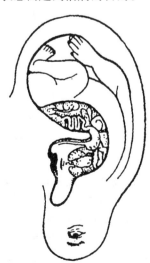

图 14-1　耳郭形状

根据生物全息律,患病部位与耳穴有着对应关系。当疾病发生时,病灶对应的耳穴产生高度特异性病理反应——直接反应;也可由于病灶影响了与其密切的组织器官,这些组织器官使其相应的耳穴产生了阳性反应——间接反应。这种躯体、内脏的生理或病理的改变,在耳郭相应耳穴上发生某些特异的变化,如变色、变形、丘疹、低电阻等。这种相对特异性变化,已发展成为耳穴疗法的重要理论依据。因此在治疗中必须准确地找到这些特异性变化的部位,掌握适宜的刺激方法、手法、刺激强度,才能取得满意疗效。

二、耳穴疗法的常用器具与制备

1. 消毒器具

血管钳或镊子、消毒干棉球、酒精棉球、碘伏等。

2. 针刺工具

(1)耳毫针:针长 0.5～1 寸,针的粗细有26 号、28 号、30 号、32 号等四种。一般常用 28 号 0.5 寸长的毫针。

(2)皮内针:常见的皮内针有两种,一种似蝌蚪状,另一种为揿钉状。

(3)耳梅花针:是用五枚 1.5 寸的毫针用丝线捆扎在一起,针尖呈梅花形,并保持同一水平。

(4)三棱针、电针仪、1ml 注射器并配 4～5 号针头等。

3. 贴压工具

(1)膏类:常用的有抗感染解毒膏、活血止痛膏、伤湿止痛膏、香桂活血膏等橡皮膏药,将贴膏剪成 0.6cm×0.6cm 小块,备用。

(2)丸类:常用的耳压药丸有王不留行、绿豆、急性子、白芥子、莱菔子、六神丸、仁丹及磁珠等。

(3)贴压板的制作方法:将 0.5cm 厚的有机玻璃加工成 14cm×28cm 大小,然后再划成0.6cm×0.6cm 大小的小方格或 0.8cm×0.8cm 的菱形小格,每一划线深约 0.5mm,每一小方格中央钻成 1mm 深,直径 2mm 之小球形凹陷一个或两个,将王不留行籽铺满各小凹陷中,再用与有机玻璃板同样大小的胶布,贴在有机玻璃上面,铺平压紧,用切割刀按划线的大小切割开。治疗时,直接用蚊式弯血管钳夹取使用。

4. 其他器具

（1）注射药物：维生素 B_1、维生素 B_{12}、利多卡因、黄芪注射液、当归注射液、板蓝根注射液、阿托品、普鲁卡因等。

（2）艾灸用品：艾条、艾炷、灯心草等。

（3）眼科手术刀、氦-氖液光器等。

三、耳穴疗法的常用方法

（一）耳穴针刺法

1. 耳穴毫针法

耳毫针法（图14-2）是运用毫针刺激耳穴的治疗疾病的一种方法。凡适宜于耳穴治疗的疾病，均可应用。

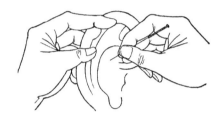

图 14-2　耳穴针法

（1）操作步骤

1）探查耳穴：用探棒或耳穴电测仪（图14-3）检查耳穴阳性反应点，明确诊断、选穴配方，点击穴位，做好标记。

2）耳郭（图14-4、图14-5）和针具消毒：用酒精棉球由内至外，由上至下，对耳郭全部消毒，尤其注意三角窝、耳甲腔、耳孔周围等部位的消毒。耳针的消毒同常规针具的消毒。

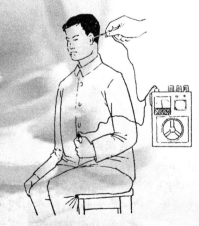

图 14-3　耳穴电阻测定法

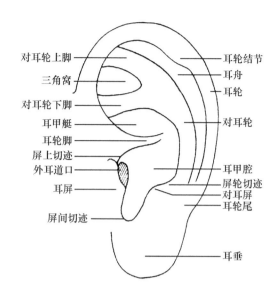

图 14-4　耳郭正面的解剖名称

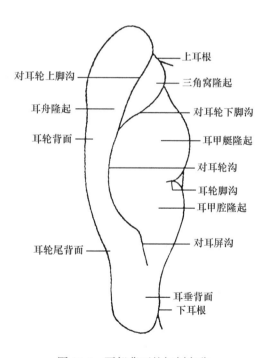

图 14-5　耳郭背面的解剖名称

3）体位和进针：一般采用坐位，如遇初诊者精神紧张，惧痛怕针或病重体弱者，则应采用卧位。进针时，医者用左手拇指固定耳郭，中指托着针刺部位的耳背，这样既能掌握针刺的深度，又可减轻针刺时的疼痛。然后用右手拇、食指持针，在有压痕的敏感点处进针。进针的方法有两种：①捻入法：医者左手固定耳郭，右手

108

持针柄将针尖对准敏感点压痕处,一边捻转,一边用力下压,使针随捻转刺入穴内。②插入法:医者左手固定耳郭,右手持针柄将针尖对准敏感点压痕处用力一按,迅速将针插入耳穴中。

4)针刺深度:应视患者耳郭局部的厚薄、穴位的位置而灵活掌握,一般刺入皮肤2~3分即可到达软骨。针以能直立而不摇摆为宜,不可穿破耳郭背面皮肤。

5)针刺方向:①直刺法:针体与皮肤呈90°角进针,适用于三角窝、耳甲和耳甲腔等处穴位。②斜刺法:针体与皮肤呈45°~60°角进针,适用于对耳轮、对耳屏内侧、屏间切迹等处穴位。③横刺法:针体与皮肤呈15°角进针,适用于耳舟、耳垂或透穴(一针透数穴)。

6)针刺强度:①强刺激法:用于病者体质强壮的急性病、实证、瘀证、疼痛等诸病,此法为泻法。②轻刺激法:用于体质较差的慢性病、虚证者,此法为补法。③中等度刺激法:又称平补平泻,是常用的刺激法。

7)针刺手法:①单刺法:刺入敏感点后,不需运用手法仅留针,用于年迈体弱,久病及儿童患者。②捻转法:刺入耳穴后,在该处再运用中等刺激手法,顺时针方向小幅度来回捻转,持续刺激20~30秒,用于一般慢性病。③提插法:刺入耳郭后,用力将毫针垂直的上下提插10~20秒,用于急性病和痛证。

8)留针及出针:留针是指毫针刺入耳穴后停留在耳郭上的这一过程。时间为30~60分钟。婴幼儿不留针,慢性及疼痛疾病留针时间可长一些。留针期间,每隔十分钟应捻转针柄一次,以加强刺激,提高疗效。

出针是医者左手托住耳背,右手起针,其方法有两种:①捻出法:右手持针柄,边捻转边将针退出;②抽出法:右手持针柄,不加捻转,快速抽出。

出针后用酒精棉球按揉针孔,以防感染。若出针后出血,用干棉球压迫片刻即可。

9)疗程:每日或隔日一次,7~10次为一疗程,疗程间隔3~5日。急性病,两耳同用,慢性病,每次一侧耳郭,两耳交替使用。

(2)注意事项

1)患者在大饥、大饱、大醉、大累之后,严重贫血或大失血,大病后均不宜用耳针治疗。

2)孕妇妊娠五个月以上不宜进行耳针治疗。

2. 耳穴电针法

耳穴电针法是将传统的毫针法与脉冲电流刺激相结合的一种疗法。适应证同耳穴毫针法,临床常用于神经系统疾病、内脏痉挛所致的疼痛、哮喘等病症。

操作步骤与注意事项同体针的电针疗法。

3. 耳穴埋针法

耳穴埋针法是将皮内针埋于耳穴内治疗疾病的一种方法。临床常用于一些疼痛性疾病和慢性病。

(1)操作步骤

1)用探棒或耳穴探测仪测得所选耳穴的敏感点,并稍加压力,使之留下压痕。

2)耳郭皮肤消毒后,医者左手固定耳郭,绷紧埋针处皮肤,右手用镊子夹住消毒的皮内针针柄,轻轻刺入所选穴位皮内,一般刺入针体的2/3,然后用胶布固定。若用揿针,针环不易拿出,可直接将已消毒的外揿针皮内针之针环,贴在预先剪好的小块胶布中央,再揿在耳穴内。

3)一般埋患病侧,单耳即可,必要时可埋双耳。每日自行按压三次,留针3~5天,十次为一疗程。

(2)注意事项

1)埋针处不可淋湿浸泡。

2)皮肤出现红肿,应取出埋针,并给予抗感染治疗。

4. 耳穴皮肤针法

耳穴皮肤针法(图14-6)是用梅花针或毫针浅刺耳穴的一种治疗方法。适用于老年体弱患者,临床对一些内脏痛证、神经麻痹、偏头痛、皮肤病等具有较好的疗效。

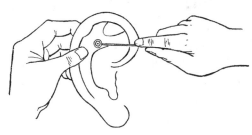

图14-6 耳穴皮肤针刺法

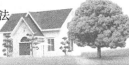

109

（1）操作步骤

1）按摩耳郭（约数分钟）至局部发热、充血状态。

2）酒精棉球消毒耳郭及针具。

3）左手固定耳郭,右手持梅花针或 30 号 0.5 寸的毫针,或四号半的皮内针头,对准选择治疗的耳穴区域,快速的、雀啄样点刺,由轻到重,以局部充血、发热和少许渗血为度。

4）治毕,先用消毒棉球擦净渗血,再以酒精棉球消毒局部。

5）根据病情隔日或 3~4 天治疗一次,七次为一疗程。

（2）注意事项

1）严格消毒针具、耳郭。

2）术前认真检查针具,针尖过钝或带钩均需更换。

（二）耳穴贴压法（图 14-7）

1. 耳穴贴膏法

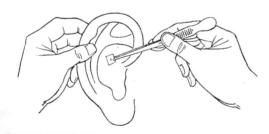

图 14-7　耳穴贴敷法

耳穴贴膏法是选用具有刺激性的药膏贴在耳穴上治疗疾病的一种方法。凡适合耳针治疗的疾病,皆可选用。

（1）操作步骤

1）用酒精棉球清洗耳部,除去油脂,以便使膏药渗入耳穴。

2）用探棒对准所选耳穴点压、按摩片刻,然后将贴膏剪成 0.6cm×0.6cm 小块,贴敷在选用的耳穴上。

3）每侧耳郭可贴 4~5 个穴位,可单侧或双侧同时贴敷,维持 2~3 日,换贴新膏药一次,7~10 日为一疗程。

（2）注意事项

1）防止胶布潮湿和皮肤过敏感染。

2）夏季贴压时间不宜过长。

2. 耳穴压丸法

耳穴压丸法是用硬而光滑的药物种子或药丸、磁珠等物在耳穴表面贴压并用胶布固定来治疗疾病的一种方法。凡适合耳针治疗的疾病均可使用。临床常用于老人、儿童及各种慢性疾病。

（1）操作步骤

1）选择质硬、光滑、无副作用、直径 1~2mm 丸形物体 1~2 粒,粘贴在 0.6cm² 的方形药用胶布上备用。

2）按耳穴毫针法先探寻压痛点或低电阻点。

3）消毒耳郭,左手固定耳郭,右手用镊子夹取黏有贴压物的胶布小块,对准压痕贴敷。

4）左手拇、食指在压丸局部从耳背和耳面同时施压,力量逐步加大,至局部酸胀、疼痛灼热为度。

5）每贴压一次,可在耳穴上放置 3~7 天,贴压期间嘱患者每日自行按压 2~3 次,每次每穴 1~2 分钟,每五次为一疗程。

（2）注意事项

同耳穴贴膏法。

（三）耳穴放血疗法

耳穴放血疗法是用毫针、皮内注射针头、三棱针针刺耳穴放血或用眼科手术刀,在耳穴或静脉穿破血管放血的一种治疗方法。

1. 操作步骤

（1）按摩耳郭充血,常规消毒所选放血部位。

（2）左手固定耳郭,右手持放血针刀,用点刺法迅速刺入放血部位约 2mm 深,随即拔出。

（3）每次放血 3~5 滴后,放血时用消毒干棉球擦拭。隔日一次,急性病每日两次。

2. 注意事项

（1）有出血性疾病和凝血功能障碍者禁用。

（2）孕妇禁用。

（四）耳穴药物注射法

耳穴药物注射法是选用与疾病相关的微量药物注入耳穴,通过注射针对穴位的刺激及注入药物的药理作用,协同调整机体,达到防治疾

110

病的目的。凡适合耳针治疗的均可选用本法。

1. 操作步骤

（1）取 1ml 注射器一个，4 号注射针头 2～4 个，均应为一次性医疗用品。抽取适宜的药液。

（2）选准穴位，耳郭常规消毒。

（3）用 1ml 注射器抽好所需药液，注射时左手固定耳郭并把注射局部皮肤绷紧，右手将注射器的针头刺入耳穴的皮内或皮下与软骨之间，针头斜面向下缓慢地推注药液，按组织松弛情况酌量注入每穴 0.1～0.3ml。局部呈丘疹或黄豆大隆起，耳郭可产生胀痛、红热等反应。

（4）注射完毕后，针眼处可能有渗血或药液外溢，应以消毒干棉球轻轻压迫，不宜重压或按摩，让药液任其自然吸收。

（5）患侧或双侧耳郭注射，隔日一次，7～10 次为一疗程。

2. 注意事项

（1）严密消毒，防止感染及组织坏死。

（2）凡能导致过敏反应的药物，必须先做皮肤过敏试验，阴性者方可使用。

（五）耳穴灸法

耳穴灸法是通过温热刺激耳郭，达到温经散寒、疏通经络，用以治疗疾病的一种方法，多用于虚证、寒证、痛证等。

1. 操作步骤

（1）选准施治耳穴，点燃艾条或其他灸治物，对准所选耳穴或耳区，距离皮面 2cm 左右施灸，以局部温热、充血红润为度。

（2）灸治手法可酌情选用固定灸、雀啄灸、环形灸、熨热灸、点灸等法。

（3）每次选灸 1～3 穴，每穴灸治 3～5 分钟，每日或隔日灸一次，7～10 次为一疗程。

2. 注意事项

（1）施灸时隔开头发，以免不慎被燃。

（2）以耳灸之皮肤充血发红，稍有灼痛，但未起疱为宜。

四、耳穴疗法的常用穴位

耳穴疗法常用穴位见图 14-8。

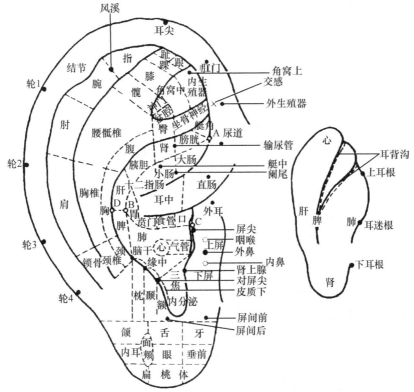

图 14-8　耳穴标准化方案穴区分布

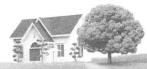

按照耳穴国际标准化方案,耳穴共有 91 个,兹按部列表如下(表 14-1):

表 14-1 耳穴疗法的常用穴位

部位	穴名	定位	主治
耳轮穴位	耳中	耳轮脚处,即耳轮 1 区	呃逆、荨麻疹、皮肤瘙痒、小儿遗尿症、胃肠道痉挛性疾病
	直肠	耳轮脚棘前上方的耳轮处,与大肠同水平,即耳轮 2 区	便秘、腹泻、脱肛、痔疮、肛裂、痢疾
	尿道	在直肠上方的耳轮处,与膀胱同水平,即耳轮 3 区	尿频、尿急、尿痛、尿潴留、尿道炎、前列腺炎
	外生殖器	对耳轮下脚前方的耳轮处,与交感同水平。即耳轮 4 区	睾丸炎、附睾炎、外阴瘙痒、性功能障碍
	肛门	三角窝前方的耳轮处,即耳轮 5 区	痔核、肛裂、脱肛、肛门周围炎
	耳尖	耳郭向前对折的上部尖端处,即耳轮 6、7 区交界处	发热、高血压、急性结膜炎、睑板腺炎、皮肤病、失眠
	结节	耳轮结节处,即耳轮 8 区	头晕、高血压以及各种肝胆疾病
	轮1、轮2、轮3、轮4	从耳轮结节下缘至轮垂切迹,划 4 等份,共四点,由上而下,依次为轮 1,位于耳轮 9 区,耳轮结节下方耳轮处;轮2,位于耳轮 10 区;轮3,位于耳轮 11 区;轮4,位于耳轮 12 区	发热、上呼吸道感染、扁桃体炎、结膜炎、头痛、眩晕等
耳舟穴位	指	耳舟上方处,即耳舟 1 区	甲沟炎、手指疼痛和麻木
	腕	指区的下方处,即耳舟 2 区	腕部疼痛
	风溪	耳轮结节前方,指区与腕区之间,即耳舟 1、2 区交界处	荨麻疹、皮肤瘙痒、过敏性鼻炎等各种过敏性疾病和皮肤病
	肘	腕区的下方处,即耳舟 3 区	肱骨外上髁炎、肘部疼痛等疾病
	肩	肘区的下方处,即耳舟 4、5 区	肩关节周围炎、落枕、颈椎病等
	锁骨	肩区的下方处,即耳舟 6 区	肩关节周围炎
对耳轮穴位	跟	对耳轮上脚前上部,即对耳轮 1 区	足跟痛、骨质增生等
	趾	对耳轮上脚后上部,即对耳轮 2 区	甲沟炎、趾部疼痛
	踝	趾、跟区下方处,即对耳轮 3 区	踝关节扭伤
	膝	对耳轮上脚中 1/3 处,即对耳轮 4 区	膝关节肿痛
	髋	对耳轮上脚下 1/3 处,即对耳轮 5 区	髋关节疼痛、坐骨神经痛
	坐骨神经	对耳轮下脚前 2/3 处,即对耳轮 6 区	坐骨神经痛
	交感	对耳轮下脚末端与耳轮内缘相交处,即对耳轮 6 区前端	胃肠痉挛、心绞痛、胆绞痛、输尿管结石、自主神经功能紊乱
	臀	对耳轮下脚后 1/3 处,即对耳轮 7 区	坐骨神经痛、臀筋膜炎
	腹	对耳轮体前部上 2/5 处,对耳轮 8 区	腹痛、腹胀、腹泻、急性腰扭伤
	腰骶椎	腹区后方,即对耳轮 9 区	腰骶部疼痛
	胸	对耳轮体前部中 2/5 处对耳轮 10 区	胸胁疼痛、胸闷、乳腺炎
	颈	对耳轮体前部下 1/5 处对耳轮 12 区	落枕、颈项肿痛
	颈椎	颈区后方,即对耳轮 13 区	落枕、颈椎综合征

续表

部位	穴名	定位	主治
三角窝穴位	角窝上	三角窝前 1/3 的上部	高血压
	内生殖器	三角窝前 1/3 的下部	痛经、月经不调、功能性子宫出血
	角窝中	三角窝中 1/3 处	哮喘、肝胆疾病
	神门	三角窝后 1/3 的上部	失眠、多梦、痛证、戒断综合征
	下屏	耳屏外侧面下 1/2 处	鼻炎、鼻塞
	外耳	屏上切迹前方近耳轮部	外耳道炎、中耳炎、耳鸣
	屏尖	耳屏游离缘上部尖端	发热、牙痛
	外鼻	耳屏外侧面中部	鼻前庭炎、鼻炎
	肾上腺	耳屏游离缘下部尖端	低血压、风湿性关节炎、腮腺炎
	咽喉	耳屏内侧面上 1/2 处	声音嘶哑、咽喉炎、扁桃体炎
	内鼻	耳屏内侧面下 1/2 处	鼻炎、副鼻窦炎、鼻衄
	屏间前	屏间切迹前方耳屏最下部	视网膜炎、近视、远视
对耳屏穴位	额	对耳屏外侧面的前部	头痛、头晕、失眠、多梦
	屏间后	屏间切迹后方对耳屏前下部	近视、远视、散光
	颞	对耳屏外侧面的中部	偏头痛、耳鸣、听力下降
	枕	对耳屏外侧面的后部	头痛、头晕、神经衰弱
	皮质下	对耳屏内侧面	痛证、神经衰弱、假性近视
	对屏尖	对耳屏游离缘的尖端	哮喘、腮腺炎、皮肤瘙痒
	缘中	对屏尖与轮屏切迹之中点处	遗尿、内耳眩晕症以及垂体疾病
	脑干	轮屏切迹处	后头痛、眩晕、假性近视
耳甲穴位	口	耳轮脚下方前 1/3 处	面瘫、口腔炎、胆囊炎、胆石症
	食管	耳轮角下方前 1/3 处	食管炎、食管痉挛
	贲门	耳轮脚下方后 1/3 处	贲门痉挛、神经性呕吐
	胃	耳轮脚消失处	胃痉挛、胃炎、胃溃疡、牙痛
	十二指肠	耳轮脚上方后部	十二指肠溃疡、胆囊炎、胆石症
	小肠	耳轮脚上方中部	消化不良、腹痛、心律不齐
	大肠	耳轮脚上方前部	腹泻、便秘、咳嗽、痤疮
	阑尾	小肠区与大肠区之间	单纯性阑尾炎、腹泻
	艇角	对耳轮下脚下方前部	前列腺炎、尿道炎
	膀胱	对耳轮下脚下方中部	膀胱炎、遗尿症、坐骨神经痛
	肾	对耳轮下脚下方后部	腰痛、耳鸣、肾盂肾炎、遗尿症
	输尿管	肾区与膀胱区之间	输尿管结石绞痛
	胰胆	耳甲艇的后上部	胆管疾病、带状疱疹、听力减退
	肝	耳甲艇的后下部	胁痛、眩晕、高血压、假性近视
	艇中	小肠区与肾区之间	腹痛、腹胀、腮腺炎

113

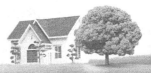

续表

部位	穴名	定位	主治
耳甲穴位	脾	耳甲腔的后上部	腹胀、腹泻、便秘、食欲不振
	心	耳甲腔正中凹陷处	心律不齐、心绞痛、无脉症
	气管	心区与外耳门之间	咳喘
	肺	心、气管区周围处	咳喘、胸闷、痤疮、皮肤瘙痒
	三焦	外耳门后下,肺与内分泌区之间	便秘、腹胀、上肢外侧疼痛
	内分泌	耳屏切迹内,耳甲腔的前下部	痛经、月经不调、更年期综合征
耳垂穴位	牙	耳垂正面前上部,耳垂1区	牙痛、牙周炎、低血压
	舌	耳垂正面中上部,耳垂2区	舌炎、口腔炎
	颌	耳垂正面后上部,耳垂3区	牙痛、颞颌关节功能紊乱
	垂前	耳垂正面前中部,耳垂4区	神经衰弱、牙痛
	眼	耳垂正面中央部,耳垂5区	假性近视、青光眼等眼部疾病
	内耳	耳垂正面后中部,耳垂6区	内耳眩晕症、耳鸣、听力减退
	面颊	耳垂正面眼区与内耳区之间	周围性面瘫、三叉神经痛、痤疮
	扁桃体	耳垂正面下部,耳垂7、8、9区	扁桃体炎、咽炎
耳背穴位	耳背心	耳背上部	心悸、失眠、多梦
	耳背肺	耳背中内部	咳喘、皮肤瘙痒
	耳背脾	耳背中央部	胃痛、消化不良、食欲不振
	耳背肝	耳背中外部	胆囊炎、胆石症、胁痛
	耳背肾	耳背下部	头痛、头晕、神经衰弱
	耳背沟	对耳轮沟和对耳轮上、下脚沟处	高血压、皮肤瘙痒
耳根穴位	上耳根	耳根最上处	鼻衄
	耳迷根	耳轮脚后沟的耳根处	胆囊炎、胆石症、胆道蛔虫症
	下耳根	耳根最下处	低血压

五、耳穴疗法的取穴原则

1. 相应部位取穴

相应部位取穴即按病变部分选穴,是根据人体患部部位,在耳郭上相应部位取穴。当机体某个脏腑、器官、部位患病时,在耳郭的相应部位上会出现阳性反应点,如低电阻、疼痛、变色、变形等。相应部位取穴是耳穴疗法中最简易、最基本的方法。如:眼病选眼、妇科病选内生殖器、急性腰扭伤取腰穴等。

2. 根据脏腑经络辨证取穴

根据中医脏腑、经络学说的理论,辨证选用相关耳穴。如皮肤病,按"肺主皮毛"的理论,可取肺穴;失眠,按"心主神明"的理论,可取心穴;脱发,按"肾其华在发",可取肾穴。

3. 根据现代医学理论取穴

对于疾病进行分析判断时,既要根据脏腑经络辨证取穴,又要运用现代医学理论取穴。从疾病的发生、发展等多种因素去考虑分析。如妇科月经主要与内分泌系统的功能失调有关,因此在取穴时一定要选用内分泌穴;又如消化性溃疡,其发病原因与大脑皮质功能紊乱有关,从而影响自主神经功能和内分泌功能,所以在治疗取穴时不但要取胃、十二指肠穴,还须选皮质下、交感、内分泌等穴,以调整其皮质和内脏功能。

4. 按穴位功能取穴

耳穴各有其功能主治,所以要根据穴位功能取穴。如神门是止痛要穴,疼痛疾患均可取用;耳尖放血可退热、降压、抗感染、抗过敏,发

114

热、高血压、过敏性疾病患者都可用耳尖放血，等等。

5. 依临床经验取穴

根据临床经验，选用有效耳穴。如耳中穴可用于治疗膈肌痉挛、血液病和皮肤病；胃穴除用于消化系统疾病外，还可用于神经系统疾病。

选穴须注意精炼，一般以选用2～3穴为宜。一侧病取同侧穴，两侧病或内脏病取双侧穴，也可左病取右、右病取左。

六、耳穴疗法的适应证和禁忌证

1. 适应证

耳穴疗法适应各种疼痛性疾病、各种炎症性疾病、过敏及变态反应性疾病、功能紊乱性疾病、慢性疾病、内分泌代谢性疾病、传染性疾病等。此外，尚有催产、催乳、戒烟、解酒，治疗食物中毒，预防感冒、晕车、晕船，还有保健、美容、减肥等作用。

2. 禁忌证

（1）严重心脏病患者以及肝、肾衰竭者不宜使用，更不宜采用强刺激。如电针放血等。

（2）出血性体质与出血性疾病以及高度贫血者，不宜针刺或放血，但可耳穴贴压治疗。

（3）妊娠40天至三个月者不宜针刺，五个月后需要治疗者，可轻刺激，不宜针刺子宫、腹、卵巢、内分泌，有习惯性流产者禁用耳穴治疗。

（4）外耳患有疾病如溃疡、湿疹、冻疮破溃时，暂不宜针刺。待治愈后再刺激耳穴治疗其他病变。

（5）不合作的精神病患者。

七、耳穴疗法的优点

耳穴疗法具有简便易学、便于推广；疗效可靠、应用广泛；经济实用、副作用小等优点。

八、耳穴疗法的临床应用

1. 感冒

取穴：肺、内鼻、咽喉、神门。发热配耳尖、屏尖、肾上腺放血；咳嗽配气管、支气管、平喘；头晕配枕、外耳；头痛配额、颞、枕。

操作：

（1）耳穴压丸法：平补平泻手法，每次一侧耳穴，每日或隔日换压另一侧耳穴。七次为一

疗程。

（2）耳毫针法：强刺激泻法。每天一次，留针30分钟，每十分钟行针一次。每次针一侧耳穴，两耳交替。

2. 咳嗽

取穴：气管、支气管、平喘、神门、肺。外感咳嗽配枕、耳尖、肾上腺、内鼻；内伤咳嗽配肾、脾、交感、神门、内分泌、大肠。

操作：

（1）耳穴压丸法：平补平泻法，每次一侧耳穴，每日或隔日换压另一侧耳穴。七次为一疗程。

（2）耳毫针法：平补平泻法，每天或隔天针一次，每次针一侧耳穴，两耳交替，十次为一疗程。

3. 哮喘

取穴：肺、支气管、交感、肾上腺、平喘。外源性配风溪、肝、神门；内源性配大肠、枕、内分泌。

操作：

（1）耳穴位注射法：多用于急性发作期，可用2%普鲁卡因溶液（注射前应作过敏试验）或1：1000肾上腺素水溶液1ml（高血压患者慎用）做耳穴注射。每穴注入0.1ml药液（起一个小皮丘）。两耳轮流注射。症状控制后，可改用耳穴压丸法或耳毫针法。

（2）耳穴压丸法：贴压王不留行籽或白芥子，每次一侧耳穴，2～5天换贴一次，两耳交替，十次为一个疗程。

（3）耳穴贴膏法：此法多用于儿童，取穴同耳穴压丸法。用抗感染解痛膏贴在敏感点上，每次贴一侧耳穴，2～3天换贴一次，两耳交替，十次为一疗程。哮喘发作时，可每天贴1～2次。

4. 心悸

取穴：心、小肠、神门、皮质下。心动过速配心脏点；心动过缓配交感、肾上腺。

操作：

（1）耳穴压丸法：心率快者可用对压法或直压法，心率慢者可用轻柔按摩法。每次按压一侧耳穴，3～5日换另一侧耳穴，嘱患者自己每日如法按压耳穴3～4次，十次为一疗程。

（2）耳毫针法：心率快者用捻转强刺激泻

法,心率慢者用捻转弱刺激补法。每日一次,每次一侧耳穴,两耳交替,十次为一疗程。

5. 冠心病

取穴:心、交感、皮质下、小肠、神门、内分泌、胸、肝、心脏点。

操作:

(1)耳毫针法:探找敏感点进针,用捻转手法,中刺激量,留针 20～30 分钟。每日一次,单耳治疗,两耳交替进行,七次为一疗程。

(2)耳穴压丸法:双侧耳穴,用点压手法,每三日治疗一次,七次为一疗程。嘱患者每日自行按压耳穴 3～4 次。

6. 不寐

取穴:神门、心、皮质下、枕、脑干、神经衰弱区、神经衰弱点。心脾两虚型配脾、小肠;肝郁气滞型配肝、三焦;心虚胆怯型配交感、胆;心肾不交型配肝、肾;胃失和降型配交感、胃、脾。

操作:

(1)耳穴压丸法:王不留行籽用 0.6cm 见方的胶布贴压穴处。用轻柔按摩手法,单耳取穴,两耳交替进行治疗,3～5 天治疗一次,嘱患者每日自行按压每个耳穴 3～4 次,每次 5～6 分钟,五次为一个疗程。

(2)耳穴毫针法:单耳或双耳取穴,每日或隔日一次,每次留针 10～30 分钟,每五分钟捻转一次,中、强刺激量。4～7 次为一疗程,疗程间隔 3～5 天。

(3)自我按摩法:患者可以根据自己的情况,采用揉按法或触压法。①手指揉按法:用拇指,食指相交,对压耳郭上的三角窝、对耳屏、对耳屏后沟等处,重点按压神门、晕点、脑点、失眠等穴位,要求一压一松,用力适中、均匀,每部位揉按 10～35 次,每日 2～4 次,尤以入睡前为主要。双耳交替进行,4～7 天为一疗程。②小棒触压法:借助钝头的小木棒或小塑料棒,面对镜子,按照耳穴位图取穴,治疗要求基本同手指揉按法,触压强度以能耐受为度。

7. 痫证

取穴:癫痫点、脑干、皮质下、脑、神门、枕、肝、肾、枕小神经点、耳颞神经点。

操作:

耳穴压丸法:将穴位分成两组,每耳取一组穴,两耳同时压丸,隔 2～5 天两耳对换穴位贴压。十次为一疗程。

8. 胃痛

取穴:胃、脾、交感、肺、肾、肝、胰胆、神门、皮质下、三焦。

操作:

(1)耳穴压丸法:双侧胃、脾、肝、神门、交感、皮质下等穴贴敷药丸,用拇指以中等力度揉捏药丸 1～2 分钟,每日 4～5 次,每两天换贴另一侧耳穴,十次为一疗程。休息 7～10 天,继续下一疗程治疗。

(2)耳穴电针法:实证用密波,通电 30 分钟;虚证用疏密波,通电 15 分钟,隔日治疗一次,每次一侧耳穴,十次为一疗程,疗程间休息十天。

9. 呕吐

取穴:胃、神门、交感、皮质下、枕、内分泌、肝、脾、膈。

操作:

(1)耳穴压丸法:虚证用轻柔按摩补法,实证用对压泻法。单耳取穴,两耳交替,隔 2～3 日换贴压另一侧耳穴,十次为一疗程。嘱患者每日按常规自行按压耳穴 3～5 次。

(2)耳毫针法:从胃穴进针透刺耳中穴,或从耳中穴进针透刺胃穴。再针神门、皮质下、交感,最后选配 1～2 个配穴。虚证呕吐用补法,实证呕吐用泻法。每日或隔日治疗一次,十次为一疗程。

10. 呃逆

取穴:膈、胃、交感、神门、皮质下、肝。

操作:

(1)耳穴压丸法:王不留行籽置于 0.6cm^2 的胶布正中,贴压穴处,用手按压片刻,直至呃逆停止。嘱患者经常自行按压,以巩固疗效。

(2)耳穴埋针法:选用消毒揿针,快速刺入膈穴和胃穴,适当按压,待患者有剧烈酸、痛、热、胀感时,先用一小块消毒棉花压住针,再用胶布固定。直到呃逆完全停止后出针。

11. 泄泻

取穴:直肠、大肠、神门、脾、交感。慢性腹泻配肾;急性腹泻配小肠、胃。

操作:

(1)耳穴压丸法:选取胃肠安为药丸,对患侧大肠、小肠、直肠下段及神门等穴贴敷药丸,并用拇指以中等力度揉捏 1～2 分钟，每日 4～5 次，药丸每两日更换一次。

（2）耳毫针法：大肠、小肠穴用强刺激捻转、提按手法，胃、脾、肾等穴用轻刺激捻转手法，留针 30 分钟。急性腹泻每天治疗两次，两天为一疗程，一个疗程无效者，应立即改用其他方法治疗。慢性腹泻 1～2 日治疗一次，7～10 天为一疗程，疗程间休息五天。

12. 便秘

取穴：大肠、直肠、交感、三焦、脾、皮质下、肺、腹、内分泌。

操作：

（1）耳穴压丸法：虚证用轻柔按摩补法；实证用强刺激对压泻法。每次一侧耳穴，隔2～3日换压另一侧耳穴。十次为一疗程。

（2）耳毫针法：虚证补法，留针 15～20 分钟；实证泻法，留针 30 分钟。每日治疗一次，每次一侧耳穴，十次为一疗程。

13. 胁痛

取穴：胸、肝、神门、皮质下、枕、胆、肺。

操作：

（1）耳穴压丸法：在胸穴找到敏感点进行耳穴压丸，用强刺激对压泻法，由轻到重按压耳穴的同时，嘱患者做深呼吸或咳嗽，按压到疼痛明显减轻或消失。再如法贴压肝、神门、皮质下和枕穴。每次一侧耳穴，隔日一次，六次为一疗程。嘱患者每日自行按压耳穴 3～4 次，每次都按压到疼痛减轻或消失为止。

（2）耳毫针法：在胸穴找到敏感点，当刺到敏感点时，一般数秒钟内疼痛立即减轻或消失，若无此即刻效应，应出针另针刺或调整针刺方向。然后再针刺肝、神门穴。每次一侧耳穴，每日或隔日治疗一次，六次为一疗程。

14. 头痛

取穴：耳尖、神门、皮质下。阳明头痛配额、胃；少阳头痛配颞、胆、交感、外耳；太阳头痛配枕、膀胱；厥阴头痛配顶、肝；全头痛配额、颞、枕、顶、外耳。

操作：

（1）耳穴压丸法：将王不留行籽或其他丸类置于 0.6cm 见方的胶布上，贴压穴处，每次取一侧耳穴，隔三天换贴另一侧耳穴，嘱患者自行按压耳穴，十次为一疗程。

（2）耳毫针法：实证头痛用泻法，强刺激，留针 30 分钟以上，间隔三分钟捻转一次；虚证头痛用补法，浅刺，弱刺激，留针 10～15 分钟，间隔三分钟捻转一次。每日或隔日一次治疗一次，十次为一疗程，疗程间隔 3～5 天。

（3）耳穴放血法：选耳背近耳轮处明显血管一根，用切割放血法放血 30 滴左右；耳郭正面选穴同耳针法，用点刺放血法，每穴放血 1～2 滴。每周治疗一次，三次为一疗程，疗程间休息一周。

15. 高血压病

取穴：耳尖、降压沟、降压点、心、皮质下、肝、交感。肝阳上亢型配角窝上、结节；肝肾阴虚型配肾、小肠；阴阳两虚型配肾点。

操作：

（1）耳穴压丸法：用王不留行籽贴压，在耳背沟可串压 3～5 粒。早期，用对压强刺激泻法，可配耳尖放血；中期，全部穴位用平补平泻法；晚期，心、肾两穴用轻柔按摩补法，其余穴用平补平泻法。每次压一侧耳穴，两耳交替，每隔三日换压另一侧耳穴，十次为一疗程，嘱患者每日自行按压不少于五次。

（2）耳穴放血法：用三棱针在耳尖穴点刺，放血数滴。然后在降压沟中选一条小血管，用手术刀片或其他消毒刀片将血管切开，放血 3～5 滴左右，消毒干棉球压迫止血，用一小方块消毒纱布盖住伤口，胶布固定。每次一侧耳穴，两耳交替，每隔三天一次，五次为一疗程。

16. 三叉神经痛

取穴：耳颞神经刺激点、三焦、皮质下、脑干、神门、枕、相应部位、外鼻、外耳、大肠、胃、胆。

操作：

（1）耳穴压丸法：选取王不留行做药丸，对患者双侧耳穴贴敷药丸，并用拇指以中等力度揉捏药丸 1～2 分钟，每日 4～6 次，药丸每两日更换一次，七次为一疗程。

（2）耳放血法：对疼痛挟热者（遇热加重），取枕、面颊、耳尖等穴。常规消毒后，放血2～3滴血，隔日一次，七次为一疗程。

（3）耳电针法：用一对耳夹夹耳颞神经刺激点与外鼻穴；另一对耳夹夹在耳垂前后的疼痛敏感点处，通电 20 分钟，5～10 次为一个疗程,疗程间隔3~5天。

17. 面肌痉挛

取穴:眼、面颊、口、神门、肝、皮质下、耳尖、三焦、脑干、肝、脾。

操作:

(1)耳毫针法:在敏感点进行针刺,留针30分钟。实证用捻转泻法,虚证用捻转补法。两耳交替针刺,出针后再行耳尖穴点刺放血。每日或隔日次,十次为一疗程。

(2)耳电针法:用疏密波或密波,每次电针30分钟,电流输出以患者能耐受为度。每天治疗一次,每次一侧耳穴,两耳交替。十次为一疗程,疗程间休息一周。

18. 面瘫

取穴:相应部位、皮质下、三焦、内分泌、肾上腺、脾、肝、枕、额。

操作:

(1)耳毫针法:面颊区穴向外上方斜刺,余穴均直刺2~3mm。每针均做180°~360°捻转行针,频率在45次/分钟左右,每穴捻转20~30秒,间歇运针,留针30分钟。每天一次,每次一侧耳穴,两耳交替,十次为一疗程,疗程间休息三天。

(2)耳放血法:选患者患侧耳背近耳轮处明显的血管一根,揉搓数分钟,使其充血,常规消毒后,放血1ml。

19. 遗尿

取穴:肾、膀胱、皮质下、肝、胰胆、缘中、内分泌、枕。

操作:

耳穴压丸法:患儿双侧肾、膀胱、皮质下、缘中、尿道等穴贴敷药丸,用拇指轻揉药丸0.5~1分钟,每日3~4次,2~3天治疗一次,每次一侧耳穴,两耳交替,十次为一疗程,疗程间休息一周。

20. 遗精

取穴:肾、心、皮质下、肝、神门、枕。多梦配胰、胆;失眠配神经衰弱区、垂前;滑精配脑干、缘中;心慌、盗汗配交感。

操作:

(1)耳穴压丸法:轻柔按摩手法。隔日换贴另一侧耳穴,十次为一疗程,疗程间休息5~7天。嘱患者每日按压四次耳穴,并放松思想。

(2)耳穴药物注射法:药用黄芪注射液、当归注射液、丹参注射液、维生素B$_{12}$等均可,取穴同耳穴压丸法。每穴注入0.1~0.2ml,每次一侧耳穴,隔1~2日注射一次,疗程间休息5~7天。

21. 单纯性肥胖症

取穴:胃、口、神门、三焦、内分泌、肾上腺、缘中、肺、小肠、肾。

操作:

(1)耳穴压丸法:每次贴压一侧耳穴,两耳交替,隔日换贴一次,十次为一疗程,疗程间休息一周。若有食欲过盛者,嘱患者吃饭前及感到饥饿时按压耳穴数分钟,每穴按压80次以上。

(2)耳毫针法:单耳或双耳取穴,每日或隔日一次,每次留针10~30分钟,每五分钟捻转一次,中、强刺激量,4~7次为一疗程,疗程间隔三天。

22. 更年期综合征

取穴:肾、内生殖器、内分泌。情绪激动配神门、心、皮质下;心悸配心、小肠;血压偏高配耳背沟、角窝上;头晕目眩配肝、枕;记忆力减退配皮质下、心、缘中;耳鸣配内耳、外耳、肾上腺;恶心呕吐配胃、枕、神门。

操作:

(1)耳穴压丸法:每次一侧耳穴。隔日治疗一次,15次为一疗程,疗程间休息7~10天。并嘱患者每日自行按压耳穴3~5次。

(2)耳毫针法:在敏感点进针,行平补平泻手法,每天针刺一侧耳穴,两耳交替,十次为一疗程,疗程间休息5~7天。

(3)耳穴放血法:对烦躁不安的患者,可配结节、耳尖点刺放血。每次一侧的一个耳穴,两穴交替使用。

23. 竞技综合征

取穴:心、肾、皮质下、额、脑、神门、交感、枕、缘中、胃、大肠、内分泌、脑干。

操作:

(1)耳穴压丸法:于竞技前三天开始治疗,在所选穴区敏感点压丸,用强刺激对压或直压手法,每次按压一侧耳穴,隔1~2天换压另一侧耳穴,一直到竞技结束。并嘱患者每天自行按压3~4次。

（2）耳穴埋针法：于竞技前三天开始治疗，在敏感点进针，用按压手法，每次一侧耳穴，隔2～3天换埋另一侧耳穴，直到竞技结束。并嘱患者每天自行按压每个穴位3～4次。

24. 坐骨神经痛

取穴：坐骨神经、神门、臀、肝、膀胱、相应部位、皮质下、肾。

操作：

（1）耳穴压丸法：贴压在敏感点上，采用重刺激对压泻法，再贴压神门、肝等穴。每天一次，每次一侧耳穴，十次为一疗程，嘱患者每天如医生手法按压3～4次。

（2）耳毫针法：针刺患侧坐骨神经穴，捻转强刺激手法，若针效不明显，再加刺对侧坐骨神经穴。一般只需针一侧，随后再针刺神门、肝等穴。留针30分钟，每隔十分钟行针一次，每日行针一次，十次为一疗程。

25. 月经不调

取穴：子宫、卵巢、内分泌、缘中、肾、肝、脾。

操作：

（1）耳穴压丸法：每次压贴一侧耳穴，2～3日换贴另一侧耳穴。于月经期前十天开始治疗，至月经来潮。嘱患者每日自行按压3～5次。月经干净后停止治疗，于下次月经前十天再开始治疗。

（2）耳毫针法：耳毫针刺入，留针20～30分钟。月经期前十天开始治疗，每天一次，每次一侧耳穴，两耳交替，治疗至月经干净，于下次月经前十天再开始治疗。

26. 痛经

取穴：子宫、内分泌、卵巢、缘中。肾肝神门。气滞血瘀者配三焦、交感、皮质下、心；气血虚弱者配脾、肺、血液点。

操作：

（1）耳穴压丸法：嘱患者每日按压3～4次，以耳穴发热、发痛为好。2～3日换压一次，每次一侧耳穴，两耳交替。于月经前一周左右开始治疗，治疗至月经干净。

（2）耳毫针法：于经前一周开始直至月经来潮为止。实证用泻法，虚证用补法，留针一小时，连续治疗三个月经周期为一疗程，每日一次，每次一侧耳穴，两耳交替，治疗至月经干净。

27. 崩漏

取穴：内生殖器、缘中、内分泌、肾上腺。血热配神门、屏尖；肾虚配肾、肝；脾虚配肾、脾；血瘀配耳中、肝。

操作：

（1）耳穴压丸法：每次一侧耳穴，两耳交替，2～3日换贴一次。嘱患者每日自行按压4～5次耳穴，每次每穴按压0.5分钟。本法多用于出血症状控制或缓解后的巩固治疗。

（2）耳毫针法：虚证手法宜轻，实证宜用强刺激手法。每天针一次，每次一侧耳穴，两耳交替，治疗至出血停止。

28. 盆腔炎

取穴：盆腔、内生殖器、肾上腺、神门、内分泌、肾、肝。

操作：

（1）耳穴压丸法：慢性盆腔炎患者以此法为宜。行平补平泻手法。每周2～3次，十次为一疗程，嘱患者每日按压穴位不少于三次，疗程间休息5～7天。

（2）耳毫针法：急性盆腔炎用强刺激捻转泻法，慢性盆腔炎用补法捻转。留针30分钟，其间每五分钟行针一次，1～2天一次，十次为一疗程，疗程间休息一周。

29. 乳腺炎

取穴：胸、内分泌、肾上腺、肝、胃。高热配耳尖放血，疼痛配神门、皮质下。

操作：

（1）耳穴压丸法：若单侧乳腺炎，先贴压患侧，以后两耳交替贴压，若双侧乳腺炎第一次双耳同时贴压，以后每次一侧耳穴，两耳交替，每天贴压一次，直至痊愈。

（2）耳毫针法：每日针1～2次，留针30分钟，症状缓解后可隔日针一次，每次取一侧耳穴，两耳交替。症状明显时，亦可两耳同时针刺。

（3）耳穴放血法：用三棱针对准敏感点，点刺放血数滴，每日治疗一次，每次一侧耳穴，两耳交替，至基本痊愈。高热患者亦可加耳尖穴点刺放血。

30. 前列腺炎

取穴：艇角、尿道、肾、肝、内分泌、三焦。少腹、会阴部坠痛配艇中、盆腔；睾丸抽痛配睾丸；

腰痛配腰骶椎;神经衰弱配神门、神经衰弱区。

操作:

(1)耳穴压丸法:用轻柔按摩的手法,隔2～3日换贴压另一侧耳穴,十次为一疗程。疗程间休息5～7天。

(2)耳穴毫针法:每日或隔日一次,每次留针10～30分钟,每五分钟捻转一次,中、强刺激量。4～7次为一疗程,疗程间隔3～5天。

31. 痔疮

取穴:肛门、直肠、大肠、脾、缘中。痔核感染配肾上腺;疼痛配神门、皮质下;大便干配大肠、角窝中。

操作:

(1)耳穴压丸法:每2～3天换贴一次,每次一侧耳穴,两耳交替。每天嘱患者自行按压4～5次,每次每穴按压0.5分钟,十次为一疗程,两疗程间休息5～7天。

(2)耳毫针法:感染、疼痛明显者用耳毫针,根据病情选穴3～5个,每日一次,七次为一疗程。疗程间休息3～5日。

(3)耳穴放血疗法:肛门、直肠、耳尖穴用三棱针点刺放血。若肛门穴有阳性反应物,直接点刺阳性反应物放血,效果更好。每天一侧耳穴,隔日点刺另一侧耳穴,四次为一疗程。

32. 神经性皮炎

取穴:肝、肾上腺、皮质下、枕、相应部位、神门、肺、心。

操作:

(1)耳毫针法:强刺激。每次留针1～2小时,留针期间行针2～4次。1～2日针一次,每次一侧耳穴,两耳交替,十次为一疗程。

(2)耳穴药物注射法:用维生素B₁、维生素B₁₂、维生素C或普鲁卡因注射液,刺入所选穴位敏感点皮下,推入药液约0.1ml左右,形成一皮下丘疹样凸起。每次一侧耳穴,两耳交替,隔日治疗一次,十次为一疗程。

(3)耳穴放血法:选取耳背较明显的小静脉,用三棱针或小刀片点刺出血,放血10～15滴,每次一侧耳背一根小静脉,两耳交替,每周两次,五次为一疗程。

33. 湿疹

取穴:相应部位、肺、肾上腺、内分泌、风溪、心、脾、神门、枕、膈、大肠。

操作:

(1)耳毫针法:每日针刺一次,每次留针30分钟,留针期间每隔十分钟行针一次,用强刺激捻转泻法,十次为一疗程,疗程间休息5～7日,不愈者继续下一疗程。

(2)耳穴割治法:用眼科小手术刀或针,消毒耳郭,在所选穴位上轻划1～2刀,以刀口稍有渗血为好,伤口0.2～0.4cm,或在对耳轮轻轻划割,划痕长度不超过5mm。划痕间距离以2mm为宜,使之微微出血。每次割治一侧耳穴,两耳交替,每周1～2次,四次为一疗程。

34. 荨麻疹

取穴:相应部位、肺、心、内分泌、风溪。风热型配耳尖、肾上腺;风寒型配肾;肠胃湿热型配大肠、胃。

操作:

(1)耳毫针法:留针30～60分钟,每次针一侧耳穴,两耳交替,每天一次。急性荨麻疹连续针至痊愈,慢性荨麻疹十次为一疗程,症状缓解后,还需巩固治疗一个疗程。

(2)耳穴放血法:选取耳背后中上部小静脉,用三棱针刺破血管。每次两侧各选一条小静脉。每日或隔日一次,四次为一疗程,间隔十日可进行第二疗程。

35. 黄褐斑

取穴:相应部位、缘中、内分泌、肺。月经不调者配内生殖器、肾;肝肾阴虚配肾、肝;男性配前列腺。

操作:

耳穴割治法:肺穴上下各划割一刀,肝、面颊、内分泌、内生殖器各划割一刀,每穴用消毒手术刀片尖端划破3～5mm长皮肤,使有少量渗血。出血后用消毒干棉球压迫止血。四天治疗一次,四次为一疗程,疗程间休息15天。

36. 痤疮

取穴:肺、胃、内分泌、相应部位、肾上腺、神门、皮质下。

操作:

(1)耳毫针法:用耳毫针对准敏感点进针,捻转泻法,留针30～60分钟。2～3天针一次,每次一侧耳穴,两耳交替,十次为一疗程,疗程间休息5～7日。

(2)耳穴放血法:

①揉搓耳郭使充血,在所选耳穴的敏感点处用三棱针点刺放血,每穴放血约 0.5～1.0ml。每次一侧耳穴,两耳交替,每周放血两次,十次为一疗程。②揉搓耳郭使充血,选两侧耳背近耳轮处明显血管一根,用刀片划破使自然流血 5～10 滴,每周放血两次,六次为一疗程。

37. 肩关节周围炎

取穴:相应部门、神门、肾上腺、皮质下、肝、脾、内分泌。

操作:

(1) 耳穴压丸法:在敏感点压贴王不留行籽。每次一侧耳穴,3～5 天换贴另一侧耳穴。嘱患者每日自行按压耳穴 4～5 次,且活动肩关节。

(2) 耳毫针法:先在所选穴区探寻敏感点,用耳毫针对准敏感点进针,疼痛放射至前臂者。每次针一侧耳穴,两耳交替。边刺激边嘱患者活动患肢,留针 30～60 分钟。病程长者,十次为一疗程;病程短者,治愈为度。

38. 颈椎病

取穴:颈椎、神门、肾、内分泌、肝、脾、肩、肘、枕小神经点。

操作:

(1) 耳穴压丸法:对压法。每次一侧耳穴,两耳交替,先贴压患侧耳穴,隔日换贴另一侧耳穴。连续治疗,直至痊愈。

(2) 耳毫针法:强刺激泻法。每次取穴必取,配穴选 2～3 个。每日针一次,每次留针 30 分钟。

39. 落枕

取穴:相应部位、神门、肝、脾、膀胱。

操作:

(1) 耳穴压丸法:行强刺激对压泻法,边按压耳穴边嘱患者活动颈部。为巩固疗效,嘱患者自行按压耳穴,并活动颈部,一日多次,至痊愈。

(2) 耳毫针法:强刺激泻法捻转,边捻转边嘱患者活动颈部,此时患者颈部的疼痛及活动度都会有明显改善。留针 15～30 分钟,每隔十分钟行针一次,1～3 次一般可治愈。

40. 急性扭、挫伤

取穴:相应部位、神门、肝、脾、膀胱、皮质下。

操作:

(1) 耳穴压丸法:用对压强刺激手法,每天一次,每次一侧耳穴,两耳交替,并嘱患者每天自行按压耳穴 4～5 次。在按压的同时,嘱患者活动扭伤部位。

(2) 耳毫针法:在上述穴区敏感点进针,向一个方向捻转针柄,强刺激,行手法数秒钟。每天针 1～2 次,每次一侧耳穴,留针 30～60 分钟。留针期间,嘱患者活动患部。

41. 睑板腺炎

取穴:耳尖、眼、肝、屏间后、神门、皮质下、脾、肾、胃、肾上腺。

操作:

(1) 耳穴放血法:①三棱针快速点刺耳尖穴,放血 3～5 滴。未化脓者,一般治疗两次可痊愈,少数需要治疗三次以上。②用 1 寸毫针或 5～6 号消毒针头似静脉穿刺的手法,从耳背瘀血静脉末端向根部方向进针,刺破血管壁为度,挤出血液 0.5ml 左右,任其自行止血,只擦流出血,不加压迫止血。

(2) 耳穴压丸法:左眼患病先贴压左耳,每日或隔日换贴压另一侧耳穴,两眼患病可两耳同时贴压。嘱患者每日自行按压各耳穴 3～5 次,用强刺激泻法。不分疗程,直至痊愈,再治疗 1～2 次巩固疗效。

42. 近视

取穴:眼、屏间前、屏间后、肝、肾、皮质下、耳尖、脾。

操作:

耳穴压丸法:每次贴压一侧耳穴,两耳交替,每隔 1～3 天换贴一次。嘱患者每日自行按压各耳穴四次,若患者年龄小,自己不能认真按压,可由父母代压。十次为一疗程,休息 7～10 天,继续下一疗程治疗。

43. 鼻渊

取穴:内鼻、肺、外鼻、肾上腺、交感、神门、咽喉、口、内分泌、风溪。

操作:

(1) 耳穴压丸法:每次一侧耳穴,两耳交替,隔日治疗一次,嘱患者每日自行按压各耳穴 4～5 次,若感鼻痒、喷嚏可随时按压耳穴。十次为一疗程,疗程间休息 5～7 天。

（2）耳毫针法：每次一侧耳穴,用强刺激泻的手法。每次留针 30～60 分钟,每十分钟行针一次。每日或隔日治疗一次,十次为一疗程,疗程间休息 5～7 天。

44. 耳鸣、耳聋

取穴:耳尖、内耳、肾、肝、皮质下、颞、外耳。风热之邪侵袭配肾上腺;肝火上扰配胰胆、结节;痰火壅结配脾、三焦;肾精亏损配内生殖器、内分泌;脾胃虚弱配脾、胃。

操作:

（1）耳穴压丸法:实热证用强刺激泻的手法;虚证用轻柔按摩补法。隔 1～2 日换贴压另一侧耳穴,十次为一疗程,疗程间休息 5～7 天。

（2）耳毫针法:每日或隔日治疗一次。十次为一疗程,疗程间休息 5～7 天。

45. 牙痛

取穴:口、三焦、上颌或下颌、牙、神门。风热牙痛配肾上腺、耳尖点刺放血;胃火牙痛配胃、脾、屏尖;虚火牙痛配肾、交感;上牙痛配胃;下牙痛配大肠。

操作:

（1）耳穴压丸法:每次一侧耳穴,两耳交替,每天换贴一次耳穴,六次为一疗程,疗程间休息 3～5 天。

（2）耳毫针法:实热牙痛每日针治 1～2 次,四天为一疗程。虚火牙痛每日或隔日治疗一次,六天为一疗程。疗程间休息 3～5 天。

（3）耳穴位注射法:取鱼腥草注射液,每次选 2～3 穴注射,各穴轮流施治,第一次先用患侧耳穴,以后两耳交替施治。实热牙痛每日每穴注射 1～2 次,四天为一疗程。虚火牙痛每日或隔日治疗一次,六天为一疗程。疗程间休息 3～5 天。

46. 咽喉肿痛

取穴:咽喉、肺、肾、内分泌、交感、神门、心、皮质下、肾上腺、枕、口。

操作:

（1）耳穴压丸法:用轻柔按摩手法,每隔

1～2 天换贴压另一侧耳穴。嘱患者每日自行按压耳穴,不宜太重。十次为一疗程,疗程间休息 5～7 天。

（2）耳毫针法:取耳尖、耳中、扁桃体 3 穴。耳尖穴由上而下直刺,刺入耳软骨(约 0.3～0.5 寸深);耳中穴在耳轮脚棘附近下针,平行耳轮脚向胃穴方向横刺,约刺入 0.5～0.8 寸深;扁桃体穴由耳垂下方向上斜刺,深约 0.5 寸。用捻转手法,留针 20～30 分钟。每日治疗一次,每次一侧耳穴,四次为一疗程,疗程间休息 3～5 天。本法适用于急性咽炎。

（3）耳穴放血法:用 25 号 1 寸毫针或小三棱针,每次针刺放血 3～5 滴。每日一次,每次一侧耳郭的一条静脉。四次为一疗程,疗程间休息 3～5 天。

47. 晕车、晕船、晕机

取穴:神门、内耳、胃、枕、贲门、交感、外耳、肝、肾、肾上腺、皮质下。

操作:

（1）耳穴压丸法:隔日换另一侧耳穴施治,十次为一疗程。疗程间休息 5～7 天。

（2）耳毫针法:每日或隔日治疗一次,每次留针 30 分钟;发作严重时,也可每日治疗两次。10 次为一疗程,疗程间休息 5～7 天。

48. 戒断综合征

取穴:口、神门、皮质下、肺、内分泌、胃、肝、心、肾上腺。

操作:

（1）耳穴压丸法:王不留行籽贴压 3～10 天换另一侧耳穴进行贴压,七次为一疗程。嘱患者在想吸烟或感到"瘾"发作而不适时,则按压耳穴,直至症状消失。

（2）耳穴埋针法:单例取穴,3～10 天换另一侧耳穴进行埋针,天冷埋针时间可长一些,天热埋针则应三天左右即换埋另一侧耳穴,以防感染。2～7 次为一疗程。

（郝重耀）

第十五章

脐 部 疗 法

脐部疗法是以脐（即神阙穴）处为用药或刺激部位，调节人体阴阳与脏腑功能，以此防治疾病的一种方法。脐疗是祖国医学的瑰宝，源于古代，在历代的文献中有大量的散见记载，并在民间广泛流传，至今已有数千年的历史。

根据民间传说及后世医籍的记载推测，脐疗法早在商殷时期便已开始应用了。1973 年在湖南马王堆三号汉墓出土的帛书《五十二病方》中已有肚脐填药、敷药、涂药及角灸脐法等的记载。汉·张仲景在《金匮要略》中记载了用热泥、瓦碗、瓦缸、人尿等温敷热熨脐部的方法治疗中暑。晋代医家葛洪在《肘后备急方》中已经开始运用常见的药物（如食盐、人尿等）填入脐部以治疗疾病，如救卒中恶死，灸脐中百壮；治卒霍乱诸急，以盐纳脐上灸二七壮等，这是隔盐灸脐的最早记载。

明代龚廷贤《万病回春》中载有"彭祖小接命熏脐秘方"和"益寿比天膏"，盛誉熏脐法"灸之百脉和畅，毛窍皆通，上至泥丸，下至涌泉"，能却病延年。张介宾《类经图翼》，对脐的生理及重要性作了理论上的阐述，并载有一些脐疗验方，如隔盐、川椒灸脐治不孕症等。清代最突出的是吴师机集外治之大成，写出了《理瀹骈文》一书，使脐疗发展到了更臻于完善的境界。在脐疗理论方面，吴师机对脐疗的作用机制、药物选择、用法用量、注意事项及辨证施治等方面都从理论上作了系统的阐述，使脐疗形成了独特的理论体系。在临床治疗方面，记载有贴脐、填脐、纳脐、涂脐、敷脐、掺脐、蒸脐、熏脐、灸脐等疗法的验方达数百首之多，并用以通治一切内、外、妇、儿、五官、皮肤科等疾患。

新中国成立后，随着中医事业的发展，脐疗在理论探讨和临床应用等方面都有了不少发展和创新。内容丰富多采，防治的疾病达 100 多种。

一、脐部疗法的基本原理

1. 中医理论原理

人体是一个内外统一的有机整体，体表与内脏，通过经络与皮肤肌腠相连，具有运行气血、调节脏腑的功能。中医学称脐中为"神阙"。脐居正中，如门之阙，神通先天，为生命力居住的地方。神阙穴位于任脉，任脉为阴脉之海，与督脉相表里，共同总司人体诸经百脉，所以脐和诸经百脉相通，脐又为冲任循行之所，且任脉、督脉、冲脉为"一源三歧"，故三脉经气相通，由于奇经八脉纵横，贯穿于十二经脉之中，联系全身经脉，因此五脏六腑、四肢百骸、五官九窍、皮肉筋骨，均可影响于脐。若人体受外邪侵犯或内伤，影响了脏腑的阴阳平衡，则可通过刺激脐中达到疏通经络，调理气血，补虚泻实，调整脏腑阴阳，使机体失调的状态趋于平衡，达到疾病逐渐消除的目的。彭祖小续命蒸脐法说："脐者，肾间之动气也，气通百脉，布五脏六腑，内走脏腑经络，使百脉和畅，毛窍通达，上至泥丸，下到涌泉……"说明了脐疗是通过经络而发挥作用的。

2. 现代医学原理

脐的结构从外至内依次为皮肤、致密瘢痕组织、脐筋膜和腹膜壁层。内部是小肠。脐部腹壁下有动脉、静脉分支。脐区是受第 10 肋间神经的前皮支的内侧支配着。随着皮肤生理、生化和理化研究的深入，人们发现肚脐具有皮肤菲薄、敏感度高、含有大量微血管、渗透性强、吸收力快等特点。脐在胚胎发育过程为腹壁最后闭合处，表皮角质层最薄，屏障功能较差，且脐下无脂肪组织，皮肤筋膜和腹膜直接相连，故渗透力强。药物分子较易透过脐部皮肤的角质层进入细胞间质，迅速弥散入血而通达全身。

脐皮肤除了一般皮肤所具有的微循环外，脐下腹膜还布有丰富的静脉网，浅部和腹壁浅静脉、胸腹壁静脉相吻合；深部和腹壁上下静脉相连。腹下动脉分支也通过脐部，可见药物在脐皮肤经过穿透相后，直接扩散到静脉网或腹下动脉分支而入体循环。所以药物经脐皮肤吸收比较迅速。脐穴给药最大优点是脐下腹膜布有丰富的静脉网，连接于门静脉，从而使药物得以经此捷径到达肝脏，提高药物利用度，避免对肠胃道的影响。此外，脐部靠近腹腔和盆腔，此处有腹腔丛、肠系膜间丛、腹下丛及盆腔丛等自主神经的主要神经丛存在，还有最主要的神经节，如腹腔节、肠系膜节、主动脉肾节、肠系膜下节等。它们支配腹腔和盆腔内所有的脏腑器官和血管。可见，脐部既是人体最重要的部位，也是最敏感、最有利于药物吸收的部位。

现代科学实验证明，温药贴脐疗法可提高机体的免疫力；"鼠粪填脐灸法"可作用于免疫系统，提高人体的免疫功能，具有抗衰老和抗肿瘤的作用。其机制在于借助药物刺激脐穴的皮肤，通过神经反射作用，激发机体的调节功能，从而增强人体的抗病能力和防御机能。药物敷脐，药物分子可以通过脐部皮肤的渗透和吸收作用而弥散入体内，通达全身。辛香药物除本身即有的治疗作用外，还可以削弱脐部表皮角质层的屏障作用，加强药物的渗透性。而水、唾液调敷可以增强药物和皮肤的水合作用；用醋、药汁调敷可以增强脂溶性成分的溶出和吸收，同时还可以收到引经作用，使药物直达病所，增强疗效。

二、脐部疗法常用的器具与剂型

1. 器具

热熨时所用的毛巾、热水袋、水壶以及红外线、超短波等理疗仪器等；拔火罐时所用的玻璃罐、抽气负压罐、橡皮吸罐等；灸疗时所用的艾条、艾柱以及隔物灸的葱、姜、蒜等。

2. 剂型

脐部疗法的用药剂型：散剂、糊剂、饼剂、膏剂、丸剂等。

三、脐部疗法的常用方法

1. 药疗法

药疗法即指将药物制成一定的剂型（如散、膏等）外敷于脐部的方法，是脐疗的最主要和最常用的方法。

（1）填脐法：将药物填于脐内。多用散剂或丸、丹剂，用药部位一般局限于神阙穴（脐孔）内。如附子填脐法。

（2）敷脐法：将鲜药（一般用植物药或虫类药）捣烂敷于脐部；或用干的药末以水（或蜜、酒、唾液等）调和成膏状敷于脐部。用药部位可不局限于脐孔内，范围可适当大。

（3）覆脐法：将用量较多的药物捣烂或研末或调糊膏，覆盖在脐部及脐周围，用药部位较大，已不局限于神阙穴。

（4）涂脐法：将药汁、药膏、药糊等涂擦于脐部。如软膏涂脐法。

（5）滴脐法：将药汁（或煎汁或捣烂取汁，或用水等）根据病情需要温热或冰凉后，一滴滴徐徐滴入脐内，以达治疗目的。

（6）贴脐法：将药物制成膏药贴于脐部或将药物少许研细末掺于膏药上外贴于脐部。

（7）纳脐法：将药物捣烂如泥状，或研为细末，用酒适量调和，软硬适度，捏成圆形药丸，纳入患者脐孔中，以手往下压平，使紧贴脐壁，外加胶布贴牢固定之。

2. 灸疗法

灸用材料多为艾，在脐部运用灸疗的方法，称为灸疗脐部法。

（1）悬起灸脐法：点燃艾条，手持之在脐部上方悬起灸之，距离以脐部觉温热但又能耐受为度。

（2）隔物灸脐法：先在脐部或脐内放置药物，再放艾炷或艾条（一般多用艾炷）灸之，即艾炷与脐部皮肤之间有药物间隔。脐疗常采用隔物灸，如隔盐灸脐法、隔姜灸脐法、隔附子饼灸脐法、隔葱灸脐法等。

（3）日光灸脐法：将艾绒平铺在脐腹部，在日光下曝晒的方法，既有日光浴，又有艾的作用。

（4）温灸器灸脐法：用专门制作的灸疗器械在脐部施灸。

3. 拔罐法

拔罐脐部法又称为角脐法。角脐法是通过罐内负压,使被拔的脐部皮肤充血、淤血,以达到防治疾病的目的。(常用方法见拔罐疗法)

4. 按摩法

按摩法是运用推拿手法刺激脐部,以防治疾病的方法。掌根部按附于脐部或脐周,作轻柔和缓的回旋揉动,具体分为摩脐和按脐两种。

5. 热熨法

热熨是将温热的物品或药物放在脐部,使熨物的热或熨药的药气透入腹内。分为药熨、灸熨、激光三种。

四、脐部疗法的适应证和禁忌证

1. 适应证

脐部疗法的适应证十分广泛,现已应用于内科、外科、妇科、儿科、皮肤科常见病、多发病及部分疑难病证的治疗。治疗病种还在不断增加、扩大。

2. 禁忌证

(1)脐部皮肤有溃烂、损伤、炎症者以禁用脐疗。

(2)孕妇若非治疗妊娠诸病,宜慎用脐疗,有堕胎或毒副作用的药物更当慎用或禁用。

五、脐部疗法的优点和注意事项

1. 优点

方法简便,易学易用;适应证广,疗效显著;给药独特,易于接受;经济价廉,节省药材;使用安全,无毒、副作用;易于贮备,随时可用。

2. 注意事项

(1)一般宜采取仰卧位,充分暴露脐部,以方便取穴、用药和治疗。

(2)严格消毒,预防感染:脐孔内常有污垢,应用脐疗时,一般宜用75%乙醇溶液按常规消毒法在脐部及四周皮肤上进行灭菌消毒,以免发生感染。

(3)脐部皮肤娇嫩,在用有较强刺激性的药物时,或隔药灸脐法壮数较多时,宜先在脐部涂一层凡士林后再用药或治疗,可避免脐部皮肤起疱。在给小儿用药时尤应注意这一点。

(4)禁用刺激性强和毒性大的药物,如能引起皮肤起疱的斑蝥和毒性大的水银等。

(5)脐疗给药时一般用胶布或伤湿止痛膏等固封,个别患者会对胶布等发生过敏反应,出现局部瘙痒、红赤、丘疹等现象,可暂停用药,外涂肤轻松软膏,待脱敏后再继用,也可改用肤疾宁贴膏或纱布包扎固定。

(6)由于脐部吸收药物较快,故用药开始几天内,个别患者(尤其用走窜或寒凉药物时)会出现腹部不适或隐痛感,一般过几天会自行消失。

(7)慢性病和预防保健应用脐疗药物时,宜采取间断用药的方法。

(8)本法运用于小儿时,应护理好患儿,嘱其不能用手抓搔或拭擦,以防止敷药脱落。同时小儿肌肤娇嫩,不宜使用性烈药物,贴药时间也不宜过久,一般控制在1~2小时为宜。

六、脐部疗法的临床应用

1. 感冒

(1)处方:荆芥2g,防风2g,羌活18g,葱白适量。

用法:前三味药共研细末,临用时与葱白共捣为泥,敷脐部,外用胶布固定。每日一次,用热水袋热敷两次,每次10~20分钟。

(2)处方:银翘解毒丸或羚翘解毒丸一丸,牛黄解毒丸一丸。

用法:打碎药丸,以少量醋和水调成膏状。外敷脐部,常规法固定,每日用药1~2次。

(3)处方:黄芪30g,白术15g,防风10g,升麻6g,柴胡6g,生姜适量。

用法:前五味共研细末,备用。取药末6g,加生姜汁调敷脐部。每日一次,热敷20分钟。

2. 咳嗽

(1)处方:苍术10g,陈皮10g,半夏10g,莱菔子10g,皂荚2g。

用法:上药烘干共碾为细末,取6g药粉用白酒和水各半调敷肚脐或直接敷脐,外用胶布固定。每日一次或两日一次。用热水袋热敷15~30分钟。

(2)处方:党参、白术、茯苓、甘草、生地、白芍、当归、川芎、黄连、瓜蒌、半夏、沉香、朱砂、栀子各10g。

用法:上药用麻油熬干,然后研成粉末,用温开水或低度白酒调成膏状。用时取适量敷于脐孔内,外用胶布固定。每天一次,敷至治愈为止。

3. 哮喘

(1)处方:麻黄 6g,甘遂 6g,生半夏 6g,细辛 2g,甘草 3g,葱白一根,生姜汁适量。

用法:将前五味药研末装瓶备用。取药末 3g 与葱白、姜汁共捣如泥,敷贴脐部,盖上塑料薄膜,外用胶布固定。每日一次,用热水袋热敷 15~30 分钟。

(2)处方:麻黄、生石膏、白芥子、甘遂、杏仁、明矾各 15g,米醋 50ml。

用法:将前六味药共研为极细末,瓶贮密封备用。取药末适量,以米醋调和,捏成桂圆或弹子大小,填入患者脐孔中,按压使陷紧,外以胶布固定之;填药后 4~6 小时可除去药丸,每天换药一次,一周为一个疗程。

4. 自汗、盗汗

(1)处方:五味子 100g,五倍子 100g。

用法:共研细末,过筛,加入 70% 乙醇溶液适量,调成稠糊状。使用时将厚糊剂如鸽蛋大小放在事先准备好的 5~6cm 见方的塑料薄膜或不透水的蜡纸上(冬天可用热水袋烘温,微温后使用),然后把药贴在肚脐中,并以纱布敷于药膜上,用胶布固定,24 小时换药一次。

(2)处方:防风、黄芪、白术各 10g,五倍子 10g。

用法:上药研为细末,取药末 5g,用温水调糊敷脐,或直接将药粉填入脐中。外用胶布固定。每日一次。

5. 失眠

(1)处方:人参 1g,黄芪 2g,当归 2g,生硫黄 1g,生牡蛎 2g,夜交藤 50g。

用法:前五味药共研细末,夜交藤水煎浓缩。取药末以夜交藤浓缩液调敷于脐部,盖塑料薄膜胶布固定。三天换药一次,每晚睡前用热水袋热敷 15~30 分钟。

(2)处方:朱砂安神丸、归脾丸、补心丹。

用法:根据辨证任选一种,研末。取药末 10g,用醋调成糊状,睡前敷于脐部,胶布封固,每晚一次。

6. 胃痛

(1)处方:生大黄 10g,延胡索 12g,五灵脂 15g,蒲黄 12g,桂枝 5g,白芍 10g。

用法:上药研为极细末。每日早 7 时以 0.7g 敷于脐内,外以伤湿止痛膏固定,至下午五时换药一次。轻者两次见效,重者六次即愈。

(2)处方:当归、白芷、小茴香、大茴香、香附各 4g,木香 2g,乳香、没药、丁香、肉桂、沉香各 1g,麝香 0.15g。

用法:上药制成药膏。用时将药膏烘热敷于神阙穴,每日两次,痛止即停用。

(3)处方:附子、肉桂、炮姜、小茴香、丁香、木香、香附、吴茱萸各 2g,麝香 0.3g,生姜汁适量。

用法:麝香另研末,其余药物共研为细粉末,加入姜汁调和成厚膏状,制成如桂圆大小的药丸备用。先取麝香少许(约 0.1g),填入患者脐孔中,再将药丸压碎纳入麝香上面,胶布固定。每日换药一次,十天为一疗程。

7. 呕吐

(1)处方:生半夏、云苓各 2g,生姜适量。

用法:前两味研为细末,用生姜汁调成糊状。取药糊敷于肚脐,胶布固定。每日一次,用热水袋热敷 15~20 分钟。

(2)处方:附片、炮姜、厚朴、半夏、陈皮、当归、川椒各 30g。

用法:上药混合研细末,在锅内炒热,用布包裹。取上药包趁热熨于患者脐部,药冷再炒再熨,持续 40 分钟,每天 2~3 次。

8. 呃逆

(1)处方:丁香、沉香、吴茱萸各 15g,姜汁、蜂蜜各 15ml。

用法:前三味药物混合研末,加入姜汁、蜂蜜调匀如膏状后装瓶备用。用时将膏药适量敷于脐孔,外加纱布覆盖,胶布固定。每天换药一次。

(2)处方:丁香油适量。

用法:丁香油成品(药房购取)。取药棉蘸丁香油涂脐窝(神阙穴),每天涂擦 2~3 次,每次反复摩擦 15~20 分钟。若兼涂足心(涌泉穴),其效更佳。

9. 泄泻

(1)处方:肉桂、鸡内金各 3g,硫黄、枯矾、吴茱萸、五味子各 6g,白胡椒 1.5g,鲜葱头 3~5 个。

用法:上药除葱头外共研细末,与捣烂的葱

头拌匀,加适量醋调成糊状。敷于脐部。每次两小时,每日一次,六次为一疗程。

(2)处方:吴茱萸 10g,硫黄 5g。

用法:上药共研细末,陈醋调匀为糊状。外敷脐部,纱布覆盖,胶布固定。每日晚间敷一次,连敷一周,忌生冷食物。

10. 腹胀

(1)处方:广木香、枳壳、白芷、丁香、官桂各等份。

用法:取上药共研细末,取药 2g,加温水调糊,药糊置脐中,纱布覆盖,胶布固定。1~2 天后揭去,5~10 次为一疗程。

(2)处方:冰片 0.2g,松节油适量。

用法:冰片研为细末。纳入脐中,用胶布固定,上用松节油热敷(或用热水袋热敷),每次30 分钟,每日一换。

11. 便秘

(1)处方:大戟 1.5g,大枣五枚。

用法:取大戟研细粉,红枣五个,捣如膏。取上药泥膏敷脐,胶布盖贴固定。

(2)处方:附子 15g,苦丁香、炮川乌、香白芷各 9g,胡椒 3g,大蒜 10g。

用法:取前五味药共研细末,加大蒜捣如泥。取上药泥适量,成饼,敷脐,外盖纱布,胶布固定。

(3)处方:大黄末 5g,芒硝 20g。

用法:取大黄、芒硝共为细末,以黄酒适量调成糊。取药糊适量敷脐上,纱布覆盖,胶布固定,再用热水袋热敷十分钟左右,每日一次。

12. 臌胀

处方:甘遂 6g,麝香 0.15~1g,黄酒适量。

用法:甘遂焙干研细末,与黄酒调为糊状。先将麝香撒于脐部,后把药泥敷上,用胶布固定。

13. 眩晕

(1)处方:生半夏 10g,苍术 10g,天麻 10g,白芥子 10g,生姜适量。

用法:前四味研为细末,取药末 6g,以生姜汁调敷脐部,胶布固定。3~5 日换药一次,每天用热水袋热敷 15~30 分钟。

(2)处方:怀牛膝、川芎、三棱各 50g。

用法:取上药共研细末,取上药 5~10g 置于脐窝,纱布覆盖,胶布固定,3~5 日换药一次,十次为一疗程。

14. 癃闭

(1)处方:生葱白 500g,白矾 12g。

用法:将葱白切碎,白矾研成粉,混合捣成糊状。敷于脐及下腹膀胱区,覆盖纱布及塑料薄膜,再以胶布固定。

(2)处方:独头蒜一个,栀子三枚,食盐少许。

用法:将上药共捣烂,摊于纸或纱布上,敷贴脐上,每日或隔日一次。

15. 遗精

(1)处方:牡蛎、五倍子各适量。

用法:将上药研成粉。以 0.9%NaCl 水溶液调成糊状敷脐部,胶布固定,每日一次。

(2)处方:海螵蛸、龙骨、文蛤各 40g,金樱子 20g。

用法:先将金樱子在炒锅中焙炒,但不能过焦,以能为末为度,再将其他药物混合共研细末,贮瓶备用。取药粉约 10g,用患者精液或唾液调成糊状,涂在纱布上,速贴脐上再用胶布固定。

16. 阳痿

处方:黑附子 45g,穿山甲 3g,硫黄 6g,阿片 1.5g,麝香 0.1~0.3g。

用法:把附子、穿山甲、硫黄研为细末,过筛,加酒 150ml,调成稀糊状,倒入锅内,用文武火煎至酒干,取出药末,加阿片、麝香调均匀,再研一遍,装瓶贮备。临用时,取药末适量,用酒或蜜调成膏,制成黄豆大的药丸,放于纱布上,敷神阙穴,外用胶布固定,1~2 日换药一次,连敷十天为一疗程。

17. 消渴

(1)处方:生萝卜适量,鲜藕适量,天花粉 30g。

用法:天花粉研末,生萝卜、鲜藕捣汁调花粉面成糊。以药糊敷脐部,外盖塑料薄膜,胶布固定,每日换药一次。

(2)处方:石膏 30g,黄连 10g,麦冬 10g,芒硝 10g,天花粉 60g,山药 60g。

用法:前四味药共研细末,后两味药水煎取浓汁,药汁调药面如糊,药糊适量敷脐,胶布固定。每 2~3 日换药一次。

18. 虚劳

(1) 处方:龙骨、虎骨、蛇骨、南木香、雄黄、朱砂、乳香、没药、丁香、胡椒、夜明砂、五灵脂、小茴香、两头尖、附子、青盐各等量,麝香0.5g。

用法:除麝香另研末,其余各种药物共碾成极细粉末,瓶贮密封备用。先取麝香适量,纳入患者脐孔中央,再取药末15～20g,填入脐内麝香上面,盖以槐树皮,上放预制的艾炷(如黄豆大),点燃灸之,灸至患者腹中作响,大便泻下涎物为止,2～3日灸一次。灸后令病者服米汤、食白粥,或饮少量黄酒,以助药力,至愈为止。

(2) 处方:乳香、没药、续断各15g,明雄黄10g,朱砂15g,麝香0.5g。

用法:除麝香外,其余药物混合碾成细末,过筛备用。方法同虚劳用法。

19. 崩漏

(1) 处方:黄芪、杜仲、蚕砂、炮姜炭、赤石脂、禹余粮各10g,灶心土340g。

用法:前六味药研细末,灶心土煎水调药粉如糊状。取药糊敷于脐部,上盖塑料薄膜,胶布固定,每日换药一次。

(2) 处方:益智仁、沙苑子等份,艾叶适量。

用法:每次取益智仁与沙苑子研为粉末,用5g药粉以艾叶水煎浓汁调为膏状。取药膏敷于脐上,每日用药四次,连用五日,外盖纱布,胶布固定。

20. 闭经

(1) 处方:山楂(鲜品)十枚,赤芍3g,生姜15g。

用法:上药共捣烂如泥,放锅中炒热。趁热熨脐部,每次熨30分钟,每日一次,连用3～5天。

(2) 处方:白胡椒、黄丹、火硝各8g。

用法:取上药共研细末,加水适量,调制成饼,贴脐上,胶布固定,连用2～3次,即可痊愈。

21. 痛经

(1) 处方:白芷8g,五灵脂15g,炒蒲黄10g,食盐5g。

用法:共研为细末。于经前5～7天,取药末3g,纳脐内,上置生姜片,用艾炷灸2～3壮,以脐内有热感为度,然后药末用胶布固定,月经过后停止。

(2) 处方:五灵脂、蒲黄、香附、丹参、台乌药各等量。

用法:上药为细末,瓶贮封好备用。取药末适量,调热酒适量成厚膏状,把药膏摊于纱布贴敷患者脐孔上,外以胶布固定,每日换药一次,病愈停药。

22. 带下病

处方:苍术、白术各2g,金樱子1g,白果1g,皮硝1g。

用法:以上五味药研为细末,取药末敷于脐孔上,外用胶布封固,每两日换药一次,每天用热水袋热敷1～2次,每次15～30分钟。

23. 脱肛

(1) 处方:升麻、党参、车前子、五味子各等量。

用法:取上药研细粉,取药粉0.5g,与蓖麻子十粒共捣成泥,敷脐部,外以纱布绷带固定,每日用药一次,连用五天。

(2) 处方:生莱菔子适量。

用法:捣烂敷于患者脐中,盖以纱布,胶布固定。

24. 疳积

(1) 处方:山楂、生栀子、桃仁、大枣(去核)各七个,葱头九个,芒硝30g。

用法:取上药共研细末,加面粉、酒调作饼状。取药饼,敷脐中,外以伤湿止痛膏固定。

(2) 处方:炒莱菔子20～30g,食醋适量。

用法:上药研细末,加食醋适量调成药糊,外敷脐中,以双层纱布覆盖,胶布固定。

25. 小儿厌食症

(1) 处方:大黄,芒硝,桃仁,鸡内金,杏仁各等份。

用法:将药物研细过80目筛后混匀,用鸡蛋清将药物调成膏状,敷于脐中,胶布或纱布固定。于每晚睡前敷药,每日换药一次,连敷三日,休息四日,3周为一疗程。

(2) 处方:炒神曲10g,炒麦芽10g,焦山楂10g,炒莱菔子6g,炒鸡内金5g。乳食停滞者加陈皮6g,酒大黄5g;脾湿中困者加白扁豆10g,薏苡仁10g;先天不足者加人参3g,干姜15g,炙甘草6g;脾胃虚弱者加党参10g,山药10g,白术6g;恶心呕吐者加半夏、藿香、枳壳各6g;大便稀溏者加苍术6g,诃子6g。

用法:取上药共研细末,加淀粉1～3g,用白开水调成糊状,药糊敷脐上,用绷带固定,次日取下,每日治疗一次,五次为一疗程。

26. 小儿遗尿

(1) 处方:丁香、肉桂、五倍子、补骨脂各等份。

用法:取上药共研细末,药末加白酒适量调糊状,敷脐中,每晚一次。

(2) 处方:连须葱白三根,硫黄 30g。

用法:取上两味药,共捣如泥,药泥适量敷脐部,外用纱布、胶布固定 8～10 小时后去掉。

27. 小儿夜啼

(1) 处方:黑丑 50g,米汤适量。

用法:将黑丑研为细末,以米汤调和药末拌之成糊状,药糊适量涂满于患儿脐窝孔上,外以纱布覆盖,胶布固定之。每晚入睡前一小时涂药,连续涂药至痊愈为度。

(2) 处方:地龙 2～3 条。

用法:取上药 2～3 条洗净、捣烂,敷小儿脐窝。用纸盖好,胶布固定,亦可配合地龙煎水内服。

28. 鹅口疮

处方:茵陈、黄柏、黄连、生地、白术、甘草各等份。

用法:取上药共研细末,用蜂蜜及 75% 乙醇溶液调成糊状,备用。取备用药糊适量,敷贴脐部,以纱布块覆盖,周围用胶布固定,敷脐时间 3～4 小时揭去,日敷一次,四次为一疗程。

(郝重耀)

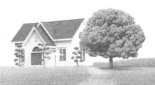

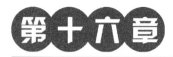

足部按摩疗法

足部按摩疗法是通过刺激足反射区来防治疾病的一种方法。足反射区包括足底、足内侧、足背及踝部等处的反射区,是指一个区域,而不是一个点,因此与穴位的概念不同。通过对反射区的刺激使体内生理机能得到调整,从而能起到保健治病的作用。

一、足部按摩疗法的基本原理

(一)中医理论原理

经络系统将人体脏腑组织器官联系成为一个有机的整体,通过气血的运行使人体各部的功能活动得到协调和相对的平衡。在十二正经和奇经八脉中,足太阴脾经、足厥阴肝经、足少阴肾经、阴维脉、阴跷脉都起于足部,而足阳明胃经、足少阳胆经、足太阳膀胱经、阳维脉、阳跷脉则终止于足部。这些经络都联系特定的脏器。同时足部的38个穴位与足部反射区基本一致,因此,通过经络这个通道,达到舒经活血、气血流畅、协调脏腑、调和阴阳的目的。

(二)现代医学原理

1. 神经反射学说

足部反射区是足部神经聚集点。因此,当器官或某部位发生病变时,其相应的反射区亦产生变化;同理,反射区发生病变时,亦会影响相关器官的功能。当按摩足部反射区时,可引起皮肤上大量的神经末梢兴奋并传递至神经中枢,同时阻断了其他病理冲动传入神经中枢。此外,对足部的良性刺激,通过神经反射活动,启动机体内部的调节机制,增进各组织器官的功能,从而起到防病治病的作用。

2. 血液循环学说

足部按摩能改善足各反射区的血液循环,使其血管扩张,血流加快,血流量增大,从而促进器官组织的新陈代谢,使相关脏腑的功能得到改善。

3. 生物全息胚理论

生物全息医学认为,任取人体某一局部,它都完整地排列着全身相关组织的反应点,是全身各器官的缩影,足部也是如此。器官发生异常在反射区可有所表示,故对足部反射区的刺激,可以使相关脏腑得到调整,既可起到保健作用,又能达到治疗效果。

二、足部按摩疗法双手的作用

足部按摩的操作过程主要依靠双手互相配合来完成。用力进行按摩的手称施力手,另一只手称辅助手。为了保持施术力度的相对稳定,一般情况下施力手应固定用某一只手(如右手)。

三、足部按摩疗法常用反射区与操作规程

(一)足部反射区位置和作用

人体的各脏腑器官在足部都有其相对应的反射区,这些反射区位置的确定是人们长期实践观察的总结,有一定的规律性,它可以帮助我们掌握和理解每个反射区的相对位置。

双脚并拢在一起,可以看成是一个坐着的人(图16-1)。脚的拇趾,相当于人的头部。脚底的前半部相当于人的胸部(其中包括肺和心脏)。脚底中部相当于人的腹部,有胃、肠、胰、肾等器官。右脚有肝、胆,左脚有心、脾等。脚跟相当于盆腔,有生殖器如子宫、卵巢、前列腺、睾丸、膀胱、尿道、阴道及肛门等。脚的内侧,构成了足弓的一条线,相当于人的脊柱(颈椎—胸椎—腰椎—骶骨—内外尾椎,文中所用方位术

语,按解剖学的一般规定对人体来说,头部的方向为上,脚的方向为下。对脚部来说,脚背的一面为上,脚底的一面为下;脚趾的方向为前,脚跟的方向为后;鉧趾一侧为内,小趾一侧为外)。

从脚的侧面看相当于一个人的侧位像(图16-2)。大鉧趾相当于头部,鉧趾背侧为面部,鉧趾跖面为头后部,鉧趾根部相当于颈,向下依次是胸、腰、骶、臀等部位,踝关节相当于髋关节等。

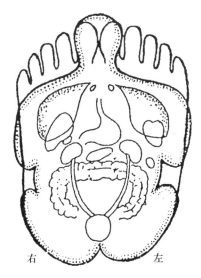

图 16-1　左右足并拢相当于人体缩影

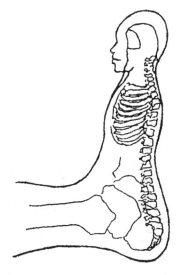

图 16-2　脚侧面相当于人的侧位像

实际上人与人之间本来就存在着差异,脚与脚不可能一模一样,尺寸大小、形状比例各不

相同。而且人们对体表敏感点的发现和认识也有一个发展过程,这个过程至今没有终结。因此,我们对反射区进行定位时,应考虑到实际情况的复杂性,以我们对脏腑器官与体表敏感点的感性经验为基础,对每个反射区大体上规定一个范围,指出各反射区相对位置。

1. 足底部反射区

(1) 肾

定位:纵向位于第2、3趾之间,足底人形交叉的下方凹陷处,面积约为拇指指腹大小(图16-3)。

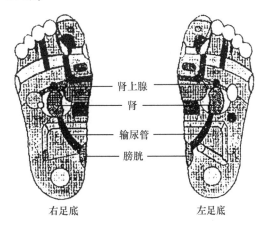

图 16-3　足底部反射区 1

主治:尿路感染、泌尿系统结石、肾炎、遗尿。

(2) 输尿管

定位:从足底人形交叉下方凹陷处(肾)到跟垫内前缘(膀胱),略呈弧形(图16-3)。

主治:尿路感染、泌尿系统结石、肾炎、遗尿。

(3) 膀胱

定位:足底与足内侧的交界缘,跟垫内缘前的柔软部(图16-3)。

主治:尿路感染、泌尿系统结石、遗尿、前列腺肥大。

(4) 肾上腺

定位:足底人形交叉最顶端(图16-3)。

主治:荨麻疹、支气管哮喘及其他变态反应性疾病,风湿性关节炎、肾上腺功能减退、帕金森病、虚脱。

(5) 腹腔神经丛

定位:纵向在第二至第四趾位置,肾反射区的内外两侧,呈弦月状(图16-4)。

主治:消化不良、腹胀、腹泻、胃、肝、胆等器官的疾病。

(6)踇趾额窦

定位:两侧足底,踇趾顶端(图16-4)。

主治:头晕、偏头痛、失眠、脑血栓、脑出血、椎基底动脉供血不足。

(7)第二至第五趾额窦

定位:第二至第五趾趾腹(图16-4)。

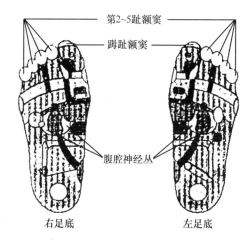

图16-4　足底部反射区2

主治:头晕、偏头痛、失眠、脑血栓、脑出血、椎基底动脉供血不足。

(8)三叉神经

定位:踇趾外侧与第二趾挤压而成的约半圆形的平坦面,右侧三叉神经的反射区在左脚,左侧三叉神经反射区在右脚(图16-5)。

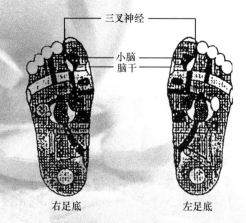

图16-5　足底部反射区3

主治:三叉神经痛、面瘫、面肌痉挛、面部痤疮或黄褐斑。

(9)小脑

定位:从踇趾腹的外后1/4到踇趾外侧接近根部的骨性突起(图16-5)。

主治:头晕、失眠、偏头痛、呃逆及其他中枢系统疾病。

(10)脑干

定位:踇趾外侧骨性突起(小脑)近侧凹陷处,与足底的颈项反射区处于同一水平(图16-5)。

主治:椎基底动脉供血不足、头晕及其他中枢神经系统疾病。

(11)颈项

定位:踇趾根部横纹处,右侧颈项的反射区在左脚,左侧颈项的反射区在右脚(图16-6)。

主治:颈椎病、椎基底动脉供血不足、颈肩部酸痛、落枕。

(12)颈椎

定位:足内侧、踇趾的趾间关节和跖趾关节之间的凹陷处(图16-6)。

主治:颈椎病、椎基底动脉供血不足、颈肩部酸痛、失眠、偏头痛、落枕。

(13)头部(大脑)

定位:两侧足底,踇趾腹的全部。右侧大脑半球的反射区在左脚上,左侧大脑半球的反射区在右脚上(图16-6)。

主治:头晕、失眠、椎基底动脉供血不足及其他中枢神经系统疾病。

(14)垂体

定位:两侧足底,踇趾腹中央(图16-6)。

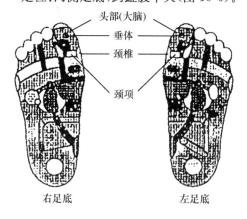

图16-6　足底部反射区4

主治:椎基底动脉供血不足、脑血栓、脑出血及其他中枢神经系统疾病,各种内分泌功能紊乱。

(15) 甲状腺

定位:由横段和纵段组成,横段位于踇趾下方的跖垫后缘;纵段从踇趾和第 2 趾根部间,纵向向后与横段外端相连,两者约成直角(图 16-7)。

主治:甲状腺功能亢进、老年性痴呆、脑血管意外、肥胖。

(16) 甲状旁腺

定位:踇趾根部(颈项)近侧的骨性突起最高处,当踇趾过伸时该处最为明显(图 16-7)。

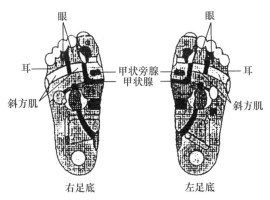

图 16-7 足底部反射区 5

主治:癫痫发作、各种疾病引起的肌强直或肌震颤、甲状旁腺功能低下。

(17) 眼

定位:位于双脚第 2 趾与第 3 趾根部(包括脚底和脚背两个位置)。右眼反射区在左脚,左眼反射区在右脚(图 16-7)。

主治:急慢性结膜炎、眼屈光不正。

(18) 耳

定位:位于双脚第 4 趾与第 5 趾根部(包括脚底和脚背两个位置)。右耳反射区在左脚,左耳反射区在右脚(图 16-7)。

主治:耳聋、耳鸣。

(19) 斜方肌

定位:纵向位于第 2 至第 5 趾间,跖垫远侧 1/2,眼、耳反射区后方,成一带状(图 16-7)。

主治:肩周炎、颈椎病、肩背部酸痛。

(20) 肺

定位:纵向位于第 2~5 趾间,跖垫近侧 1/2

(图 16-8)。

主治:肺部感染、支气管炎、感冒、肺结核、肺气肿。

(21) 支气管

定位:纵向位于第 3 趾,从跖垫中线到趾腹后缘(图 16-8)。

主治:支气管哮喘、支气管炎、肺部感染、感冒。

(22) 心

定位:在左足,中心位于第 4、5 趾间和跖垫后缘的交点。前半部与肺反射区重叠(图 16-8)。

主治:心绞痛、心律不齐。

(23) 脾

定位:在左足,跖垫后内角和跟垫前内角的中点的横向水平(横结肠)与纵向第 4、5 趾间有一交点,脾反射区紧靠此交点的远侧,与心反射区在同一纵线上(图 16-8)。

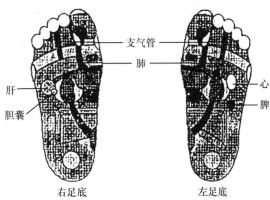

图 16-8 足底部反射区 6

主治:消化不良、过敏性皮炎、支气管哮喘和其他变态反应性疾病、恶性肿瘤、风湿性关节炎等胶原性疾病、贫血。

(24) 肝

定位:在右足,中心位于纵向第 4、5 趾间和跖垫后缘的交点,前半部和肺反射区重叠,位置和左足的心反射区相同,但此区较心反射区宽(图 16-8)。

主治:消化不良、肝炎、肝硬化、胆囊炎、胆石症。

(25) 胆囊

定位:纵向位于右侧第四趾与跖垫后缘交点,肝反射区内下方,并与肝反射区重叠(图 16-8)。

主治:消化不良、胆囊炎、胆石症、肝炎、肝硬化。

(26)胃

定位:纵向位于踇趾,自跖垫后缘(甲状腺横段)到足内缘中点(横结肠)间的远侧 1/2(图16-9)。

主治:恶心、呕吐、胃痉挛、消化不良、慢性胃炎、消化性溃疡。

(27)胰

定位:纵向位于踇趾,自跖垫后缘(甲状腺横段)到足内缘中点(横结肠)间的中 1/4(图16-9)。

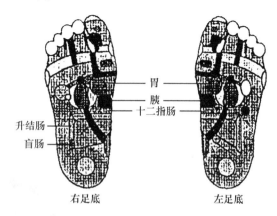

右足底　　　　　左足底

图 16-9　足底部反射区 7

主治:消化不良、糖尿病、胰腺炎。

(28)十二指肠

定位:纵向位于踇趾,自跖垫后缘(甲状腺横段)到足内缘中点的近侧 1/4,位于横结肠反射区与胰反射区之间(图16-5)。

主治:消化不良、恶心、呕吐、消化性溃疡。

(29)盲肠

定位:纵向位于右侧足底第 4、5 趾间,跟垫外缘前端。升结肠反射区在其前侧(图16-5)。

主治:阑尾炎。

(30)升结肠

定位:纵向位于右侧第 4、5 趾间,自跟垫外缘前端到足外缘中点(第五跖骨粗隆)的前侧。前连横结肠反射区,后接盲肠反射区(图16-9)。

主治:急慢性结肠炎、肠易激综合征。

(31)横结肠

定位:两侧足底,足内侧缘中点向外的横向水平线。其外端位于纵向第 4、5 趾间,足外缘

中点的前方(图 16-10)。

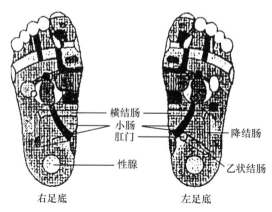

横结肠
小肠　　　　　降结肠
肛门
性腺　　　　　乙状结肠

右足底　　　　　左足底

图 16-10　足底部反射区 8

主治:便秘、急慢性结肠炎、肠易激综合征。

(32)降结肠

定位:左侧足底,纵向第 4、5 趾间,自足外缘中点(第 5 跖骨粗隆)前侧到跟垫外缘前端。前连横结肠反射区,后连乙状结肠反射区(图16-10)。

主治:便秘、急慢性结肠炎、肠易激综合征。

(33)乙状结肠

定位:左侧足底,纵向第 2～4 趾,跟垫内、外缘前端的连线,外接降结肠反射区,内连肛门反射区(图16-10)。

主治:便秘、急慢性结肠炎、肠易激综合征。

(34)肛门

定位:纵向位于左踇趾延长线与跟垫内、外缘连线的交点。外连乙状结肠反射区,内邻膀胱反射区(图16-10)。

主治:急慢性结肠炎。

(35)小肠

定位:纵向位于踇趾和第 2～4 趾。前缘为足内侧缘中点的横向水平连线(横结肠),后缘为跟垫内、外缘前端的连线,其外缘在左足为降结肠反射区,在右足为升结肠反射区(图16-10)。

主治:消化不良、小肠炎。

(36)性腺

定位:跟垫中央(图 16-10)。

主治:月经不调、不孕症、失眠、椎基底动脉供血不足。

2. 足内侧反射区

(1)胸椎

定位:蹞趾近侧骨性突起(跖趾关节)到足内缘中点(第1楔骨)的远侧(跗跖关节)的内下方(图16-11)。

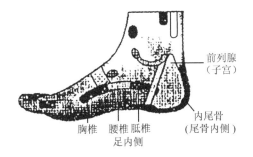

图16-11　足内侧反射区9

主治:胸椎病、脊髓炎、胃痉挛。

(2) 腰椎

定位:足内缘中点(第1楔骨)到内踝前下方的骨性突起(舟骨粗隆)的下方,前端与胸椎反射区相连,后端和骶骨反射区相连(图16-11)。

主治:腰肌劳损、腰椎间盘突出、脊髓炎、坐骨神经痛。

(3) 骶骨

定位:自内踝前下方的骨性突起(舟骨粗隆)下方,到内踝下方,转向后下方,呈弧形到达跟垫内缘中点(图16-11)。

主治:坐骨神经痛、脊髓炎、骶骨损伤。

(4) 内尾骨(尾骨内侧)

定位:双足内侧,足跟内侧的后缘和下缘(图16-11)。

主治:尾骨损伤、疲劳。

(5) 前列腺(子宫)

定位:双足内侧,内踝后下方,跟骨内侧面,略呈直角三角形,以足跟内侧的后缘和下缘(内尾骨)为其两边;由内踝后下方到跟垫内缘前端(膀胱)的连线为其斜边(图16-11)。

主治:前列腺肥大、前列腺炎、尿路感染、功能性子宫出血、子宫肌瘤、痛经。

(6) 尿道、阴道

定位:自跟垫内缘前端(膀胱)到内踝后下方,即前列腺(子宫)的斜边(图16-12)。

主治:尿路感染、阴道炎、前列腺肥大。

(7) 内肋骨

定位:伸蹞趾,自蹞趾背侧到踝部前方显见一肌腱(蹞长伸肌),纵向位于蹞趾处,在此肌腱内侧,足背内侧最高处近侧平坦处(图16-12)。

主治:肋间神经炎。

(8) 腹股沟

定位:内踝最高处前方的平坦处(图16-12)。

主治:腹股沟疝、性功能障碍。

(9) 内髋

定位:沿内踝下方半圆周形的带状区(图16-12)。

主治:坐骨神经痛、髋部损伤、下肢瘫痪。

(10) 直肠、肛门

定位:自内踝最高处后方,沿踝后沟向上四指宽(以受术者的指宽为准)的带状区(图16-12)。

主治:便秘、结肠炎。

(11) 坐骨神经

定位:两侧小腿内侧,自内踝上方沿胫骨内侧缘向上到胫骨内髁下方(图16-12)。

主治:坐骨神经痛、糖尿病、腰软组织损伤。

(12) 盆腔淋巴结

定位:内踝前方凹陷处,足部于背屈及内翻位时此凹陷更为明显(图16-12)。

主治:支气管哮喘、荨麻疹等变态反应性疾病与风湿性关节炎等胶原系统疾病。

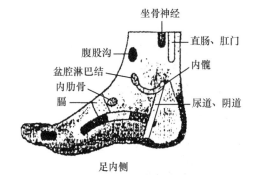

图16-12　足内侧反射区10

3. 足外侧反射区

(1) 肩

定位:第5趾根部的骨性突出(图16-13)。

主治:肩周炎、肩部损伤、肩关节炎、上肢瘫痪。

135

（2）肘

定位:足外缘中点的骨性突起(图16-13)。

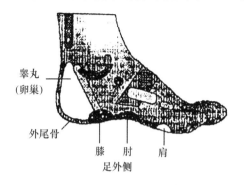

图16-13　足外侧反射区1

主治:肘部损伤、肘关节炎、上肢瘫痪。

（3）膝

定位:足外缘中点的骨性突起和足跟之间的柔软凹陷区,呈以足底缘为直径的半圆形(图16-13)。

主治:膝部损伤、膝关节炎、下肢瘫痪。

（4）外尾骨

定位:两侧足外侧,足跟外侧的后缘和下缘(图16-13)。

主治:尾骨损伤、疲劳。

（5）睾丸

定位:两侧足外侧,外踝后下方,跟骨外侧面(图16-13)。

主治:性功能障碍。

（6）输精(卵)管

定位:自外踝后下方到跟垫外缘前端(膝),即睾丸(卵巢)反射区的斜边(图16-14)。

主治:功能性子宫出血、不孕症。

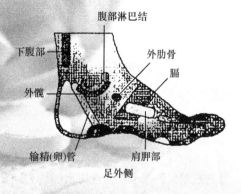

图16-14　足外侧反射区2

（7）肩胛部

定位:纵向位于第4、5趾之间,自足外缘远侧1/2的中点到踝前部至足趾根部中点的骨性突起(图16-14)。

主治:肩周炎、肩部损伤、肩背部酸痛。

（8）外肋骨

定位:伸趾时自第5趾背侧到踝前部显见一肌腱(趾长伸肌)。纵向位于第4趾,在此肌腱外侧,第5跖骨粗隆后方平坦处(图16-14)。

主治:肋间神经炎。

（9）外髋

定位:沿外踝下方半圆周形的带状区(图16-14)。

主治:坐骨神经痛、髋部损伤、下肢瘫痪。

（10）下腹部

定位:自外踝最高处后方,沿踝后沟向上四指宽(以受术者的指宽为准)的带状区(图16-14)。

主治:功能性子宫出血、痛经。

（11）腹部淋巴结

定位:外踝前下方凹陷处,足部在背屈及外翻位时此凹陷更为明显(图16-14)。

主治:支气管哮喘、荨麻疹等变态反应性疾病及风湿性关节炎等胶原系统疾病。

4. 足背部反射区

（1）上颌

定位:踇趾间关节远侧(图16-15)。

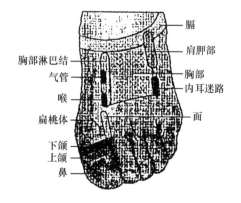

图16-15　足背部反射区

主治:各种牙病引起的牙痛。

（2）下颌

定位:踇趾趾间关节近侧(图16-15)。

主治:各种牙病引起的牙痛。

（3）扁桃体

定位:蹈趾根部背侧的内、外侧。与蹈趾根部内侧的颈椎反射区,外侧的脑干反射区,底部的颈项反射区位于同一横断面(图16-15)。

主治:扁桃体炎、咽炎、感冒、上呼吸道感染。

（4）面

定位:在蹈趾根部骨性突起(跖趾关节)远侧沿趾背外侧到趾间关节近侧(图16-15)。

主治:面神经炎、面肌痉挛、痤疮、黄褐斑。

（5）胸部淋巴结

定位:纵向位于第1、2趾间,自足背最高处(膈)到第1、2趾根部(图16-15)。

主治:各类变态反应性疾病、风湿性关节炎。

（6）喉

定位:蹈趾根部近侧骨性突起的背外侧(图16-15)。

主治:咽炎、感冒、上呼吸道感染。

（7）气管

定位:纵向位于蹈趾外侧。足背最高点(第1楔骨和第1跖骨连接处)和足母趾根部近侧骨性突起(第1跖趾关节)的中点(图16-15)。

主治:感冒、支气管炎。

（8）内耳迷路

定位:第4、5趾根部骨性突起(跖趾关节)间的近侧,肩胛骨反射区在其近侧,耳反射区的第二部分在其远侧(图16-15)。

主治:晕动病、高血压病、梅尼埃综合征。

（9）胸部

定位:纵向位于第2～4趾,踝前部到趾根部远侧1/2,此区较平坦,位于胸部淋巴结反射区和内耳迷路反射区之间,膈反射区是其后缘(图16-15)。

主治:乳腺疾病。

（10）膈

定位:踝前部到足趾根部中点的横向骨性突起,呈前凸弧形(图16-15)。

主治:呃逆。

（11）鼻

定位:两侧足背,沿蹈趾甲内缘到甲床缘的内1/2(图16-15)。

主治:感冒、急慢性鼻炎。

（二）操 作 规 程

（1）操作要求

1）定位准确,姿势正确:准确定位是足部按摩取得满意疗效的首要条件,要求操作者熟练掌握足部各个反射区的位置,以及确定位置的体表标志和方法。姿势包括操作者和受术者的体位。受术者取坐位或半卧位,操作者与受术者相对而坐,把受术者的脚放在身前的小凳上或自己膝上。操作时应注意施力手和辅助手的相对姿势,以方便施力治疗。

2）力度适当,时间足够:按摩操作要有一定的力度。力度过小起不到治疗作用,力度过大使受术者产生剧烈疼痛。力度大并不等于疗效好,更不等于舒适。根据患者的病情和体质,选择相应的治疗时间,以保证足够的刺激量。

（2）常用手法

如果操作者能正确使用按摩手法,即遵循持久、有力、均匀、柔和的原则,常可达到事半功倍的疗效。使用手力按摩时,选择不同手法是为了更好地达到反射区的有效刺激,不同的手法具有特定的技巧和动作要求。

1）单食指叩拳法:操作者用一手持脚,另一手的食指第1、2指间关节弯曲扣紧,其余四指握拳,食指指间关节为施力点,点压反射区的方法。

动作要领:将食指弯曲,拇指靠于食指末节,给食指以向上的力量,保持食指指骨同手掌、前臂、上臂成一条直线,以固定着力点,可以省力。食指关节按压时,压一次提起一次,解除压力。有些带状反射区,可先用力压下,使患者感到疼痛,然后慢慢移动。本法刺激量较大,故点压力量应由小到大,不可暴力猛然点压。

适用部位:本法在足部按摩中尤为常用,大部分穴位都可用本法治疗,常用于肾、肾上腺、输尿管、膀胱、额窦、垂体、头部、眼、耳、斜方肌、肺及支气管、心、脾、胃、胰、肝、胆、十二指肠、横结肠、降结肠、乙状结肠、直肠、肛门、腹腔神经丛、肩、肘、膝、上下颌、扁桃体、性腺、上下身淋巴结等反射区。

2）拇指指腹按压法:操作者用一手持脚,另一手的拇指指腹为施力点,轻轻按压的方法。

动作要领:拇指关节在受术者足部皮肤上弯曲成直角,垂直用力按压。拇指按压足底时,其余四个手指支在足背上;拇指按压足背时,其余四个手指支在足底上。按压时力量应由小到大。

适用部位:本法多用于足底反射区和足两侧反射区,如心、性腺、胸椎、腰椎、骶椎、前列腺或子宫、尿道及阴道、髋关节、直肠、腹股沟、坐骨神经、下腹部、肋骨等反射区。

3) 食指刮压法:操作者以拇指固定,食指弯曲呈镰刀状,用食指内侧缘施力刮压按摩的方法。

动作要领:同定义所述。

适用部位:本法多用于甲状腺、生殖腺、尾骨内侧、前列腺或子宫、喉与气管及食管、胸部淋巴结、内耳迷路等足部反射区。

4) 单食指钩掌法:操作者用一手握住患者脚部,另一手食指、拇指张开,其余三指握成拳状,以食指桡侧缘擦摩足部反射区的方法。

动作要领:食指、拇指张开,其余三指成拳状,以拇指固定,食指桡侧缘擦摩足部反射区。

适用部位:本法适用于胸部淋巴结、喉、气管、尾骨、坐骨神经、内耳迷路等足部反射区。

5) 双指钳法:操作者将食指、中指弯曲成钳状,夹住受术者的足拇趾,以中指的第二指骨外侧固定足穴位置,以食指内侧在其上加压的方法。

动作要领:操作者一手握脚,另一手食指、中指弯曲呈钳状,夹住受术者足拇趾,以食指的第二节指骨内侧固定足穴位置,并用拇指相对用力加压。本法的施力部位在食指内侧,虽然是以食中指夹住足穴,但中指的作用是固定足穴,食指的作用是加压。

适用部位:本法常用于颈椎、甲状旁腺这两个足部反射区的治疗。

6) 双食指刮压法:操作者将双食指弯曲呈镰刀状,用双手食指内侧同时施力刮压的方法。

动作要领:同定义所述。本法的施力部位同食指刮压法,不过是双手同时操作。

适用部位:本法常用于足背部膈反射区的治疗。

7) 拇指推法:操作者用拇指着力于足的一定部位做单向直线移动的方法。

动作要领:操作时拇指指腹要贴紧体表,用力稳健,速度缓慢均匀,应沿骨骼走向施行,且在同一层次上推动。

适用部位:当相距很近的几个穴位或反射区都需用推拿时,多采用本法操作,如肾、输尿管、膀胱、结肠等足反射区。

8) 擦法:操作者用手掌的大鱼际附着在足部一定部位上,稍用力下压,沿上下或左右方向进行直线往返摩擦,使治疗部位产生一定热量的方法。

动作要领:以大鱼际附着于足部,紧贴皮肤进行往复、快速的直线运动。

适用部位:适用于脚掌心。

9) 叩法:分为食指叩法和撮指叩法两种。

食指叩法是操作者将拇、食两指指腹相对,中指指腹放在食指指甲上,三指合并捏紧,食指端略突出,以腕力带动手指上下叩击足部反射区。

撮指叩法是操作者将五指微屈,五端捏在一起,形如梅花状,以腕力带动五指上下叩击足部反射区。

动作要领:操作时应以腕部带指,用力要均匀。

适用部位:食指叩法适用于足部各个穴位和反射区,撮指叩法适用于足部肌肉少的穴位和反射区。另外,足跟痛时用叩法疗效较好。

10) 摇法:操作者一手握住或扶住足趾或踝关节近端肢体,另一手握住足趾或踝关节远端肢体,在关节的生理运动范围内,足趾或踝关节做缓和回旋的被动摇动的方法。

动作要领:操作时动作要和缓,用力要稳健,摇动范围在正常生理活动范围之内,由小到大,频率由快而慢,然后再由大至小,频率则逐渐转快。为保护关节,需要在手法操作前先行放松关节。

适用部位:适用于足趾关节及踝关节。

(3) 准备工作

1) 向受术者介绍操作过程,以及操作后可能出现的反应,解除受术者的紧张和顾虑。

2) 手应保持温暖,若手凉可将双手搓热或用温热水浸泡片刻。

3) 双手应保持清洁,每次重新操作前应洗手。

4）应剪短指甲,避免在操作中损伤受术者足部皮肤。

5）受术者的双足应洗净擦干,若在操作前药物浸泡 24～30 分钟则能增强治疗效果。

6）按摩局部需涂抹润滑膏,防止擦破皮肤,有细菌感染者,涂 1%氯霉素霜溶液;患有脚癣者,用 2%咪康唑霜溶液;足部皲裂者,用 2%尿素霜溶液;皮肤较干燥者,用 2：1 的凡士林和液体石蜡混合制成的油膏涂抹。如有市售的按摩膏也可根据情况选用。

（4）操作顺序及时间要求:操作时首先检查心脏对应反射区,以防发生意外。当心脏患有严重病症时,应减轻力度和缩短操作时间。检查完心脏后,可按如下顺序进行:排泄系统→足底→足部内侧→足部外侧→足背→排泄系统。先左足,后右足,此顺序有利于毒素的排出。如果处于紧急情况,需立即缓解症状的,如偏头痛、牙痛、关节扭伤等病症,可直接按摩其相应反射区。

按摩时间因人而异,一般需要 30～40 分钟做完双脚。每个穴位和反射区,一般按摩 1 分钟左右,但对肾、输尿管、膀胱反射区,时间可稍长一些,以强化泌尿功能,利于体内毒素排出。对严重的心脏病、糖尿病、肾脏疾病患者每次按摩时不应超过 10 分钟,遇有不适者应随时减轻手法,出现虚脱者立即停止手法,并针对患者情况做适当处理。另外,吃饭、洗澡之后一小时内及空腹时,均不宜进行按摩操作。

四、足部按摩疗法的适应证和禁忌证

1. 适应证

足部按摩疗法适用于全身各个系统的疾病,多用于日常自我保健或与其他疗法配合使用。

2. 禁忌证

（1）足部皮肤有外伤、脓疮、红肿、瘀血时。

（2）患有各种严重出血性疾病,如尿血、呕血、便血、咯血等,以及有出血倾向的造血系统疾病,如血小板减少、过敏性紫癜等。

（3）患有活动性结核病、梅毒以及长期间服用激素和极度疲劳者。

（4）脑血管疾病的昏迷期。

（5）严重细菌、病毒感染以及各种急性中毒抢救期。

（6）妇女月经和妊娠期。

（7）精神极度紧张及大怒、大悲时。

五、足部按摩疗法注意事项

（1）操作时要保持室温,不可有风直吹足部,治疗结束后注意足部保温,不可用冷水洗脚。

（2）操作结束半小时内,操作者与受术者均需饮用温开水 300～500ml,患有严重心肾疾病的患者饮水量要适当减少。

（3）治疗时应避开骨骼突起部位,以免损伤骨膜。老人的骨骼变脆、关节僵硬,儿童皮薄肉嫩,治疗时不可用力过大。

（4）淋巴、脊椎和尾骨等反射区,一定要朝心脏方向推拿,以利于推动血液和淋巴循环。

（5）在服药期间采用足部按摩疗法治疗时,若所用的是镇静剂,一般应停用,其他的药物应遵循医嘱。

（6）按摩后有的人会出现低热、发冷、全身不适、局部轻度肿胀、尿液颜色变深并有气味等,这多与毒素的排出有关,可引导其继续配合治疗。

六、足部按摩疗法的临床应用

足部按摩疗法适用于绝大多数疾病,其疗效的好坏很大程度上取决于治疗部位的选择和搭配,只有选择了针对疾病的有效反射区,才能通过按摩手法,达到防病治病的目的,治疗时选区一般遵循以下原则:

（1）基本选区:由于足部按摩疗法强调的是提高机体免疫和排泄功能,所以将肾、输尿管、膀胱、脾、腹腔神经丛这五个反射区作为常规操作的基本选区。任何疾病都可以在这五个区上进行手法操作,再配合其他反射区。

（2）重点选区:重点选区是指各种病症所累及的部位和脏腑器官相对应的反射区,如颈椎病的重点选区在颈项、颈椎;痛经的重点选区是子宫、卵巢等。在重点选区进行手法操作时,力度和时间应适当加大和延长。

（3）配伍选区:根据具体的病症和患者的身体情况,在基本选区和重点选区的基础之上,可以选择一些起辅助治疗作用的反射区来配合

139

使用。如肝开窍于目,所以治疗眼病时常选肝反射区作为配伍选区。

1. 感冒

(1)用单食指叩拳法点压肾上腺反射区30秒。

(2)用拇指指腹按压法按压鼻反射区一分钟。

(3)用双侧的拇指指腹按压扁桃体反射区一分钟。

(4)用食指刮压法刮压肺反射区一分钟。

(5)用双指钳法按压甲状旁腺反射区30秒。

(6)用单食指钩掌法擦摩胸部淋巴结反射区30秒。

注意事项:①足部按摩后以受术者全身微微汗出,自觉舒适为宜,但应注意避风保温。②注意休息,多饮开水。③继发细菌感染者,可用抗生素。④每天坚持用凉水洗脸,可有效预防感冒。⑤在脸盆中倒入热水,加入三勺芥茉面,把两脚放入盆内促其发汗,可缓解症状。

2. 神经衰弱

(1)用单食指叩拳法点压肾反射区、输尿管反射区、膀胱反射区、垂体反射区、头部反射区、肝反射区、心反射区、胃反射区各30秒。

(2)用食指刮压法刮压甲状腺反射区30秒。

(3)用双指钳法按压甲状旁腺反射区30秒。

(4)用食、中指叩拳法点压腹腔神经丛反射区30秒。

3. 慢性腰痛

(1)用单食指叩拳法叩击肾反射区、输尿管反射区、膀胱反射区各30秒。

(2)用拇指指法推按颈椎反射区、胸椎反射区、腰椎反射区、骶骨反射区、内尾骨反射区、外尾骨反射区各30秒。

4. 更年期综合征

(1)用双指钳法按压甲状旁腺反射区30秒。

(2)用单食指叩拳法点压头部反射区、垂体反射区各30秒。

(3)用拇指指腹按压法按压颈项反射区一分钟。

(4)用撮指叩法叩击性腺反射区30秒。

(5)用食指刮压法刮压甲状腺反射区30秒。

(6)用食、中指叩拳法点压子宫反射区30秒。

(7)用双食指刮压法刮压腹腔神经丛30秒。

5. 单纯性肥胖

(1)用单食指叩拳法点压肾反射区、输尿管反射区、膀胱反射区、垂体反射区、心反射区各30秒,脾反射区一分钟。

(2)用食指刮压法刮压甲状腺反射区30秒。

(3)用双指钳法按压甲状旁腺反射区30秒。

6. 肩关节周围炎

(1)用单食指叩拳法点压肾上腺反射区、头部反射区、肩部反射区各一分钟。

(2)用拇指推法推按颈项反射区、肩胛部反射区各30秒。

(3)用单食指刮压法刮压斜方肌反射区30秒。

7. 颈椎病

(1)用双指钳法按压颈椎反射区一分钟。

(2)用拇指指腹按压颈项反射区一分钟。

(3)用单食指叩拳法点压小脑反射区、脑干反射区、肩反射区各30秒。

(4)用食指刮压法刮压斜方肌反射区30秒。

(5)用单食指叩拳法点压胸椎反射区30秒。

(安玉兰)

第十七章

手穴疗法

手穴疗法是通过对人体手上的特定部位（手部的经穴、经外奇穴、全息反应穴区）施以不同方式的刺激，来达到疏通经络气血，调理脏腑阴阳、扶正祛邪、养生保健、防治疾病目的的一种传统医学疗法。具体的刺激方式包括针灸、按摩、药物熏洗或敷贴等多种方式。本章重点讲述针灸、按摩方法，药物熏洗及敷贴散在其他章节中讲述。

一、手穴疗法的基本原理

（一）中医理论原理

经络是人体运行气血的通道，联络着脏腑肢体。手部分布的手三阳经和手三阴经，同时手部也是阴阳经脉交会、人体气血会聚之处。手部经络与人体各处通过经脉循行和支脉相联。手穴疗法通过刺激某一穴位，可以疏通经脉气血，调节与之相联的相应脏腑的阴阳气血的平衡，从而达到治疗疾病的目的。

（二）现代医学原理

1. 神经体液学说

手部上富含毛细血管、汗腺、神经，手和内脏通过神经、血管相连，通过神经－体液的传导作用使神经兴奋，支配人体的感觉、运动等功能。人在正常情况下，神经兴奋和抑制是相对平衡的，如给予手部一定部位特定的刺激方法，能使神经兴奋或抑制。当人体功能发生紊乱时，经过手部刺激后，通过神经体液传导，可使相应的神经兴奋与抑制达到平衡，从而调整全身功能。

2. 生物全息论学说

生物全息理论认为，每个机体都是由若干个全息胚组成的，任何一个全息胚都是机体的一个独立功能和结构单位。其内不仅含有全身的遗传信息和生理信息，而且在病理条件下，全身或局部的病理信息，也相应地出现在全息胚或其对应点内。手也具有整个机体的全部信息，手有内脏的反射区，当内脏有病时，手上的反射区就会感觉不适。相反，当刺激手上某一穴位或区域，如果感觉异常，便可预测出相应的脏器的疾病。同样，刺激某一区域也可以防治相对应的脏器的疾病。

二、手穴疗法常用的器具

（一）手穴针灸器具

手穴针灸所用器具同针灸常规的毫针刺法及灸法器具，如28～30号的1～2寸的毫针，艾叶所制的艾条、艾炷等。

（二）手部按摩器具

手部按摩不需要特殊器械，只用手指、指甲、手掌、拳头或身边常用的工具，如牙签、笔杆、筷子、螺丝刀的柄或木制的按摩棒，做发型的空心卷，编织针、米粒、刷子等。如果需要灸治，可用燃着的香烟头、线香。总之，工具随处可取，以不用利器，不造成皮肤损伤为原则。

三、手穴疗法常用穴位与操作规程

（一）手 部 经 穴

手部经穴参照主编的《针灸学》（上海科学技术出版社，1984）中的相关经穴。

（二）手 部 奇 穴

手部奇穴有中泉、中魁、腰痛点、落枕穴、八邪、四缝、十宣、手踝（手背腕上踝骨尖上，主治上下牙痛、三叉神经痛）、阴池（腕横纹中央上1寸，再外开1寸处，主治喉痹咽肿，咳逆咯血）、高骨（手掌后桡骨踝上，主治手腕痛、关节炎、腱鞘炎等),池泉(又名永泉,左手腕的横纹中,和大陵穴相对,主治心胸满闷,胸痛不止),一扇门(手背上的食指后夹缝中,威灵前3寸,主治目疾、疥癣),二扇门(手背无名指与小指岐缝间,正当精灵穴前3寸处,主治目疾、疥癣),威灵,精灵(外劳宫两侧的骨缝间,左为精灵、右为威灵,主治目眩头痛、耳鸣眼花、手背及腕肿痛、小儿急慢惊风),外劳宫(手背正中央处,主治手背不能屈伸、手背肿痛、破伤风),虎口(拇、食指,合谷穴前赤白肉际处,主治头痛、眩晕、失眠、心悸、盗汗、牙痛、喉痹咽肿、肩臂手痛不能举),大骨孔(大拇指背侧中央关节中央处,主治诸目疾、呕吐、泄泻),小骨孔(小指背侧中节尖上中央,屈指取之,主治诸目疾、耳聋、耳鸣、手关节痛),小指尖(在小指尖端处,主治消渴、咳嗽),板门(鱼际穴内1寸处的大拇指本节后,主治牙痛、喉痹咽痛、身热头痛、肘挛手痛)。手心(手掌的正中央处,主治口疮、头痛眼花、麻木无力、

咳逆、黄疸、手麻木颤动、鹅掌风、小儿疳积),落零五穴(双手手背,食、中指中间向下延伸处,主治高血压、胃病、胃痉挛、眩晕等)。

(三)手全息穴区

全息穴的具体位置,每个人不完全一样,图17-1所示的只是大体的位置。本章所注的全息穴,实际是指反射区的压痛点。压痛点准确与否,对疗效有密切关系。手全息反应区,有的在手部经穴、奇穴之外,有的与手的经穴、奇穴重叠,但它本身是一个独立的体系,刺激手经穴、奇穴无效时,往往对全息反应区刺激能起到良好的效果,与经络、腧穴有着互补作用及必然的联系,共同承担着反应疾病、接受刺激、传递调节信息、协调脏腑、平衡阴阳、增强免疫等作用。通过手这一局部区域,由表治里、由外治内,可以对相应脏腑进行调整,既可保健又可治病。手全息穴区具体分布如下:

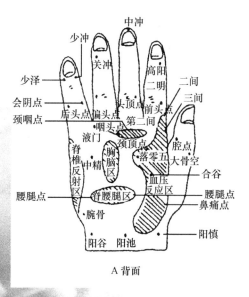

A 背面

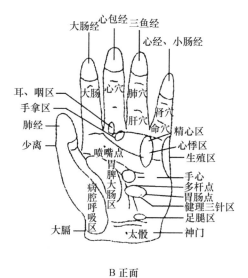

B 正面

图 17-1　手部全息图

(1)踝点:拇指掌指关节桡侧赤白肉际处。主治:踝关节痛。

(2)胸痛点:在拇指指关节桡侧赤白肉际处。主治:胸痛、吐泻、癫痫。

(3)眼点:拇指指关节尺侧赤白肉际处。主治:眼疾。

(4)肩点:食指掌指关节桡侧赤白肉际处。

主治:肩部疼痛。

(5)前头点:食指第1指关节桡侧赤白肉际处。主治:胃肠痛、阑尾炎、膝关节痛、前头痛。

(6)头顶点:中指第1指关节桡侧赤白肉际处。主治:神经性头痛、头顶痛。

(7)偏头点:无名指第1指关节尺侧赤白肉际处。主治:偏头痛、胸胁痛、肝痛、胆绞痛、

142

肋间神经痛。

(8) 会阴点:小指第1指关节桡侧赤白肉际处。主治:会阴部痛。

(9) 后头点:小指第1指关节尺侧赤白肉际处。主治:后头痛、扁桃体炎、臂痛、颊痛、呃逆。

(10) 脊柱点:小指掌指关节尺侧赤白肉际处。主治:棘间韧带扭伤、椎间盘脱出、腰痛、尾骨痛、耳鸣、鼻塞等。

(11) 坐骨神经痛:第4、第5掌指关节间,靠近第4掌指关节处。主治:坐骨神经痛、髋关节及臀部疼痛。

(12) 牙痛点:掌面,第3、第4掌指关节间,近第3掌指关节处。主治:牙痛。

(13) 咽喉点:指背面,第3、第4掌指关节间,近第3掌指关节处。主治:扁桃体炎、咽炎、三叉神经痛。

(14) 颈项点:手背面,第二掌指关节尺侧缘。主治:落枕、颈部扭伤。

(15) 胃肠点:劳宫与大陵穴连线的中点处。主治:胃炎、溃疡病、胆道蛔虫症。

(16) 夜尿点:掌面,小指第二指关节横纹中点处。主治:夜尿、尿频、遗尿症。

(17) 足跟痛点:胃肠点与大陵穴连线的中点。主治:足跟痛。

(18) 咳喘点:掌面食指掌指关节尺侧处。主治:咳嗽、哮喘、神经性头痛。

(19) 升压点:手背腕横纹处。主治:各种原因引起的血压下降。

(20) 退热点:手背中指桡侧蹼处。主治:发热。

(21) 呃逆点:手背中指第2指关节横纹中点处。主治:呃逆。

(22) 疟疾点:第1掌骨与腕关节结合处,大鱼际桡侧缘。主治:疟疾。

(23) 扁桃体点:在掌面第1掌骨尺侧中点。主治:扁桃体炎、喉炎。

(24) 急救点:中指甲,距指甲缘0.2寸处。主治:昏迷。

(25) 定惊点:手掌侧,大小鱼际交接处中点。主治:高热、惊厥。

(26) 脾点:掌面,拇指指间关节横纹中点。主治:脾胃病、水肿病。

(27) 小肠点:掌面,食指第1指间关节横纹中点。主治:小肠病。

(28) 大肠点:掌面,食指第2、第3指骨间横纹中点。主治:大肠病。

(29) 三焦点:掌面,中指第1指关节横纹中点。主治:胸、腹、盆腔疾病。

(30) 心点:掌面,中指第2指间关节横纹中点。主治:心血管病。

(31) 肝点:在掌面,无名指第1指间关节横纹中点。主治:肝胆病。

(32) 肺点:在掌面,无名指第2指间关节横纹中点。主治:呼吸系统疾病。

(33) 命门点:掌面,小指第1指间关节横纹中点。主治:生殖系统疾病。

(34) 肾点:同夜尿点内容。

(35) 胃点:双手掌食指下方,生命线起点处。主治:胃炎、胃溃疡、胃酸过多、胃神经官能症等疾病,按压此穴有强化胃的消化功能,预防慢性胃炎的作用。

(36) 鼻点:双手掌拇指头上内外两侧。主治:急、慢性鼻炎、伤风鼻塞。

(37) 耳穴:双手掌小指根部、无名指根部下方。每手两穴,两处呈扁圆形病理反射区。主治:耳部疾患。

(38) 生殖腺反射区:双手背腕两侧凹陷处,每手两穴。主治:男女生殖系统疾病。

(39) 遗尿点:双侧小指指骨第二指缝正中点。主治:遗尿。

(四) 操 作 规 程

手穴针灸方法基本同毫针刺法,在此不再详述。下面几种常见的叙述手部按摩疗法。

1. 按法(压法)(图17-2)

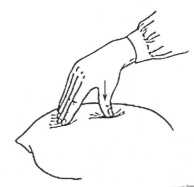

图17-2 按法

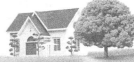

用拇指端或指腹垂直平压穴位或反应穴区,称按法。用食指的第1指间关节屈曲突起部分着力,点按穴位,又称点按法。

操作时,着力部位要紧贴手部穴位表面,用力由轻到重,稳而持续,一压一松,连贯地、有节奏地使刺激充分到达深部组织。

按法常与揉法相结合,即在按压力量达到一定深度时,再做小幅度的缓慢揉动,称按揉。

按法是穴位按摩疏通经络,激发反射的主要手法,大部分穴位均可使用。可治疗各种慢性疾病,慢性疼痛,并可取得预防保健的作用。

2. 摩法

用手掌掌面(图17-3)或食、中、无名指的螺纹面(图17-4)附着于手部穴位上,以腕关节连同臂部摆动,使掌部穴区在指、掌的摆动下做环形擦动抚摩,称摩法。

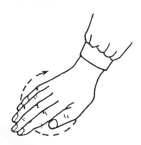

图 17-3　掌摩法

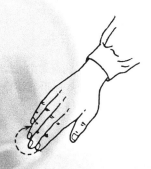

图 17-4　指摩法

摩法操作时,肘关节自然屈曲,腕部放松,指掌自然伸直,动作要缓和而协调,频率每分钟120次左右。

摩法穴位刺激轻柔缓和,有调和气血的作用。在手部相对开阔的部位适用,各种慢性病、虚寒证都可选用摩法。

3. 揉法

以手掌(图17-5)或手指指腹(图17-6、图17-7)着力吸定在手部穴区,做轻柔缓和的回旋揉动,带动该处的皮下组织,称揉法。分掌柔和指揉两种。

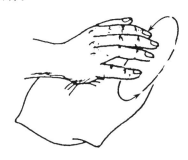

图 17-5　掌揉法

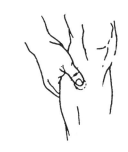

图 17-6　拇指揉法

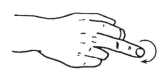

图 17-7　中指揉法

掌揉法是用手掌大鱼际或掌根吸定于穴区上,腕部放松,在肘部为支点,前臂做主动摆动,带动腕部作轻揉缓和的摆动。

指揉法是手指螺纹面轻按在手部穴区上,腕部放松,做轻揉的小幅度的环旋活动,每分钟120~160次左右,适用于各个穴位。

揉法和按法结合使用,揉动速度一般掌握在每分钟120次左右。揉法适于表浅或开阔穴区上操作,能起调整补益作用。慢性病、虚证、劳损及保健宜选用,局部肿痛也宜用。

4. 捏法

用食指、拇指或拇、食、中三指在穴位区提

捏,称捏法(图17-8)。施捏法时,捏紧皮肤上的穴区,一紧一松或轻重交替进行,切忌用力过猛,损伤皮肤。

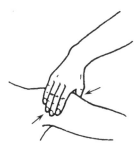

图 17-8　捏法

5. 推法

用指(图17-9)、掌、大小鱼际(图17-10)侧着力于体表穴区,做单方向推动,称推法。推时速度要缓慢均匀,用力要稳。推法适于手部纵向长线施行,也可沿指向各侧施行。慢性病、劳损性疼痛、虚寒证及保健均可用推法。

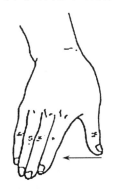

图 17-9　拇指推法

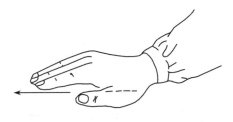

图 17-10　鱼际推法

四、手穴疗法适应证和禁忌证

1. 适应证

手穴针灸疗法的适用范围广,包括了内、外、妇、儿、皮肤、五官、骨伤、急证等多种疾病。

2. 禁忌证

(1)危、急、重患者,出血性疾病均不宜用手部按摩法。

(2)妇女妊娠期及月经期不宜按摩。

(3)饭前饭后一小时内不宜按摩。

(4)手部有创伤、坏疽、感染或化脓性病灶者不宜用手穴疗法。

五、手穴疗法注意事项

(1)针刺前应检查针具,并严格消毒,防止感染。

(2)手针法针刺针尖宜入肌腱和掌骨之间,不可伤及骨膜。

(3)要在针前向患者说明针感,并时刻注意防止弯针、断针、滞针和血肿。

(4)按摩手法轻重要适当,一般应先轻后重,每次时间以不超过五分钟为宜,若刺激过度,则可致瘢痕出现。

(5)按摩心脏反射区或对心脏病患者进行按摩时,宜减轻手法。

(6)按摩手部穴位或反射区,单侧或双侧并用均可,但以保健为目的则以对双手穴区同时进行刺激为佳。每日按摩一次,十天为一个疗程,休息三天,继续第二个疗程。

(7)按摩后半小时,服温开水 300~500ml。

六、手穴疗法的临床应用

1. 失眠

取穴:神门、内关、中冲、手心区、失眠穴、心点。

操作:点按各穴区各两分钟;中冲指掐一分钟。

2. 神经衰弱

取穴:内关、神门、心点、脾点、肾点、胃点。

操作:以上各穴区各按揉3~5分钟。

3. 胃痛

(1)取穴:内关、合谷、中泉、前头点、胃肠点。

操作:毫针直刺 0.5~1 寸,平补平泻,留针20~30分钟。

(2)取穴:内关、合谷、中魁、小指节、前头点、胃肠点、脾点、肝点。

145

操作:经穴按揉各五分钟,奇穴按压各两分钟,全息穴区按揉各 1～2 分钟。

4. 呃逆

(1) 取穴:内关、尺泽、列缺、呃逆点、后头点、三焦点、中魁。

操作:毫针刺 0.5～1 寸,平补平泻法,留针 30 分钟。

(2) 取穴:内关、商阳、合谷、阴池、手心、胃点、肺点、呃逆点。

操作:经穴按揉三分钟,奇穴按揉各 1～2 分钟,全息穴区点按揉各两分钟,揉掐大指根 1～2 分钟。

5. 便秘

(1) 取穴:合谷、曲池、支沟、脾点、三焦点。

操作:毫针刺 0.5～1 寸,平补平泻法,留针 24 分钟。

(2) 取穴:支沟、大陵、外关、二白、中泉、中魁。

操作:一指禅推法配合点按各经穴各两分钟,按掐奇穴各两分钟。

6. 头痛

(1) 取穴:八邪、精灵、威灵。

操作:毫针刺 0.3～0.5 寸,行平补平泻法,留针 20 分钟。

(2) 取穴:合谷、大陵、外关。

操作:捏拿合谷,按揉以上穴各两分钟。

7. 中风后遗症

取穴:肩髃、臂臑、曲泽、曲池、手三里、合谷、内关、脑干、脑、肩、腕、头顶点。

操作:点按以上各穴区各两分钟。

8. 肥胖症

(1) 取穴:列缺、少府、合谷、板门。

操作:毫针刺 0.5～1 寸,泻法,留针 20 分钟。

(2) 取穴:合谷、外关、三焦点、胃点、胸腹点。

操作:经穴按摩各十分钟,全息穴按揉各三分钟。另可从肘至腕部用拿法、擦法,共 15～20 分钟。

9. 更年期综合征

(1) 取穴:关冲、阳池、内关、肾点、命门点。

操作:毫针刺 0.5～1 寸,平补平泻法,留针 15 分钟。

(2) 取穴:支沟、合谷、外关、外劳宫。

操作:按揉经穴各三分钟,按摩手掌中央的心包区、生殖区各五分钟。

10. 产后腹痛

取穴:外关、合谷、曲池。

操作:按揉经穴各三分钟,按揉手第二掌骨侧肾点两分钟。

11. 小儿遗尿症

(1) 取穴:通里、外关、列缺、太渊、遗尿穴、夜尿点。

操作:毫针刺 0.5～1 寸,平补平泻法,留针 20 分钟。

(2) 取穴:外关、少府、鱼际、遗尿点、夜尿点。

操作:上穴区各按揉两分钟。

12. 小儿营养不良

(1) 取穴:合谷、鱼际,手心穴、四缝穴、胃肠点、外劳宫、中魁。

操作:毫针刺 0.5 寸,平补平泻法,留针 20 分钟。四缝点刺出血。

(2) 取穴:三间、合谷、手心穴、四缝穴、胃肠点、心点、三焦点。

操作:以上经穴区各点按 2～3 分钟。

13. 落枕

取穴:中渚、后溪、落枕穴、落零五穴。

操作:按揉上述穴区各五分钟。

14. 足跟痛

(1) 取穴:双侧后溪、双侧大陵、足跟痛点。

操作:后溪进针 1 寸,提插泻法;大陵及足跟痛点进针 0.5 寸,平补平泻。

(2) 取穴:后溪、大陵、阳池、板门、足跟痛点。

操作:按揉上穴各三分钟,足跟痛点强刺激。

15. 假性近视

(1) 取穴:眼点、肝点。

操作:针刺 0.3 寸,中等强度刺激后留针五分钟。

(2) 取穴:商阳、少泽、二间、三间,眼点。

操作:按摩商阳、少泽穴,并点压二间、三间、眼点。

(3) 取穴:二间、大小骨空、合谷、劳宫、腕骨。

146

操作:点按上述穴区,每日一次。每次 2～3 分钟。

16. 耳鸣

(1) 取穴:脊柱点、偏头点、肾点。

操作:脊柱点毫针刺 0.2 寸,轻刺激,留针 5～10 分钟,间歇捻转 1～3 次,偏头点、肾点毫针刺 0.5 寸,毫针 24 分钟,中等强度刺激。

(2) 取穴:阳谷、关冲、肾点、合谷、后溪、中渚、腕骨、中渚、阳池、前谷。

操作:按压、掐揉上穴。

(3) 取穴:咽喉点、耳点、肺点、胃肠点。

操作:点按上穴区,并点掐头顶点。

17. 牙痛

(1) 取穴:商阳、合谷,牙痛点。

操作:商阳点刺放血,合谷毫针强刺激,留针 30 分钟,牙痛点直刺 0.3 寸,中等强度刺激,留针五分钟。

(2) 取穴:肾点、肝点、牙痛点。

操作:牙签刺激并掐点,按揉各穴区两分钟。

18. 咽喉炎

(1) 取穴:咽喉点、扁桃体点。

操作:毫针刺 0.3 寸,强刺激,留针 3～5 分钟,间歇捻针 1～3 次。

(2) 取穴:合谷、列缺、少商,颈项点、咽喉点。

操作:按摩合谷、列缺各两分钟,切压少商穴一分钟,不断刺激颈项点、咽喉点,并按压合谷穴。

(安玉兰)

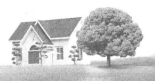

第十八章

药摩疗法

药摩疗法,是先在施治部位涂上药物递质,然后用药摩工具或按摩手法贴附在体表,做直线或环旋移动,以达到治疗疾病和预防保健目的的一种疗法,又称为药物递质摩擦法。

药膏外治用作推拿时的递质在我国古代也被称为"膏摩",因其多用动物脂肪类物质熬制而成,故得"膏剂"之名。当与按摩手法相配合时,具有疏通经络、滑利关节、促进气血运行、调整脏腑功能的作用。它不但可起到润滑作用,减轻对皮肤的摩擦,而且可加速药物渗入皮下组织,促进药物吸收,使其直达病所。因而,药摩兼具药物与按摩的双重作用,比单用按摩或药物外敷疗效为佳,是一种内外并用,安全可靠、简便易行的治疗方法。

药摩手法不同于单纯的药物涂敷。第一,在治疗作用方面,涂敷法是用手、棉签、毛刷等将药水、药油、药酊、药膏等涂敷于体表局部,目的只是为了让药物发挥治疗作用;而药摩疗法不仅是将药物涂布于体表,还强调用手、手掌或药摩工具等反复进行摩熨,既促进药物发挥作用,又能达到手法刺激机体产生的调整脏腑阴阳、行气活血、理筋分骨的作用。第二,在操作方面,涂敷疗法所用工具无需与体表完全附着,将药物涂布于体表即可,而药摩疗法所用工具要尽可能与体表完全附着,并体现出一定的力度和时间。第三,在适应证方面,涂敷法以作用于局部表浅为主,主要治疗外科及皮肤科疾病,而药摩疗法是通过药物透皮吸收、经络腧穴效应及按摩手法作用而发挥综合疗效,可运用于临床各科疾病。

此处的"摩"字,广义的理解,就是应用手掌、手指或其他工具贴附在体表,作直线或环旋的摩擦移动,实际上也是建立在广义的按摩手法基础之上的,其运用的目的:①刺激体表,调节脏腑经络气血运行;②加速药物的透皮吸收,使药物直达病所。

药摩疗法最早记载于帛书《五十二病方》之中,所载"千金膏药方"是第一张组成、功效、用途、炮制俱全的可摩、可敷、可服的膏药方。《黄帝内经》也将按摩与药物在外治方面结合起来。至东汉张仲景在《金匮要略·脏腑经络先后病脉证》有:"四肢才觉重滞,即导引吐纳,针灸膏摩,勿令九窍闭塞。"的记载。第一次明确提出"膏摩"及膏摩疗法。

魏、晋、南北朝时期,由于炼丹术的兴盛,中药膏药也有较大的发展,膏药也成为药摩疗法的主要剂型之一,它的发展与完善代表着药摩疗法的水平。晋代的葛洪是药摩史上第一位系统论述膏摩的医家,他的《肘后方》问世,使膏摩成为理、法、方、药齐备的治法体系。不仅膏摩的治疗范围扩充至内、外、妇、儿、五官科诸病,而且强调按摩手法应用时要有一定的力度和次数。

药摩在唐宋时期已有较大的发展,显见于记载药摩的方书及其方剂数量增多。如《小品方》、《千金方》、《外台秘要》、《太平方》、《圣济总录》等医籍,在丰富和发展按摩疗法等方面有着特殊的贡献。

明清时期对药摩的应用更为普遍,不仅有诸多医家医籍有运用和记载,而且出现有外治法的专著,如《普济方》就是对历代膏摩记载的全部总结,是系统记载膏摩的重要文献。《理瀹骈文》一书也涉及药摩的内容甚多,书中详细地论述了膏药治病机制,指出了膏药的配制方法和应用方法。

新中国成立以后,随着现代药理透皮吸收理论的介入,以及中药剂型改革的发展,药摩疗法又重新得到关注,在药摩剂型和适应证方面有了进一步提高和发展。

一、药摩疗法的基本原理

（一）中医理论原理

药摩疗法与内治法一样，均是以中医的整体观念和辨证论治思想为指导，运用各种不同的方法将药物施于皮肤、孔窍、腧穴等部位上，以发挥其疏通经络、调和气血、解毒化瘀、扶正祛邪等作用，使失去平衡的脏腑阴阳得以重新调整和改善，促进机体功能的恢复，从而达到治病的目的。"治虽在外，无殊治内也"。究其作用机制不外乎整体作用和局部作用。整体作用是指在某一特定部位施以药摩疗法，通过药物和按摩法对局部的刺激，进入人体经络系统，调节和纠正全身脏腑阴阳气血的偏盛偏衰。局部作用是指药物对病变局部的治疗作用而言。如疔、疮、疖、痈外敷如意金黄膏以清热解毒、消痈散结就是药物对病灶局部作用的体现。

按摩手法对机体具有疏通经络、理筋活血、滑利关节的功效，对局部组织的祛瘀生新、解痉止挛有立竿见影之效；对机体全身气血的疏通、通经止痛、解表散寒也有很好的治疗效果。

（二）现代医学原理

1. 药摩方剂的药理作用

药摩方用药多数量重、形成大的复方，以适应复杂的病理变化，由于许多药物中含有脂溶性、挥发性及刺激性的药物，因此可透入皮肤产生抗感染、止痛、祛痛、生肌、收敛等作用。在剂型上，药摩方常利用油熬膏、软膏等作赋形剂，以防腐、防燥、维护疮面，保持药效持久，促使药物经过表皮吸收，产生深部和全身作用。此外，软膏具有保护局部皮肤的湿润柔软作用，是通过皮肤角质层细胞间隙、毛囊壁、汗腺、皮脂腺，使药物渗透与吸收，对创伤、皮肤疾病及黏膜病变的治疗，均有防腐、抗感染、止痛等局部作用。同时，药物穿通皮肤及黏膜后，经过血管或淋巴管进入体循行可产生全身作用。在用药部位上，药摩方多按经络腧穴及身体特殊部位用药，这样可促进药效更好发挥。药摩方作用于患处刺激神经末梢，通过反射，扩张血管，促进局部

血液循环，产生神经特异性，以调整机体、组织抗御力量，达到镇静、抗感染作用。从局部的作用上看，药膏方剂中许多中药具有抗菌、抗病毒的化学成分，因而对局部有良好的抗感染作用。

由此可见，中药药摩除药物直接进入血液循环发挥其本身的药理作用外，还有调整各系统组织器官功能和机体免疫功能等作用。

2. 按摩手法的调节作用

现代医学研究证明，按摩能使局部毛细血管扩张、血流旺盛、皮肤温度升高，而且对肢体远端的皮温也有一定的影响，同时能调节内脏功能，所以在临床上对一些疾病施用按摩法时，能收到较好的效果。有学者认为按摩的此种作用机制是通过神经和体液的调节来实现的。由此提高了机体的某些防御功能。

（三）药物透皮吸收的研究

药物透皮吸收过程包括释放、穿透及吸收进入血液循环三个阶段。而物质透皮的主要途径是完整的表皮。当药物涂于皮肤表面时，可因制作组织标本的阶段不同，从而使主要吸收途径不同，或者使得能观察到的主要途径不同。药物或基质的理化性质，特别是相对分子质量和极性基的数目以及与水相互作用的强度、亲油性、基质中的溶解度、药物在基质与组织液间的分配比例等，可使主要吸收途径发生差异。

二、药摩疗法常用剂型与制备

药摩疗法首先应根据病情的需要，药物的性质，制成适宜的剂型。在药摩法中，使用最多的是软膏剂，其次是糊剂、散剂、洗搽剂、酒剂和油剂等。

1. 软膏剂

软膏剂是用中药细粉，或经溶媒提取后浓缩成的流浸膏，加入适宜的基质，均匀混合制成的一种半固体或近似固体的制剂。软膏剂具备均匀、细腻、软滑、稠度适宜，易涂布，有吸水性，药物的释放、穿透性较好，性质稳定，涂在皮肤上不溶化，润滑无刺激，不易污染衣服，容易清洗，配制灵活方便等特点。

软膏剂的组成主要是药物与基质。基质不仅是软膏剂的赋形剂，同时它对药物的释放与吸收都有重要的影响。用于制备软膏剂的基质

可分为以下三大类:

(1) 油脂性基质:包括油脂类、类脂类及烃类等。其共同的特点为润滑、无刺激性、保护及软化作用比其他基质强,但吸水性一般比较差,与分泌液不易混合,对药物释放、穿透性亦较其他基质小、油腻性较大,不易洗除,且往往妨碍皮肤的正常功能。

(2) 乳剂型基质:系用油相与水相物质借乳剂的作用而制成的乳状半固体基质。

(3) 水溶性基质:其特点是无油腻性,易洗除,能与水性液体混合,一般药物自基质中释放较快,适用于湿润或糜烂的创面,也可用于腔道黏膜。此类基质中水分易蒸发,使基质变硬,故应加保湿剂和抑菌剂,密闭保存。

2. 糊剂

糊剂实为一种含大量粉末的软膏剂,利用中草药为原料制成的糊剂不但能起保护作用,还能具有一定的治疗效果。糊剂可分为两种类型:一类为脂肪性糊剂,其中所含的粉末有淀粉、氧化锌、滑石粉等,其基质多用凡士林、羊毛脂或其混合物等,再加入适量的药物。另一类是水溶性凝胶糊剂,多以甘油明胶、淀粉、甘油或其他水溶性凝胶为基质制成,其中固定粉末的含量一般较脂肪糊剂为少。糊剂因含有多量的粉末成分,故可吸收脓性分泌物,适于亚急性皮炎或湿疹等慢性皮肤病,对结痂或疮、轻度渗出性病变均适用。

糊剂的制法通常是将药物碎成细粉,也有将药物按所含有效成分以渗漉法或其他方法制得浸膏,再粉碎成细粉,加入适量黏合剂或湿润剂,搅拌均匀,调成糊状。应用时,取适量涂敷于患处的皮肤或黏膜上,隔一定时间更换,以保证药效。

3. 散剂

散剂是一种或一种以上的药物,经粉碎、混匀而制成的干燥粉末状制剂。外用散剂可分为撒布散及吹入散两大类。散剂为我国古老剂型之一,散剂容易分散,奏效迅速,制作方便,成本低廉。因不含液体溶媒,所以稳定性高。

散剂的制备一般应通过粉碎、过筛、混合、分剂量、质量检查以及包装等程序。混合是指使多种固体粉末相互交叉分散的过程,因散剂要达到药物均分散状态,故混合操作是制备散剂的关键步骤。散剂一般应达到干燥、疏松、混合均匀、色泽一致。

4. 洗搽剂

洗搽剂是中药传统剂型中常用种类,系以中药饮片为原料,经煎煮提取药汁或用乙醇以及油做溶媒浸提药物有效成分而供外用洗搽的药剂。中药洗搽剂一般也称洗剂、搽剂、擦剂,与现代医学界定的洗搽剂的概念略有差异。

5. 酒剂

酒剂(药酒)系用白酒为溶媒,以中药饮片为原料,经浸出而制得的澄明液体制剂。多数药酒含一定浓度的蜂蜜或糖,是中药传统剂型之一。酒本身有行血活络的功效,易于吸收和发散,因此酒通常主要用于风寒湿痹,具有祛风活血、止痛散瘀的功能。酒剂常用冷浸法、热浸法。

6. 油剂

油剂系用油脂浸出药料中有效物,制得含药的"油",或用具药效的动植物油(包括挥发油)配成的药剂。可供外用或内服做治疗与预防应用。

三、药摩疗法常用穴位与操作规程

(一)常用部位与穴位

药摩疗法的作用主要取决于三个方面:即手法作用的性质和量;药物的组成功效及透皮吸收;被刺激部位或穴位的特异性。

药摩疗法的施术部位和穴位,临床上也是根据中医经络腧穴理论为基础,进行选择的。针灸治病选穴,着重从点入手;药摩治病选穴,着重从面入手。

药摩常用部位与穴位:头、额、颜面、咽喉、颈、项、胸膺、腋、胁、腹、背、脊骨、腰、膊、髀枢、髀关、髀阳、股阴、腘、膝、腓肠、跗、踵;太阳、人中、百会、风池、神阙、天枢、丹田、气海、下脘、背俞穴、内关、合谷、列缺、内劳宫、内八卦、外劳宫、外八卦、伏兔、委中、足三里、三阴交、涌泉。

(二)药摩的工具

1. 匙匕

药摩工具常用的匙有汤匙与铁匙。汤匙一

般是陶瓷制品,其特点是耐热保温性好,经加热后能持续一段时间温度,这样可促进药物的透皮吸收;铁匙具有质地坚硬、加热快、易传递热量、施力时不易破碎等特点,缺点是散热快,温度高时易烫伤皮肤。匙作为药摩工具具有使用方便、旋转灵活、用力均匀等特点,适用于全身各部的药摩治疗,对局部和不易施术的部位尤为适合。

2. 铧铁

铧,耕地农具。铧铁一般用生铁制作,久用易发生断裂。断裂铧铁由于经过长期耕用,表面多光滑,很适合于药摩临床,适用于平坦和大面积部位的施术。

3. 磁铁

磁铁作为药摩工具,不仅可促进药物吸收,加速局部血液循环,刺激穴位,调整脏腑功能,而且磁铁本身还具一定的治疗作用。有研究表明,磁疗具有镇静、止痛、抗感染、消肿、降压、降血脂、止泻、软化瘢痕等作用。

(三) 药 摩 手 法

关于药摩手法,狭义的理解,是诸多按摩手法中的一种,即摩法;广义的理解,就是指摩擦类为主的手法,即用掌、指、匙、铁片等工具贴附在体表,做直线或环旋移动,包括摩法、按法、擦法、抹法、揉法、熨法、推法等。药摩疗法是建立在广义摩擦类手法基础之上的。其运用目的是刺激皮肤腧穴,并加强药物的透皮吸收。

1. 摩法

摩法分掌摩和指摩及工具摩三种。掌摩法(图18-1)和指摩法(图18-2)是指用手掌或食、中、无名指指面附着于一定部位上,以腕关节为中心,连同前臂做节律性的环旋运动,操作时肘关节自然屈曲,腕部放松,指掌自然伸直,动作缓和而协调。频率每分钟120次左右。工具摩是将工具按压贴附于体表,做节律性的直线或环旋运动,操作时,要尽可能地将工具完全贴附于体表。摩法有调和气血、消积导滞、和中健脾、祛瘀消肿等功效。多适用于全身各部,不适宜开放性损伤和肿瘤患者。

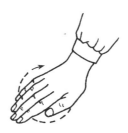

图 18-1 掌摩法

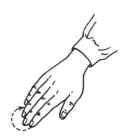

图 18-2 指摩法

2. 擦法

擦法用掌面(图18-3)或大鱼际(图18-4)及掌根部贴紧皮肤,在皮肤表面做上下或左右方向的直线往返摩擦,反复操作,以皮肤发热为度。操作时动作要轻速,不带动肌肉,不损伤皮肤,配合药膏、糊剂等药摩方使用时,可防止皮肤受伤。擦法结束后,其部位暂时一般不宜再用其他手法连续治疗。擦法有温经通络、散寒解表、消瘀止痛等功效。适用于肩背、胸腹、四肢等部位,用于治疗咳嗽喘促、胸胁疼痛、胃脘不适、腹部胀满、体虚乏力、四肢伤筋、关节活动不利等。

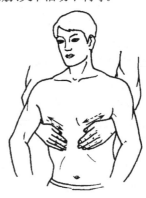

图 18-3 掌擦法

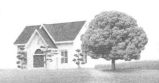

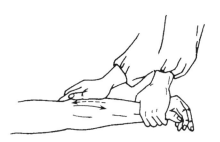

图 18-4　大鱼际擦法

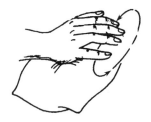

图 18-6　掌揉法

3. 抹法(图 18-5)

抹法是将手指螺纹面或掌面或药摩工具紧贴皮肤,做上下或左右往返移动,是推法的复合手法。操作时用力均匀,动作和缓,轻而不浮,重而不滞。抹法具有开窍镇静、醒脑明目、扩张血管的作用。常用于头面及颈项部、手掌部。适用于头痛、眩晕、中风、半身不遂、牙痛等疾病。

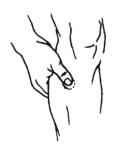

图 18-7　拇指揉法

152

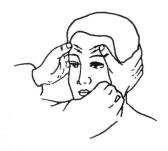

图 18-5　抹法

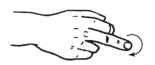

图 18-8　中指揉法

4. 揉法

揉法分掌揉法(图 18-6)和指揉法(图18-7、图 18-8)两种。掌揉法是用手掌大鱼际或掌根吸定于一定部位或穴位上,腕部放松,以肘部为支点,前臂做主动摆动,带动腕部作轻柔缓和的摆动;指揉法是用手指罗纹面吸定于一定的部位或穴位上,腕部放松,以肘部为支点,前臂做主动摆动,带动腕和掌指作轻柔缓和的摆动。本法操作时压力要轻柔,动作要协调而有节律。一般速度每分钟 120～160 次。揉法具有宽胸理气、消积导滞、活血祛瘀、消肿止痛等作用,适用于全身各部。

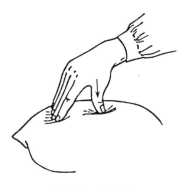

图 18-9　指按法

5. 按法

按法分指按法(图 18-9)和掌按(图 18-10)两种。指按法是将拇指伸直,用指面按压经络腧穴,其余四指张开起支持作用,协同助力,单手指不足时,可用另一手拇指重叠按压。掌按法是用掌根、鱼际或令掌着力按压体表,单掌或双掌交叉重叠按压均可,其更适用于面积大而较为平坦的部位。按法和揉法在临床上常结合应用,组成"按揉"复合手法。本法具有开通闭塞、散寒止痛、疏松筋脉、调和气血等功效。适

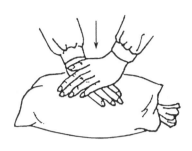

图 18-10　掌按法

用于头面、颈项、腰背、胸腹、四肢等部位,用于治疗头痛、牙痛、三叉神经痛、胃痛、腹痛、腰痛、背痛等。

6. 熨法

热熨法是中医独特有效的外治方法之一,是采用药物和适当的辅料经过加热处理后,摩敷于局部或腧穴的一种治疗方法。药摩中所用熨法多是药包热敷法,将药物打碎炒热,装入布袋中,趁热将药袋在患部边熨边摩擦,每次20～60分钟,每日2～3次。熨法操作简单,取材方便,费用低廉,安全无痛苦,是值得推广的外治方法,可广泛地应用于内、外、妇、儿、皮肤、伤科等多种疾病的治疗中,尤适合于局部病痛,如寒痹关节疼痛、风寒感冒、肢体疼痛、寒凝腹痛、伤寒阴毒、肺病喘急、呃逆、胃脘疼痛等多种病证。

四、药摩疗法的适应证和禁忌证

1. 适应证

药摩疗法是中医传统外治疗法的一种,有着悠久的历史和丰富的内容。它不仅可治疗诸多外科疾病,而且对内科、妇科、儿科以及五官科等疾病也有着肯定的效果。

2. 禁忌证

某些感染性疾病、急性传染性疾病、各种出血症、严重的内科疾病、休克、外伤出血及骨折早期、截瘫初期等不用药摩疗法或药摩不能结合使用。精神病或其他不配合者也禁用本疗法。

五、药摩疗法的优点及注意事项

（一）优　点

1. 药摩结合,奏效迅速

药摩疗法不但具有中药外治、透皮吸收的作用,而且还具按摩、针灸的腧穴效应。加之药摩部位多是直接或间接的病灶所在,所以药效多直达病所,奏效迅速。

2. 药众味厚,剂型灵活

药摩疗法处方用药,多根据一般中药归经原则,运用药物互相协调配合的效能,组成药众味厚的复方,以发挥药物的良好效果。而且剂型灵活,膏剂、散剂、丸剂、酒剂、水搽剂等皆有应用。

3. 使用方便,易于推广

药摩疗法一旦将药物制成适宜的剂型后,其携带、使用皆很方便,药摩工具也随处可寻,临床很易施术。加之适宜证广、操作简单,易于言传身教、示范,所以很容易推广。

4. 安全可靠,毒副作用少

药摩疗法兼有药效与局部刺激作用,药物多采用局部给药,这样局部易形成较高药物浓度,而血中药物浓度则甚微。虽然通过透皮吸收而发挥治疗作用,也因其选择性强,或直接进入大循环,避免了药物对肝脏及其他器官的毒害作用。所以毒副作用较少,或无毒副作用。

（二）注意事项

1. 辨证论治

药摩疗法与中基内治疗法一样,也应坚持中医基本理论的指导,遵循辨证施治的原则。辨证是治疗的前提和依据,只有明确病变的阴阳、表里、虚实、寒热等属性,抓住疾病本质,把握病证的标本、轻重、缓急,才能正确施治,达到预期效果。

2. 选择药摩剂型

药摩剂型有软膏剂、丸剂、酒剂、水搽剂、糊剂等。临床上应根据其病性、病位的不同,选择不同的制剂。

3. 选择药摩部位

选择适宜的部位进行敷药按摩,是药摩疗法治病的关键步骤。临床上选择敷药按摩部位一般有三种方法:

（1）按经穴部位选择:如偏头痛,选太阳穴;气管炎,正面选璇玑穴、华盖穴,背面选风门、肺俞、膏肓等穴;胃痛,选中脘;小腹痛,选气海;肝区痛,选右侧期门、章门等等。

153

（2）按患处部位选择：如跌打损伤、金创、肌肉游走疼痛、冻疮，各种皮肤病、烧伤、烫伤等症，患在何处即选何部位。眼、耳、鼻诸疾病可用软膏涂抹患处。

（3）按解剖部位选择：如偏头痛，选颞颥部区；慢性支气管炎，选气管区；胃痛，选胃部区；下腹痛，选脐区；肝痛，选肝区等等。

4. 注意药膏温度与次数

药膏疗法一般要求基质具有一定的温度，这对虚寒性病变有治疗作用，对药物的透皮吸收也有一定的促进作用。同时还要求按摩的次数和力度，"摩时须极力，令作热，乃速效"等。

5. 因人因时因地制宜

中医学"天人相应"的自然辨证观，时刻都影响着人体的生理与病理。人体本身又有禀赋、体质、年龄、性别的不同，以及其生活习惯和环境等差异，因而运用药摩疗法，就必须注意到自然因素和人的因素，即所谓因人、因时、因地制宜，以选择最佳药摩治疗方案。

六、药摩疗法的临床应用

1. 感冒

处方：苍术、羌活、川芎、香附、紫苏、陈皮、甘草各 15g。水煎剂。

用法：可用拇指、大鱼际蘸此药剂在胸背部抹擦或用布包熨于胸背部。本剂适用于外感风寒或有食滞者。风热证者可用商陆根炒炙后热熨顶及项部。

2. 咳嗽

处方：青黛、瓜蒌、贝母各 20g。上药研末，与白蜜为丸。

用法：用水化开蜜丸，蘸于大鱼际或掌根，擦胸。本方主治咳嗽，凡劳嗽、火嗽、久嗽、干嗽、食积嗽、酒嗽者皆可治之。

3. 哮喘

处方：白芥子 20g，白芷、轻粉各 10g。蜜调做饼。

用法：用汁剂擦背，令皮肤发热；再将白芥子饼贴于第 3 胸椎处，皮肤有热痛反应为佳。对病程久者，数饼也可显效。主治哮喘咳嗽及痰结胸。

4. 失眠

处方：半夏、竹茹、枳实各 60g，橘皮 90g，生姜 150g，甘草 30g。上药为粗末，水煎。

用法：浸青布炙干，熨两目。本方主治胆虚不眠之证，用法为熨两目。

5. 头痛

处方：茜草、半夏、蜀椒各 5g，乌头、桂心各 7g，附子、细辛各 20g。上药捣碎，过筛成散剂。

用法：用时以大酢浆调和按摩头部，三日后或有头肤痛感，4～5 天后复常，六日以酢浆洗头，再摩药即愈。本方主治头痛、齿痛之证，咽喉息肉及鼻息肉之证。若生息肉并咽喉中息肉大如枣，欲塞，以药摩患部；耳鼻齿有疾，用之亦良。

6. 吐血

处方：犀角（水牛角）30g，生地黄 200g，芍药 90g，牡丹皮 60g。水煎剂。

用法：大鱼际或掌根蘸药剂抹胸背。本方剂为犀角地黄汤，主治胃火吐血。若伤寒失汗热入脏而吐血者可用郁金或韭汁用棉蘸擦背。

7. 伤食

处方：苍术、香附、厚朴、半夏、陈皮、枳壳、山楂、麦芽、神曲、莱菔子、紫苏、生姜、食盐各适量。研碎炒热布包。

用法：可用热布包熨胸。本方用于内伤饮食，症见胸膈饱闷，或腹痛吐泻，重者发热头痛，手按心口刺痛。

8. 泄泻

处方：苍术、厚朴、青皮、陈皮、丁香、木香、良姜、干姜、茴香 15g，生姜 3 片，枣 1 枚。以上药研碎炒热布包。

用法：主要为熨胸腹部，布包冷却后可再次炒热，重新布包后再熨，或热熨斗熨之，逼药气入腹。本方用于脾胃寒胀并见心腹刺涌、泄泻者，药摩治疗泄泻多为寒泻，热泻慎用。

9. 黄疸

（1）处方：苍术、厚朴、陈皮、茵陈、黄连、黄芩、栀子、龙胆草、葶苈子、车前子、泽泻、木通、寒水石、滑石各 15g。水煎剂。

用法：蘸药剂抹胸腹或熨脐、命门。适用于阳黄疸、酒疸、谷疸证。

（2）处方：苍术、厚朴、陈皮、茵陈、川芎、川乌、干姜、吴茱萸、青皮、姜黄、官桂、丁香、川椒、车前子、泽泻各 15g。水煎剂或研细炒热布包。

154

用法:蘸药剂抹胸腹或熨脐、命门。适用于阴黄疸、女劳疸证。

10. 痰证

处方:贝母、半夏适量各 30g。用姜汁调贝母、半夏为丸。

用法:用温开水化开,手掌蘸上擦胸背化痰。本方可于痰证。若治风痰、热痰、湿痰、食积痰及痰饮流注、痰毒等可用控涎丸姜汁化开,擦胸背手足心;若寒痰可用生姜、附子研碎炒热布包后,熨胸背。

11. 水肿

处方:莽草 600g,乌头、附子各 180g,苦酒 1000ml,猪脂肪 2500g。

用法:先将药膏均匀涂抹患处,再向火以手按摩 300 遍,令药物吸收,应手即瘥。耳鼻病可用绵裹置于鼻孔中。本方治疗诸风肿,脾风入五脏,恍惚,兼治诸疥癣杂疮。若阳水可用五皮饮合八正散;阴水可用木香顺气汤合肾气丸或平胃散合五苓散,水煎剂或捣碎炒热布包,抹腹或熨腹。

12. 腰痛

处方:陈皮、白矾、杏仁、丁香各 30g,阳起石、干姜、沉香、官桂、硫黄、吴茱萸、雄黄、蛇床子各 15g,轻粉、麝香、朱砂 5g,附子 10g。上药除轻粉、朱砂、麝香另研外,余药皆捣细为末,再入上三味和匀,炼蜜丸如弹子大。

用法:临用时取生姜自然汁煎浓,入药一丸,良久浸化研烂,涂于腰肚上按摩,以药尽为度;施术后须用绵裹肚腰上,其热如火,每日一次,极有奇功。本方治老壮一切虚痛痼冷,腰寒湿。此药有大壮筋骨,助元阳,极有补益功效。

13. 痹证

处方:乌头、附子(生用)、当归各 60g,羌活、细辛、桂心 20g,防风、白术、川椒、吴茱萸各 30g,猪脂肪 2500g。上诸药细切如大豆,醋微淹一夜,煎猪脂肪熔化去滓;放入诸药慢火煎煮,候附子变黄色,膏成。收瓷盆中储藏。

用法:将药膏均匀涂于患处,再按摩使药物吸收,每日数次,以手涩为度。本方主治风湿顽痹,腰腿不遂,四肢拘挛;兼治扭伤疼痛不可忍,及白疕诸疮、脚气等。治疗期间宜避风寒。

14. 麻木

处方:前胡、生白术、白芷、川芎各 150g,川椒、吴茱萸(炒用)各 60g,生附子、当归各 300g,细辛、桂枝各 90g,苦酒 300ml,猪膏 500ml。上药锉捣,用苦酒搅拌均匀,同浸一夜,加入猪膏与药物微火共煎,候白芷变黄紫色,去滓膏成。

用法:外摩、内服均可。病在内以热酒调化,服樱桃大,病在外用膏摩患处,并用手摩擦,热彻为度。本方剂适用于肉苛,即荣虚卫实,肌肉不仁之证,兼治疥癣疮痍,祛风,麻木疼痛,伤折及坠损。

15. 足跟痛

处方:麦皮、熊白脂(宜用猪脂肪代)各 30g。上二味相和,以微火炒,更入口脂少许,调匀如膏。

用法:将药膏加热摩痛处,即瘥。或先用热水清洗后拭干,火灸痛处,再将药点揞按摩,候药气透热,持纸拭去药,如常覆意。本方治足跟痛,不问左右,但觉隐隐疼痛之证。

16. 小儿感冒

处方:甘草、防风各 30g,白术、桔梗各 250g,雷丸 90g,猪脂肪 500g。上药切碎,先炼猪脂肪成膏,再与前药同于微火上共煎,视稠浊,膏成去滓。

用法:取如弹丸大一枚,早起常以膏摩囟上及手足心。

17. 小儿夜啼

处方:川芎、白术、防风各 20g。上药为末,过筛制成散剂。

用法:上药用乳调和,令小儿内服;外用摩脐、头及脊、脸。

18. 小儿惊风

处方:胆星、甘草、天麻、川连、朱砂、全蝎、僵蚕各 5g,牛黄、冰片各 3g。上药研末成粉。

用法:用于水或薄荷汤调,手蘸擦胸背。本方主治小儿一切惊症。

19. 小儿痫证

处方:丹参、雷丸各 30g,猪膏 60g。上药细锉,猪膏入银器中煎。然后放入诸药,膏成绵滤去滓,用瓷器中盛贮。

用法:蘸药摩儿身,每日三次。本方主治小儿惊痫,除热。

20. 五迟五软

处方:半夏、川乌、川芎、桂心、细辛、百合、白及、柏子仁各 15g。上为末,用煨大蒜和酒,捣成饼子。

用法:用绯绢贴,双手摩擦生热后频频熨摩。小儿长头方面,囟大不合,手足痿小,不能行步,头顶软弱,体瘦面光,并皆治之。

21. 小儿解颅

处方:半夏、生姜、川芎各 90g,细辛 70g,桂心 30g,乌头 20g。上药切碎,以醇苦酒 500ml 浸渍一日,煮三沸,绞去滓,即得。

用法:以绵一片浸药中,适寒温熨囟上,冷则加热,朝暮各 3～4 次热熨,20 日为一疗程。主治小儿长解颅不合,症见羸瘦色黄,至四五岁不能行走。

22. 小儿丹毒

处方:大黄、槐白皮、商陆、榆皮各 60g。上药细锉,每用 60g,以水 500ml,煎至 400ml,去滓,加朴硝 15g,搅匀。

用法:以棉二片,浸入汤中,洗患处,每日三次,即瘥。本方主治小儿发丹毒热痛。

23. 痄腮

处方:防风、川芎、当归、芍药、大黄、芒硝、连翘、薄荷、麻黄各 20g,石膏、桔梗、黄芩各 30g,白术、栀子、荆芥穗各 10g,滑石 90g,甘草 60g,元参 30g,牛蒡子 30g。水煎剂。

用法:以手蘸药洗抹胸口、背部。本方主治头瘟证重者,也可用荆防败毒散或普济清毒饮水煎洗抹胸口。

24. 美容养颜

(1)处方:白茯苓、商陆各 20g,葳蕤 30g,白芷、藁木各 60g。上五味切碎,以前药汁 700g,研桃仁 150g,混合煮取 1500ml,去滓瓷于瓷瓶贮存。同时加入甘松、零陵香末各 30g 入膏中,搅令匀,以绵裹。

用法:每夜涂摩面、手。

(2)处方:朱砂、雄黄各 60g,水银霜 20g,胡椒 60g。上四味细研如粉,以面脂和。

用法:夜涂之,以手细摩令热,次日不废作妆,五日洗一次面。

(3)处方:猪胰一具,白芷、桃仁去皮、细辛各 20g,辛夷、冬瓜仁、瓜蒌仁各 30g,酒 2000ml。煮白芷等药至沸,去滓成膏。

用法:摩涂手面。

25. 消斑除刺

(1)处方:醋 2000ml,鸡子五枚。取陈三年醋渍鸡子七日,当鸡子软如烂泥,去醋,倾入瓷器中,加入胡粉适量和研如膏,封口蒸熟,药成再封,勿使泄气。

用法:夜欲卧时,研涂患部,旦以浆水洗面,百日瘥。

(2)处方:白芷、白蔹 30g,白附子(生)、白茯苓、细辛各 5g,白及 20g。上药为末,以鸡子白和为梃子,每梃如小指大,阴干。

用法:每夜洗净面部后,用浆水于瓷器中磨汁,涂摩极妙。

(3)处方:白丁香、白僵蚕、白牵牛、白蒺藜、白及各 90g,白芷 60g,白附子、白茯苓各 20g,皂角 15g,绿豆少许。皂角去皮,与诸药共为细粉,调匀即得。

用法:洗摩面部。

26. 生发护发

(1)处方:莲子草 90g,捣绞取汁。

用法:以手揩摩患部,令药气透肉,每日三次。

(2)处方:蔓荆子 90g,生附子 50g,莐苈子 150g,零陵香 60g,莲子草 90g。上五味切碎,以锦裹,用油 2L 渍七日。

用法:梳摩头部,若发稀及秃处,加入铁精 30g 研匀,摩秃处,其发即生。

(韩国伟)

第十九章

点穴疗法

点穴疗法是医者用双手手指端在患者体表的经络穴位和刺激线上施行灵活的点、按、掐、叩等不同手法的刺激,达到治疗疾病、恢复健康的一种治疗方法。又称指针疗法、指压疗法。

用手指点按患处以解除病痛的方法,早在2000多年前就已在我国古医书中有了记载,《素问·举痛论》"寒气客于背俞之脉则脉泣,脉泣则血虚,血虚则痛,其俞注于心,故相引而痛。按之则热气至,热气至则痛止矣。"其后,晋代葛洪《肘后备急方》中有"令爪其患者人中,取醒"以救猝死的记载。明代杨继洲《针灸大成》提出"指针术",即"性畏针,遂以手指……行补泻之法。"说明它即是一种指压推拿法。清代对指针术已有较具体的论述,并逐渐应用于临床实践。

点穴疗法吸取了经络腧穴的理论及推拿学中的某些手法技巧,但又区别于通常的指针术,有其独特的临床操作手法及特定的刺激部位,体现出武术点穴的特色。点穴疗法的形成由于受到武术点穴的影响,较之一般的推拿,其手法偏强硬而有力。需要指出的是,点穴疗法作为一种医疗手段,它与武术中的"点穴"又有着本质的区别。武术中的点穴主要以食指点,称为一指金刚法,而点穴疗法则在治疗中运用了多种"点"的手法,并要求充分利用手、肘、肩关节的弹力,结合坚实的指力,以达到刚柔相济。

近30年来,点穴疗法在中医学理论指导下,通过临床实践,在手法、刺激部位以及适应证诸方面得到了不断的总结与发展,证实了较好的疗效,颇有临床实用性,并逐步形成了推拿医学中有影响的学术流派之一。

一、点穴疗法的基本原理

(一)中医理论原理

1. 疏通经络,行气活血

经络是运行营卫气血的通路,当人体发生疾病时,则邪正相搏,阴阳失调,经络之气亦随之逆乱。《点穴术·点穴与气血》指出:"……若能开其门户,使气血复其流行,则经脉既舒,其病自除……治法当从其穴之前导之,或在对位之穴启之,使所用之穴感受震激,渐渐开放,则所阻滞之气血,亦得缓缓通过其穴,以复其流行矣。"说明采用适当的方法和穴位点穴可起到疏通经络、行气活血、营卫调和的作用。

2. 平衡阴阳,祛正祛邪

人体在正常情况下,各种组织、脏器的功能活动,都保持着有机的协调,即阴阳相对平衡状态。这种协调关系,如果因某种因素而遭到破坏时,阴阳就会失去相对平衡,而发生种种症候。点穴疗法可使其缓急趋于平衡,阴阳恢复协调。应用适当的点穴手法,以鼓舞人体正气,而驱邪外出,达到治愈疾病的目的。

(二)现代医学原理

1. 点穴治疗的全身作用

患者接受点穴治疗后,全身舒适,睡眠好转,增进食欲,进食量增加,体重增加,体力增强,一次点穴治疗后,体温升高 $1\sim3℃$。实验观察证实,点穴治疗可以促进血液循环、增强机体抵抗力,具有扶正祛邪作用。

2. 点穴治疗的局部作用

点穴治疗对被点部位的局部起刺激作用,表现酸、麻、胀、痛感,皮肤发红,局部发汗,皮温升高,肌肉痉挛缓解。适度刺激可以止痛,强度刺激会致疼痛。如大脑外伤后遗症患者,因肌肉痉挛产生屈指、腕下垂、屈肘、腹内收、足下垂等现象,而当点穴治疗时,使肌肉痉挛缓解,关节活动度增加,手能持物,足能踏平行走,肢体功能恢复。与临床症状相符合的客观指标——体表诱发电位在治疗后复查时潜伏期恢复正常或接近正常,临床体征与客观检查结果相平行,呈正相关。

二、点穴疗法常用穴位与操作规程

(一)点穴疗法常用的特定穴位

1. 鬓角

定位:太阳穴直上1寸,近发际边,当颞肌前缘处。

手法:按、掐。

主治:面神经麻痹、头痛。

2. 耳上

定位:耳根直上1寸,或曲鬓穴直上,平悬厘穴处,当颞肌后部。

手法:点、按。

主治:面肌瘫痪、偏头痛、项强。

3. 耳垂前

定位:耳垂根部向前一横指,或下关穴与颊车穴连线中点,当咬肌后部。

手法:按、点。

主治:牙痛、口噤不开、面肌瘫痪。

4. 颞乳

定位:胸锁乳突肌附着点的后缘,完骨穴下0.5寸。

手法:轻按。

主治:偏头痛、项强。

5. 翳上

定位:耳垂后凹陷处上方,当耳与乳突骨交接处,或翳风穴上0.5寸处。

手法:轻按。

主治:耳聋、失明、脑炎后遗症。

6. 耳垂下

定位:耳垂根与颊车穴连线中点,当胸锁乳突肌前缘。

手法:轻按、揉。

主治:下颌关节功能紊乱、咬肌痉挛。

7. 内眦上

定位:眉头梢下处,眼眶内上角。

手法:按压。

主治:感冒、失眠、面瘫、近视、斜视、眼睑下垂。

8. 内眦下

定位:眶腔和鼻骨的移行部位之下缘。

手法:按压、轻点。

主治:感冒、失眠、面瘫、近视、斜视、眼睑下垂、鼻炎。

9. 上明

定位:眉弓中点眶上缘下方。

手法:按压。

主治:失眠、近视、眼睑下垂、面瘫。

10. 颏孔

定位:口角直下,当颏孔之凹陷处。

手法:按压、轻点。

主治:下齿痛、面瘫。

11. 池上

定位:风池穴上一横指,当斜方肌起点之外下缘。

手法:按压、叩压及点法。

主治:中风偏瘫、脑瘫、脑炎后遗症、神经衰弱、眼疾。

12. 府下

定位:后发际正中直上,风府穴上0.5寸处。

手法:按压。

主治:中风偏瘫、脑炎后遗症、失眠、头晕、头痛。

13. 腋后

定位:腋后纹头尽处。

手法:点、按压。

主治:肩背痛、上肢瘫痪。

14. 腋前

定位:腋前纹头尽处。

手法:按压、按拨。

主治:肩关节周围炎、上肢瘫痪。

15. 肩后

定位:腋后纹头直上2寸。

手法:肩胛、项背部酸胀。

主治:肩背痛、上肢瘫痪、齿痛、瘰疬。

16. 肢麻

定位:腋窝中点下1寸。

手法:按拨、抓拿。

主治:胸闷、胸痛、肩臂痛、上肢瘫痪。

17. 臂内

定位:腋窝中点直下6寸。

手法:点、按压、按拨。

主治:上肢瘫痪、臂痛、胸胁痛。

18. 髁上

定位:肱骨内上髁上 1 寸。

手法:按拨、按压、点。

主治:头痛、头晕、肩肘臂痛。

19. 肌汇

定位:曲肘,当指总伸肌起始部,曲池穴下 0.5 寸处。

手法:点、按压。

主治:头痛、牙痛、肘腕关节扭伤、上肢瘫痪。

20. 合间

定位:第 2 掌指关节后,当合谷穴与第 2 掌骨小头之间处。

手法:按拨、按压、点。

主治:头痛、齿痛、咽喉肿痛、面瘫、上肢瘫痪。

21. 腹安

定位:腋窝前纹端直上 1 寸向内开 1 寸处。

手法:按。

主治:脘腹疼痛、胸闷胸痛、咳喘。

22. 锁凹

定位:锁骨中点凹陷中。

手法:点、按拨。

主治:手臂麻木疼痛、上肢瘫痪、头项疼痛、头晕、头胀。

23. 耻旁

定位:耻骨上缘,曲骨穴旁开 3 寸。

手法:按压。

主治:小便不利、阳痿、遗精、赤白带下、月经不调。

24. 肩上

定位:第 6、7 颈椎间旁开 2.5 寸处。

手法:点、按压、按拨。

主治:头项痛、臂肩痛、落枕、上肢瘫痪。

25. 胛内

定位:第 5、6 胸椎间旁开 2 寸处。

手法:点、按压、按拨。

主治:背痛、外伤性瘫痪、中暑急救。

26. 棘中

定位:髂前上棘和髂后上棘连线中点。

手法:点、按压、按拨。

主治:腰腿痛、下肢瘫痪。

27. 髂凹

定位:髂前上棘后凹陷中。

手法:点、按压、按拨。

主治:腰腿痛、下肢瘫痪。

28. 环上

定位:环跳穴上 1 寸处。

手法:点、按压、按拨。

主治:腰腿痛、下肢瘫痪。

29. 坐结

定位:坐骨结节下缘处。

手法:按压、按拨。

主治:下肢疼痛、瘫痪、遗尿、小便失禁。

30. 扶下

定位:臀横纹中央下 1 寸。

手法:按压、按拨。

主治:腰腿痛、下肢瘫痪、大小便失禁。

31. 股中

定位:腹股沟中点与髌骨内上缘连线之中点。

手法:点、按压。

主治:下肢疼痛、瘫痪、疝气、遗尿、小便失禁。

32. 股外

定位:股中穴旁开 2.5 寸处。

手法:点、按压。

主治:下肢疼痛、瘫痪、疝气、遗尿、小便失禁。

33. 股内

定位:股内髁上缘直上 3 寸。

手法:点、按压、按拨。

主治:下肢瘫痪、疼痛、遗尿、遗精、阳痿、疝气、二便失禁。

34. 委上

定位:委中穴上 1 寸处。

手法:点、按压、按拨。

主治:腰腿痛、下肢瘫痪、膝关节痛。

35. 髌上

定位:髌骨外上缘处。

手法:点、按压、按拨。

主治:膝关节痛、下肢瘫痪。

36. 三里下

定位:足三里穴下 1.5 寸处。

手法:点、按压、按拨。

主治:下肢疼痛、瘫痪、吐泻、脘腹痛。

37. 胫中

定位:平腓肠肌肌腹隆起高点,当腓肠肌肌腹之内侧缘。

手法:按压、按拨、点法。

主治:腰腿痛、下肢瘫痪、膝关节痛。

38. 阴交上

定位:内踝尖直上4寸。

手法:按压、按拨、点法。

主治:下肢瘫痪、腹泻、小儿消化不良。

39. 腱上

定位:跟骨结节上与外踝尖相平的踝腱中央处。

手法:按压、点法。

主治:下肢瘫痪、足痛、小儿高热、小儿消化不良。

40. 麻筋

定位:足内踝后下方跟骨边。

手法:按压、按拨、点法。

主治:下肢瘫痪、疼痛、大小便失禁。

41. 跖外

定位:足底内侧缘中点。

手法:捏。

主治:头晕、头痛、癫痫。

(二)点穴疗法常用刺激线

1. 上肢刺激线(共六条)

(1)起于掌侧腕横纹桡侧端,沿前臂桡侧经肱桡肌隆起线,止于肘横纹桡侧端(相当于手太阴肺经循行线的一部分,图19-1A)。

(2)起于掌侧腕横纹中点,沿前臂中线,经肘关节与肱二头肌,止于肩关节前方(相当于手厥阴心包经循行线的一部分,图19-1A)。

(3)起于掌侧腕横纹尺侧端,沿前臂尺侧,经肘上止于腋前纹头(相当于手少阴心经循行线的一部分,图19-1A)。

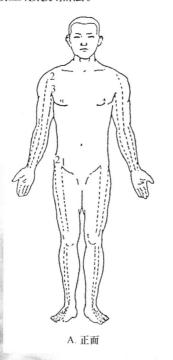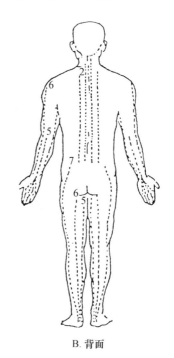

A. 正面　　　　　　　　B. 背面

图19-1　点穴常用刺激线

(4)起于背侧腕横纹的尺侧端,沿前臂尺侧,过肘关节,经上臂尺侧,止于腋后纹头(相当于手太阳小肠经循行线的一部分,图19-1B)。

(5)起于2～5指掌关节背侧,各自沿指冲伸肌肌腱,经腕关节中点,沿指总伸肌隆起线,止于肘关节(相当于手少阳三焦经循行线的一部分,图19-1B)。

(6)起于背侧腕横纹的桡侧端,沿前臂桡侧,经肘关节桡侧缘,沿肱三头肌与肱二头肌间隙,止于肩峰(相当于手阳明大肠经循行线的一部分,图 19-1B)。

2. 脊背刺激线(共两条)

(1) 起于后发际处,沿脊椎两侧 1~2 寸处向下,止于腰骶关节之两侧(相当于足太阳膀胱经在颈、背部循行的第一侧线,图 19-1B)。

(2) 起于第 1 胸椎两旁,沿脊椎两侧 3 寸处向下,止于骶骨上缘(相当于足太阳膀胱经在背部循行的第二侧线,图 19-1B)。

3. 下肢刺激线(共八条)

(1) 起于踝关节前面,沿胫骨前肌隆起线,经髌骨外侧,沿股直肌隆起线,止于髂前上棘下缘(相当于足阳明胃经循行线的一部分,图 19-1A)。

(2) 起于足 5 趾趾跖关节背侧,沿各伸趾肌腱,经踝关节,沿胫骨前肌外缘,膝关节外侧至股外侧肌隆起线,止于髂前上棘后凹陷处(相当于足少阳胆经循行线的一部分,图 19-1A)。

(3) 起于跟腱根部内侧,沿腓肠肌内侧隆起线,经膝关节内髁至股肌隆起线,止于股肌上点(相当于足少阴肾经循行线的一部分,图 19-2A)。

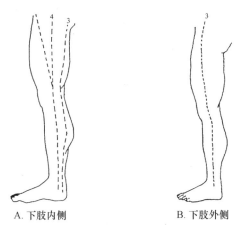

A. 下肢内侧　　　　B. 下肢外侧

图 19-2　点穴常用刺激线

(4) 起于内踝后凹陷处,沿胫骨与腓肠肌间隙,经膝关节内髁,一条沿缝匠肌隆起线,止于髂前上棘之下;另一条沿内收大肌隆起线,止于腹股沟(相当于足厥阴肝经和足太阴脾经循行线的一部分,图 19-2A)。

(5) 起于跟腱根部,沿腓肠内侧隆起线,过腘横纹内侧头,半腱肌、半膜肌隆起线,止于坐骨结节(相当于足太阳膀胱经循行线的一部分,

图19-1B)。

(6) 起于跟腱根部,沿腓肠肌中线,经过腘窝至半腱肌、半膜肌和股二头肌间隙,止于坐骨结节(相当于足太阳膀胱经的一部分,图19-1B)。

(7) 起于跟腱部外侧,沿腓肠肌外侧隆起线,至腘横纹外侧头,经肌二头肌隆起线,过大转子上缘,止于髂后上棘(图 19-1B)。

(8) 起于外踝,沿腓骨长肌隆起线,抵腓骨小头前下方,过髌骨外缘经股外侧肌外缘,止于髂嵴中点(相当于足少阳胆经的一部分,图 19-2B)。

(三)点穴疗法的基本手法

1. 点法

(1) **手势**:点法的手势有三种:①掌指关节微屈,食指按于中指背侧,拇指抵在中指末节,小指、无名指握紧(图 19-3),重点时常用此法;②中指(位置稍后)与食指并齐微屈,拇指抵于食指的末节,小指与无名指握紧(图 19-4),轻点或中点时常用此法;③五指微屈并捏起,拇指尖和小指尖靠近呈梅花状(图 19-5)。

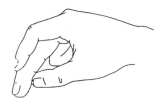

图 19-3　重点法

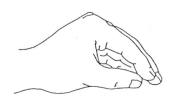

图 19-4　轻、中点法

(2) **操作要求**:操作时要求医者精神集中,气息调匀,运一身之"气"、"力",通过上臂、前臂、手腕,直达指端,将指端与患者的皮肤呈 60°~90°角,迅速地叩点在选定的穴位或刺激线上,利用手腕及前臂的弹力,将指端迅速抬

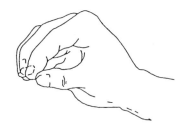

图 19-5　点捏法

起,如此反复叩点,一般 2～3 次/秒。叩点时由于用力轻重快慢的不同可分为一虚二实、二虚二实、三虚三实、五虚二实四种不同节律。每一节律中虚点时用力轻、速度稍快,实点时用力重,速度稍慢。施用点法时,医者既要有灵活的弹力,又要有坚实的指力和十足的臂力,做到意到、气到、力到,刚中有柔,柔中有刚。有柔而无刚,其力则不能透达深层;反之,只有刚而无柔,则易造成局部损伤,增加患者的痛苦。因此在施用点法时,既要注意腕、肘、臂的弹力,又要注意指力,使之刚柔相济,才能使患者既无肌肤疼痛之苦,而又手法准确熟练有力。

(3) 临床应用:点法在临床上由于用力的强弱不同,一般可分为轻点、中点、重点三种。

1) 轻点:以腕关节的活动中心(主要用腕部的力量),肘关节、肩关节予以协调配合。其力轻而富有弹性,气足而宜于接受,是较弱的刺激手法,偏于补的作用。多用于小儿、妇女或年老体弱者和虚性疾患,如婴儿瘫、脑发育不全等症。

2) 中点:以肘关节的活动中心(主要用前臂的力量),腕关节固定或半固定,肩关节予以协调配合。其力介乎强弱之间,是中等刺激手法。具有调和营卫、疏通经络的作用,既可用于虚证,也可用于实证。施术时感应大,反射强,作用于肌肉深层。

3) 重点:以肩关节为活动中心(主要用上臂的力量),腕关节固定,肘关节予以协调配合。其力大,是强刺激手法。主要用于青壮年及体格健壮的患者且临床表现为实证者。

2. 按压法

(1) 手势:按压法是拇指伸直,其余四指伸张或扶持于所按部位之侧旁(图 19-6A);也可

将四指握起,拇指之第 2 关节紧贴于食指之桡侧(图 19-6B)。

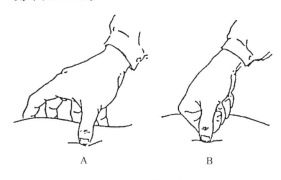

图 19-6　按压法

(2) 操作要求:操作时拇指端与被按压部位呈 45°～ 90°角,向下同方向用力按压。在按压时,拇指指端如向上、下、左、右拨动时,称为按拨法;拇指指端转动时,则称为按扭法。不论按拨或按扭,指端均不应在被按部位的皮肤上滑动或移位,以免损伤皮肤,造成患者不应有的痛苦。

(3) 临床应用:一般病症和常用穴位及刺激线均可采用。按压法其力很大,是强刺激手法,具镇静、活血、止痛、解痉的作用,多用于实证。

3. 掐法

(1) 手势:掐法是医者用拇指爪甲或食指爪甲进行爪切的方法,即为掐法。

(2) 操作要求:操作时一手指将患者应掐部位的腕或踝关节握紧,既可防止肢体回缩移动,亦可了解患者的反应;另一手将患者的指(趾)捏起,用拇指或食指对准穴位进行爪切(图 19-7)。

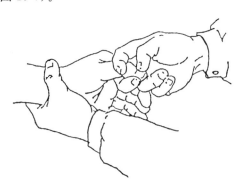

图 19-7　掐法

（3）临床应用:掐法只用于手、足部的指、趾甲根和指、趾关节。爪切的轻重、节律可根据病症的虚实,酌情施术。因手足三阴三阳经分别起或止于指和趾,所以掐法在临床应用中也有重要的治疗作用,主要用于治疗各种瘫痪、脑病、头痛、外感发热等。

4. 拍打法

（1）手势:拍打法是食、中、无名、小指并拢,微屈,拇指与食指第2关节靠近,掌心呈虚状。拍打时,使指腹与大小鱼际接触被打部位的皮肤(图19-8)。

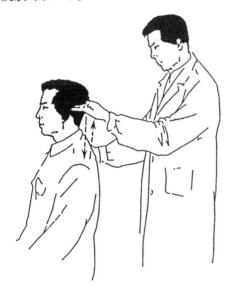

图 19-8 拍打法

（2）操作要求:操作时以肘关节的活动为中心,腕关节固定或微动,肩关节协调配合,用上臂带动肘关节,使手掌上、下起落的拍打。在拍打胸、腹部时,要分别采用胸、腹式呼吸,每当深呼吸后方进行拍打。开始可拍打5~10次,随着患者气力增加,可逐渐增加拍打次数和强度。

（3）临床应用:拍打法是一种带有震动性的中等刺激手法,一般部位均可采用。具有行气、活血、疏通经络、健脾胃、壮肾等作用。虚、实证,皆可应用,并可缓解因手法过重而引起昏厥等反应,也可作为强身保健之法。

5. 叩打法

（1）手势:叩打法可分指腹和指尖叩打。指腹叩打法手势同拍打法,即以五指指腹接触

皮肤面;指尖叩打是五指微屈并齐,拇指尖和食指桡侧靠近(图19-9)。

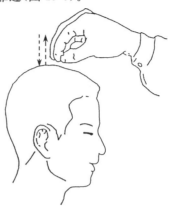

图 19-9 叩打法

（2）操作要求:与点法要求相同。指腹叩打时,指腹要向前下方用力,操作时可随着叩打发出有节奏的啪啪声,两手(或单手)上下交替叩击如击鼓状;指尖叩打时,指尖垂直向下用力,两手(或单手)上下交替进行。

（3）临床应用:叩打法刺激面大,一般部位均可采用,治疗作用与点法类同,指尖叩打为重刺激手法;指腹叩打为轻刺激手法。

（四）点穴疗法辅助手法

1. 扣压法

扣压法将五指并齐,用指尖按手所示线或区内,按压时一般是双手同时进行,并作轻度上下、左右拨动(图19-10)。

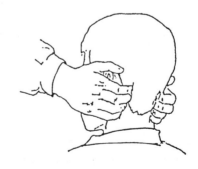

图 19-10 叩压法

2. 拔伸法

拔伸法为活动关节类手法之一。操作时用一手握住病上腕上部,另一手的拇、食两指捏住

163

患者指（趾）关节部,两手同时向相反方向进行牵拉。用于治疗开始及关节脱位、肿痛、屈伸不利等症（图19-11）。

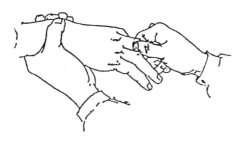

图19-11　拔伸法

3. 抓拿法

抓拿法又称为五指抓法或五指拿法。将五指分开,以拇指及其余四指抓起局部组织(多是神经通过处或肌腱肌肉肥厚处),然后迅速放开(图19-12)。腹部抓拿手法,医者先将两拇指指尖按压患者任意一侧的腹直肌外缘,再配合患者腹式呼吸。在呼气时,缓缓按压,同时双手其余四指指尖按压住对侧腹直肌内缘;呼气完毕时,两拇指及双手其余四指相对用力抓拿腹直肌上提,然后迅速松开。可连续自上而下抓拿2~3次,以下腹部有胀、麻、热感为佳。本法有疏通经络、行气活血、镇静止痛之功,适用于腹部及肌肉较丰富的部位。

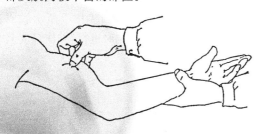

图19-12　抓拿法

4. 捶打法

捶打法属于叩击类的一种手法,又称拳击法。将手指握起,呈空拳状,要求以小鱼际外侧接触皮肤面,用力方法同点法(图19-13)。捶打法刺激面积大,用力较重,可深入肌层。常用于大椎穴和腰骶部,适用于肢体麻木、肿胀及肌肉萎缩等症。

5. 矫形法

（1）整膝法:患者仰卧,医者两手重叠扶膝按压(图19-14)。主要用于婴儿瘫、脑性瘫痪、截瘫等症引起的膝关节挛缩。

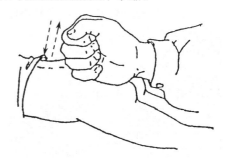

图19-13　捶打法

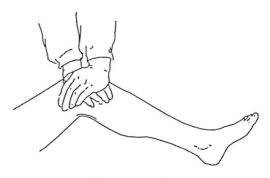

图19-14　整膝法

（2）整足法:分压膝整足法、推足按膝整足法和压足整足法三种。①压膝整足法:患者仰卧,患肢屈曲支起,医者一手握踝关节上方,一手按膝上缘,同侧胸部紧贴患肢膝上缘按压(图19-15)。②推足按膝整足法:患者仰卧,医者一手握足掌用力向前推,一手按压膝部(图19-16)。这两种手法用于婴儿瘫后遗症、脑性瘫痪、截瘫、先天性马蹄足等引起的足下垂、足内翻。③压足整足法:患者伏卧,患肢屈曲呈90°,医者一手握足掌前部,同侧胸部紧贴前臂,另一手扶持小腿下部,向下按压(图19-17)。

（3）按足背法:患者取坐位或仰卧位,足掌放平,医者一手置于患者足前掌下方,另一手放于足背中上方,用力快速按压(图19-18),以听到"啪啪"响声为好。主要用于仰趾足、弓形足、足内翻。

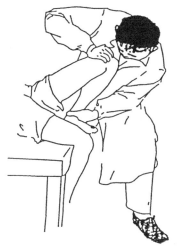

图 19-15　压膝整足法

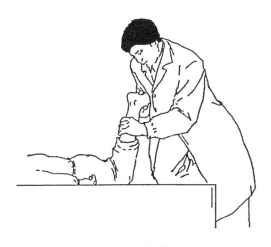

图 19-17　压足整足法

165

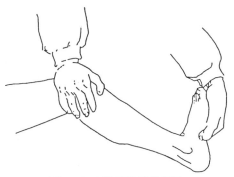

图 19-16　推足按膝整足法

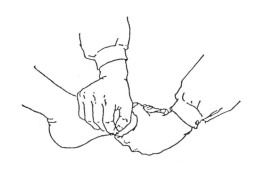

图 19-18　按足背法

(4) 按臀法:患者伏卧,医者一手握住患者小腿,另一手置两臂间向下按压,或另一人协助将患者双小腿固定,医者双手按住臀部(图19-19)。主要用于婴儿瘫和脑性瘫痪引起的髋关节挛缩。

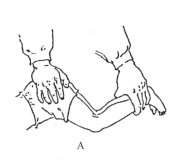

A　　　　　　　　　　　　　B

图 19-19　按臀法

(5) 分髋法:患者仰卧,两下肢屈曲外展,医者双手分别按于双膝上方内侧,向外上方按压(图 19-20)。主要用于脑性瘫痪、婴儿瘫后遗症引起的髋关节内收挛缩。

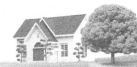

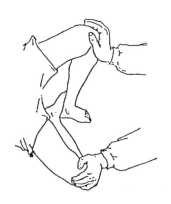

图 19-20　分髋法

三、点穴疗法的适应证和禁忌证

1. 适应证

瘫痪症及颈、肩胛、腰、腿痛综合征,另外,对于一些内科杂病也有一定的辅助治疗作用。

2. 禁忌证

(1) 急性病、化脓性关节炎之急性期、急腹症、传染病等。

(2) 严重的心脏病、肺结核、恶性肿瘤等。

(3) 出血性疾病:血友病、血小板减少性紫癜、过敏性紫癜等。

(4) 严重的皮肤病。

四、点穴疗法的优点及注意事项

1. 优点

适应证广,疗效显著;经济简便,易于掌握;施治安全,易于接受。

2. 注意事项

(1) 施术时,医者应先将指甲剪短,并用胶布将指甲与指端贴住,以防划破患者皮肤。其次在运用手时要由轻到重,由缓到急,循序渐进,最后再以轻手法予以缓解,特别是对久病体虚或过饥、过饱、初诊时以及妇女经期、妊娠期等尤应如此。如患者极度疲劳、醉酒时,可暂不予以点穴治疗。对畸形的自矫正,亦不可操之过急,以免矫形手法过重,造成骨折。

(2) 在辨证施治中,除应选好得当的手法穴位外,注意手法轻重的适宜也相当重要,重病轻治固属无效,轻病重治亦非所宜。

(3) 在点穴治疗后,患者往往感到施术部位有酸、麻、热、胀、抽动以及皮肤红润,重则皮下瘀血或全身出汗、发热等反应,对此勿须处理,可很快自行恢复,皮下瘀血于一周内也会慢慢消失。若治疗中反应较重的,可出现头晕、恶心、面色苍白或出现昏厥现象,对此应及时处理,一般按压鼻隔,快手法掐手、足指(趾)甲根,即可迅速恢复。

(4) 若重刺激上背部时,患者可出现暂时性呼吸停止,立即拍打肩、背、颈、头等部,或加按压腰眼及抓拿腰三角、腹斜肌等即可缓解。若重刺激肩胛及臀外侧时,则患者易肢体瘫软无力,如属上肢者,可拍打肩胛、肘、腕等处;属下肢者,可拍打腰眼、臀、腘窝等处,一般即可迅速恢复。

在临床,一般患者经点穴治疗后,都可增进食欲,睡眠好,体重增加,全身轻松舒适,症状减轻。但也有少数患者感到症状暂时加重,一般3～4天后,加重症状即可消失,病情也就随之好转。因此应告诉患者,以免产生不必要的顾虑,影响治疗。

五、点穴疗法的临床应用

1. 神经衰弱

(1) 掐指甲根,按压、按拨掌间、合间,以微出汗为好。

(2) 轻点上肢第3、6条刺激线,点按合谷、曲池、臀外、阴郄、经渠等穴,手法应加重。

(3) 用叩打法叩打头部20～30次。用轻点法点颈部刺激线及风池、乳突、池上、颈后5～7遍,用中点手法点胸、腰椎及两侧刺激线。此法对失眠疗效较好。

(4) 按压风池、池上、颈后穴,以叩压法叩压两枕部。

2. 呃逆

(1) 按压腹安穴,持续30～60秒。

(2) 叩打鸠尾、巨阙穴,用拇指或食、中、无名指揉以上两穴。

(3) 点按内关穴2～3分钟。

(4) 用拇指或食、中、无名指推揉第9、10肋间与腋中线交点处。

3. 头痛

(1) 患者坐位或仰卧位,医者按压大趾间、小趾间或掌间穴,以头发热微出汗为好。配合按压间外、合谷、谷间。

(2)前头痛按压内眦、内眦上;偏头痛加颞中穴,亦可用扣压法压两颞部;后头痛加风池、池上、颈后、府上,用后压法扣压枕额部,全头痛伴头晕者,用指尖叩打头部。

(3)用重点法点脊柱及两侧刺激线。尤对神经性头痛、偏头痛等有较明显疗效。

4. 中风偏瘫

(1)上肢瘫痪者,掐指甲根、指关节;下肢瘫痪者,掐趾甲根、趾关节。各3～5遍。患肢痉挛,应由轻到重持续地掐患肢指(趾)甲根、指(趾)关节部。

(2)轻点患肢刺激线,上肢以2、3、5、6条线为主,下肢以1、2、4、5、7条线为主,穴处手法应稍重,点的次数要多。上肢瘫痪者,以较重手法点胸背部刺激线。点用主要穴位,上肢可用合间、曲池、肌汇、臂外、臂内、肘内;下肢可用麻筋、腓中、胫中、浮郄、阳下、起膝、股外、臂外、腰眼、髂后。

(3)患肢选3～5个敏感穴位,施按压、按拨或按转手法3～5遍,以有麻、热感为佳。上肢常用穴位有合间、纹上、肢麻、冈上、举臂;下肢常用穴位有腰眼、臀外、委中、委上、腓下、沟中、阴陵泉、麻筋。

(4)肌肉萎缩、食欲差及体弱者,在胸腹部施拍打法。

(5)每次治疗结束前,再施以轻点患肢刺激线的缓解手法2～3遍。

注意事项:上述治疗方法亦可用于脑性瘫痪、脑炎后遗症、脑挫伤、脊髓灰质炎等疾病引起的瘫痪症。

5. 中风失语

(1)由舌伸缩不灵引起者,可以用食指按压舌根数次,再以纱布包住舌体向外牵拉。

(2)舌外伸者,按压颏底、颌底、颌角。

(3)由面部肌麻痹引起者,可以纱布包住嘴唇,以拇食指捏住向外牵拉,轻点颊孔、迎香、四白、垂根、面部麻痹肌。

(4)发不出音者,按压天突、人迎穴。

注意事项:本症多为脑血管意外引起的偏瘫并同时伴有口眼㖞斜、流涎、言语不清或失语等。可综合应用药物、针灸、头针等治疗。

6. 面神经麻痹

(1)掐指甲根、指关节2～3遍。

(2)轻点内眦、内眦上、迎香、四白、颊孔、颊三角、垂根。

(3)按压内眦、内眦上、内眦下、垂根穴及压痛点。

(4)上眼睑下垂者,用较重手法按压内眦后,一手将上眼睑捏起,另一手挤捏上眼睑的下缘。

注意事项:面神经麻痹应注意周围性和中枢性相鉴别;患者除接受点穴治疗外,应坚持每日用手掌推摩患侧面部,或用鲜姜捣烂涂搽,对顽固病例可结合针灸治疗。

7. 舞蹈症

(1)上肢

1)由轻到重地反复掐手指甲根、指关节,使肢不自主的减轻后,再改用其他手法。

2)按压与按拨合间、掌间、肩上、肩井、锁凹穴。

3)按瘫痪症的上肢治疗方法操作。同时用较重的手法点颈、胸椎及两侧刺激线3～5遍。

4)扣压颈、枕部刺激线。

5)有面部症状者可按压内眦、内眦上、鼻隔、颊孔、听宫、翳上穴。

(2)下肢

1)由轻到重地反复掐趾甲根、趾关节,使下肢不自主的运动减轻后,再改用其他手法。

2)按压、按拨大趾间、小趾间、麻筋、胫中、阴陵泉、股中、沟中穴。

3)按瘫痪症的下肢治疗方法操作,同时用较重的手法点胸、腰椎及两侧刺激线3～5遍。

(3)注意事项:本病属祖国医学"瘛疭"的范畴,临床表现有典型舞蹈样动作,是一种极快的、不规则的、无意义的、不自主的动作。可结合头针等其他疗法。

8. 坐骨神经痛

(1)患者取伏卧位,以按压法寻找痛点和痛线。沿痛线以轻、中手法点5～10遍,对浮郄、臀处、棘中、腰眼及各种痛点处手法应稍重。

(2)按压或按拨主要痛点3～5遍,辅助按压、按拨其他痛点、痛线。

(3)取受限姿势,按压痛点、痛线及紧张肌

5~7遍。

(4) 麻木者,用中点手法点按大趾间、小趾间、解溪、足三里。

(5) 捶打腰部及患肢 3~5 遍。

9. 中暑、昏厥急救

(1) 掐手足指(趾)甲根,按压合间、鼻隔、垂根等。

(2) 点脊背部两侧刺激线,手法较重。

注意事项:①中暑患者应立即移至荫凉通风处,给予充足的清凉饮料,短期内即可恢复。②昏厥应立即让患者卧倒休息,注意头低足高,松解领口及保暖,治疗后一般即可苏醒。

10. 痛经

(1) 在腹部选一痛点,由轻到重进行按压,至腹部及下肢有灼热感为好,同时结合按压脐中、关元、脐旁、沟中等穴。

(2) 取俯卧位,按压腰眼、臀外穴,腹部有灼热感为好。

注意事项:点穴治疗痛经,止痛效果良好,经前或来潮后均可进行治疗。

11. 小儿消化不良

(1) 用大鱼际或手掌推双侧跟腱 200~500 次,以有灼烧感为度。

(2) 以拇指腹推双侧腰眼 50~100 次。

(3) 以拇指揉腹安 50~100 次。

(4) 用拇指或食、中、无名指推第 9、10 肋间(腋下方)50~100 次。

注意事项:点穴治疗小儿消化不良效果良好,特别对单纯性小儿消化不良效果更为显著。

12. 小儿遗尿

(1) 掐趾甲根、趾关节 3~5 遍。

(2) 按压腱内、三阴交、阴交上、股内、沟中、坐结 2~3 遍。以小腹部有紧缩感为佳。

(3) 用捶打法捶打腰骶部,也可配用鲜姜汁于睡前摩擦小腹部。

13. 小儿外感发热

(1) 快速掐指甲根、指关节 3~5 遍。

(2) 用较重手法点脊椎双侧刺激线,以微出汗为佳。

(3) 推跟腱 200~300 次。

14. 外伤性截瘫

(1) 用常规治疗手法,其中用重点手法(根据患者的耐受力)点胸、腰椎两侧刺激线及穴位

胛内、角内、内下、腰眼。

(2) 在手术部位或骨折两侧 1.5~2 寸处,上下选 2~3 个敏感点,反复按拨、按转,以肢体有灼烧感为度。

(3) 大小便失禁者,按压、按拨坐结、股内、耻旁、曲骨和脐中至耻上穴连线上的任意一点,用腹式呼吸法,呼气时随腹臂下降,拇指缓缓向下按压,触及椎体,下腹部、尿道向下有麻、胀、灼热感为佳。

(4) 腹肌肌张力低的患者,可抓拿腹肌,也可采用腹部拍打法:患者以腹式呼吸法,将气吸足,医者以拍打法,拍打脐部及脐部以下。开始可拍打 5~10 次,随着患者气力增加,可逐渐增加拍打次数和力量。

注意事项:①患者骨折愈合稳定后或内因固定手术刀口愈合后,即可进行点穴治疗。②对有合并症者应及时进行治疗,坚持做患肢被动运动或按摩治疗。③外伤性截瘫进行点穴治疗,一般是损伤轻、病史短者疗效好;损伤重、病史长者疗效较差。

15. 痉挛性斜颈

(1) 用较重手法点脊椎及其两侧刺激线 3~5 遍,然后再点颈部刺激线 2~3 遍。

(2) 反复按拨痉挛之胸锁乳突肌和对侧的斜方肌、颈夹肌及锁凹、翳下、颈旁、颈后、肩井、肩上等穴。

(3) 按拨脊椎及其两侧、胸前部痛线,或患者运气,医者用较重手法点颈、胸前部痛线。

(4) 颈椎棘突有明显压痛者,以扭转头颈法治疗,胸上段棘突有明显压痛点者,以软组织小关节综合征拉头颈法治疗。

16. 肩关节周围组织炎

(1) 掐指甲根、指关节。

(2) 轻点刺激线第 3、6 条,穴位手法应稍重。

(3) 按压合间、曲池、肘外,按拨、按压举臂、肩内、肩髃、肢麻、肩井穴及痛点、痛线 3~5 遍。

(4) 取受限姿势按压、按拨痛点、痛线及紧张痉挛肌 5~7 遍。

(5) 缓和手法,再轻点第 3、6 条刺激线。

注意事项:①本病采取点穴治疗,效果较好,轻者一般治疗一个疗程,重者一般 2~3 个

疗程。但肩关节粘连者必须坚持较长时间的治疗,才能治愈。②病情重者,可结合电疗、针刺及药物治疗。患者应积极进行功能锻炼,即将患肢向受限方向活动并捶打患肢。

17. 肱骨外上髁炎

(1) 轻点前臂外侧痛线 2～3 遍。

(2) 按压、按拨前臂外侧痛线,按压肱桡关节下 2～3 分处痛点时,手未能应者力量可稍重。

(3) 取受限姿势按压痛点及痛线数遍。

注意事项:可用热醋洗患处,每日 2 次。治疗期间患肢不宜于疲劳。

18. 腕关节扭挫伤

(1) 掐患肢指甲根、指关节 2～3 遍,轻点前臂刺激线及穴位合谷、合间、腕背、手三里、经渠、阴郄、曲池、臂外等。

(2) 选取痛点、痛线及受限姿势,反复按压、按拨痛点、痛线,取受限姿势按压、按拨痛点、痛线。

(3) 双手握住腕关节,由轻到重左右旋转 5～10 次。

注意事项:腕关节肿胀明显者,可用热醋洗患处。在治疗期间应适当休息,避免腕关节疲劳。

19. 桡骨茎突部狭窄性腱鞘炎

(1) 掐患肢指甲根、指关节 2～3 遍,轻点前臂刺激线及合谷、合间、腕背、手三里、经渠、阴郄、曲池、臂内等穴。

(2) 按压、按拨桡骨茎突部肌腱,手法由轻到重。

(3) 选取痛点、痛线及受限姿势,反复按压、按拨痛点及痛线,取受限姿势按压、按拨痛点及痛线。

(4) 轻点患侧前臂刺激线 2～3 遍。

注意事项:桡骨茎突部狭窄性腱鞘炎初期患者应及时点穴治疗,效果一般良好,晚期粘连严重者,疗效较差。可配合热敷及封闭疗法。

20. 掌指关节和指间关节韧带损伤

(1) 新鲜性损伤,适当做关节的被动活动及按压关节周围的痛点,仍应注意取受限姿势,肿胀明显者手法应轻。

(2) 如关节出现粗大、肿硬不消,应多做关节的被动活动,如捏住关节做旋转动作,在按压

痛点的同时,注意按压肿硬不消的部位。

注意事项:①关节肿胀者可以醋汤洗或姜醋外敷,患者应多做患指的主动活动和被动活动。②新鲜性损伤经点穴治疗后一般效果显著,发病日久者,只要坚持治疗,一般也可治愈。

21. 扁平髋(股骨头-骨骺炎)

(1) 掐趾关节、趾甲根,轻点下肢第 5、7 条刺激线 2～3 遍,对刺激线上的穴位及痛线手法应稍重。

(2) 患者采取盘腿姿势重点按压、按拨股部内侧痛点及痛线,并按压、按拨臀部外侧及股部外侧的痛点、痛线。以上方法一般每次施术 5～8 遍,以患者能接受为宜。

(3) 臀部肌肉萎缩者,可结合下肢偏瘫后肌肉萎缩的方法治疗。

注意事项:股骨头骨骺炎多见于青少年,有些学者认为其有一定的自愈性,点穴治疗要连续坚持较长时间治疗才能使症状得以改善或消失,也可配合其他疗法。

22. 股内收肌损伤

(1) 掐趾关节、趾甲根 3～5 遍。

(2) 患者采取盘腿姿势重点按压、按拨股部内侧痛点及痛线,并逐步克服受限姿势。

(3) 患者俯卧,轻点下肢第 5、7 条刺激线 2～3 遍,对刺激线上的穴位及痛线手法应稍重。

注意事项:①施行手法后,应注意休息并结合经常盘腿,不要做跑跳等动作。②点穴治疗股内收股损伤效果良好,急性损伤一般几次即可治愈,慢性患者只要坚持治疗也可治愈。

23. 膝关节内侧副韧带损伤

(1) 轻点小腿内侧第 3、4 条刺激线 3～5 遍,穴及痛线处手法稍重。

(2) 按压、按拨下肢内侧痛线及痛点,手法应由轻到重,以患者能接受为宜,同时结合按压、按拨三阴交、阴陵泉、起膝、股内、股中等穴 3～5 遍。有时亦可取盘腿受限姿势治疗。

注意事项:①受伤早期可以姜醋外敷,治疗期间应注意休息,避免膝关节伸直。②单纯膝关节内侧副韧带损伤,点穴治疗效果良好,一般在 2～3 周内可治愈。

24. 踝关节扭挫伤

(1) 掐趾甲根、趾关节,轻点小腿前侧刺激

线及大趾间、小趾间、溪上、足三里、丰隆、腓下等穴。

（2）医者一手握住患足,一手握住患侧踝关节上方,先屈曲膝关节,然后向外用力抖拉,可听到"啪啪"声,连续抖拉2～3次。足背疼痛以按压足背法治疗。

（3）按压、按拨痛点、痛线及解溪、溪上、悬上、虚外等穴,取受限姿势按压痛点、痛线。

（4）轻点小腿前侧刺激线。

注意事项:踝关节扭挫伤诊断应排除骨折和脱位,肿胀明显者可结合外敷中药,或用热醋洗。

25. 足跟痛

（1）轻点小腿内侧痛线3～5遍,以中、轻手法自上而下按压、按拨痛线3～5遍,可放射至足跟疼痛处,再固定按压、按拨3～5遍。

（2）在跟骨周围按压、按拨痛点5～7遍,与跟骨中央疼痛联系明显者可以重手法按压、按拨3～5遍。

（3）以轻手法点小腿内侧之痛线及足跟周围之痛点3～5遍。

注意事项:足跟痛点穴效果良好,一般经几次治疗,疼痛即可消除或改善。对肿胀明显者可以醋烫洗,或以姜醋外敷。

26. 颈椎病

（1）掐指甲根3～5遍。轻点上肢第3～6条刺激线及颈、胸部刺激线2～3遍。

（2）沿痛线走向轻点2～3遍,由轻到重按拨痛线、痛点3～5遍。一般体位治疗后,再取受限姿势治疗。

（3）用推拿按摩之拨伸颈部法和摇头颈部法复位治疗,疼痛严重者,严禁扭转,可采用拔颈法。

（4）轻点上肢第3、6条刺激线及颈、胸部刺激线2～3遍。肩臂痛明显者,医者可双手向上提拔患肢。

注意事项:点穴治疗颈椎病可解除颈神经及脊髓血管、交感神经压迫,并能镇痛、解痉、加强组织的适应性和耐受力,增强肌肉、韧带的支撑力量,因而可使临床症状和体征减轻或消失。

27. 落枕

（1）掐手指甲根3～5遍。

（2）轻点上肢第3、6条刺激线及颈、胸部

刺激线2～3遍。

（3）沿痛线轻点2～3遍,由轻到重按拨风池、池上、完骨穴及痛线、痛点3～5遍,一般体位治疗后,再取受限姿势治疗。

（4）有颈部小关节紊乱者以颈部扳法复位。

注意事项:一般落枕经点穴治疗即可治愈。如有扭伤史,或病程较长,受风寒气候影响重者,可配合埋疗、中药洗剂、热敷等。

28. 腰肌损伤

（1）按压、按拨痛点2～3遍,同时按压腰腿、棘中、臀外、阳上等穴位。棘间韧带损伤,宜用侧卧屈曲体位按压痛点。

（2）功能受限者,选受限姿势以暴露痛点、痛线,施以点、按各3～5遍。

（3）点下肢第5～7条刺激线2～3遍,沿线的穴位处手法应稍重。

注意事项:腰肌损伤包括急性腰肌扭伤和慢性腰肌劳损,点穴治疗急性腰肌损伤效果显著。

29. 腰椎间盘突出症

（1）按压复位法:患者可俯伏卧或站立位,选准腰椎旁压痛点按压,伏卧时指力功夫大者,可用拇指按压,如指力功夫差或患者体壮体胖者,可改用肘压,站立位时只采用拇指压。按压用力由轻到重,开始局部酸胀,随之用力,胀痛逐步减轻,固定按压2～3分钟,下肢有热麻感为度。

（2）扭转复位法:即推拿按摩学中"运动关节类"手法的"腰部旋转复位法"。一般会有"嘎巴"响声,说明已复位。

（3）拉压复位法:患者伏卧于硬板床上,助手站于患者足掌后方,双手握住患侧或双侧踝关节上方,医者双手掌重叠按压痛椎,并在用力时示意助手同时向后抖拉(向外、向上约15°),当听到"啪啪"声时即已复位。

（4）拉单腿侧卧复位法:即患者仰卧,助手固定患者双肩关节,医者握住患肢踝上方,向后抖拉,到疼痛缓解为止。

30. 臀部软组织损伤

（1）患者伏卧位,沿下肢外侧痛线轻点3～5遍,用稍重手法点腰、臀部刺激线。

（2）按压、按拨臀部痛点、痛线3～5遍。

（3）患者取盘腿或弯腰姿势，医者自外向内按压、按拨痛点及痛线。梨状肌损伤者，可按坐骨神经痛的方法治疗。

（4）轻点下肢外侧线 3～5 遍。

注意事项：臀部软组织损伤治疗后，应适当注意休息。受伤处明显肿胀者，可用姜醋敷法治疗。

31. 近视

（1）按压合间、曲池、肘内 2～3 遍，手法较轻。

（2）轻点上肢第 5、6 条刺激线 2～3 遍，对合间、曲池、臀外穴，手法稍重。

（3）按压内眦、内眦上、内眦内、承泣、上明、丝竹空穴 2～3 遍，按压开始时患者睁眼，待按至眼有胀突感时，即令患者用力闭眼 5～10 分钟，医者随患者眼睑闭合，将拇指缓缓收回。

（4）掐耳轮及耳垂，按压翳上、风池、池上、颈后穴 2～3 遍。

（5）点颈、胸段脊椎、脊椎旁 2～3 寸处及穴位风池、池上、肩井、乳突、颈后，自上而下，穴位处稍重。

32. 眼睑下垂

（1）掐指甲根、指关节 2～3 遍。

（2）轻点上肢第 2、6 条刺激线 2～3 遍，以按压法按压合间、曲池、肘内 2～3 遍。

（3）轻点内眦、内眦上、四白、垂根、听宫、池上、丝竹空 3～5 遍。

（4）按压内眦、内眦上、内眦内、上明、丝竹空 3～5 遍。按压开始时患者睁眼，待按压眼有胀突感时，即令患者用力闭眼，医者随患者眼睑

闭合，将拇指缓慢收回。

（5）一手将上眼睑提起，另手挤捏上眼睑下缘。

33. 麻痹性斜视

（1）掐指甲根、指关节 2～3 遍。

（2）轻点上肢第 2、6 条刺激线 2～3 遍，以按压法按压合间、曲池、肘内 2～3 遍。

（3）轻点内眦、内眦上、四白、丝竹空、乳突、池上、颈后穴。

（4）按压内眦、内眦上、内眦内（外斜取上三穴），丝竹空、上明、承泣（内斜取上三穴），均 3～5 遍。按压开始时患者睁眼，待按至眼有胀突感时，即令患者用力闭眼，医者随患者眼睑闭合，将拇指慢慢收回。

（5）轻点颈椎、胸椎及两侧刺激线。

34. 咽喉肿痛

（1）掐手指甲根 3～5 遍。掐拇指甲根手法要重，可持续掐 10～15 秒。

（2）轻点上肢第 3、6 条刺激线。对合间、曲池、臀外穴，手法要重。

（3）按拨肢麻、合间、掌间穴。

（4）用拇、食指挤捏双侧胸锁乳突肌 5～10 遍，敏感压病处手法稍重，并按压天突穴 3～5 下。

（5）点颈、胸部刺激线 5～7 遍。对风池、池上、颈后穴手法要得当。点后以咽喉有热感为好。

（韩国伟）

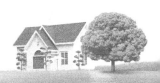

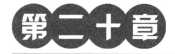

捏脊疗法

捏脊疗法是以中医基础理论为指导,运用一定的手法刺激人体背部皮肤,从而达到防病治病的一种方法。因其多用于治疗儿科积聚的一类疾病,故又称为小儿捏积。随着历史的发展,历代医家不断地挖掘、完善,发现其不但能有效地治疗儿科疾患,在治疗成人疾病方面也显示出独特的疗效,而被称为"捏脊疗法"。

具体地讲,捏脊就是用双手捏起脊背部皮肤,沿脊柱方向运用捏拿手法,从龟尾捏向大椎或风府。此外,尚有推脊手法和按脊疗法。推脊是用食、中两指自大椎沿脊柱推向龟尾的手法。按脊疗法是用手指或手掌按压脊柱以及脊背部相应穴位的方法。

捏脊之术早在晋代葛洪《肘后方》中便有了记载,如关于"治卒腹痛"篇中,"拈取其脊骨皮,深取痛引之,从龟尾至项乃止,未愈更为之。"这段文字较为明确地记录了捏脊的部位、方向、手法和治疗的疾病,成为捏脊疗法的最早记载。明清时期是按摩术迅速发展,空前鼎盛时期。当时按摩在治疗小儿疾病方面,已经积累了丰富的经验,形成了小儿推拿的独特体系。这一时期小儿推拿的手法借鉴了许多成人的手法,而且对手法的补泻也有了新的认识,创造了许多复合手法。清末至民国时期,由于捏脊疗法具有"简、便、廉、效"的优点,在治疗小儿积聚类疾病方面有着显著的疗效,因此在民间有着强大的生命力并广泛地流传着。散在于民间的捏脊大夫多用家传的方法将捏脊保存下来。

新中国成立后对推拿事业的发展极其重视,捏脊术也得到迅速发展,不只为小儿推拿的一种手法,已形成了独立的捏脊八法。不但能治儿科疾病,而且对成人腹痛、体虚、妇女痛经、月经不调等疾病有显著的作用。

一、捏脊疗效的基本原理

1. 中医理论原理

捏脊疗法是通过捏、推、拿等手法的变化作用于人体脊背部而治疗疾病的,而其理论基础和治疗指导原则则是在中医的阴阳五行学说、脏腑经络学说、卫气营血学说、八纲辨证的指导原则下进行的。捏脊可以振奋督脉之阳气,使各脏腑之络脉与之相通,气血旺盛,调节脏腑功能,促使人体气血的生成,同时通过疏通经络,加强肝的疏泄功能,促进气机的畅调,这样又加强了气之生血、行血、摄血的功能,使人体气血充盈而畅调。

2. 现代医学原理

捏脊疗法的实施,主要是手法对脊背部的作用。脊柱是支撑人体的骨性主干,又是脑脊髓通向躯体各脏器组织发出神经根的地方和通道。捏脊的手法除了作用于局部皮肤、皮下组织外,对中枢神经系统产生相应的影响,捏脊时手法的刺激通过神经的传递,传入大脑皮质,加强了大脑皮质的调节功能,使兴奋和抑制过程处于相对的平衡状态。

背部是脊髓向外发出周围神经根的地方,除神经外,脊背部分布着众多的神经干、神经节等,这些神经支配着人体的脏腑、组织。刺激体表的一定部位,对内脏的功能产生一定的影响,其主要是通过躯体-内脏反射通路来进行。这种通路既可是通过脊髓直接到脏器,也可通过脊髓到大脑皮质,再下传至脏腑;或者手法从体表直接对脏器的刺激。捏脊手法的轻重对脏腑功能的影响也不同,较柔和的连续性刺激有兴奋周围神经的作用,但对中枢神经有抑制作用;急速较重且时间较短的刺激可以兴奋中枢神经,但对周围神经却有抑制作用。

当中枢神经处于抑制状态时,副交感神经处于优势;而中枢神经处于兴奋状态时,交感神经占优势。捏脊疗法通过对胸背的直接按摩作用,使胸廓呼吸肌的功能得到了加强。局部的捏拿使毛细血管开放,促进了血液循环。此疗法对胃肠蠕动的作用呈双向性,能明显改善小肠的吸收功能。

二、捏脊疗法基本操作规程与部位

(一)捏脊疗法常用体位

1. 患者的体位

捏脊时,患者的体位必须舒适,把脊背放平,全身放松。成人捏脊时多采用曲肘俯卧位,偶用坐位。儿童患者根据年龄的大小可以采取以下几种姿势:

(1)俯卧位:此姿势与成人患者姿势相同。患者俯卧,对肘屈曲,两手交叉放于额下或颌下,下肢伸直。衣服解开纽扣或翻至头部,注意不要盖住面部,以免影响呼吸。此体位适合年龄在6～7岁又能主动配合的患儿。

(2)俯怀位:家长坐椅子上或床上,患者两脚踩地,面对家长,头和上肢俯在家长怀内,家长用两膝夹住患儿的下肢,两手固定患儿的上肢,解扣或翻衣暴露背部。此体位适于5～6岁的患儿。

(3)俯膝位:患儿站在家长侧面,上身伏在家长的双膝上,家长将患儿的上肢揽在怀内。此体位适用于3～4岁的患儿。

(4)横俯膝盖位:家长坐在床上或椅子上,将患儿抱起横俯于自己的膝盖上,一手扶患儿的上肢,一手扶患儿的下肢,此体位适合于2～3岁的患儿。婴幼儿也可采有此姿势。

2. 术者体位

以操作的方便为前提,一般取患者的正后方或侧后方,有时可用双膝夹住患儿的下肢或臀部,以防患儿乱动而影响操作。

(二)捏脊疗法常用的介质

介质,又称为递质,是在捏脊时施用于体表的物质,如粉剂、油剂、水剂、膏剂等。应用介质不但可以加强手法的作用,提高疗效,而且还可以起到润滑和保护皮肤的作用,同时介质本身多为药物组成,通过手法的作用,渗透到皮肤中,吸收后对疾病也有一定的治疗作用。因此,要根据病情选用介质。

常用的介质有:葱姜水、75％乙醇溶液、薄荷水、鸡蛋清、茶叶水、凉水(井水为佳)、滑石粉、麻油、红花油等。

(三)捏脊的手法

1. 手法要领

捏脊疗法有两种操作方式。

(1)双手的中指、无名指、小指握成半拳状,食指半屈,拇指伸直,拇指指腹对准食指的第2指间关节桡侧,两者保持一定的距离,虎口向前,双手食指紧贴皮肤并向前推动,将皮肤推起,然后双手拇、食两指将皮肤捏起(图20-1A)。

(2)用拇指桡侧缘顶住皮肤,食中指前按,拇指、食指、中指三指指端夹住皮肤并捏起,同时用力提拿,双手交替移动向前(图20-1B)。

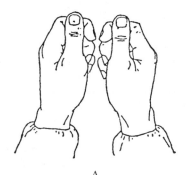

A

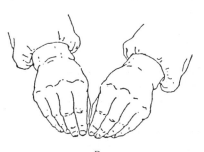

B

图 20-1　捏脊手法

上述操作方法中以第一种较为常用。

每次操作均从龟尾穴开始,将皮肤捏起后沿着脊柱由下而上,或轻或重,随捏随拿,随推随放,波浪式向前,一直到大椎穴即为一遍,一般连续操作4～5遍,故本法又俗称"翻皮肤"。为了加强手法感应,临床治疗时还常采用捏三提一法,即先捏脊一遍,从第二遍起,每捏捻三次就向上提拿一次。捏脊时要用指面着力,不能以指端挤捏,更不能将肌肤拧转,否则容易产生疼痛。捏拿肌肤及用力要适当,如捏拿肌肤过多,则动作呆滞并不易向前推进;如过少则易滑脱;用力过重易致疼痛,过轻又不易得气。所以,操作时术者腕部要放松,使动作灵活协调,若操作娴熟者,在提拉皮肤时,常能发出较清脆的"嗒嗒"的声音。

2. 捏脊八法

(1)捏法:将皮肤捏起来叫捏,是治疗时最常用的手法。捏时双手拇、食两指或拇、食、中三指将皮肤捏起,随捏随提随放,皮肤一起一伏逐步向前推进。

(2)拿法:拿是捏的进一步动作,捏而提起谓之拿,故捏法和拿法相辅相成。

(3)推法:向前推动,并且稍微加力。当手指紧贴皮肤,均匀地向前推进,并与拇指协调,边捏拿,边推进,推进速度要适当,过快则容易滑脱,过慢则不易推进。

(4)捻法:拇、食两指或拇、食、中三指相对用力错动叫捻。捻法与推法要结合进行,推的时候边推边捻,像捻线一样,使皮肤从手中不断地通过。

(5)提法:捏起皮肤后,食指和拇指同时向上牵拉用力,一般用于重提背俞穴或三捏一提。

(6)放法:提起皮肤后,慢慢再放松,使皮肤恢复到提之前的状态叫放法。放法是捏、拿、推、捻等手法的放松,无放即无捏、拿、推、捻的再重复。

(7)揉法:用双手拇指在相应的背俞穴上或皮肤上进行适当的揉动,手法较轻柔。可以单独操作或在捏拿操作的同时,拇、食两指轻轻揉捏,形成一个微提的手法。

(8)按法:在揉的同时,拇指指腹对准一定腧穴,适当的加压,以刺激腧穴。按揉可相互结合,穿插进行。

此外,在捏脊法之外可单独使用的方法有推脊法和按脊法。推脊法(图20-2)是指用食、中两指从大椎向上而下做直推,逆督脉而行,为泻法,能清热,多与清河水、退六腑、推涌泉合用。按脊法实际是捏脊八法中按法的单独使用,加强了对背俞穴的压力,重在刺激脏腑,以使脏腑功能得到调节。

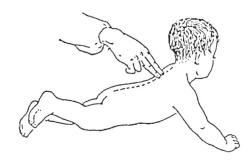

图20-2　推脊法

(四)捏脊疗法常用部位及穴位

捏脊时部位为人体腰背部。在督脉和足太阳膀胱经循行之处,穴位为以上两经的腰、背部腧穴和此外的经外奇穴。小儿除了运用与成人相同的穴位外,还有许多特定穴位,这些穴位既有点状、线状,还有面状穴。本节针对小儿推拿常用的穴位做一简述,以配合临床捏脊治疗时参考使用。

1. 肩井

定位:在大椎与肩峰连线之中点。

操作:用拇指与食、中两指对称用力提拿肩筋,称拿肩井;用指端按其穴称按肩井。次数五次。

主治:感冒、惊厥、上肢抬举不利。

2. 大椎

定位:第7颈椎棘突下。

操作:中指端揉,称揉大椎。次数20～30次。

主治:发热、项强、咳嗽。

3. 风门

定位:第2胸椎棘突下,旁开1.5寸。

操作:食、中两指端揉,称揉风门。次数20～30次。

主治:感冒、咳嗽、气喘。

4. 肺俞

定位:第3胸椎棘突下,旁开1.5寸。

操作:用两拇指或食、中两指端揉,称揉肺俞;两拇指分别自肩胛骨内缘从上向下推动,称推肺俞或分推肩胛骨。次数揉50~100次,推100~300次。

主治:喘咳、痰鸣、胸闷、胸痛、发热等。

5. 脾俞

定位:第11胸椎棘突下,旁开1.5寸。

操作:用揉法,称揉脾俞。次数50~100次。

主治:呕吐、腹泻、疳积、食欲不振、黄疸、水肿、慢惊风、四肢乏力等。

临床应用:揉脾俞有健脾胃、助运化、祛水湿。常治疗脾胃虚弱、乳食内伤、消化不良等症,多与推脾经、按揉足三里等合用。

6. 肾俞

定位:第2腰椎棘突下,旁开1.5寸。

操作:用揉法,称揉肾俞。次数50~100次。

主治:腹泻、便秘、少腹痛、下肢痿软乏力等。

7. 腰俞

定位:第3腰椎旁3.5寸凹陷中。

操作:按揉法,称按腰俞。次数15~30次。

主治:腰痛、下肢瘫痪。

8. 脊椎

定位:大椎至长强成一直线。

操作:用食、中两指面自上而下做直推,称推脊;用捏法自下而上称为捏脊(见图25-4)。次数推100~300次,捏3~5次。

主治:发热、惊风、夜啼、疳积、腹泻、呕吐、腹痛、便秘等。

9. 七节骨

定位:第4腰椎至尾椎骨端(长强)成一直线。

操作:用拇指桡侧面或中、食两指面自下向上或自上向下做直推,分别称为推上七节骨和推下七节骨。次数100~300次。

主治:泄泻、便秘、脱肛。

注意事项:①推上七节骨能温阳止泻,多用于虚寒腹泻、久痢等症。常与按揉百会、揉丹田等合用治疗气虚下陷的脱肛、遗尿等症。实热

证不宜用本法,用后多令儿腹胀或出现其他变症。②推下七节骨能泻热通便,多用于肠热便秘或痢疾等症。若腹泻属虚寒者,不可用本法,恐防滑泄。

10. 龟尾

定位:尾椎骨端。

操作:拇指端或中指端揉,称揉龟尾。次数100~300次。

主治:泄泻、便秘、脱肛、遗尿。

注意事项:龟尾穴即督脉之长强穴,揉之能通调督脉之经气,调理大肠的功效。穴性平和,能止泻,也能通便。多与揉脐、推七节骨配合应用,以治腹泻、便秘等症。

三、捏脊疗法的适应证和禁忌证

1. 适应证

儿科适应证:婴幼儿腹泻、痢疾、呕吐、腹痛、厌食、疳积及小儿保健等。

成人适应证:胃脘痛、胃下垂、呕吐、失眠、妇女月经不调等疾病。

2. 禁忌证

(1)背部皮肤有烧伤、烫伤、开放性创伤,以及血液病患者。

(2)有皮肤病及皮肤感染者。

(3)有椎体肿瘤、结核、骨折、严重的骨质疏松症者。

(4)急腹症需手术者及孕期妇女。

(5)极度疲劳、饥饿或饱餐后半小时内,严重心脏病、急性传染病。

四、捏脊疗法的优点及注意事项

(一)优　　点

捏脊疗法属于推拿按摩疗法,具有简、便、效、廉的特点,尤其是小儿捏脊比药物、针灸治疗更具有优越性。小儿生病以后由于病痛而哭闹不安,或由于怕药苦、怕针痛而不予配合。而捏脊则无明显不适感,患儿乐于接受。其特点如下:

(1)安全方便,易于接受:只要手法得当,操作仔细,一般无不良反应和副作用。

(2)适用范围广:男女老幼、内外妇儿都可适用,尤以儿科为宜。

（3）效果显著,容易推广:捏脊不但对小儿积滞、疳症、腹泻、呕吐、咳喘、遗尿等疾病有显著疗效,对成人腹痛、月经不调、痛经等疾病也有独特的疗效,是药物所有不可替代的。在背部实施,手法简单,稍学即会,很易掌握。

（4）既可以用于治疗疾病,也可以用于保健,预防疾病,增强体质。

（二）注 意 事 项

（1）术者治疗前要注意自身卫生,洗手并修剪好指甲。不要戴戒指一类的装饰物,以免擦伤患者皮肤,尤其是儿童患者,皮肤娇嫩,更易受损。

（2）捏脊的时间宜在早晨空腹时、餐后两小时或入睡前进行,捏完后半小时再进食,以免影响疗效,小儿患者餐后捏脊易引起呕吐。

（3）患者治疗期间要注意饮食禁忌,食易消化食物,禁食过酸、过甜、油腻之物,以及芸豆、螃蟹等易致腹胀呕吐之食物。如果是哺乳期的小儿,乳母亦不应食用上述食物。

（4）按规定的疗时和疗程进行治疗,及时记录病程,观察疗效,加以总结。一般3～5天为一疗程,每天可以捏一次或数次不等,根据病情需要来定。如果治疗3～5疗程后病情无明显改观,要及时改变治疗方案,以免贻误病情。

（三）异常情况的处理

（1）晕厥:在捏脊过程中偶尔可出现晕厥现象,主要原因是患者精神紧张,体质虚弱,或过度疲劳,饥饱过度,或者是患者皮肤过于敏感造成的。在治疗过程中若出现头晕、恶心、面色苍白、四肢冷汗出、心慌、气促,甚至晕厥时,要迅速将患者平卧,掐人中、十宣等穴,口服温糖水,一般可很快恢复。

（2）破皮与出血:小儿皮肤娇嫩,易于抓破,成人皮肤若捏拿过度也可以造成皮损或皮下出血,出现皮肤青紫、瘀点等现象。若皮肤抓破,可局部消毒,外贴创可贴,愈后再继续治疗。

（3）药物过敏:有些患者对治疗中施用的介质药物过敏,治疗后脊背皮肤出现药疹、瘙痒较甚,应于手法治疗前询问患者有否药物过敏史,有过敏史者避免用介质。出现药疹者可局部外敷肤轻松软膏,很快可愈。

（四）关于捏脊疗法的补泻问题

捏脊补泻是根据捏拿皮肤的厚薄、指力的轻重、推捻速度的快慢以及捏拿旋转的方向来决定的。一般说来,提放的次数少,捏拿的皮肤薄,力量轻,推捻的速度缓慢柔和,遍数由少而逐渐增加,捏拿按摩的方向顺着经络的走向进行,称为补法,反之则称为泻法。例如按揉肾俞穴,拇指旋转的方向顺时针是补法,逆时针方向旋转则为泻法;捏脊以长强穴开始至大椎穴结束为补法,反之则为泻法;若捏一遍补法接着再捏一遍泻法,补泻法交叉进行则为平补平泻法。又如捏脊时拿起的皮肤较厚,提起的高度较高,力量较重则为泻法。反之则为补法。

关于捏拿的程度和速度的需要有个标准。一般说来,肥胖者和身材高大的患者,捏起的皮肤可厚一些,紧一些;轻瘦小的患者可捏薄一些,松一些。捏起的皮肤高度一般在0.5～1cm左右较为合适。推捻的速度一般一遍用10～15秒,成人可20秒左右,捏一次约1～1.5分钟为宜,这些都要根据临床实际需要由术者适度掌握。

五、捏脊疗法的临床应用

1. 自汗

患者俯卧位,术者以轻柔之常规捏脊手法从长强捏至大椎穴处,来回10～15次,每捏至肺俞、心俞、肾俞、大椎穴处则轻提该腧穴3～5下,轻揉按5～8次。

注意事项:捏脊疗法宜于治疗虚症所致的自汗,实热证及大汗亡阳者应尽快地施以他法,否则耽误时间,延误病情,发生危险。由丘脑、内囊等病变所致者应尽快查明病因,施以他法。

2. 失眠

患者俯卧位,术者以常规捏脊手法从长强捏拿至风府穴10～15遍,手法宜先用轻柔手法,逐渐加重捏拿提拉的力量。心脾两虚者加揉按心俞、脾俞、胃俞,配合揉内关、神门、三阴交等穴;阴虚火旺者加揉按心俞、肾俞、命门俞、关元俞、配揉角孙、头维、涌泉等穴;痰热内扰加揉按肺俞、脾俞、心俞,配合按揉天枢、气海等穴。

3. 胃痛

(1)病邪犯胃型:患者俯卧位,术者以常规捏脊手法从长强穴捏至大椎穴,连续操作十遍,手法用力中等,从第二遍开始重按脾俞、胃俞3～5次,至背部皮肤发红。可配合揉涌泉穴、揉三阴交穴手法。

(2)肝气犯胃型:患者俯卧位,术者以常规捏脊手未能从长强穴至大椎穴来回捏拿十遍,每捏拿一遍后重按肝俞、大椎穴5～8次,胆俞、膈俞3～5次,可配合一指禅推揉膻中穴,轻揉章门、期门穴。

(3)脾胃虚弱型:患者俯卧位,术者以常规捏脊手法从长强穴捏至大椎穴,重点捏拿部位在胸7～12之间,手法可较重,至皮肤发红为度。疼痛剧烈者,可在背部重按压痛点,以顺时针方向为法,每捏一遍后,对脾俞、胃俞、肾俞、胃仓、意舍等腧穴以顺时针方向按1～2分钟。

4. 呕吐

(1)伤食吐型:常规捏脊手法6～8遍,重提脾俞、胃俞。可以配合揉中脘,分腹阴阳,补脾经等小儿推拿手法。

(2)寒吐型:常规捏脊手法6～8遍,重提脾俞、胃俞、大椎穴,或配合横纹推向板门,推三关,补脾经等小儿推拿手法。

(3)热吐型:常规捏脊手法3～5遍,重提心俞、脾俞、大椎穴。可配合清脾胃,清大肠,横纹推向板门等小儿推拿手法。

(4)虫吐型:常规捏脊手法3～5遍,重提脾俞、胃俞。本病应以治虫为主,口服驱虫药排虫,捏脊为辅助疗法。

(5)夹惊吐型:常规捏脊手法6～8遍,重提肝俞、胃俞。可配合清肝经、心经,揉百会等小儿推拿手法。

注意事项:①呕吐症的治疗应在确定病因以后再确定治疗方法,应积极治疗引起呕吐的原发病,否则捏脊只能暂时止呕。②对于有先天性消化道畸形的患儿应尽快手术治疗,捏脊疗法无效。

5. 泄泻

患者俯卧位,术者以常规捏脊手法从长强捏至大椎,可捏10～15遍,手法宜稍重,亦可往返捏脊,每捏一遍按揉双侧脾俞、胃俞、大肠俞、长强穴5～8穴。感受外邪者加揉大椎;饮食所伤者配顺时针方向摩腹;肝木克土者加揉肝俞、胆俞;脾胃虚弱者重按揉脾俞、胃俞,加揉关元;肾阳虚衰者加揉肾俞、命门俞、气海俞、关元俞、督俞。

6. 便秘

患者俯卧位,术者以捏脊常规手法沿长强至大椎往返捏拿10～15遍,手法宜轻柔。每捏一遍之后加按揉提拉相应背俞穴。热秘加长强、大肠俞、胃俞等腧穴,横擦八髎穴透热为度;气机郁滞加肺俞、肝俞、膈俞,配合擦章门、期门;虚秘加揉提肺俞、脾俞、心俞,配合揉足三里、内关;冷秘加揉提肾俞、命门,擦八髎穴,透热为度。

7. 遗尿

常规捏脊手法,从长强穴捏至大椎穴,可根据病情捏拿10～20遍不等,手法先轻柔和缓,逐步加大力量。每捏一遍后用拇指腹在双侧肾俞、脾俞、肺俞、心俞、八髎、命门等腧穴处各按揉半分钟。配合揉百会、丹田、中极穴。

注意事项:成人遗尿多由于儿童时期遗尿久治不愈迁延而来。现代医学认为多为神经系统发育不正常,外伤或器质性病变影响脊髓系统,如椎管隐性裂孔、脊柱侧弯。捏脊方法治疗应查明原因,并配合其他疗法。

8. 脱肛

(1)气虚型:常规捏脊手法5～7遍,手法要轻柔和缓,速度先慢后快,最后加重手法,重提脾俞、大肠俞、命门、肾俞,顺时针按揉长强穴。配合补脾经、推三关、补大肠、推上七节骨等小儿推拿手法。

(2)实热型:常规捏脊手法6～8遍,手法可稍快,重提脾俞、大肠俞,并在捏完第三遍后每遍加用重手法按揉大肠俞。配合清脾经,清大肠,揉龟尾等小儿推拿手法。

注意事项:患儿脱肛后应注意护理,每次大便后应用温开水或1：1000的P.P.粉化水洗净脱肛部分及肛周,并轻轻地将脱出的直肠托上。平时要注意营养,调理饮食卫生,防止腹泻和便秘的发生。内衣裤要勤洗勤换,质地以柔软的棉布为佳。久治无效者应考虑注射或手术治疗,以免耽误病情。

9. 虚劳

患者俯卧,术者行以揉法和擦法在背部施术,至皮肤有热感,开始捏脊,从长强至大椎反复捏推提拉 15～20 遍,并于捏后按揉脾俞、肾俞、命门俞、关元俞等各三分钟,以重得气感为度。并配合按揉足三里 200 下,揉中脘、膻中穴各 200 下。

注意事项:虚劳是多种慢性衰弱性证候的总称。治疗应从多方面着手,除捏脊疗法外,气功、针灸、药物、按摩等均可配合使用,治疗中还需注意生活起居及饮食调摄,保持乐观情绪,以提高疗效,促进康复。

10. 痛经

患者俯卧位,术者先以右手掌根部在患者腰骶部督脉和足太阳膀胱经循行路线作轻柔按摩,皮肤发热后开始捏脊,以常规捏脊手法从长强穴捏至大椎或肺俞穴 5～10 遍,手法中等力量,每捏一遍后在次髎穴上按揉半分钟,并横擦八髎穴半分钟。气滞血瘀者加按揉提拉肝俞、膈俞;寒湿凝滞加按揉提拉督俞、肾俞、脾俞;气血虚弱和肝肾亏虚者加按揉提拉脾俞、肺俞、肾俞、胃俞,再揉足三里等穴,实证宜经前捏脊,虚证全程都可实施。治疗时以中等力量之轻巧手法,忌用沉滞僵硬之法,掌握腹痛减半即止的原则,防止经血过多。

注意事项:捏脊法治疗痛经宜在月经前一周开始进行。严重者要配合药物治疗。

11. 痿证

患者俯卧位,术者以常规捏脊手法在背部从长强穴捏至大椎穴,反复 15～20 次,手法先轻后重,以重得气感为度,重按重提大椎穴、肺俞、肝俞、脾俞、胃俞、肾俞。并可配合四肢按摩法。

12. 疳积

(1)积滞伤脾型:捏脊,用常规捏脊手法 6～8 遍,重提脾俞、胃俞。夜眠不安者加按心俞。并配合摩腹、揉脐,按揉足三里、中脘等小儿推拿手法。

(2)气血两亏型:常规捏脊手法 6～8 遍,重点提脾俞、胃俞、心俞、肾俞,捏最后一遍时改由大椎穴捏向长强穴,并用双手拇指螺纹面在双肾俞、长强穴上作顺时针方向按揉 1～2 分钟。补泻兼施,防止虚不受补。配合推拿手法

如摩腹,揉脐,按揉足三里、中脘,分推阴阳,推三关等小儿推拿手法。有虫积者配服驱虫药,同时配合服用消积散,效果更好。

注意事项:①在捏脊治疗过程中忌食芸豆、醋、螃蟹等,因为芸豆性黏腻,食后易引起积滞,服药后食醋易引起呕吐,螃蟹性寒而收敛,不易于消化。此外,其他难以消化的食物也应禁食。②捏脊时,手法要轻快,对于较大儿童及病情较为严重者,可以配合针刺四缝及其他小儿推拿手法。

13. 婴儿泄泻

用常规捏脊法,从长强至大椎来回捏十次,重提脾俞、胃俞,按揉大肠俞、长强穴、命门穴,捏完后从命门穴向肾俞穴以拇指螺纹面左右推压,并轻叩长强穴 3～5 次。寒湿型可配合小儿推拿之补大肠、补脾经、推三关等手法;湿热型可配合清大肠、小肠等手法;伤食型可配合补脾经、清大肠、揉天枢等手法;脾虚型捏脊时重提脾俞、肾俞,配合补脾经,摩腹,推上七节骨等小儿推拿手法。

注意事项:①治疗期间应严格控制饮食时间,以四小时一次为宜,适量进食米粥或米汤。病情严重者应禁食 12 小时左右。②若为急性菌痢,则为本法所不宜。

14. 小儿厌食症

(1)脾失健运型:常规捏脊手法从大椎至长强来回捏拿 6～8 遍,手法先柔缓,逐步加快捏拿速度,以第五遍开始捏完后要重按脾俞3～5 分钟。

(2)胃气虚弱型:捏脊手法同脾失健运型,捏完一遍后重按脾俞、胃俞,可配合揉天枢、揉中脘、补脾经、推三关等小儿推拿手法。

(3)肝失条达型:常规捏脊手法在大椎和长强之间来回捏拿 6～8 遍,每捏至肝俞时以重手法提拉 3～5 下,捏完一遍后重按肝俞、脾俞、胃俞、肾俞,并从命门向左右肾俞推捏各一次。

注意事项:伴发热者不宜用捏脊法,或仅同小儿推拿中清手法配合。捏脊时手法宜轻柔,稍用力而不猛,宜在空腹或进食两小时以后进行。治疗期间忌食肥甘厚味及零食。

15. 小儿咳嗽

(1)外感咳嗽:捏脊常规手法 3～5 遍,从

178

大椎捏向长强,重提重按肺俞、小肠俞、大椎穴,配合推脊从大椎推向龟尾,清肺经、按天突、推攒竹、拿风池等小儿推拿手法。

(2)内伤咳嗽:捏脊常规手法从长强捏向大椎,手法可和缓柔轻,从捏第三遍时加重对脾俞、肺俞的提拉,捏完一遍后按揉脾俞、肺俞及肾俞5～7次以加强健脾作用。

注意事项:①久咳不愈者,按揉肾俞时可加少许盐粉,效果会更好。②治疗期间禁食辛辣油腻等刺激性食物。

16. 小儿支气管哮喘

捏脊常规手法,从长强至大椎捏推5～10遍,重点提捏肺俞、脾俞、肾俞,捏完每遍后对上述三腧穴按顺时针方向按揉1～2分钟。配合推拿手法如补脾经、补肺经、揉板门、分推肩胛骨等。

注意事项:支气管哮喘的治疗较难,不易根除,除发作期间积极治疗外,重在缓解期的防治,捏脊疗法对哮喘的预防有着良好的效果。

17. 小儿慢惊风

常规捏脊手法十遍,从长强穴捏至大椎穴,重提肝俞、心俞、脾俞、肺俞、大椎穴。顺时针方向按揉上述诸腧穴5～10分钟,手法先慢后快,先轻后重。配合推拿之补脾经、补肾经、清肝经、按揉足三里等手法。

注意事项:急性发作时应尽快抢救,将患儿平放,侧卧,松衣领,多层纱布放入上下牙齿之间,以防咬伤舌头,保持呼吸道通畅,必要时吸氧。待病情控制后再采用捏脊疗法配合治疗,否则易致生命危险。

18. 小儿遗尿

捏脊,从长强穴向上捏至风府穴,用捏三提一法,边捏边推边提,当捏至八髎、关元、肾俞、脾俞、心俞、肺俞、膀胱俞等穴位时,重点提醒,可用较重手法,每捏完一遍后对上述诸穴分别按揉1～2分钟,连续捏5～7遍,每日一次。

注意事项:小儿遗尿的治疗除以手法为主外,还应教育患儿养成按时排尿的习惯。若久治不愈,应注意是否有泌尿系统结构的异常,如有应及时早行手术治疗,不应终守一方一法,以免贻误病情。

19. 小儿夜啼

(1)脾脏虚寒:捏脊常规手法6～8遍,从长强至大椎捏推,边捏边推边提,手法稍用力,每捏至脾俞、肾俞、命门处重提3～5下,提完一遍后对上述诸穴以顺时针方向按揉1～2分钟。

(2)心经积热:以推脊法从大椎推向龟尾100次,捏脊从长强至大椎常规捏3～5遍,捏完一遍后用双拇指指腹作逆时针方向按揉心俞、小肠俞3～5分钟。

(3)惊骇恐惧:捏脊常规手法从长强至大椎3～5遍,重提肝俞、心俞、肾俞,捏完一遍后按揉上述三腧穴各七分钟。

(4)乳食停滞:捏脊常规手法从长强至大椎来回捏拿十遍,重新重按脾俞、胃俞、大肠俞,并配合摩腹、揉按等小儿推拿手法。

注意事项:小儿夜啼由其他疾病所引起者非捏脊疗法所宜,应积极查治原发病。治疗期间及愈后要注意小儿寒湿以及乳母的饮食。

20. 小儿汗证

常规捏脊手法8～10遍,从长强穴至大椎穴或往返来回捏脊法。卫外不固者重提肺俞、脾俞,每捏一遍后顺时针方向旋转按揉肺俞、肾俞3～5次;营卫失调者重提并加按揉大椎、肺俞;气阴两虚者重提心俞、肺俞,并在捏完一遍后按揉心俞、肺俞1～2分钟;食积者重提脾俞、胃俞、大肠俞,逆时针方向按揉上述腧穴3～5次,配合摩腹,揉脐等手法。

21. 小儿便秘

(1)实秘:常规捏脊手法6～8遍,重提胃俞、大肠俞、大椎穴。配合清大肠、退六腑、摩腹、按揉足三里等小儿推拿手法。

(2)虚秘:常规捏脊手法6～8遍,重提脾俞、大肠俞。配合补脾经、清大肠、推三关、揉肾俞、按揉足三里等小儿推拿手法。

22. 佝偻病

捏脊常规手法十遍,由龟尾直捏至大椎穴,手法由缓而疾,由轻而重,以加快神经的传导和对脏腑的调整。脾虚弱者,重提按揉脾俞、胃俞,并配合小儿推拿之补脾经,补肾经,运土入水,运内八卦等手法;肾气不足者,重点提捏肾俞、命门、肺俞诸穴,配合小儿推拿之补肺经、补肾经、揉百会等手法。

注意事项:家长不要过早勉强患儿坐站立或走路,以防发生畸形。要改善喂养结构,增加富含维生素 D 的食物,要经常带患儿出来晒太阳。

23. 急性腰肌扭伤

患者俯卧位,术者先用双手掌根部在背部自上而下按揉腰脊,再用拇指按压夹脊穴(腰 1 至腰 5),至患者腰部发热感,自觉稍有缓解时,开始用常规捏脊手法从尾椎捏向大椎穴,反复 10～15 遍,重在捏提的动作,提拉时一般可听到声响,手法先轻揉,逐渐加重,使患者能逐渐适应并耐受。每捏提一遍后在肾俞、腰阳关、命门、志室、大肠俞等穴位上按揉半分钟左右。可配合腰背后扳、斜扳、拔伸、热敷等法。

注意事项:患者平时用宽腰带护腰,避免着凉,卧硬板床;从事体力劳动者,要更换工种,避免加重和复发,并坚持进行体育锻炼。

(韩国伟)

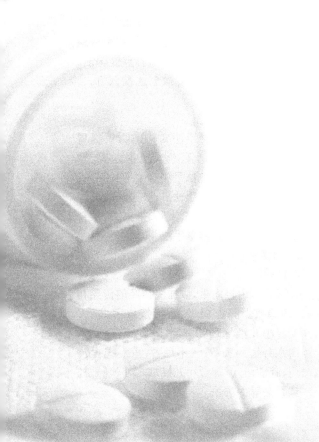

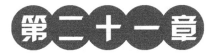
放 血 疗 法

放血疗法是用三棱针或其他针具刺破人体一定部位的浅表血管,放出适量血液,以通经活络,调和气血,从而治疗疾病的一种针刺方法。

放血疗法在我国已有悠久的历史,它的起源可追溯到史前石器时期的砭石刺血法,当时的人们在劳动实践中逐渐产生这样一种认识,即身体某些部位被刺破或碰破出血,能够减轻或消除身体另外一些部位的病痛。随着生产力的发展、冶金术的发明,出现了代替砭石的金属针具,在《内经》中称为九针。其中的锋针主要用于"泄热出血","决血络、通经隧",即针刺放血。自《内经》起,历代医书均有锋针刺血疗疾的记载,不少医家都十分推崇针刺放血疗法,认为此法"攻邪最捷"。现在所用的三棱针就是取法于古代九针中的"锋针",通过针刺放出少量血液,以"通其经脉、调其气血",宣通经脉中的壅滞,理气行血,调和营卫,疏通经络,调整脏腑功能,起到泻热开窍、镇静止痛、化瘀消肿解毒的治疗作用。

一、放血疗法的基本原理

1. 经络学说

古人认为经络具有联系表里、通达内外的作用,同时经络可运送气血至周身各部组织,以保证其正常生理功能活动。如经络不通,可引起脏腑不和,阴阳失衡,而变生疾病。故《灵枢·经脉》"经脉者,所以决死生,处百病,调虚实,不可不通。"络脉是经脉的分支,大多分布于体表,《灵枢·经脉》指出:"诸脉之浮而常见者,皆络脉也。"因而,络脉是外邪侵犯人体由皮毛腠理内传脏腑的途径,同时,也是脏腑病变反映于皮表的部位。

2. 气血学说

人体脏腑功能紊乱,经络功能失调所产生的症状,主要表现在气血失调。放血疗法正是以此为理论而产生的治疗方法。当气血瘀滞,经络闭阻不通时,直接对络脉放血,迫恶血外出,活血而调气,从而恢复脏腑经络功能。《素问·调经论》"刺留血奈何?……视其血络,刺出其血,无令恶血得入于经,以成其疾。""病在脉,调之血,病在血,调之络。"

二、放血疗法常用的器具

1. 针具

放血疗法依据不同的需要和不同的条件选择不同的针具,临床上常用的有以下三种:

(1)三棱针:古称锋针。一般用不锈钢制成,长约1.6寸,即6cm,针柄较粗呈圆柱形,针身呈三棱形,尖端三面有刃,针尖锋利。三棱针为放血泄络的主要针具(图21-1)。

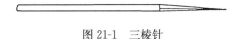

图21-1　三棱针

(2)梅花针:在古代锋针的基础上演变而成。用5～7枚不锈钢针集成一束,或如莲蓬固定在针柄的一端而成。其针柄坚固而有弹性。具有刺激面积广,刺激量均匀,使用方便等优点。适用于浅刺皮肤出血(图21-2)。

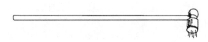

图21-2　皮肤针

(3)毫针:即古代九针中的毫针,由18号不锈钢丝制成,放血时一般用1寸针。适用于小儿及虚证患者。

2. 辅助工具

(1)火罐:分竹罐、陶罐和玻璃罐等。现临床上常用的为玻璃罐。拔罐法乃是借热力排除罐内空气,形成负压,使之吸附于体表一定部位,而达到治病的目的。火罐多用于刺络拔罐。

(2)橡皮止血带:在四肢肘窝、腘窝等处放血时,必须使用橡皮止血带。该带长约0.67m(2尺),系在穴位的上端或下端,阻止血液回路,使静脉努起,后用三棱针对准穴位,刺入0.5～1分深,血即流出,使疾病缓解。

三、放血疗法常用部位与操作规程

(一)常用部位

放血疗法施术部位,一般以穴位为主,即大多取在能施行放血的穴位。其取穴处方大体可分两方面:即按穴位和部位取穴,但临床上可相互结合,根据具体情况,灵活运用。

1. 按穴位取穴

(1)经穴:又分为特定穴和非特定穴。十四经穴中有一部分为特定穴,如五输穴、郄穴、

络穴、俞穴、募穴及交会穴等,这些穴位与脏腑经脉紧密相连,有特殊的功用,故为放血疗法所常用。其中五输穴有清热泄毒的功效,多用于治疗高热毒盛之症,但又各有偏重。

另外,根据经络循行的理论,放血疗法还常取本经或异经穴来治疗疾病,前者为病在何经,取何经的穴,后者为取与其互为表里或与其相连接的经脉的穴位。

(2)奇穴:对某些病证有特殊的治疗作用,故放血疗法也多取用。如临床常用金津、玉液放血治疗中风失语;耳尖、太阳放血治疗红眼病;四神聪放血治高血压等。

(3)经验穴:经过历代医家的实践研究,发现了在一些穴位处放血,对某些病证有特殊的疗效,这些治疗疗法仍被现代医家沿用。如身柱、大椎放血治疗疟疾;大椎、合谷、曲池放血退热;耳背血管放血治疗头痛、眩晕。

常用刺血穴位见表21-1。

表21-1　常用刺血穴位表

穴名	主治	刺法
百会	头痛、眩晕、高血压、昏迷、中风、癫痫	点刺法
上星	鼻疾、头顶痛、眼疾	点刺法
印堂	眩晕、头痛、惊风、鼻疾	点刺法
太阳	偏头痛、目疾、神经衰弱、高血压、癔病	点刺法
地仓	面瘫、流涎、唇吻瞤动	点刺法
金津、玉液	中风舌强、舌炎、消渴	点刺法
风池	颈项强痛、头痛、目赤痛	点刺法
耳尖、耳背各点	发热、高血压、扁桃体炎、皮肤病、小儿疳积	点刺法或挑刺法
百劳	虚劳喘咳、落枕	点刺法
定喘	支气管哮喘、颈项强痛	点刺法
大椎	热病、感冒、急性腰扭伤	点刺法
肺俞	咳嗽、潮热、盗汗	挑刺法
心俞	心悸、失眠、癫痫	挑刺法
膈俞	顽固性呃逆、贫血	挑刺法
肝俞	目疾、脊背痛	点刺法或挑刺法
脾俞	消化不良、腹胀泄泻、水肿	挑刺法或点刺法
胃俞	胃脘痛、消化不良、呕吐	点刺法或挑刺法
腰俞	腰腿痛、急性腰扭伤、痔疮、遗尿、小儿麻痹后遗症、中风后遗症	点刺法或挑刺法
腰阳关	腰腿痛、急性腰扭伤、痔疮、遗尿、小儿麻痹后遗症、中风后遗症	点刺法

续表

穴名	主 治	刺法
次髎	腰骶痛、痛经、带下	点刺法
长强	痔疮、脱肛	点刺法
肩髎	肩周炎、关节炎、中风后遗症	点刺法
曲池	高血压、热病、皮肤病、关节炎、中风后遗症、睑板腺炎	点刺法或泻血法
曲泽	中暑、癫痫、心脏疾病、精神分裂症、关节炎、中风后遗症	点刺法或泻血法
尺泽	慢性气管炎、支气管哮喘、中暑、关节炎	点刺法或泻血法
阳池	腱鞘囊肿、关节炎	点刺法
大陵	腱鞘囊肿、心绞痛、精神病	点刺法
合谷	热病、头面疾患、急性牙痛、手腕麻痹疼痛	点刺法
劳宫	癫狂、心痛、掌指拘急	点刺法
鱼际	气管炎、支气管哮喘、咯血	点刺法
商阳	热病、咽喉肿痛、中风昏迷、手指麻木	点刺法
少商	热病、喉痹、中风昏迷	点刺法
中冲	热病、小儿惊风、心烦、掌中热、中风昏迷	点刺法
关冲	热病、咽喉肿痛、中风昏迷	点刺法
少冲	癫狂、热病、昏迷	点刺法
少泽	热病、昏迷、乳少、目赤肿痛	点刺法
八邪	手指关节疾患	点刺法
四缝	小儿疳积、消化不良、腹胀纳呆、虫疾	点刺法或挑刺法
十宣	中暑、高热、昏迷、癫痫、小儿惊厥、指端麻木	点刺法
风市	腰腿痛、下肢痿痹	点刺法
血海	湿疹、荨麻疹、膝关节炎	点刺法
鹤顶	膝关节炎	点刺法
委中	腰背疼痛、下肢痿痹、血栓闭塞性脉管炎、高血压	点刺法或泻血法
足三里	胃肠疾患、肢体痿痹、急性乳腺炎	点刺法
阳陵泉	胆囊疾病、胁痛、下肢痿痹	点刺法
承山	腰痛、痔疮、小腿痉挛	点刺法或挑刺法
三阴交	妇科疾病、失眠	点刺法
解溪	踝关节痛、足下垂	点刺法
昆仑	足跟痛、跟腱炎、头项强痛	点刺法
太冲	眩晕、头痛、抽搐、足背痛、足大趾肿痛麻木	点刺法
八风	足背、足趾肿痛、末梢神经炎、头痛、牙痛	点刺法
厉兑	热病、昏迷、癫狂、齿痛、面肿	点刺法
足窍阴	偏头痛、胁痛、足趾麻木	点刺法
至阴	胎位不正、难产、头痛	点刺法
涌泉	癫痫、中风、足心痛、昏迷	点刺法
阿是穴	局部疾病，如外科疖肿、丹毒或扭挫伤、淋巴管炎等	点刺法或散刺法或泻血法

2. 按部位取穴

（1）病理反应点或痣点 经络有一定的循行部位和脏腑络属，它可以反映所属脏腑的病证，在某些疾病的过程中常发现在经络循行的通路上，或在经气聚集的某些穴位上，有明显的压痛、结节，这就是反应点。十二经脉功能活动反应于体表的部位是十二皮部，也是络脉之气散布的所在。故当体内脏腑病变反映皮肤上，可出现斑痕，或青或红或褐或有突起，这就是痣点。所以在胸、腹、背部出现的反应点或痣点上放血，可以起到治疗脏腑病变的作用。《针灸聚英》载："偷针眼，视其背上有红点如疮，以针刺破即瘥。"临床上在背部痣点放血拔罐，可治疗多种疾病，如白癜风、痤疮等，效果甚佳。

（2）血管显露处：头面、舌下、腘窝、肘窝都为静脉显露之处，有些穴周静脉也较明显，当有病变时，以上部位的静脉形态、颜色均可发生变化，在该处放血，出血容易，操作便捷，收效显著。

（3）病灶处：在瘀血肿胀处或疮疡疖肿局部放血，可治疗急性挫伤及多种皮肤病。如《疮疡全书》中治丹毒"三棱针刺毒上二、三十针"，此即为直接于病灶处放血治疗。

（二）操作规程

1. 持针方法

（1）三棱针：右手拇、食指持住针柄，中指扶住针尖部，露出针尖约1～2分，用以控制针刺的深浅度；左手在针刺时拿住患者针刺部位，同时配合做捏、按、提、拿等动作，以便找准放血点并尽量减轻患者痛苦。

（2）皮肤针：以右手掌握针柄后部，食指压在针柄上。操作时，对准患部，垂直叩下。

（3）毫针：同普通毫针持针方法。

2. 施术方法

针刺前针具要用高温高压消毒或放入75％乙醇溶液中浸泡20～30分钟，患者针刺部位要用2％的碘伏溶液及75％乙醇溶液常规消毒。

（1）点刺法（图21-3）：又称孔穴刺血法、腧穴点刺法，即直接在某些穴位处点刺放血。多用于指趾末端的十宣穴、十二井穴及头面部的太阳、攒竹、上星等穴。针刺前先在针刺部位上

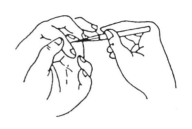

图 21-3 点刺法

下推按，使血液聚集于针刺部位，常规消毒后，左手捏紧被刺部位，右手持针迅速刺入1～2分深，立即出针，轻轻按压针孔周围，使出血数滴，然后用消毒干棉球按压针孔止血。

（2）散刺法（图21-4）：又称局部刺血法，即围绕病变局部，在四周进行点刺放血。多用于痈肿初起、痹证或扭挫伤后局部瘀肿。针刺局部需严密消毒；根据局部肌肉的丰厚、血管的深浅确定针刺的深度。根据病变部位的大小不同，可刺10～20针以上，从病变外缘呈环形向中心点刺，针距的疏密要视具体病情，以达到消肿化瘀、通经活络的目的。

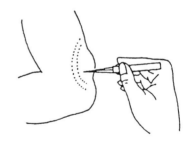

图 21-4 散刺法

（3）刺络法（图21-5）：又称血管刺血法、结扎泻血法，即用三棱针刺入浅静脉，并使少量出血。此法临床多用于四肢部，尤其是肘、膝以下处。如中暑时可在肘窝、腘窝浅静脉泻血，瘀血性腰痛可在腘窝浅静脉泻血。当针刺较粗的静脉血管时，要先用带子或橡皮管在针刺部位上端（近心端）结扎；较细的浅静脉可不结扎。常规消毒后，左手压在被针刺部位下端，右手持针刺入脉中0.5～1分深左右，随即出针，使其自然流出少量血液，也可轻按静脉上端或加拔火罐，以助瘀血、毒邪外出，待出血停止或达到预计放血量时用消毒干棉球按压针孔止血。

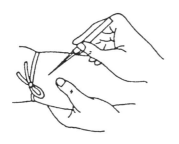

图 21-5　刺络法

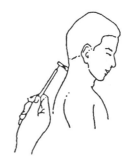

图 21-7　密刺法

（4）挑刺法（图 21-6）：即以三棱针挑破腧穴或疾病阳性反应点处的皮肤，甚至挑断皮下部分纤维组织，使出血或流出黏液的方法。此法常用于胸背部和耳后等处。如小儿疳积常在耳后细小静脉处挑刺，挤出少量血液和黏液；痔疮常在腰骶部或八髎穴处反应点挑刺；急性腰扭伤常常在龈交穴处到找反应点挑刺。针刺前挑刺部位要严密消毒，施术时左手在针刺部位两侧固定皮肤，按压或提起，右手持针斜刺，入皮后轻轻提高针尖，挑破表皮或挑开阳性反应点，或刺入 0.5 公分左右深度挑断部分纤维组织，然后局部消毒，覆盖敷料。

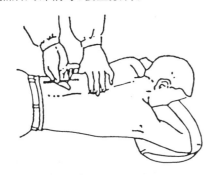

图 21-6　挑刺法

（5）密刺法（图 21-7）：此法是用梅花针叩打患处，使局部出微量血液。施术时针尖应对准叩刺部位，使用手腕之力，将针尖垂直叩打在皮肤上并立刻提起，反复进行。多适应于皮肤病，如顽癣等，对神经性疼痛效果亦佳。

（6）针罐法：此为针刺后加拔火罐放血的一种治疗方法，多用于躯干及四肢近端能扣住火罐处。操作时，先局部用酒精棉球消毒，用三棱针或皮肤针针刺局部见血，再行拔火罐，一般留罐十分钟，待罐内吸出一定量的血液后起之。

本法适用于病灶范围较大的疾病。如神经性皮炎、丹毒、白癜风、痤疮等。

（7）火针法：此法是一种火针与放血相结合的疗法。《内经》记载的"焠刺"、"燔针刺"即是指的火针刺法。此法操作时，先将火针烧热，后刺入一定的部位，使血液流出，待颜色由深变浅后，即止血。火针刺法具有火针和放血的双重优点，临床疗效较佳。临床上多用于治疗寒痹、疔毒、下肢静脉炎、下肢静脉曲张、血管瘤等疾病。《针灸资生经》中载王执中治脚肿之症，即"以针置火中令热，于三里穴刺之微出血，凡数次，其肿如失"。

四、放血疗法的适应证和禁忌证

1. 适应证

刺血疗法的适应范围比较广泛，凡辨证属中医实证、热证、痛证和瘀血、经络壅塞不通的病症均可采用。

（1）内科疾病：高热、昏迷、中暑、中风及其后遗症、头痛、感冒、哮喘、气管炎、腹痛、腹泻、高血压病、面瘫、面痛（三叉神经痛）、癔病、癫痫、胁痛、精神分裂症等。

（2）外科疾病：疖肿、疮疡、丹毒、急性乳腺炎、急性淋巴管炎、血栓闭塞性脉管炎、肩关节周围炎、坐骨神经痛、腱鞘囊肿、虫蛇咬伤及跌打损伤、腰及关节的扭挫伤等。

（3）妇儿科疾病：痛经、月经不调、带下、少乳；小儿急惊风、麻疹、流行性腮腺炎、小儿疳积、夜啼症、婴幼儿腹泻、脑炎后遗症等。

（4）五官科疾病：睑板腺炎、睑板腺囊肿、急性结膜炎、角膜炎、扁桃体炎、咽喉炎、鼻渊、耳鸣等。

185

（5）皮肤科疾病：痤疮、黄褐斑、色素沉着、毛囊炎、荨麻疹、湿疹、神经性皮炎、过敏性皮炎、带状疱疹、单纯性疱疹、牛皮癣、银屑病等。

2. 禁忌证

放血疗法刺激量大，属于强通法，对实证、热证有特殊疗效，但亦有严格的禁忌。我们认为临床上应注意四方面：患者、手法、部位和穴位。治疗中如不慎重考虑病情的需要，穴位是否妥当，妄施放血，不仅于病无益，而且容易贻误病情，甚至关系到患者的安危，故不可忽视。

（1）患者禁忌：阴虚血少、大汗太过或正气不足的患者，或脉象虚弱的患者，水肿的患者，平素易出血的患者皆不宜放血；大劳、大饥、大渴、大醉、大怒的患者，暂时不宜放血，必须休息一定的时间，使气血平静下来，再行放血，否则不仅无效，反而容易造成意外。

（2）手法禁忌：针刺的手法不宜过重，否则会因刺激过重而发生晕针。针刺时深浅需适度，禁忌针刺过深，以免穿透血管壁，造成血液内溢，给患者造成痛苦。

（3）部位禁忌：在邻近身体的重要脏腑和器官的部位，应该浅刺甚至禁刺，否则伤及内脏，造成内部出血，给患者造成危害。因动脉和大静脉不易止血，故也应禁止刺血。如果不慎刺中动脉也不必慌张，立即用消毒干棉球按针孔，压迫止血。

（4）穴位禁忌：古人有 20 多个穴位禁针，放血时也应禁忌，如脑户、囟会、神庭、玉枕、颅息、承泣、神阙、会阴、鸠尾、上关、肩井等。

五、放血疗法的优点及注意事项

1. 优点

放血疗法的治疗原则是祛除病邪，调和气血，使邪去而正安，正如《灵枢·小针解》指出的"菀陈则除之者，去血脉也"即指放血以排除血脉中郁结已久的病邪，故放血疗法属于泻法。

从临床实践中发现，放血疗法具有适应证广、奏效快、副作用少和操作简便的特点。据资料统计，它的适用病种有 150 余种。放血疗法经观察对临床上的热证、实证效果迅速。另外操作上不需要特殊设备，简便易学，容易掌握。

此外还能根据出血的颜色、稀稠和排便的迟速诊断病性，判断预后。《痧胀玉衡》指出：

"发晕之时，气血不流，放血亦无紫黑毒血流出，即有些须，亦不能多，略见紫黑血点而已，此痧毒入深，大凶之兆也。"

2. 注意事项

（1）严格消毒，防止感染，采用散刺法或泻血法时尤须注意。

（2）三棱针新使用或用久后要用细石磨锐，以减轻进针时患者的痛苦。

（3）针刺放血操作中，要密切观察患者的反应，注意预防晕针，避免发生针刺意外。

（4）针刺时进针、出针都要轻、快，深浅度要适中，刺深或刺浅都会给患者带来不必要的痛苦。

（5）要熟悉解剖部位，切勿刺伤动脉。要控制出血量，一般不宜过多。

（6）针刺放血的疗程及每次治疗间隔应视患者的体质强弱而定，体质较强者可适当增加放血次数。一般慢性疾病可隔 1～2 天刺血，3～5 次为一疗程；急性病则需连续治疗 1～2 次；出血量多者，可隔 1～2 周治疗一次。

（7）疗程中要嘱患者注意休息，多进食高营养食品。有些患者治疗会出现暂时性症状加重，一般 3～4 天后缓解且往往疗效显著。

六、放血疗法的临床应用

1. 高热

取穴：大椎。邪在肺卫加风池、曲池、合谷；邪热盛实加曲池、合谷；热入营血加十宣、内关、人中；出现皮肤斑疹者加委中、曲泽。

操作：大椎穴以三棱针点刺放血，加拔火罐；十宣亦以三棱针点刺放血，出血 3～5 滴；委中、曲泽以三棱针泻血，出血 1～2ml；其余各穴均用毫针刺法。

2. 咳嗽

取穴：肺俞。外感风寒加列缺、合谷；外感风热加大椎、曲池；痰湿壅肺加脾俞、丰隆；肝火犯肺加阳陵泉、太冲；肺阴亏虚加太溪、三阴交。

操作：肺俞穴。用刺络放血拔罐法，即用三棱针刺入肺俞 0.2 分，挤出鲜血后，加拔火罐，留罐 15 分钟；其余各穴均用毫针刺法。

3. 癫痫

取穴：大椎、腰奇。实证加水沟、少商、印堂；虚证加夹脊穴。

操作:大椎、腰奇,均以三棱针挑刺出血 1~2滴,加拔罐10~15分钟;夹脊穴以梅花针 叩刺,至微出血为度。实证,诸穴也可以三棱针 点刺出血。

4. 吐泻

取穴:曲泽、委中、十二井穴。暑湿加曲池、 丰隆、足三里;食滞加合谷、内庭、足三里。

操作:曲泽与委中(又称四弯穴)以三棱针 刺络放血;十二井穴点刺出血数滴。

5. 头痛

取穴:外感头痛:太阳。风寒加风池;风热 加大椎;风湿加丰隆;内伤头痛加四神聪;肝阳 上亢加合谷、太冲;痰湿中阻加中脘;肾精虚损 加肾俞。

操作:太阳穴放血,宜选择静脉怒张处,以 三棱针直刺放血,可加拔火罐;四神聪放血,宜 以三棱针点刺四神聪,出血量不宜过多;其余各 穴均用毫针刺法。

6. 中风

取穴:中风先兆取四神聪;中经络取曲泽、 十宣、委中;中脏腑取四神聪、十宣、人中、承浆。

操作:人中、承浆、四神聪和十宣以三棱针 点刺0.1~0.2寸,出血数滴,委中和曲泽以三 棱针刺络放血,待其自然停止,勿用棉球止血。

7. 面瘫

取穴:太阳、下关、阳白、地仓、迎香、颊车。

操作:上穴每次取2~3穴,均取患侧,三棱 针点刺放血,出血少许。

8. 腰痛

取穴:肾俞、委中。寒湿加人中;劳损加膈 俞;肾虚加命门、太溪。

操作:委中以三棱针刺络放血,人中、膈俞 均点刺出血,命门用灸法,肾俞、太溪均用针法; 急性腰扭伤时,委中穴以刺络拔罐法。

9. 痹证

取穴:阿是穴。行痹加风池、血海;痛痹加 关元、肾俞;着痹加中脘、丰隆、足三里;热痹加 大椎、曲池、合谷;顽痹加气海、太溪。

操作:阿是穴散刺出血,根据情况可加拔火 罐;血海、大椎三棱针点刺;关元、肾俞用灸法。

10. 神经性皮炎

取穴:委中、尺泽、八髎。

操作:以在肘窝、腘窝的尺泽、委中穴附近

找到浅静脉,止血带系在近心端,三棱针刺络放 血,待血变赤后,松开止血带。八髎以三棱针点 刺后拔火罐吸血。

11. 坐骨神经痛

取穴:腰俞、委中、阳交、丘墟。

操作:以上穴位均用三棱针挑刺,出血量偏 大。

12. 中暑

取穴:水沟、十宣、委中、曲泽、曲池、承山。

操作:水沟、十宣、承山点刺放血;委中、曲 泽、曲池根据病情的轻重选择点刺法或泻血法。

13. 溺水

取穴:人中、百会、会阴、涌泉、中冲、肺俞、 膻中。

操作:点刺出血,肺俞、膻中穴可加火罐吸 拔五分钟左右。

14. 痛经

取穴:次髎、关元、三阴交、肝郁加肝俞;血 瘀加膈俞;肾虚加肾俞。

操作:次髎以三棱针挑刺后,加拔火罐,其 余各穴均用毫针刺。宜在月经前3~5日开始 治疗。

15. 阴痒

取穴:委中、蠡沟。

操作:委中用三棱针刺络放血,出血适量, 蠡沟针尖向上斜刺2寸,施泻法。

16. 小儿急惊风

取穴:人中、少商、印堂、四关。

操作:人中、少商、印堂均以三棱针点刺出 血,四关用毫针泻法。

17. 小儿疳积

取穴:四缝、脾俞。

操作:四缝穴以三棱针或粗毫针点刺,深度 0.5~1寸,挤出黄白色黏液或淡粉色血水,脾 俞以毫针速刺不留针。

18. 疔、疮、痈

取穴:大椎、委中、膈俞、灵台、局部。

操作:局部以三棱针散刺,大椎、委中、膈 俞、灵台点刺出血。

19. 乳痈

取穴:曲泽、阿是穴、阳性反应点。

操作:曲泽以刺络放血;阿是穴用散刺法, 并在背部颈7至胸12椎间的阳性反应点,以三棱针挑刺出血少许。本法适于急性乳腺炎未成脓期。

20. 风疹

取穴:阿是穴、耳尖、耳背静脉、曲池、三阴交。

操作:阿是穴用散刺法;耳背静脉挑刺法,出血少量;其余诸穴皆以三棱针点刺出血。

21. 湿疹

取穴:阿是穴、耳背静脉、委中;湿热加阴陵泉、足三里;风热加曲池、合谷;脾虚加脾俞;血燥加血海、膈俞。

操作:局部以三棱针点刺1～3分,拔罐放血,耳背静脉、委中以三棱针点血3～5滴,其余各穴均用毫针刺。

22. 带状疱疹

取穴:龙头、龙中、龙尾。

操作:取带状疱疹的前端(龙头)、中部(龙中)和后端(龙尾)3～4点,以三棱针快速点刺,加拔火罐吸血。

23. 黄褐斑

取穴:背部反应点、肝俞、脾俞、肾俞。

操作:以上各穴皆以三棱针挑刺,深约5分,之后在该处加拔火罐,吸入少许血液。

24. 酒渣鼻

取穴:素髎、尺泽、鼻两侧变赤部分。

操作:素髎以三棱针点刺出血,尺泽泻血,鼻两侧变赤部分用散刺法。

25. 痤疮

取穴:耳尖、背部阳性反应点。肺热加肺俞;胃肠积热加胃俞、大肠俞;痰热加脾俞、大椎。

操作:先于背部胸1～12椎旁开0.5～3寸的范围内,寻找阳性反应点,用三棱针挑刺,挑断皮下部分纤维,出血少许;耳尖用三棱针点刺放血;其他腧穴均用毫针刺。

26. 痔疮

取穴:腰俞、阳性反应点。

操作:腰俞用三棱针点刺出血,然后在龈交穴处和腰骶部找寻阳性反应点,并一一挑破,挤出少许血液或黏液。

27. 虫蛇咬伤、狂犬咬伤

取穴:咬伤处,上肢配八邪,下肢配八风。

操作:根据患处大小采用点刺或散刺法放血,点刺要略深些,同时放低肢体,用手从上部向下推挤,促使毒液排出。八邪或八风穴采用点刺法。

被毒蛇咬伤后,应迅速用带子或布在伤口上端约1～2寸处扎紧,以阻止向上扩散,然后施以三棱针刺血法。

28. 肩关节周围炎

取穴:肩髃、肩前、肩贞。

操作:均以三棱针刺络拔罐。

29. 落枕

取穴:阿是穴、风池、肩井。

操作:阿是穴三棱针快速点刺,出血1～2ml,加拔火罐,留罐期间,毫针泻风池、肩井穴。

30. 腕、踝部扭挫伤

取穴:阿是穴。腕部取阳池、阳溪、大陵;踝部取昆仑、解溪、丘墟。

操作:点刺法放血数滴。

31. 指(趾)端麻木

取穴:十宣穴。指麻取八邪、合谷;趾麻配八风、太冲。

操作:点刺法放血数滴。

32. 急性结膜炎

取穴:耳尖、太阳。风热毒邪加风池、合谷;肝胆火盛加睛明、行间。

操作:耳尖、太阳均以三棱针点刺放血;太阳穴可加拔火罐;余穴皆以毫针泻法。

33. 睑板腺炎

取穴:曲池、太阳、印堂、肝俞、耳尖。

操作:太阳、肝俞、耳尖均取患侧,曲池取对侧,以上诸穴皆以三棱针点刺出血3～5滴。

34. 失音

取穴:少商、鱼际、列缺、关冲、金津、玉液。

操作:少商、关冲、金津、玉液点刺放血。

35. 咽喉肿痛

取穴:少商、商阳、合谷、阿是穴。

操作:少商、商阳点刺出血;合谷毫针泻法;阿是穴适于扁桃体炎时,以三棱针点刺患处,出血3～5滴。

(燕　平)

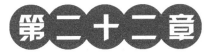

第二十二章

穴位埋线疗法

穴位埋线疗法是将特异的线植入机体特定部位(穴位),以激发经络气血、协调机体功能,以防治疾病的一种方法。也就是说,穴位埋线疗法是以祖国医学整体观、恒动观和辨证观为指导,以脏腑、经络、气血等理论为基础,采用传统针灸方式,结合近代医疗技术手法,根据病证特点,辨证论治,取穴配方,发挥针刺、经穴和"线"的综合作用,激发、调动机体固有的内在功能,致使气血调和、阴阳平衡、邪去正复,实践证明它是一种行之有效的防治疾病方法之一。它是中医针灸学的发展,属埋植疗法范畴,故临床又称埋线疗法、穴位埋藏疗法、经穴埋线疗法等。

以穴位埋线疗法冠名,古书未见记载。然而,其施术(治疗)的部位和运用的手段及方法,与古代的针灸疗法是一脉相承的。一是本法选用的刺激(治疗)点是经络腧穴;二是手段为针刺,如古之毛刺、浮刺、扬刺浅刺类,结合传统针刺的留针术、置针(埋针)术。其意义在于刺入穴位,静留不动,放置一定时间后起针,短则5~10分钟,长1~2小时,甚至几小时、几日不等,以加强针感和持续的有效刺激。

采用"线"(常用羊肠线)通过针(缝合针或穿刺针)直接植入经络穴位的方法,于20世纪60年代中后期应用于临床,20世纪70年代初陆续见文字总结和报道,原上海中医学院(现改名为上海中医药大学)主编的《针灸学》教材亦有专篇内容。从此,这种疗法作为一种新的行之有效的手段,逐步为临床广泛采用。

一、穴位埋线疗法的基本原理

穴位埋线疗法是集经穴、线、针刺的作用,以防治疾病,促进人们身体健康为目的,将古老传统针灸术和近代组织疗法融为一体的治疗方法,是继承和发扬祖国医药学遗产,运用中医整体观、恒动观、辨证观与现代医学局部治疗相结合的结晶。

本疗法是通过局部(穴位)的多种刺激,以改变部位(局部)或所支配的区域的内在、外在环境,使之机体达到生理重新平衡,起到防治疾病的目的。

经穴是人体经络气血出入的处所,是经络系统生理病理反应和诊治的重要组成部分,即营、卫、气、血在人体气血循环必经之处,人体一旦发生疾病,与病变有关的经穴就发生相应的病理反应;针刺是一种调气活血,疏通经络的良性刺激;"线",即常用的羊肠线是一种异体蛋白。本疗法采用针将线埋植入穴位内,针的机械、物理的刺激和线经过分解吸收的生物化学刺激,双重作用于机体,加上较长而持续地刺激穴位,通过经络的作用,不断沟通和加强机体的气血、营卫有序的循环运行,调动机体本身固有的调节功能,促进协调五脏精气和有关脏腑器官的功能活动,加强整体联系,维系了机体的内外平衡与统一。

现代医学主要以神经学说为依据选定穴位,认为将肠线植入相应的经穴中,直达病灶所处的神经及分支周围,激活其兴奋灶,抑制和中断疼痛或某感应传递,从而使之重新平衡,恢复正常生理功能,达到治疗目的。

二、穴位埋线疗法使用的器具和材料

1. 埋线针具

(1)埋线针:一种特制的专用于埋线的坚韧的金属钩针,长约12~15cm,针尖呈三角形,底部有一缺口用以钩挂羊肠线。

(2)三角缝合针:使用大号三角缝合针,用扎埋法有时还应用大圆缝针。

（3）穿刺针：一般选用 9 号、12 号腰椎穿刺针，有时可用 18 号穿刺针。将针芯尖端磨平，使其不易与线端缠黏，将针管磨短，使针芯稍长于针管尖端 1mm，以保证将肠线推出针管，并将针管尖端斜度磨大、磨锐，使之更易进针。

有时还可用 9 号注射针头作套管，28 号 2 寸长毫针剪去针尖作针芯。

埋线针具平时浸泡于 75％乙醇溶液或苯扎溴铵液内备用。亦可置于消毒盒中高温消毒后备用。

2. 埋植用羊肠线

埋植用的羊肠线一般选用 00 号、0 号、1 号、2 号，有时选用 000 号、4/0 号、3 号、4 号铬制羊肠线等。注射及植线用的羊肠线按型号分别剪成 0.5cm、1cm、1.5cm、2cm、2.5cm、3cm、4cm 长短不等，分别存放于 75％乙醇溶液内浸泡备用。临用时再用 0.9％NaCl 溶液浸泡致软，以利吸收。亦可装入特制中药液中浸泡。

3. 其他器材

（1）皮肤消毒用品：2.5％的碘伏溶液、75％乙醇溶液。

（2）局麻用品：0.5％～1％普鲁卡因溶液，1～5ml 注射器，5～6 号针头。

（3）其他：洞巾、短无齿镊、持针钳、血管钳、剪刀、手术刀（尖头）、消毒纱布、胶布、腰盘、药杯、医用手套等，均消毒备用。此外，还应备用甲紫一小瓶作标记用。

三、穴位埋线疗法的基本操作

（一）埋线前的准备

先将埋线针具器材准备好，并严格消毒。在埋线穴位用甲紫做出进针与出针点的标记，然后用碘伏消毒，75％乙醇溶液脱碘。医生洗手，戴消毒手套，铺上洞巾，在标记处麻醉前用普鲁卡因做普鲁卡因皮试，形成 1cm 左右的局部麻醉皮丘（有的局部麻醉需沿着针刺方向做浸润麻醉，图 22-1）。

（二）埋线的基本操作方法

1. 穿刺针埋线法

取一段已消毒好备用的羊肠线，放置在腰

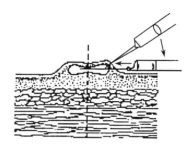

图 22-1　局部麻醉

椎穿刺针套管的前端或 9 号注射针针头前端，从针尾插入一段针芯。医生左手拇食指绷紧或捏起进针部位皮肤，右手持针，快速穿入皮肤，其进针角度和深度要根据患者胖瘦及埋线部位确定，灵活采用直刺、斜刺或平刺。刺到所需深度，当出现针感后，边推针芯，边退针管，将羊肠线埋植于穴位皮下组织或肌层内，针孔处敷盖消毒纱布或创可贴。

2. 缝合针埋线法

在穴位两侧或上下两端 1～2cm 处，用甲紫做进出针点标记。皮肤常规消毒后，在标记处用 0.5％～1％的盐酸普鲁卡因溶液做皮内麻醉，医者用左拇指和食指捏起两皮丘间皮肤，用持针器夹住带羊肠线的皮肤缝合针，从一侧局麻点刺入，穿过穴位下方的皮下组织或肌层，从对侧局麻点穿出（图 22-2），捏起两端肠线来回牵拉，使穴位处产生酸、麻、胀感后，将肠线贴皮剪断，提起两针孔间皮肤，使线头缩入皮内（图 22-3），用无菌纱布包扎 5～7 日。

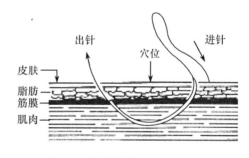

图 22-2　穴位穿线法（进针、出针）

3. 埋线针埋线法

剪取一根 2～4cm 长的羊肠线，置于埋线针针尖缺口上，两端用血管钳夹住，医者右手持针，左手持钳，针尖缺口向下以 15°～40°角刺

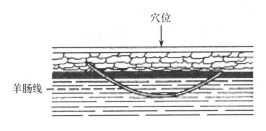

图 22-3　羊肠线法(穿在穴位内)

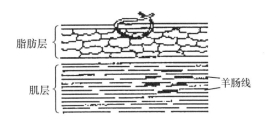

图 22-6　羊肠线埋入

入,当针头缺口进入皮内后,松开血管钳,右手持续进针直至肠线头完全埋入皮下,再进针0.5cm(或刺至需要深度),随后把针退出,用棉球或纱布压迫针孔片刻,再用消毒纱布敷盖保护创口。

4. 切开埋线法

用手术刀尖切开穴位处皮肤 0.5～1cm(图 22-4),先将血管钳探到穴位深处,经过浅筋膜达肌层探找敏感点按摩数秒钟(图 22-5),休息 1～2 分钟,然后用0.5～1cm 长的羊肠线4～5 根埋于肌层内。羊肠线不能埋在脂肪层或过浅,以防止不易吸收或感染(图 22-6)。切口处用丝线缝合,盖上消毒纱布,3～5 日后拆线。

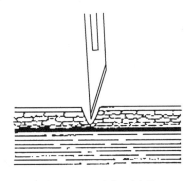

图 22-4　刀尖切开皮肤

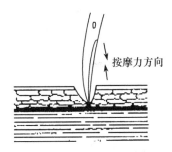

图 22-5　血管钳探穴位

四、穴位埋线疗法的取穴原则和基本操作程序

(一)取穴原则

1. 循经取穴

(1)近部取穴:是在病证或病变的局部或邻近部位选取穴位,又称局部取穴。它是依据每一腧穴都能治疗所在部位的局部和邻近部位的病证这一普遍规律而提出的。近部选穴的应用非常广泛,常用于治疗体表部位明显和较局限的症状。如胃病取中脘、梁门,膝病取膝关、膝眼,眼病取睛明、瞳子髎等。

(2)远部取穴:是在远离病变较远的部位选取腧穴,通常以肘、膝以下的穴位为主,故又叫远道取穴。它是根据阴阳学说、脏腑学说和经络学说等中医基本理论和腧穴的主治功能提出的。在具体应用时,根据病症的不同,又可分为本经取穴和异经取穴。

1)本经取穴:在诊断病变属何脏腑何经之后,即可选该经有关穴位进行治疗。如肺病取太渊、鱼际;脾病取太白、三阴交;急性腰痛取人中。

2)异经取穴:许多疾病的病理变化,在脏腑与脏腑之间,往往是彼此关联、相互影响。如呕吐属胃病,当取中脘、足三里,若因肝气上逆导致胃气不降而呕吐者则当同时取太冲、肝俞平肝降逆,使胃不受侮,则呕吐可平;鼻病属手阳明经病,常选取合谷,配手太阴肺经之列缺穴。

2. 辨证取穴配方

辨证论治是中医学诊治疾病的一大法宝,根据所表现的临床症状,辨证选择适当的穴位进行治疗。如眩晕症,若伴有头胀痛、面红目

191

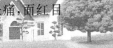

赤,急躁易怒,口苦咽干,舌红苔黄,脉弦数等肝火上炎时则可取行间、阳陵泉以清肝泻火;若伴有头痛,肢体麻木或震颤,舌强不语,口眼㖞斜,舌质红,脉滑数等肝阳化风时,可取百会、风池、太冲、合谷以平肝息风等。

3. 经验取穴

历代医家在临床实践中积累了许多宝贵经验,总结出对某些病或某些症状有特效的穴位。按照这些经验取穴,在临床上往往可收到相当满意的效果。如脱肛选取百会、长强、承山穴;便秘取天枢、支沟穴;尿潴留取三阴交、阴陵泉。

（二）基本操作程序

1. 器材的选择

临床中应根据患者的病情、体质、胖瘦、年龄、耐受力及埋线部位的差异,选取不同长短、不同型号、不同种类的器具材料予以治疗。

2. 体位的选择

应以术者能正确取穴定位、方便操作又能安全埋线治疗为原则。临床常用的体位,主要有以下几种:

（1）仰卧位:适宜于取头、面、胸、腹部腧穴和上、下肢部分腧穴。

（2）侧卧位:适宜于身体侧面少阳经腧穴和上、下肢的部分腧穴。

（3）伏卧位:适宜于取头、项、脊背、腰尻部腧穴,和下肢背侧及上肢部分腧穴。

（4）仰靠坐位:适宜于取前头、颜面和颈前等部位的腧穴。

（5）俯伏坐位:适宜于取后头和项、背部的腧穴。

（6）侧伏坐位:适宜于取头部的一侧、面颊及耳前后部位的腧穴。

在临床上应尽量采取卧位,特别是年老、体弱及病重的患者,以防类晕针现象发生。

3. 常规消毒

腧穴部位消毒先用2.5%碘伏溶液棉球拭擦,然后再用酒精棉球涂擦消毒,当腧穴消毒后,切忌接触污物,以免重新污染。医者在术前应先用肥皂水将手洗刷干净,待干后再用酒精棉球擦拭即可。

4. 选择埋线方法

根据患者的病情选择适宜的埋线方法,按有关操作方法完成埋线操作。

5. 穴位埋线术后的局部处理

穴位埋线完毕拔出穿刺针后或缝合皮肤后,局部可用酒精棉球压迫片刻,以防止出血,引起血肿。然后可用创可贴贴敷穿刺点,或用无菌纱布包扎穿刺点,防止感染。3～5日后撕下即可。头部因毛发而无法贴创可贴,可于拔针后,再以2.5%碘伏溶液棉球消毒,压迫片刻,同时嘱患者两日内不要洗头。

6. 穴位埋线的疗程规定

疗程规定是根据疾病的性质、程度而决定的,一般急性病患者每三日埋线一次,慢性病患者可每五日、一周、十日、15日不等。3～5次为一个疗程。一个疗程完毕后可间隔休息7～10日,再行下个疗程。绝大多数患者均为每周埋线一次。某些疾病如坐骨神经痛,临床只需埋线一次即可治愈,许多慢性病患者,每疗程之间不休息,临床上连续埋线时间最长者达三年之久,每一疗程根据病情的发展变化情况适当调整和更换穴位,以利于疾病的治疗。疗程规定完全是人为的划分,无固定的模式。

五、穴位埋线疗法的适应证和禁忌证

1. 适应证

埋线疗法适应证甚广,根据文献记载及临床实践,将适应证大致归类如下:

（1）各种疼痛性疾患:神经性疼痛,如:头痛、偏头痛、三叉神经痛、肋间神经痛、带状疱疹、坐骨神经痛,以及急、慢性腰背肌肉劳损所致的疼痛等。

（2）各种功能紊乱性疾病:眩晕、舞蹈病、心律不齐、高血压病、多汗、胃肠功能紊乱、神经衰弱、失眠、功能性子宫出血、月经失调、阳痿、遗精、性功能紊乱、不孕症、癔病、癫痫、精神分裂症、眼面肌痉挛、遗尿、营养不良及咽喉异常感等。

（3）各种慢性疾患:慢性支气管炎、支气管哮喘、慢性胃炎、胃及十二指肠溃疡、慢性肠炎、慢性肝炎、中风偏瘫、脊髓灰质炎后遗症、风湿性关节炎、骨质增生性关节炎、强直性脊柱炎、慢性荨麻疹、银屑病、神经性皮炎、慢性鼻炎、视神经萎缩、中心性视网膜炎、角膜翳等。

2. 禁忌证

（1）五岁以下儿童患者禁用或慎用埋线。

（2）晕针者不宜埋线。

（3）严重心脏病患者不宜使用，如必要时不宜强刺激和肠线过长。

（4）妇女有习惯性流产者及孕妇应禁用，月经期应慎重使用。

（5）肺结核活动期、骨结核者不宜使用。

六、穴位埋线疗法的异常情况及处理

1. 类晕针现象

类晕针现象，即类同晕针。此时应立即停止埋线，让患者平卧，头部稍低，松开衣带，注意保暖。轻者静卧片刻，给饮温开水或糖水后，即可恢复正常。重者可在上述处理的基础上，针刺人中、素髎、内关、足三里等穴，灸百会、关元、气海等穴，即可恢复正常。若仍不省人事，呼吸细微，脉细弱者，可考虑配合其他治疗或采用急救措施。

2. 血肿

埋线进出针时误伤血管，致伤局部肿胀疼痛，继则局部皮肤呈青紫色。若微量的皮下出血而局部小块青紫时，一般不必处理，可以自行消退。若局部肿胀疼痛较剧，青紫面积大而且影响到活动功能时，可先行冷敷加压止血后，再行热敷；或在局部轻轻揉按，以促使局部瘀血消散吸收。必要时可结合使用止血药。

3. 感染

少数患者因治疗中无菌操作不严格或术后伤口保护不好，造成感染。一般在术后3～4日出现局部红肿疼痛加剧，并可伴有发热，应予局部热敷及抗感染处理。

4. 过敏

个别患者对羊肠线过敏，埋线后出现局部红肿、瘙痒、发热等反应，甚至切口处脂肪组织液化，羊肠线溢出，应做抗过敏处理。

5. 创伤

（1）创伤性气胸：医者操作欠细致，或解剖层次结构不清，或遇个别麻痹无知觉的患者，如脊髓空洞症，或患者突然翻动体位，针刺过深致损伤肺脏出现胸闷心慌，呼吸困难，发绀，胸胁间隙变宽，呼吸音减弱或消失，患侧胸部叩诊呈鼓音，心浊音界缩小，触诊可有气管向健侧移

位，X线透视可进一步确诊。轻者以镇咳、抗感染，重则当立即采取急救措施，迅速进行排气、输氧、抗休克等。否则即危及生命。

（2）刺伤神经：如感觉神经损伤，会出现神经分布区皮肤感觉障碍；如运动神经损伤，会出现所支配的肌肉群瘫痪；如损伤了坐骨神经、腓神经，会引起足下垂和足趾不能背屈。发生此种现象，应及时抽出肠线并给予适当的处理，如应用维生素B类药物治疗。如果刺伤神经根、神经干，出现触电样放射感，一般可自行消失，不需特殊处理。

（3）刺伤延脑脊髓：临床多见于刺伤延脑，主要是由于深刺风府、哑门，或深刺风池、颈部夹脊等穴。因方向不当，针由颅底枕骨大孔入颅而损伤延脑所致。损伤脊髓，则均因刺背正中线第1腰椎以上督脉穴位，或因斜刺华佗夹脊、背部穴针刺过深所致。总之，埋线不完全相同针灸，埋线用的穿刺针本来就比毫针粗长得多，如果再粗心大意，则损伤更甚。如刺伤延髓，可出现抽搐；如刺伤脊髓，轻者出现触电样感觉，并向肢端放射，重者可产生暂时性肢体瘫痪。大多数患者经休息和对症治疗逐渐恢复，如发生头痛、恶心呕吐等应注意观察，症状加重，神识昏迷，应及时抢救。

七、穴位埋线法的优点和注意事项

1. 优点

（1）调整阴阳，扶正祛邪：穴位埋线疗法所选经穴为治疗点，除药、线特定作用外，通过针刺作用可起到疏通经络、调和脏腑气血，达到阴平阳秘、邪去正复、防治疾病的目的。其功能已为现代医学实验所证实，一是能改变中枢及自主神经系统对机体的调节和控制作用；二是能提高网状内皮系统的功能，刺激骨髓生长，使周围血液白细胞增多，增加其吞噬能力，提高免疫血清效价，因而有抗菌、控制疟原虫和抗感染作用；同时还能改变体内化学分解合成过程，加速毒素的排泄和炎症渗出物的吸收等。"线"的特异作用，通过穴位的刺激，吸收分化过程，激活组织细胞功能改善病理环境。

（2）效果显著，应用范围广：穴位埋线集针刺、腧穴、"线"功能于一体，刺激强而持续，时间长而力专，对慢性疼痛性疾病、体质较虚弱者，

如哮喘、慢性胃炎等效果显著。

(3) 操作方便易行,安全无副作用:穴位埋线方法不受任何环境条件限制,而且操作程序简单,步骤明确,易为临床医务工作者掌握应用;同时治疗间隔时间长,效应持久,只要如法实施,副作用极小,而且安全有效,深受病者欢迎。

2. 注意事项

(1) 严格无菌操作,防止感染。用三角缝合针埋线时操作要轻、准,防止断针。在躯干部埋线,要防止刺破内膜,损伤内脏。

(2) 羊肠线最好埋在皮下组织与肌肉之间,肌肉丰满的地方可埋入肌层,不宜埋于脂肪组织之中,以防脂肪液化,流出渗液。肠线头不可暴露在皮肤外面,术后要防止感染。如局部化脓流水或露出线头,可抽出肠线,放出脓液,外盖敷料并做抗感染处理。

(3) 根据不同部位掌握埋线的角度和深度,不可伤及内脏、大血管和神经干。

(4) 在同一个穴位上作多次治疗时应偏离前次治疗的部位。

(5) 皮肤局部感染或溃疡处不宜埋线,发热、感冒、急性心脑血管病、神志不清、身体极度衰弱及有出血倾向性疾病者均不宜使用本法。

(6) 注意术后反应,有异常现象时应及时处理。

(7) 埋线后应休息3～7日,注意保养,局部不要沾污水,夏日每日均应更换敷料。如有感染,应做对症处理。

(8) 头、眼部组织松弛,血管丰富,易于出血,埋线时要缓慢出针,且用消毒干棉球按压针眼片刻,防止出血和皮下血肿出现。

(9) 胸、背部为心肺所居之处,埋线应多加小心,不宜过深,严防刺伤内脏,造成气胸、血胸等。

(10) 督脉部穴位埋线,以不过脊髓硬膜为度,防止意外发生。

(11) 关节腔内不宜进行埋线,以免影响关节活动及关节腔内发生感染。

八、临床应用

1. 咳嗽

取穴:

(1) 肺俞、膻中、定喘。

(2) 大椎、定喘、肺俞。

操作:可选用穿刺针埋线法或埋线针埋线法埋植羊肠线,每15日埋治一次,四次为一疗程。

2. 哮喘

取穴:

(1) 肺俞、膻中、定喘、天突、鱼际。

(2) 定喘、膻中、膏肓、关元。

(3) 风门透肺俞、肺俞透厥阴俞。

操作:采用穿刺针埋线法埋植羊肠线,每15日埋治一次,四次为一疗程。

3. 胸痹

取穴:心俞、膻中、内关、小肠俞、通里、足三里、间使、神门。

操作:一般选用穿刺针埋线法埋植羊肠线,每15日埋治一次,四次为一疗程。

4. 不寐

取穴:

(1) 心俞、脾俞,适用于心虚型。

(2) 肾俞、志室,适用于肾虚型。

(3) 肝俞、厥阴俞,适用于肝郁型。

操作:选用穿刺针埋线法埋植羊肠线,每15日埋治一次,四次为一疗程。

5. 癫痫

取穴:

(1) 神庭、百会、头临泣、本神、头维。此方适用于病灶在额叶。

(2) 百会、前顶、后顶、通天、络却。适用于病灶在顶叶。

(3) 角孙、率谷、天冲、癫痫区。适用于病灶在颞叶。

(4) 脑户、强间、玉枕、大椎。适用于病灶在枕叶。

操作:选用穿刺针埋线法埋植羊肠线。一般半个月至一个月埋治一次,四次为一疗程。

6. 胃痛

取穴:下脘透上脘、胃俞透脾俞。

操作:采用穿刺针埋线法或埋线针埋线法,每15日治疗一次,三次为一疗程。

7. 腹痛

取穴:中脘、天枢、足三里。肝郁加肝俞、行间;脾虚加脾俞、关元俞;肾虚加肾俞、命门。

操作:一般采用穿刺针埋线法埋植羊肠线,每15日埋治一次,两次为一疗程。

8. 便秘

取穴:丰隆、左水道、左归来、左外水道、左外归来(左侧水道、归来各旁开1.5～2寸。

操作:采用穿刺针埋线法埋植羊肠线。每15日埋治一次,四次为一疗程。

9. 头痛

取穴:

(1) 太阳、头维、风池、曲池、合谷、足三里。

(2) 率谷、角孙。

操作:多选用穿刺针埋线法埋植羊肠线,每15日埋治一次,三次为一疗程。

10. 中风

取穴:

(1) 肩髃、曲池、环跳、足三里。

(2) 曲池、手三里、阳陵泉、承山、三阴交。

操作:一般采用穿刺针埋线法,每15日埋治一次,四次为一疗程。

11. 面瘫

取穴:

(1) 牵正。

(2) 风池、太阳、颊车、地仓、牵正、大迎、四白。

操作:多用穿刺针埋线埋植羊肠线,每15日埋治一次,三次为一疗程。

12. 面痛

取穴:

(1) 太阳透阳白、阳白透印堂。适用于三叉神经第一支痛。

(2) 颧髎透翼腭凹内蝶腭神经节处、迎香透四白或迎香透颧髎透下关。适用于第二支痛。

(3) 大迎透夹承浆、颊车透大迎,适用于第三支痛。

操作:一般选用穿刺针埋线法将羊肠线浅埋植于皮下组织内,20日埋治一次,三次为一疗程。

13. 遗尿

取穴:

(1) 关元透中极、左肾俞透右肾俞、左膀胱俞透右膀胱俞。

(2) 三阴交、关元、肾俞。

操作:多选用穿刺针埋线法埋植羊肠线,每15日埋治一次,三次为一疗程。

14. 痹证(坐骨神经痛)

取穴:秩边、足太阳膀胱经腰以下的阿是穴,风寒加风市、承山,劳损者加肾俞、关元俞、环跳、阳陵泉,腰椎间盘突出者加病变附近穴位。

操作:一般选用穿刺针埋线法埋植羊肠线,15日埋治一次,三次为一疗程。

15. 腰腿痛(腰椎间盘突出症)

取穴:阿是穴、肾俞、大肠俞、腰阳关、委中。

配穴:环跳、承山、阳陵泉、昆仑。

操作:多采用穿刺针埋线法埋植羊肠线,每十日埋治一次,三次为一疗程。

16. 痛经

取穴:

(1) 三焦俞、肾俞、次髎。气滞血瘀配肝俞、气海俞;寒湿凝滞配脾俞、关元俞;气血虚弱配脾俞、胃俞。

(2) 次髎、血海、三阴交。

操作:选用穿刺针埋线法埋植羊肠线,每于经前一周埋治一次,三次为一疗程。

17. 崩漏

取穴

(1) 关元、三阴交、中极、血海。

(2) 气海、血海、三阴交、隐白。

操作:选用穿刺针埋线法埋植羊肠线,每十日埋治一次,三次为一疗程。

18. 阴挺

取穴:子宫、关元、维道、肾俞。

操作:选用穿刺针埋线法埋植羊肠线,每15日埋治一次,三次为一疗程。

19. 脱疽

取穴:

(1) 心俞、膈俞、阳陵泉、三阴交、悬钟。

(2) 血海、足三里、承山、丰隆。

操作:选用穿刺针埋线法埋植羊肠线,每15日埋治一次,四次为一疗程。

20. 牛皮癣

取穴

(1) 血海、曲池。

(2) 大椎至第11胸椎棘突共12穴,每四穴一组分三次埋线。大杼至胃俞11穴分三组埋线,每次一组。

操作:可用穿刺针埋线法埋植羊肠线,十日埋治一次,六次为一疗程。

21. 湿疹

取穴:

(1) 曲池、血海、膈俞、三阴交。

(2) 阿是穴。

操作:一般选用穿刺针埋线法埋植羊肠线,每15日埋治一次,四次为一疗程。

22. 斑秃

取穴:秃斑局部。

操作:选用穿刺针埋线法或三角缝合针埋线法埋植羊肠线,每十日埋治一次,三次为一疗程。

23. 鼻渊

取穴:迎香、合谷、上星、百会。

操作:用穿刺针埋线埋植羊肠线,每15日埋治一次,四次为一疗程。

(田岳凤)

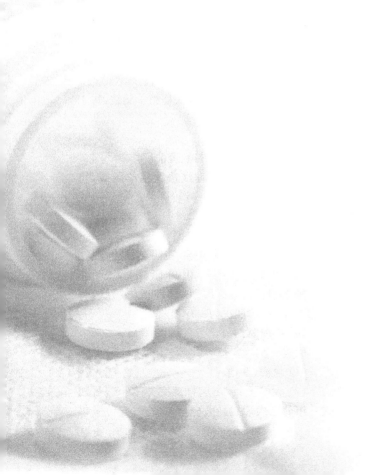

第二十三章

刮痧疗法

刮痧疗法是运用刮痧器具刮拭皮表,达到疏通经络、挑出痧毒、治愈疾病的一种治疗方法。属于自然疗法之一。

刮痧疗法的形成最早可追溯到旧石器时代。当时古人患疾时,常常本能地用手或拾起石块摩刮,捶击患部或体表某一部位,有时竟获病痛缓解或痊愈的奇效,这种偶然获得的疗效经反复多次的实践运用,不断总结积累,逐渐形成一种有效的治疗方法。

湖南长沙马王堆汉墓出土的帛书《五十二病方》,是迄今为止我国最早的医方书籍。书中介绍了砭石法的运用,即用砭石直接在皮表刮。或用砭石作为热熨,使皮肤潮红,甚或出现红紫斑块以治疗疾病。这种砭石治疗方法,被认为是刮痧疗法的萌芽。

《黄帝内经》中有关于砭石疗法的记载。《素问·异法方宜》记载:"……其病皆为痈疡,其治宜砭石。"《素问·血气形志》:"形乐志乐,病生于肉,治之以砭石。"《黄帝内经》所述的砭石疗法,常用于邪毒瘀滞体表而产生病证的治疗,以石为针,刺之破之,摩之刮之,引而通之,这正是刮痧疗法的雏形阶段。

宋元以后,对痧病病证及刮痧疗法有了进一步认识。宋代王棐在《指迷方瘴疟论》中称刮痧疗法为"挑草子";明代许多著名医籍中记载有痧证及刮痧疗法,如《证治准绳》、《寿世保元》、《景岳全书》等。清初郭志邃氏遍访江淮,并结合自己多年的临床实践,于康熙年间撰成第一部痧病专著《痧胀玉衡》。其后论痧之书渐多,如陆乐山的《养生镜》、叶桂的《温热湿痧三种》、陈延香的《中暑痧证疗法》、韩凌霄的《温痧要编》、王凯的《痧症全书》、沈金鳌的《痧证燃犀照》、王士雄的《吊脚痧证》与《绞肠痧证》、陈汝铨的《痧惊合璧》、欧阳调律的《痧法备旨》、胡凤昌的《痧证度针》等等。

新中国成立后,特别是改革开放以来,刮痧疗法引起许多医家的关注和重视。运用刮痧治疗临床各科疾病的临床记载在中医期刊上也时有报道。使之日益受到广大患者的欢迎,并乐于接受。同时在民间亦广为流传,成为治疗疾病的有效方法之一。

一、刮痧疗法的基本原理

1. 中医理论原理

人体是一个有机的整体,当内脏出现疾病,在体表特别是在脊柱两侧会出现病理性反应点(又称阳性反应点,即痧象),也就是十二皮部分的地方,它是脏腑通向体表出入的枢纽。刺激机体的某个部位或某穴位的皮部发生变化时,就会引起相应的全身反应。同样,术者对于人体外在的刺激,也会通过经络而传导入里,起到调整脏腑的作用。在经络理论中,皮部是经脉功能反映于体表的部位,也是经脉之气散布的所在。刮痧疗法是中医外治法中的一种,它的基本原理也就源于经络理论。刮痧疗法中"皮部"是其治病的着眼点,借助某些特殊工具,对体表的特定部位进行良性刺激,这种刺激产生的痧痕通过经络的传导作用传至体内,激发并调整体内紊乱的生理功能,使之阴阳达到相对的平衡状态,各部之间的功能协调一致,从而达到治病和增强人体抗病能力的作用。

2. 现代医学原理

刮痧疗法的实质是一种特殊的物理疗法,即通过刮治对局部或对某些穴位进行一定程度的刺激,通过人体神经末梢或感受器官的传导和反射作用,促进大脑皮质的正常功能,从而调整各组织之生理功能而产生效应。进而言之:

①通过神经反射作用或体液的传递,对中枢神经系统发出刺激信号,通过中枢神经的分析、综合,用以调整自主神经,遏阻病势的恶性循环,对机体各部位的功能产生协调作用,并达到新的平衡;②使血液和淋巴液的循环增强,使肌肉和末梢神经得到充分的营养,从而促进全身的新陈代谢功能的旺盛;③对循环、呼吸、中枢系统具有镇静作用;④直接刺激末梢神经,调节神经和内分泌系统,增强细胞免疫力,从而增进人体的防御功能。

二、刮痧疗法常用的器具及介质

1. 刮痧疗法常用的器具

刮痧器具可分为民间使用与专业使用两类。民间使用之刮痧器具多为因地制宜,简便易寻者,因而种类繁多;专业使用者较为精制,目前多为牛角制品为主。归纳起来主要有以下数种:

(1) 植物团:常用的植物,如丝瓜络、八棱麻,取其茎叶粗糙纤维,除去果肉壳等,捏成一团,使之柔软而具有弹性。适用于人体肌肉薄弱处(如肋间骨区等)。

(2) 贝壳刮具:如以小贝壳等制成的刮具。选取大小不一、边缘光滑(或磨成钝圆形)的贝壳,此为沿海或湖泊地区渔民常用的一种刮痧工具。

(3) 棉纱线团:取纯棉纱线(或头发),揉成一团即可使用。此刮多用于儿童或头面部等皮肤较浅薄的部位刮抹。

(4) 硬币:分铜、铝两种。铜质的为古铜钱、铜板,这是20世纪50年代以前最常用的一种刮痧工具。此取材、携带比较方便。一般应选用边缘较厚(边缘太薄、太锋利易刮破皮肤)而没有残缺的大铜钱式铜板。铝质的分角币、圆币,为近代较常用的一种刮痧工具,取材方便。如用分币(因边缘有齿痕),刮痧手法要特别轻,以防刮破皮肤。硬币刮具,多适用于小面积(如腘窝、肘窝等)部位的刮拭。其余部位也可酌情使用。

(5) 木竹质刮板:取质地较硬、坚韧、边缘光滑、圆润、大小不一、边角圆滑,便于持握即可。如取用中药材木质(如沉香木、檀香木等)制成的刮板更佳。此刮板适用于人体各部位。

需从患者疾病的性质取材,如寒胜的取热温类药材,热胜则选寒凉类药材等。

(6) 动物角质刮板:如羚羊角、水牛角等,尤以水牛角为常用。用角质制成的刮板,制成边缘光滑、圆滑的即可。具体规格要根据刮拭部位不同,制成不同厚薄、大小不一的刮板,施于人体各部位。这种刮板具有清热解毒作用,且具有不导电、不传热等特点。

(7) 代用刮具:根据取材方便的原则,一般常取下列物类代用。瓷类的小盏、瓷杯、汤杯、汤匙等(要取边缘较厚而光滑且无破损的),取其边缘刮拭。又如有机玻璃纽扣(应取其边缘光滑且较大的纽扣)等。以上均为较常用而理想的刮痧工具。且取材方便,消毒处理容易,不易破损,便于捏拿。可按人体部位不同而选择相应大小的代用刮具。

(8) 手指:医者以手指代刮具,即以手指相对用力,做捏、挤、提、点、按等动作。此法主要用于撮痧法。

(9) 针具:用于挑痧、放痧。凡圆铜针、棉线针、三棱针等针具均可,但要质地坚硬,尖部锋利,无锈,无弯曲。

2. 刮痧常用的介质

在进行刮痧操作时,要选用一些介质作润滑剂,其主要作用有三:①有利于施术操作;②避免损伤皮肤;③可增强疗效(使用药类介质)。其常用介质可分为液体、固体、药剂等三种;液体介质如水(以蒸馏水、凉开水为佳),植物油(如香油)等;固体介质如凡士林、面霜、板油等。药剂是根据病情,经过辨证后选用不同的中草药制成油剂以供使用。

三、刮痧疗法的常用刮法

刮法(即操作手法,图23-1)是用来治病的刺激强度。因此,根据病情选择相应的刮痧操作手法,是达到刮痧治疗效果的关键。根据不同的疾病和病情,选择不同的刮治部位和相应的操作手法,才能最好地发挥刮痧治病的治疗作用。因施术所用刮具不同,故刮痧方法又可分刮痧法(用刮具)、撮痧法(用手指)、拍痧法(用手掌)和挑痧法(用针具)四大类。

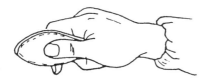

图 23-1　刮法

1. 刮痧法

　　刮痧法指选用相应的刮具,在人体相应体表进行刮动,使皮肤出现"痧痕"的一种操作,应按顺序刮治。刮动时,用力要均匀,一般采用腕力,同时要根据患者的反应随时调整刮动的力量,以达到预期的治疗效果。根据患者年龄、体质差异,又可选用直接刮法或间接刮法。间接刮法适用于年龄小、体质虚弱、不耐直接刮者;直接刮法适用于普通患者。

　　直接刮法:即施术者持刮痧器具在涂抹了刮痧介质的皮肤表面直接刮拭的一种方法。此法以受力重、见效快为特点(图 23-2)。

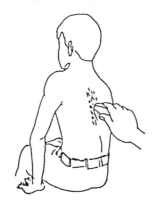

图 23-2　直接刮法

　　间接刮法:即施术者在刮痧部位铺上薄布或薄纱,持刮痧工具在布上刮动,刮痧器具不直接接触患者皮肤的一种刮痧方法(图 23-3)。此法以受力轻、动作柔为特点。由于薄布阻隔,影响直接观察皮表变化,为避免刮伤或过刮,可每刮十余次即揭开薄布观察一次,当皮肤出现红、紫痧点时,停止刮拭。

2. 撮痧法

　　撮痧法指施术者在患者体表的一定部位,用手指扯、夹、挤、抓,至出现红紫痕为止的一种方法。根据不同的指法和力度又可分为扯法、

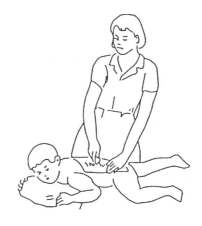

图 23-3　间接刮法

夹法、挤法和抓法。

　　扯法:施术者以拇、食指合力提扯撮痧部位,用力较重,以扯出痧痕为止(图 23-4)。

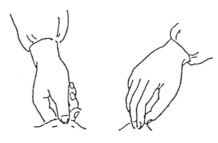

图 23-4　扯法

　　夹法:俗称"钳痧"。施术者五指屈曲,用食、中两指的第二指节对准撮痧部位,把皮肤与肌肉夹起,然后松开,一夹一放,反复进行,发出"吧吧"声响,用力较重,至被夹部位出现痧痕为止(图 23-5)。

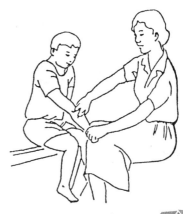

图 23-5　夹法

199

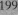

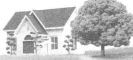

挤法:施术者以两手拇、食指同时放在撮痧部位,围出约 1～2cm 面积的表皮做对抗挤压,至出现痧痕为止,一般用于头额部位(图 23-6)。

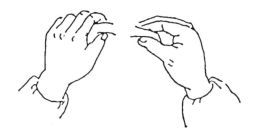

图 23-6　挤法

抓法:施术者以拇、食、中三指对合用力,交替、反复、持续均匀地提起撮痧部位或穴位,并在体表游走,至出现痧痕为止(图 23-7)。

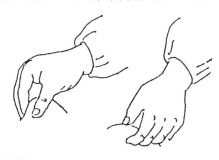

图 23-7　抓法

3. 拍痧法

拍痧法指施术者在涂有刮痧介质的部位,以双掌有节奏地轮流拍打,至皮下出现红点或皮肤由红变紫色的一种方法(图 23-8)。此法多用于肘、腕、膝、踝关节处。

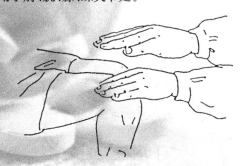

图 23-8　拍痧法

4. 挑痧法

挑痧法即施术者常规消毒治疗部位或穴位,左手捏起皮肉,右手持针,轻轻地刺入并挑起,然后用双手脐出紫暗色瘀血,反复 4～5 次,最后用消毒棉球擦净(图 23-9)。

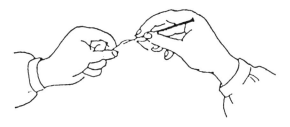

图 23-9　挑痧法

此外,挑痧法还含挑筋法,常规消毒施治部位,将针尖轻触挑点中心,缓慢进针,将皮下干枯纤维拉断或拨出,挑至没有纤维随针而出。然后于挑口处挤压出血,挤至血色鲜红为度(图 23-10)。

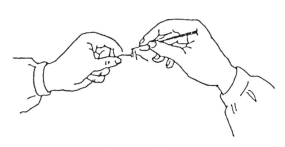

图 23-10　挑筋法

四、刮痧疗法的基本手法

1. 拿刮板法

拿刮板法是用手掌握着刮板,治疗时刮板厚的一面对手掌,保健时刮板薄的一面对手掌(图 23-11A、B)。

2. 刮拭方向

刮拭方向:颈、背、腹、上肢、下肢从上向下刮拭,胸部从内向外刮拭(图 23-12A、B)。

头部两侧:从头两侧太阳穴开始至风池穴(图 23-13A、B)。

前头部:从百会穴开始至前头发际(图 23-14A)。

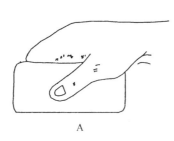
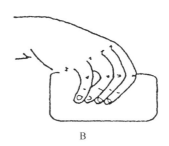

图 23-11　拿刮痧板法

201

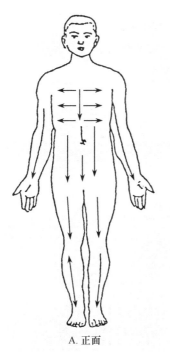
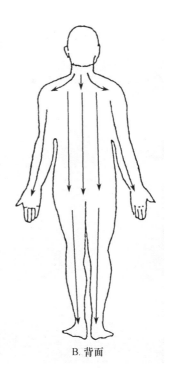

A. 正面　　　　　　　　　　　　　　B. 背面

图 23-12　身体刮拭方向

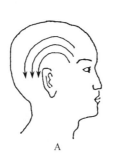
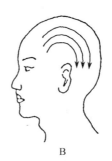

A　　　　　　　　　　　　　　B

图 23-13　头部刮拭方向

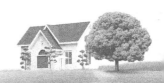

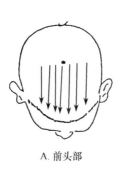

A. 前头部

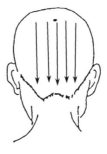

B. 后头部

图 23-14　头部刮拭方向

后头部:从百会穴开始到后头发际(图23-14B)。

全头部:以百会穴为中心呈放射状方式(图23-15A、B、C、D)。

3. 刮拭角度

刮板与刮拭方向保持 45°～90°进行刮拭(图 23-16)。

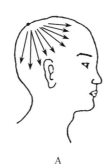

A

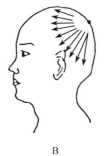

B

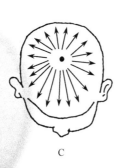

C

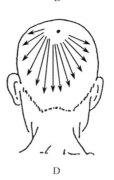

D

图 23-15　头部刮拭方向

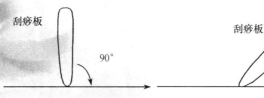

图 23-16　刮拭角度

4. 刮痧须知

刮痧时应用力均匀(包括上下、内外、左右),刮痧部位应尽量拉长。

5. 点按刮拭法

骨骼、关节、肌肉丰厚部位、需要点穴的部位应采用刮痧板棱角点按刮拭。

6. 补刮、泻刮、平补平泻刮法

主要根据刮痧的力量和速度区分(表23-1)。

表 23-1　补泻刮法与力量、速度的关系

	力量	速度(频率)
补刮	小(轻)	慢
泻刮	大(重)	快
	适中	适中
平补平泻	小(轻)	快
	大(重)	慢

五、刮痧法的适应证和禁忌证

(一)适 应 证

刮痧法的适应范围十分广泛,不仅适用于痧证,凡内科、儿科、妇科、皮肤科、眼科和耳鼻喉科等临床多种常见病和部分疑难病症均可治疗,而且都有较好的疗效。

(二)禁 忌 证

1. 禁忌疾病

(1)破伤风、狂犬病、精神失常及精神病发作期者。

(2)血小板减少症、活动性出血性疾病、血友病、白血病以及有凝血障碍的患者。

(3)恶性肿瘤中晚期,有心、肾或肺衰竭者。

(4)对刮痧恐惧或过敏者。

(5)身体极度消耗,或出现恶病质的患者。

2. 禁用部位

凡疖肿、痈疽、瘢痕、溃烂及性传染性皮肤病、不明原因之皮肤疱块等,均不宜直接在病变部位刮。妊娠妇女的腹部及双侧乳房部也不宜刮拭。

六、刮痧疗法的优点及注意事项

1. 优点

刮痧疗法是祖国医学的重要组成部分,即

脱源于针灸、按摩疗法,又同属民间疗法。故而长期在民间广为流传和应用,深受群众欢迎。因此,刮痧疗法既具有针灸疗法的一般特点,又更具有自身特点,集中表现在:器械简易、简便易学、方便经济、安全无副作用。

2. 注意事项

(1)注意清洁消毒。刮治前,施术者的双手,患者的刮拭部位均应清洁干净或常规消毒,刮痧用具必须常规消毒,严防交叉感染。

(2)刮前须检查刮痧用具,不可使用有缺口,欠光滑者,以免损伤患者皮肤。

(3)手法不可忽重忽轻,或强力牵拉,避免损伤皮肉筋脉。

(4)勿在患者过饥、过饱、过度紧张、酒醉、大渴和过劳时施行刮痧。

(5)治疗中出现晕刮,症见面色苍白、出冷汗、头晕目眩、心慌、恶心呕吐、四肢发冷或神昏仆倒等,应立刻停止刮痧,让患者平卧,饮以温开水或热茶,稍倾多能好转。晕刮严重者,可刮刺百会、人中、内关、涌泉、足三里等穴,必要时应配合其他急救措施。

(6)刮痧后一小时内不能用冷水洗脸及手足。同时刮痧患者适当休息片刻,可适当饮用温开水或姜汤或清凉茶,以帮助新陈代谢。禁食生冷、酸辣、油腻或难消化食物。有汗者,应及时擦汗,切忌当风受凉。当日不可做重体力劳动。

七、刮痧疗法的临床应用

1. 感冒

取穴:项部刮风池穴,背部刮大椎、风门、肺俞、肩井穴区域;手部刮合谷、列缺穴。风热感冒者,加刮曲池穴;暑湿感冒者,加刮阴陵泉。

操作:患者取坐位或俯卧位,术者在刮治部位涂以适宜的刮痧介质,其中风寒型感冒者以鲜姜汁为好,风热型感冒者以鲜薄荷汁为佳,暑湿型感冒者以藿香正气水为宜。然后从中等力度刮项部及背部穴位,较轻力度刮手部穴位,刮至局部潮红或出现痧痕为宜。每日或隔日刮治一次,三次为一疗程。

2. 咳嗽

取穴:胸部从日突穴刮至膻中穴;背部刮大杼、肺俞穴区域;手部从尺泽刮至列缺。

操作:患者取坐位,术者在刮治部位涂以适宜的刮痧介质,然后以较重力度刮背部,以中等力度刮胸部,皆刮至局部出现痧痕。继以较轻力度刮手部穴位,刮至局部潮红。肺阴亏耗者,不宜使用重手法,应以轻手法刮至局部潮红,或选用拍痧法。每五日左右刮治一次。

3. 不寐

取穴:头部刮百会穴,项背部从风池穴刮至心俞穴;手部刮神门、内关穴;足部刮三阴交穴。肝郁化火者,加刮肝俞与太冲穴;阴虚火旺者,加刮太溪穴;心脾两虚者,加刮足三里与脾俞穴;心胆气虚者,加刮胆俞穴。

操作:患者取坐位,术者以中等力度刮头部百会穴三分钟,以较重力度刮项背部区域,然后以中等力度刮手足部穴位。每三日左右刮治一次,五次为一疗程。

4. 健忘

取穴:头部以前发际为起点,后发际为终点,由前向后,从中间至两侧刮整个头部;背腰部主要刮膏肓、心俞、肾俞、志室等。

操作:患者取坐位,术者以患者感觉舒适的力度刮头部15~20分钟,然后在腰背部涂上刮痧介质,以中等力度刮至局部潮红或出现痧痕。头部可每日刮一次,或早晚各刮一次。腰背部若刮出痧痕,则以5~7日刮治一次为宜,若仅潮红,可2~3日刮治一次。15次为一疗程。

5. 胃痛

取穴:脘部从上脘穴刮至下脘穴;手部刮内关穴;足部刮足三里穴。肝气犯胃,加刮期门穴;脾胃虚寒,加刮脾俞、胃俞穴;胃阴不足,加刮三阴交穴。

操作:患者取仰卧位,实证胃痛,以较重力度刮胃脘部;虚证胃痛以中等或较轻力度刮胃脘部。手足部穴位,刮以中等力度。实证胃痛,三次为一疗程,虚证胃痛,五次为一疗程。

6. 腹痛

取穴:腹部刮中脘至关元区域,以及日枢穴;足部刮足三里穴。寒邪内阻者,加刮关元;饮食停滞者,加刮日枢、气海穴;中脏寒者,加刮脾俞及胃俞穴。

操作:患者取仰卧位,术者以中等力度刮中脘至下刮脘部位,以重手法刮足三里穴。实证者,刮至局部痧痕显现;虚证者刮至潮红即可。

每3~5日刮治一次,实证者,三次为一疗程;虚证者,五次为一疗程。

7. 泄泻

取穴:背腰部从胃俞刮至大肠俞穴;腹部刮中脘与天枢穴;足部刮足三里穴。兼外感者,加刮大椎、合谷等穴;肾虚泄泻,加刮关元、肾俞与命门穴。

操作:患者取坐位,术者在刮治部位涂以刮痧介质,先以中等力度刮背腰部,刮至潮红为宜。然后患者仰卧位,术者以较轻力度刮腹部穴位3~5分钟。每日刮治一次,五次为一疗程。

8. 便秘

取穴:腹部刮脐以下整个区域,先刮中间,继刮两侧,腰部刮大肠俞及小肠俞。热秘者,加刮太冲、曲池穴;气滞者,加刮中脘、行间穴;气血不足者,加刮气海与足三里穴;阳虚者,加刮肾俞与命门穴。

操作:患者先取仰卧位,术者以轻手法,患者感觉舒适力度刮腹部,切不可施以重力。每日刮治一次,每次15分钟左右为宜,夜间临睡前刮治为佳。不必强求局部痧出现,以腹部出现潮红或温热感为好。腰部可施以较重力度,刮至出现痧痕为宜,五日左右刮治一次。

9. 胁痛

取穴:背部刮肝俞至三焦俞部位;胁部刮期门穴;足部刮阳陵泉及太冲穴。阴虚胁痛者,加刮太溪穴。

操作:患者取坐位,术者在刮治部位涂以刮痧介质,以较重力度刮背部,刮至局部出现痧痕为宜,再以较轻力度刮期门穴,刮至局部潮红即可,然后以中等力度刮足部穴位,刮至局部潮红。每三日左右刮治一次,五次为一疗程。

10. 头痛

取穴:头部刮治整个区域,即以前发际为起点,后发际为终点,由前向后,从中间至两侧刮;项肩部刮风池穴至肩井穴区域;手部刮合谷穴。外感头痛,加刮大椎与曲池穴;肝阳头痛,加刮行间穴;肾虚头痛,加刮三阴交与太溪穴;血虚头痛,加刮足三里;痰浊头痛,加刮丰隆穴。

操作:患者取坐位,先以适当力度刮头部,不可过重,以患者感觉舒适为度,不必强求局部出现潮红等变,每次可刮治十分钟左右,每日刮治一次。头痛重者,也可视情况早晚各刮治一次。项肩部以较重手法刮治,手部中等力度。头痛之时,可在印堂处施以撮痧法。

11. 中风

取穴:头部刮治参照头痛篇,背部刮夹脊穴;若口眼㖞斜,加刮病侧面部,并用手指按揉阳白、太阳、四白、地仓、翳风穴位,病侧与健侧每日交替刮拭;半身不遂者,加刮手部肩髃、曲池、手三里、外关、合谷区域;足部加刮环跳、阳陵泉、足三里、解溪、太冲穴;神志不清者,指压人中。

操作:患者取坐位或侧卧位,术者以中等力度刮头部5~10分钟,继则在背部涂上刮痧介质,以中等力度刮至局部潮红为度。然后根据口眼㖞斜或半身不遂等选刮相应部位。刮治力度适中,刮至局部潮红为度。每日刮治一次,20日为一疗程。手足部可配合拍痧法。

12. 癃闭

取穴:腹部从气海刮至中极;背腰部从三焦俞刮至膀胱俞;足部刮三阴交及阴陵泉穴。肺热盛者,加刮曲池;肾阳虚衰者,加刮肾俞穴;中气不足者,加刮足三里。

操作:患者先取卧位或坐位,术者以较重力度刮背腰部,然后取仰卧位,以中等或较轻力度刮腹部3~5分钟,不可过于用力,不必强求局部出现潮红等变化;足部穴位以中等力度刮至潮红即可。每日或隔日刮治一次,五次为一疗程。

13. 腰痛

取穴:刮治整个腰部;下肢主要刮委中穴。湿邪盛者,加刮阴陵泉;肾阴虚者,加刮太溪穴;肾阳虚者,加刮命门穴。

操作:患者取俯卧位,实证者以较重力度刮腰部与委中穴,刮至局部出现痧痕为宜;虚证者,以较轻力度刮腰部及委中穴,刮至局部潮红即可。每五日刮治一次,五次为一疗程。可据病情,在刮治期间,辅以拍痧法或挑痧法。

14. 遗精

取穴:背部从肾俞刮至关元俞,腹部从气海刮至中极穴。梦遗者加刮神门、内关;滑精者,加刮太溪、三阴交;湿热下注者,加刮阴陵泉。

操作:患者取坐位,术者在刮治部位涂以适宜的刮痧介质,然后以较重力度刮背部及腹部,刮至局部出现痧痕为好。3~5日刮治一次,五次为一疗程。

15. 痹证

取穴:主要刮治疼痛关节部位。行痹加刮血海,痛痹加刮关元,着痹加刮足三里,热痹加刮大椎、曲池穴。

操作:患者取坐位或卧位,术者在疼痛关节涂以具有活血化瘀,疏经通络作用的刮痧介质,然后以中等力度刮至局部出现潮红或痧痕。继则根据其属行痹、痛痹等的不同,配刮上述穴位。每3~5日刮治一次,七次为一疗程。刮治间隔期间,或不耐刮治者,可使用拍痧法。此外挑痧法对本病也有较好疗效,可适当选用。

16. 痿证

取穴:背腰部刮治整个区域,以调理五脏六腑;手部刮曲池、手三里至合谷区域;足部刮环跳穴、足三里至解溪区域。肺热者,加刮尺泽穴;湿热者,加刮阴陵泉;肝肾亏虚者,加刮太溪穴。

操作:患者取坐位,或先取俯卧位,术者在刮治部位涂以适宜介质,然后以较重力度刮背腰部,刮至出现痧痕为好。继则转仰卧位,刮治手足部区域,刮至局部潮红。5~7日刮治一次,十次为一疗程。刮治间隔期间可配用拍痧法,增强疗效。

17. 肥胖症

取穴:腹部刮治全腹,重点刮中脘至关元区域;背部刮肝俞至三焦俞区域。

操作:患者取坐位,或先仰卧后俯卧位,术者在刮治部位涂以刮痧介质,中等力度刮腹部,较重力度刮背部及足部,刮至局部潮红。腹刮之时间宜长,可20分钟左右。每日刮治一次,20次为一疗程。

18. 中暑

取穴:背部刮脊柱两旁,手部主要刮曲泽穴,足部主要刮委中穴。

操作:患者取俯卧位或坐位,术者可选用藿香正气水为刮痧介质涂于刮治部位,然后以较重手法刮背部,中等力度刮两侧曲泽与委中穴,刮至局部痧点显现为好。若昏迷者,加指压人中穴。

19. 月经先期

取穴:腹部刮气海至关元区域,足部刮三阴

交穴。若属气虚所致者,加刮足三里穴;实热者,加刮太冲穴;虚热者,加刮太溪穴。

操作:患者仰卧,术者在刮治部位涂以刮痧介质,以中等力度刮腹部,刮至局部潮红或出现痧痕。继以中等力度刮足部,刮至潮红即可。隔日刮治一次,15次为一疗程。

20. 月经不调

取穴:腹部刮治部位包括气海、关元、归来穴;背腰部刮治部位包括肝俞、脾俞、肾俞穴;足部刮血海、足三里。血虚者,加刮三阴交;阳虚者,加刮命门;气滞者,加刮期门穴。

操作:患者取仰卧位,术者以中等力度刮腹部及足部,刮至局部潮红或出现痧痕。然后患者取俯卧位,术者以较重力度刮腰部,以刮出痧痕为好。每三日左右刮治一次,五次为一疗程。

21. 痛经

取穴:腹部刮气海至关元区域,腰骶部刮肾俞至次髎区域;足部刮地机至三阴交区域。气滞者,加刮期门穴;血虚者,加刮足三里。

操作:患者仰卧位,术者以中等力度刮腹部及足部,刮至局部潮红。然后患者转俯卧位,术者以较重力度刮腰骶部,刮至局部潮红或出现痧痕。每三日刮治一次,十次为一疗程。可选用活血止痛药液作为刮痧介质。

22. 闭经

取穴:腹部刮气海至关元穴区域;背部刮肝俞至脾俞区域;足部刮血海、足三里。肝肾不足者,加刮太溪;气滞血瘀者,加刮期门穴。

操作:患者先取仰卧位,术者以中等力度先刮腹部及足部,刮至局部潮红。继则患者转俯卧位,术者以较重力度刮背部,刮至痧痕显现为宜。每5~7日刮治一次,五次为一疗程。气滞血瘀者可涂用具活血化瘀作用刮痧介质。

23. 崩漏

取穴:腹部从气海刮至关元穴;背部从膈俞刮至肾俞。实热者加刮大椎、曲池;肾阳虚者,加刮命门;脾虚者,加刮足三里;气滞者,加刮期门穴。

操作:患者先取仰卧位,术者以中等力度刮腹部,刮至潮红为宜,然后患者转俯卧位,术者以较重力度刮背部,刮至出现痧痕为好。每3~5日刮治一次,七次为一疗程。

24. 经行发热

取穴:背部以大椎为上线,肾俞为下线的整个区域;手部曲池穴;足部刮三阴交、太溪。血热内盛者,加刮太冲;气血虚弱者,加足三里;瘀热壅阻者,加刮期门。

操作:患者取坐位,术者以较重力度先刮背部,刮至出现痧痕为宜。继以中等力度刮手足部,刮至潮红或出现痧痕。三日左右刮治一次,五次为一疗程。发热期间,可用柴胡注射液作为刮痧介质涂用。

25. 脏躁

取穴:背部从肝俞刮至肾俞,手部刮内关与神门穴,足部刮三阴交与太溪穴。

操作:术者以较重力度刮背部,至出痧为至,以中等力度刮手部与足部,潮红为宜。五日一次,七次为一疗程。

26. 带下病

取穴:腰腹部刮带脉与气海穴,足部刮三阴交穴。湿热偏盛者,加刮阴陵泉;脾虚者,加刮足三里;肾虚者,加刮肾俞穴。

操作:患者取坐位,术者涂介质于刮治部位,以中等力度刮带脉与气海穴,潮红为宜。继则以较轻力度刮三阴交穴,至局部潮红。每日一次,十次为一疗程。

27. 恶露不绝

取穴:腹部从气海刮至中极穴。气虚者,加刮百会穴;血热者,加刮太冲穴;血瘀者,加刮期门与太冲穴。

操作:患者取仰卧位,术者以中等力度刮之,局部潮红为好。每两日刮治一次,五次为一疗程。

28. 厌食

取穴:腹部刮上脘至下脘区域;背部刮肝俞至胃俞区域;若脾胃气虚,加刮足三里穴;胃阴不足,加刮三阴交穴。

操作:患儿取坐位,术者在刮治部位涂以油性刮痧介质,以较轻力度刮腹部及背部,刮至局部潮红即可。每日或隔日刮治一次,七次为一疗程。若患儿过小,应使用间接刮痧法,以免损伤皮肤。

29. 惊风

取穴:背部刮大椎至胃俞区域;头部刮百会穴;手部刮内关与合谷穴;足部刮太冲穴。急惊风者,加刮人中、曲池、丰隆穴;慢惊风者,加刮气海、关元、足三里穴。

操作:患者取坐位或侧卧位,术者以中等力度先刮背部,后刮头与手足部,刮至局部出现潮红或痧痕为宜。

30. 小儿夜啼

取穴:背部刮心俞至胃俞区域;手部刮神门与内关穴。脾寒者,加刮足三里;心热者,加刮曲池穴。

操作:患儿取俯卧位,术者在刮治部位涂以油性介质,或采用间接刮痧法,以较轻力度刮背部与手部,刮至局部潮红即可。每日刮一次,连刮五日为一疗程。不应者,间隔1～2日进行下一个疗程。临睡前刮治,效果更佳。

31. 肩关节周围炎

取穴:肩部刮患侧肩关节周围及肩胛部,肘部刮曲池穴。若麻木至肘关节以下者,加刮合谷穴。

操作:患者取坐位,术者在肩、肘部涂以具活血化瘀作用的刮痧介质,然后以较重力度由上往下先刮肩部,刮至局部出现痧痕为宜,再较重力度刮曲池穴,刮至局部红即可。每3～5日刮治一次,五次为一疗程,未痊愈者,可直接进入下一个疗程。此外,肩部可配用拍痧法,以增强疗效。

32. 颈椎病

取穴:项部刮两侧风池穴至大椎穴区域,腰部刮肾俞与命门穴,足部刮三阴交与太溪穴。

操作:患者取坐位,施术者在刮治部位涂以具活血化瘀作用的刮痧介质,然后左手扶住患者额部,右手以中等力度从风池刮至大椎穴,刮至局部潮红或痧痕;腰部及足部穴位采用补法,以较轻力度刮至潮红即可。刮治五次为一疗程,可连刮2～3个疗程。

33. 落枕

取穴:颈项部从风池穴刮至风门穴,肩部刮肩井穴,手部刮落枕穴。

操作:患者取坐位,施术者在刮治部位涂以具活血化瘀作用的刮痧介质,左手扶住患者额部,右手以中等力度从风池穴刮至风门穴,以局部出现痧痕为宜。继以较轻力度刮落枕穴,刮至局部潮红即可。

34. 鼻渊

取穴:鼻部刮迎香穴,项部刮风池穴,背部刮肺俞至脾俞区域,手部刮合谷穴。实证者,加刮大椎、曲池、阳陵泉;虚证者,加刮足三里与太渊穴。

操作:患者先取仰卧位,面部放松,术者用痧板之尖端以较轻力度刮迎香穴3～5分钟,再以中等力度刮合谷穴,刮至局部潮红为宜。然后患者转俯卧位,术者在风池穴与背部以中等力度刮至局部潮红或痧痕显现。每3～5日刮治一次,五次为一疗程。可连刮三个疗程。

（金晓飞）

207

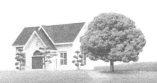

第二十四章

拔罐疗法

拔罐法是以罐等为工具,利用燃烧、加热、抽吸等方法排除罐内空气以产生负压,使其吸附于腧穴或应拔部位的体表,产生刺激,造成充血或瘀血,以达到调整机体功能,恢复生理状态,祛除疾病的一种常用外治法。

拔罐疗法古称"角法",古时是用牲畜的角(如牛角、羊角等)磨成有孔的筒状,刺破痈肿后以角吸除脓血的。早在马王堆汉墓出土的《五十二病方》中,即有以兽角罐治疗痔疾的记载。唐代王焘在《外台秘要》中进一步阐述了用水煮排气法拔竹罐治疗骨蒸病的应用:先以墨点记所角部位,然后"取三指大青竹筒,长寸半,一头留节,无节头削令薄似剑。煮此筒子数沸,及热出筒,笼墨点处按之,良久,以刀弹破所角处;又煮筒子重角之,当出黄白赤水;次有脓出,……数数如此角之,令恶物出尽,乃即除,当日明身轻也。"《苏沈良方》记载了用火力排气法拔竹罐治疗久嗽的方法,表明宋代拔罐法的适应证已扩大到内科疾病。由于采用竹筒为罐具,又称"筒术"、"拔筒法"。

清代赵学敏在《本草纲目拾遗》中,对用火力排气法拔陶瓷罐的方法作了详细介绍"火罐,江右及闽中者皆有之,系窑户烧售。小如大人指,两头微狭,使促口以受火气。凡患一切风寒,皆用此罐。清代吴谦《医宗金鉴·外科心法要诀》中记载了拔罐配合中药、针刺治疗痈疽阴证的方法及对预后的预测,并附有煮竹罐的中药处方及具体操作方法。

经过漫长的历史演变,拔罐法的罐具、排气法、罐法、配伍的其他方法、临床应用范畴等方面均有相当大的发展。

罐具从兽角发展为竹罐、木罐、铜罐、铁罐、铝罐、陶罐、瓷罐、玻璃罐,乃至近年来研制成的橡胶罐、塑料罐、有机玻璃罐、电热罐、磁疗罐、红外线罐、紫外线罐、激光罐、离子透入罐等。罐具的型号由常用的几个型号(直径1~4cm),发展为小至可用于耳穴、耳道、鼻道,大至可容纳整个人体。罐具的形状,由只能用于较平坦部位的平口罐发展为可用于人体各部位如指、趾、耳道、鼻孔、手、足、上肢、下肢、躯干以至容纳整个人体的各种适当的特殊形状。

排气法从吸吮排气法、火力排气法、水煮排气法、水蒸气排气法、药煮排气法、药蒸气排气法发展为挤压排气法、注射器排气法、空气唧筒排气法、排气球排气法、电动抽气泵排气法等。拔罐的负压控制由凭经验发展为用真空压力表观测,可随时注入或抽出空气来调节。

罐法从留罐法发展为闪罐法、走罐法。

拔罐和其他方法配合的应用,从配合毫针、火针、指针、梅花针、三棱针、割治、挑治、艾灸、按摩、药物、石蜡、面垫等,发展为配合电针、磁锟针、穴位注射、激光针、红外线照射、电动按摩器按摩、紫外线照射、磁疗、电热器件、离子透入等。

拔罐法的临床应用,从吸拔脓血和治疗风寒痹痛、虚劳喘嗽等少数病证,发展为治疗传染科、内科、外科、妇产科、儿科、五官科、皮肤科的上百种疾病,以及一些疾病的诊断、预防。

拔罐法不仅在我国城乡深受群众喜爱,而且在印度、法国、日本、希腊、前苏联等国家也得到广泛应用。前苏联称拔罐法为郁血疗法,法国称为杯术,日本称为真空净血疗法,非洲大陆至今还有不少民间医生在沿用兽角拔罐法。

一、拔罐疗法的基本原理

1. 中医理论原理

(1)平衡阴阳、扶正祛邪:拔罐通过对机体局部的良性刺激,再依靠人体自控调节系统的传达与调节,从而起到调整某些脏器功能的作用,使之达到扶正祛邪、阴阳平衡的功效。

（2）疏通经络、宣通气血：经络是运行营卫气血的通路,当出现经络的运行不畅或气血的偏盛偏衰时,人体就会发生疾病。拔罐疗法则从其穴前导之,或在对应之穴启之,使所闭之穴感受到刺激,循经传导,则所滞之气血亦缓缓通过其穴,而复其流行。从而营卫调和,经络疏通,增强体质。

（3）活血散瘀、除湿逐寒：拔罐疗法通过对腧穴局部的负压吸附作用,使体表组织产生充血、瘀血等变化,改善血液循环,使经络气血畅通,则瘀血化散。

（4）除湿逐寒、托毒排脓：由于负压吸附作用不仅可以吸出肌肉血脉中的风寒湿气,达到驱风散寒除湿的作用,更可使毒气郁结,恶血淤滞之症,毒血吸出,瘀阻消散,托毒排脓,改善症状。

2. 现代医学原理

拔罐治疗时,罐内形成负压,使局部毛细血管充血,甚至破裂,红细胞破裂,表皮瘀血出现自身溶血现象,随即产生一种类组织胺的物质,随体液周流全身,刺激各个器官,增强其功能活动,提高机体的抵抗力。同时,拔罐法的机械刺激,可通过皮肤感受器和血管感受器的反射途径传到中枢神经系统,调节兴奋与抑制过程,使之趋于平衡,加强对身体各部分的调节,使与治疗部位皮肤相应的内脏及组织代谢旺盛,细胞吞噬活动增强,促进了机体功能的恢复。

二、拔罐疗法常用的器具

1. 竹罐（图 24-1）

竹罐用竹子制成,在南方应用较普遍。随排气方法的不同,对选材、制作也有区别。

（1）竹制火罐：用火力排气法时可选用。使用前,先用温水浸泡几分钟,使竹罐质地紧密不漏空气。优轻便、耐用、不易打破。缺点是易燥裂漏气,不易观察皮肤的变化。

（2）竹制煮罐：用水或药液煮罐或熏蒸法时选用。其优、缺点同竹制火罐。

2. 陶瓷罐

陶瓷罐为陶罐和瓷罐的统称,一般不严格区分。多是用陶土制成,用于火力排气法。优点是价格低廉,吸拔力大;缺点是罐具较重,容易打破,无法观察罐内皮肤变化。在北方农村应用较普遍。

3. 玻璃罐

玻璃罐是用耐热玻璃烧制而成,用于火力排气法。优点是清晰透明,便于拔罐时在罐外观察皮肤的变化,由于可掌握出血量的多少,特别适用于刺络拔罐法。缺点是容易破损,导热快。在医疗单位这种罐应用最多。此外,凡是口小且光滑、腔大、有吸拔力的玻璃器皿（如罐头瓶、玻璃茶杯等）均可代替火罐应用。

三、拔罐疗法常用体位与操作规程

（一）常用体位

1. 卧位

应用范围广泛,常用的有仰卧位、俯卧位和侧卧位。对初诊、年老体弱、小儿和有过敏史、晕针史的患者,均宜采用卧位。可分以下三种卧位。

（1）仰卧位（图 24-2）：患者自然平卧于床上,双上肢平摆于身体两侧。取头、面、胸腹、上肢掌侧、下肢前侧及手足部位的穴位时均可采用此体位。

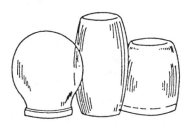

A.玻璃罐　B.竹罐　C.陶罐

图 24-1　常用罐

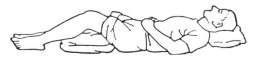

图 24-2　仰卧位

（2）俯卧位（图 24-3）：患者俯卧于床上,两

209

臂平摆于身体两侧,颌下垫一薄垫。这是最常用的体位。取头颈、肩背、腰骶及下肢后侧诸穴时可采用此体位。

(3)侧卧位(图24-4):令患者侧卧于治疗床上,同侧下肢呈屈曲状,对侧的腿自然伸直,双上肢屈曲放于身体的前侧,适用于周身除接触床的各个部位。

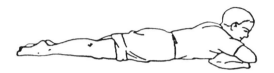

图24-3　俯卧位

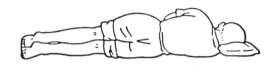

图24-4　侧卧位

2. 坐位(图24-5)

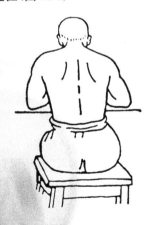

图24-5　坐位

应用范围较广,一般让患者端坐于方凳上,两腿自然下垂。适用于取颈、胸背、腰及肩臂部穴位、下肢穴位(如膝眼等)或胸背部同时拔罐。一般来说,有条件采用卧位则不选用坐位,以防罐具脱落损坏或晕罐等不良反应。肩、腰、骶部穴位,既可选坐位,也可选卧位,有时先选坐位,后改卧位,或反之。应根据情况而定。

(二)操 作 规 程

1. 材料制备

(1)燃料:①乙醇溶液:火罐是以火热作为排气手段的。因此在拔罐时常选用浓度为75%~95%的乙醇溶液,在家庭拔罐无乙醇时,也可用高度数的白酒代替。乙醇作为燃料具有热能高、火力旺,能迅速排出罐内空气,负压大,吸附力强等特点,当盖罐后火便速灭,不易烫伤皮肤。②纸片:是拔罐较为常用的燃料,在应用中应选择质薄易燃纸,不易选用厚硬及带色纸,因其燃点低,热力不够,影响排气,如有不慎,还会出现结炭坠落而烫伤皮肤,故一般不宜选用。

(2)消毒清洁用品:酒精脱脂棉球是常用的消毒清洁用品。术前用以清洁皮肤、消毒罐具,拔罐时用以燃火、排气。在拔罐过程中,有时可因失误而烫伤皮肤,故在术前还需准备一些纱布敷料、医用胶布、烫伤药膏之类,以作应急之用。

(3)针具:在拔罐治疗时,有时需用针罐、刺血罐、抽气罐,所以需要准备毫针、三棱针、皮肤针等。

(4)润滑剂:是接受治疗前涂在施术部位和罐口的一种油剂,以加强皮肤与罐口的密度,保持罐具吸力。一般选用凡士林、石蜡油、植物油等做润滑剂。有时用走罐为提高疗效,还选用具有药性的油剂,如红花油、松节油、按摩乳等,以增强活血功能。使用润滑剂不仅能提高治疗效果,还有保护皮肤避免烫伤的作用。

2. 清理吸拔部位

若应拔部位皮下脂肪少、皮肤干燥,拔罐前宜用消毒的温湿毛巾擦拭,以减少漏气和烫伤;若应拔部位凹凸不平或有多头痈、溃疡等症,宜采用面垫法;若患部因疮疡而干硬者,宜预先用消毒湿毛巾浸软,可以避免拔罐时疼痛,而且能吸拔得深入、彻底。如果因治疗需要,必须在有毛发的地方或毛发附近处拔罐时,应预先剃除毛发,然后在应拔部位涂适量的凡士林或采用面垫;如患者不愿剃或不能剃时,也可试用热肥皂水将毛发、皮肤洗净后涂适量的凡士林或垫面垫拔罐。

新罐初用、瘦弱患者及在骨骼突出处拔罐时,为防止罐口损伤皮肤或漏气,可在罐口涂少许凡士林；小儿拔罐时，必须在应拔部位涂一层凡士林或贴一块湿布片（或湿纸），以免损伤皮肤。

3. 选择罐具

根据拔罐部位的大小及治疗需要，选择相应型号的罐具。若用闪火法，应当准备几个备用罐，以便在罐口烧热时能及时更换。在寒冷季节拔玻璃或陶瓷罐时，为避免患者有寒凉感觉，应预先将罐在火上烘烤（只能烤罐的底部，不可烤罐口，以防烫伤），当罐与皮肤温度相近时再拔罐。此外，还应当准备排气所用的各种器具及辅助用具，以及治疗皮肤损伤、晕罐等意外情况的药品和器械。

4. 具体操作

（1）罐法

1）留罐法：又称坐罐法，指将罐吸拔住后，在应拔部位上留置一段时间，直至皮肤潮红、充血或瘀血为度。一般留罐10～15分钟，吸力强的可以留罐时间短些，吸力弱的可以留罐时间长些。此法是临床常用方法之一。在背部拔多个罐时，宜遵照从上（头部方向）往下用留罐法的顺序，先拔上面，后拔下面，同时罐具型号也应当上面小、下面大。

2）闪罐法：指将罐吸拔在应拔部位后随即用腕力取下，反复操作至皮肤潮红为止的拔罐方法。若连续吸拔20次左右，又称连续闪罐法。此法的兴奋作用较强，适用于肌肉痿弱、局部麻木或功能减退的虚弱病症。

3）走罐法（图24-6）：又称拉罐法、推罐法、行罐法、移罐法、旋罐法、滑罐法等。操作前先在罐口或吸拔部位上涂上一层润滑剂作为介质，再以闪火法或滴酒法将罐吸附于所选部位的皮肤上，然后，医者用左手扶住并拉紧皮肤，右手扶住罐底，用力在应拔部位上下或左右缓慢地来回推拉旋转移动；移动时，将罐具前进方向的半边略提起，以另半边着力，一般腰背部宜沿垂直方向上下推拉，胸胁部宜沿肋骨走行方向平行推拉，肩部、腹部宜用罐具自转或在应拔部位旋转移动，四肢部宜沿长轴方向来回推拉。需加大刺激量时，可以在推拉旋转的过程中对罐具进行提、按，也可稍推拉或旋转即用力将罐取下重拔，反复操作多次，至所拔部位皮肤红润、充血，将罐起下。用水、香皂液、酒类等容易挥发的润滑剂时（用香皂液作润滑剂拔走罐时，又称滑罐法），应随时在前进方向涂擦润滑剂，以免因润滑不够引起皮肤损伤。此法适用于面积较大，肌肉丰厚之处，如脊背、腰臀、大腿等部位的酸痛、麻木、风湿痹痛等症。

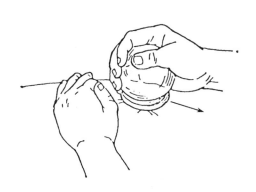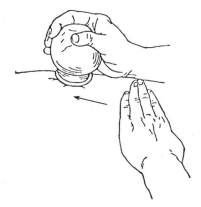

图 24-6　走罐法

走罐法操作的关键在于，当罐具吸拔住之后，立即进行推拉或旋转移动，不能先试探是否拔住，因证实拔住后就较难移动，用力过大会造成患者疼痛甚至皮肤损伤。在推拉旋转几次之后，才能补充润滑剂或停歇。此外，推拉旋转的速度宜缓慢，快则易致疼痛。每次推拉移动的距离不宜过长。

4）水罐法：即在罐内装入1/3的温水，闪火后迅速将罐扣在治疗的部位上。

5）针罐法（图24-7）：即在针刺留针时，将

211

罐拔在以针为中心的部位上,约5～10分钟,待皮肤潮红、充血或瘀血时,将罐轻轻起下,然后将针起出。此法能起到针罐配合,加强针刺效果的作用。

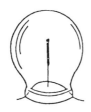

图24-7 针罐法

6)刺络拔罐法:即在应拔的部位消毒后,用三棱针点刺或用梅花针在局部扣打,再行拔罐,以加强刺血治疗的作用。此法多用于治疗丹毒、乳痈、跌打损伤等。

(2)排气方法:即采取一定方式排除罐内空气的方法。分为火力排气法、水煮排气法、水蒸气排气法、、药煮排气法、药蒸气排气法、挤压排气法、抽气排气法。

1)火力排气法

A. 投火法(图24-8):多用于侧面横拔位。①操作时用镊子夹住酒精棉球,点燃后将酒精棉球投入罐内,迅速将罐扣在应拔部位。②用软质纸稍折叠,或卷成纸卷(较罐的深度约长2cm),点燃后烧去3cm左右时投入罐中,迅速将罐扣在应拔部位。

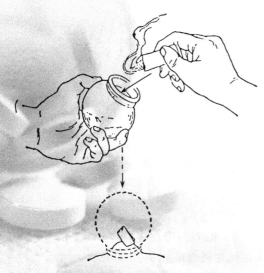

图24-8 投火法

B. 贴棉法:多用于侧面横拔位,但用于小型罐具时吸拔力较小。操作时用0.5～1cm的脱脂棉片,四周拉薄后略蘸75％乙醇溶液,贴于罐内上中段,点燃后迅速扣在应拔部位。

C. 滴酒法:适用于各种体位。操作时在罐内上中段滴75％乙醇溶液数滴(也可用药酒),然后将罐横转1～3周,使75％乙醇溶液均匀地附于罐内壁上(勿使75％乙醇溶液蘸到罐口,以免灼伤皮肤),点燃后手持罐底迅速扣在应拔部位。疗效甚佳。

D. 闪火法(见图24-9):适用于各种体位及罐法,尤其适用于需连续拔罐的情况,在临床中最为常用。操作时用镊子夹住酒精棉球或纸片,点燃后伸入罐内旋转片刻,迅速抽出棉球或纸片,将罐扣在应拔部位。需较大的吸拔力时,可将燃烧的酒精棉球在罐内上中段的罐壁旋转涂擦,使75％乙醇溶液蘸在罐壁上燃烧,然后迅速将棉球抽出并将罐扣在应拔部位,为提高效率,临床中常用细铁丝将纱布缠绕在7～8号的粗铁丝上,制成闪火器备用。操作时,将闪火器伸入装75％乙醇溶液瓶内蘸一下75％乙醇溶液,然后轻轻挤压或甩出多余75％乙醇溶液,点燃使用。每蘸一次75％乙醇溶液,可连续拔多次罐,不用时吹灭即可。注意必须在75％乙醇溶液即将燃尽时及时吹灭火焰,若需要继续拔罐时再重新蘸75％乙醇溶液点燃。闪火器上的纱布烧得不完整时应及时更换,以保证火力充足,并防止纱布脱落而导致烫伤。

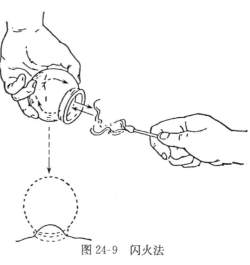

图24-9 闪火法

212

E. 架火法:适用于俯卧、仰卧的大面积部位及四肢肌肉丰厚的平坦部位,施术部位不平时,可在施术部位涂些凡士林,以利于黏着架火物品。然后用不易燃、不传热、直径2~3cm的物品,如用墨水瓶盖、药瓶盖等胶木瓶盖或橘皮等物品,置于应拔部位的中心,再放一酒精棉球于其上,点燃后立即将罐扣上。它的特点是不受燃烧时间的限制,吸拔力强,但适用部位受限制。

2)水煮排气法:是用沸水煮罐以形成罐内负压的排气方法。先将竹罐放在沸水内煮2~3分钟(不宜超过五分钟),再用筷子或镊子将罐夹出(罐口朝下),水液甩净,迅速用折叠的消毒湿毛巾捂一下罐口,吸去水液,立即将竹罐扣在应拔部位,扣罐后,手持竹罐按于皮肤约30秒,使之吸牢。此法是民间常用的方法之一。

3)水蒸气排气法:是用沸水形成的蒸气熏蒸罐具而产生罐内负压的排气方法。先将水在壶内煮沸,当水蒸气从壶嘴或套在壶嘴上的橡皮管内大量喷出时,将罐具对准喷气口套入2~3秒,随即取下迅速扣在应拔部位,扣罐后,手持竹罐按于皮肤约30秒,使之吸牢。此法操作简单安全,但在使用时不要使罐口在喷气口时间太久,以免温度过高,烫伤皮肤。

4)药煮排气法:是用药液煮竹罐形成罐内负压的排气方法。

5)药蒸气排气法:是用药蒸气蒸竹罐形成罐内负压的排气方法。

6)抽气排气法(图24-10):是直接抽出罐内空气,使罐内形成负压的拔罐方法。它的优点是可以避免烫伤,操作方法容易掌握,负压的大小可以调整。常用的有以下几种:

A. 空气唧筒式排气法:将药瓶罐罐口扣紧于应拔部位,用注射器针头从橡皮塞处刺入,抽出瓶内空气以形成负压,或将罐具顶部气嘴与空气唧筒连接使用。

B. 橡皮球排气罐排气法:用橡皮排气球连接罐具而成。操作者用一手将罐具底部紧压在应拔部位,用另一手不断挤压排气球,达到所需负压时停止挤压。橡皮球尾部若安装有开关旋钮时,排气前要打开旋钮,达到负压时再关闭旋钮。组合式罐具在排气时可以用一只手进行操作,达到所需负压时停止挤压并关闭气门,然后取下橡皮排气球,

C. 电动吸引器排气法:首先接通电动吸引器的电源,启动机器,把负压控制旋钮按顺时针方向调到最大负压值,用手掌将吸管口堵住,观测真空表,证实机器性能良好时,将负压调节到所需数值即可应用。一般拔罐约需40~53.3kPa,根据不同的需要调节负压值。使用时,将吸引管连接在罐具顶端的接口处进行排气,待罐内形成适宜负压时拔下吸引管即可。根据负压大小、具体部位和病情需要决定留置时间。

(3)起罐法:起罐(又称脱罐,图24-11)的常用方法是用一手轻按罐具向一侧倾斜,另一手食、中指按住倾斜面罐口处的肌肉,使罐口与皮肤之间形成空隙,空气进入罐内则罐自落,不可硬拉或旋转罐具,以免损伤皮肤。橡皮排气球抽气罐时,打开气门使空气进入罐内,则罐具脱落。用电动吸引器抽气罐时,将连接罐具的吸引管拔下则罐具脱落,放松负压控制旋钮,关闭电源。

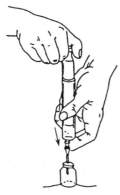

图 24-10 抽气罐法

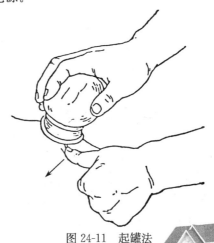

图 24-11 起罐法

在背部拔多个罐时,宜按顺序先上后下起罐。贮水或药液拔罐时,需注意防止液体漏出,特别是应拔部位为水平面(如患者俯卧位,在其背部拔罐)时,应先将拔罐部位调整为侧位再起罐,也可在罐的一侧涂少量温水(如腰部拔罐时,在腰的左侧或右侧涂水),然后将罐移向涂水的一侧,使罐口从朝下的方向转为朝上再起罐。针刺与拔罐法配合应用时,起罐后若针孔出血,宜用消毒干棉球拭净。拔罐与割治、挑治法配合应用时,起罐后,宜用消毒敷料覆盖伤口。用自动起罐器起罐时,放松气嘴处的螺丝帽;抽气排气法拔罐,放松阀门即可。

起罐后用纱布轻轻拭去罐斑处的小水珠,嘱患者避免擦伤罐斑处的皮肤。若有瘙痒,切不可搔抓。一般情况下,罐斑处的发绀色可于几天内消失。治疗疮痈等症时,常会拔出脓血,应预先在罐口周围填以脱脂棉或纱布,以免起罐时脓血污染衣服被褥等物品;起罐后擦净脓血并对伤口进行适当处理。应用走罐法起罐后应擦净润滑剂。

四、拔罐疗法的适应证和禁忌证

1. 适应证

拔罐疗法广泛适用于除禁忌证以外的内、外、妇、儿、骨伤、皮肤及五官科疾病。

2. 禁忌证

凡中度或重度心脏病、全身性水肿、有出血倾向(如血友病、紫癜病、咯血等)、白血病、高热、全身剧烈抽搐或痉挛、高度神经质、活动性肺结核、妇女月经期、极度衰弱、醉酒、过度疲劳、过饥、过饱、过渴、全身性皮肤病,应拔部位有静脉曲张、癌肿、皮肤高度过敏、皮肤破损,有疝气史、外伤骨折的局部,以及孕妇腰骶部、腹部及敏感穴位(如合谷、三阴交),均禁用拔罐法。

五、拔罐疗法的注意事项

(1)拔罐要求是稳、准、快。在火力或水煮、水蒸气排气法拔罐时,扣罐速度快、罐具深而大、罐内热度高,则吸拔力大;反之则小。可根据需要灵活掌握,吸拔力不足则重新拔,吸拔力过大可重新拔或按照起罐法稍微放进一些空气。

(2)初次治疗及体弱、易紧张、年老等易发生意外反应的患者,宜选小罐具,且拔的罐数要少,宜用卧位。随时注意观察患者的面色、表情,以便及时发现和处理意外情况。

(3)拔罐期间注意询问患者的感觉,患者有晕罐征兆,如头晕、恶心欲吐、面色苍白、四肢发凉、呼吸急促、脉细数等症状时,应及时取下罐具,使患者平卧,取头低脚高体位。轻者喝些开水,静卧片刻即可恢复。重者可针刺百会、人中、内关、合谷等穴;或重灸关元、气海、百会等穴;必要时服用速效救心丸等急救药物。

(4)病情重、病灶深及疼痛性疾患,拔罐时间宜长;病情轻、病灶浅及麻痹性疾患,拔罐时间宜短。拔罐部位肌肉厚,如臀部、大腿部,拔罐时间可略长;拔罐部位肌肉薄,如胸部,拔罐时间宜短。气候寒冷时,拔罐时间适当延长;天热时则相应缩短。

(5)若罐口处出现烫伤、烙伤为事故。而治疗需要拔出水疱或血疱则不属事故,皮肤过敏或水肿患者拔罐后容易出现水疱应事先交代清楚,小水疱应注意防止擦破,可不作处理,任其自然吸收;也可涂少许甲紫,或用酒精消毒后,敷盖消毒干敷料。非治疗需要的大水疱可用消毒毫针刺破放出液体,也可用消毒注射器抽出水疱内的液体,然后敷依沙吖啶溶液纱布,再用消毒干敷料覆盖并固定。治疗需要的水疱则应注意保护,由其自然吸收,因其渗出液的自然吸收过程对于增强免疫功能有很大临床意义。

(6)针刺或刺络拔罐时,若用火力排气法,消毒后必须等碘伏溶液、乙醇溶液完全挥发后才能拔罐,以防灼伤皮肤。留针拔罐时,宜选用透明罐具,以便随时观察局部变化。要防止因肌肉收缩发生弯针、折针现象,避免将针撞到深处造成损伤。拔罐放血时,达到治疗所需的出血量即应起罐。为便于观察,宜选用透明罐具。出血量过多时,应立即起罐并按压止血。拔瘀血或脓肿时,若流出缓慢、皮肤有皱缩凹陷,说明瘀血或脓液基本拔出,当及时起罐。

六、拔罐疗法的临床应用

1. 感冒

(1)取穴:风门、合谷、肺俞、大椎。风寒型加列缺,鼻塞加印堂;风热型加尺泽、曲池;咽喉肿痛者加孔最、天突;头痛甚者加太阳、印堂。暑湿加阴陵泉、足三里、至阳,身热甚者,加曲泽、委中。

操作:风寒采用单纯罐法或留针拔罐法,或针刺后拔罐法。背部穴位可用闪罐法,也可用贮药罐法(常用方为葱豉汤、麻黄汤);风热型采用刺络拔罐法,或药罐法(常用方为银翘散、桑菊饮);暑湿采用针罐法,或刺络拔罐法。留罐5~10分钟,日一次,三次为一疗程。

(2)取穴:取背部督脉及两侧膀胱经内侧循行线。

操作:采用涂姜汁走罐法,以皮肤潮红为度,然后将火罐留于大椎穴十分钟。

2.咳嗽

(1)取穴:①大椎、肺俞、中府;②身柱、膻中、脾俞、肾俞。每次一组。

操作:采用单纯罐法,或梅花针叩刺后拔罐,留罐15~20分钟,1~2日治疗一次。

(2)取穴:取第1~10胸椎两旁的膀胱经内侧循行线。

操作:先涂以液体石蜡或姜汁,然后采用走罐法,以皮肤潮红为度。3~5日治疗一次,五次为一个疗程。

3.哮喘

(1)取穴:天突、膻中、肺俞。喘甚加定喘,发热加大椎,痰多加丰隆,气虚喘加脾俞、肾俞、气海、关元。

操作:实喘可采用刺络拔罐法,或药罐法,每日治疗一次。虚喘可采用针刺后拔罐法,或拔罐后敷药法,2~7日治疗一次。

(2)取穴:第1~10胸椎两侧,膀胱经内侧循行线、肺俞、膏肓、风门、身柱穴。

操作:先涂以液体石蜡或姜汁,施以走罐法,至皮肤潮红为度,然后将火罐拔于肺俞、膏肓、风门、身柱穴,各10~15分钟。隔日一次。

(3)取穴:胸2~9华佗夹脊穴、肺俞、心俞。

操作:胸2~9华佗夹脊穴,毫针刺,留针20分钟;再选肺俞或心俞,用三棱针点刺5~7下,用闪火法拔罐十分钟,以出血2~3ml为度。隔日一次,六次为一个疗程。

4.胸痹

(1)取穴:内关、心俞、膻中。胸阳不振者,加厥阴俞、郄门;痰浊痹阻者,加支沟、丰隆、中脘、足三里;瘀血阻络者,加膈俞、郄门;寒凝加大陵、关元。

操作:采用单纯拔罐法,或刺络拔罐法,或针刺后拔罐法。各法均拔罐15~20分钟,隔日一次。十次为一个疗程。

(2)取穴:①大椎、神道、肝俞;②身柱、灵台、心俞;③膈俞、厥阴俞、内关。

操作:每次一组,先针刺20分钟,起针后用闪火法拔罐十分钟,每日一次或隔日一次。

5.心悸

(1)取穴:①神道、心俞、脾俞;②灵台、厥阴俞、肝俞。

操作:每次一组,每日或隔日一次,刺络拔罐法。

(2)取穴:心俞、内关、膻中。心气虚弱配小肠俞、足三里、内关;心血亏虚配膈俞、关元、足三里;气阴两虚配肾俞、三阴交;心脉痹阻配脾俞、肾俞、血海。

操作:用闪火法,留罐十分钟,每日一次。

6.不寐

(1)取穴:神门、三阴交、内关。心肾不交加心俞、肾俞、太溪;心脾两虚加心俞、厥阴俞、脾俞、足三里、安眠;肝郁化火加肝俞、曲池、太冲;痰热内扰加丰隆、足三里、安眠。

操作:采用单纯罐法,心肾不交型及心脾两虚型可用留针拔罐法,肝郁化火型及痰热内扰型可用刺络拔罐法。留罐15~20分钟,每日一次,十次为一个疗程。

(2)取穴:心脾两虚者,取肺俞至脾俞;肝郁化火者取肺俞至肝俞背俞穴;心肾不交者取肺俞至肾俞背俞穴。

操作:心脾两虚者,取背俞穴肺俞至脾俞,局部皮肤涂以按摩乳,用闪火法拔走罐,由上向下,至皮肤微红为度,然后将罐留在心俞(双)、大椎穴15分钟;肝郁化火者取肺俞至肝俞背俞穴,从下向上走罐至皮肤出现瘀血点为度,然后将罐留至肝俞(双)、大椎穴五分钟;心肾不交者取肺俞至肾俞背俞穴,将罐从上向下走罐至皮肤潮红充血为度,然后将罐留至肾俞(双)、大椎穴十分钟。隔日一次,十次为一个疗程,间隔七

215

天,再行第二疗程。

7. 胃痛

取穴:中脘、内关、足三里。寒邪犯胃加阴陵泉、梁丘;湿热中阻加内庭、合谷;饮食停滞加下脘、天枢;肝郁气滞加肝俞、支沟、阳陵泉;脾胃虚寒加脾俞、胃俞、关元;阴虚胃热加三阴交、太溪。

操作:单纯拔罐法,或闪罐法;湿热中阻采用刺络拔罐法;饮食停滞采用刺络拔罐法,或针刺后拔罐法;肝郁气滞采用刺络拔罐法;脾胃虚寒采用单纯罐法;或用留针拔罐法,或罐后加灸法;阴虚胃热采用针刺后拔罐法,或水罐法。均留罐15~20分钟。急性期每日一次,慢性期2~3日一次,十次为一个疗程。

8. 呕吐

(1)取穴:胃俞、三焦俞、肝俞、大肠俞、中脘、足三里。

操作:采用刺络拔罐法,先用三棱针点刺各穴,后用闪火发将罐吸拔在点刺的穴位上,留罐5~10分钟,隔日一次。

(2)取穴:中脘、足三里、内关。风寒外袭配伍中脘、风池;暑湿犯胃配中脘、曲池、大椎;饮食停滞配中脘、下脘;痰饮内阻配中脘、膻中;肝气犯胃配上脘、阴陵泉;脾胃虚寒配脾俞、中脘;胃阴不足配膈俞、三阴交。

操作:用闪罐法,留罐10~15分钟,每日一次。

9. 泄泻

(1)取穴:天枢、中脘、足三里。寒湿加大肠俞、气海、阴陵泉;湿热加上巨虚、大椎;伤食加脾俞、下巨虚;脾虚加梁门、脾俞、气海、阴陵泉;肾虚加肾俞、大肠俞、命门、关元;肝气乘脾加中封、合谷、阴陵泉。

操作:寒湿采用单纯罐法,或药罐法,或罐后加灸法;湿热采用刺络拔罐法;伤食采用单纯罐法,或留针拔罐法;脾虚采用单纯罐法,或用留针拔罐法,或罐后加灸法;肾虚拔罐法同脾虚型;肝气乘脾采用单纯罐法,或针刺后拔罐法,留罐15~20分钟,急性泄泻每日一次,慢性泄泻隔日一次,十次为一疗程。

(2)取穴:急性泄泻:①大椎、大肠俞、脾俞;②身柱、胃俞、三焦俞;③中脘、天枢、足三里。慢性泄泻:①天枢、气海、关元;②脾俞、肾

俞、大肠俞;③足三里、阴陵泉、命门。

操作:急性泄泻每次选一组,用单纯罐法,留罐15分钟,每日一次。慢性泄泻每次选一组,用单纯罐法,或闪罐法,或针罐法,亦可用拔罐后加灸法。

10. 便秘

(1)取穴:天枢、支沟、上巨虚、大肠俞、脾俞。实热加曲池、丰隆;阳虚气弱加关元、气海穴;气滞加支沟、太冲穴;阴血不足型加三阴交、间使穴。

操作:留罐10~15分钟,实热型可配合刺络法或毫针泻法;阳虚气弱型配合灸法或姜汁罐法。

(2)取穴:神阙、气海、大肠俞、足三里、丰隆、天枢、大横。

操作:采用留针留罐法。

(3)取穴:左水道穴为主,虚寒型配关元、气海;实热型配曲池、天枢;气虚型配肺俞、肾俞。

操作:闪火法留罐十分钟。

11. 消渴

(1)取穴:脾俞、胰俞(第8胸椎棘突下旁开1.5寸)、膈俞、足三里。上消加肺俞、大椎;中消加胃俞、曲池;下消加肾俞、关元、复溜。

操作:采用单纯罐法,或用梅花针叩刺后拔罐,亦可用针刺后拔罐,均留罐10~15分钟,隔日一次,十次为一个疗程。

(2)取穴:天枢、三焦俞、梁丘。上消加肺俞、中府、璇玑、上脘;中消加滑肉门、脾俞、胃俞;下消加肾俞、关元俞、太溪。

操作:采用单纯罐法,或采用水罐法。隔日一次,十次为一个疗程。

12. 头痛

(1)取穴:风门、太阳、合谷。风寒头痛加风池、外关;风热头痛加曲池、大椎;肝阳头痛加印堂、太冲(只点刺);痰浊头痛加中脘、丰隆;瘀血头痛加印堂、膈俞;肾虚头痛加肾俞、太溪。

操作:均可用单纯罐法,风热、肝阳、痰浊、瘀血头痛还可用刺络拔罐法,风寒、肾虚头痛宜拔罐后加温灸,或留针拔罐。留罐20分钟,每日或隔日一次。

(2)取穴:前额痛(阳明经):印堂、额中、合谷、大椎;侧头痛(少阳经):外关、太阳、胆俞;后

头痛(太阳经):飞扬、大杼、风门、至阳、昆仑;巅顶痛(厥阴经):印堂、太冲、肝俞。

操作:采用刺络拔罐法,或留针拔罐法,对于肌肉少的部位,可加面垫拔罐。留罐15～20分钟,五次为一个疗程。

(3)取穴:肝俞(患侧)、太阳(患侧);太冲(健侧)。

操作:用三棱针点刺后拔罐10～15分钟,每日或隔日一次。

13. 原发性高血压

(1)取穴:曲池、风门、足三里。肝火亢盛型加太阳、阳陵泉;阴虚阳亢型加肝俞、肾俞、三阴交、太冲;肾精不足型加血海、关元、阴陵泉、太溪、复溜。

操作:采用单纯罐法,或刺络拔罐法;阴虚阳亢型采用单纯罐法,或水罐法,也可用针刺后拔罐法;肾精不足型采用单纯罐法,或留针拔罐法,均留罐15～20分钟,每日一次或隔日一次,十次为一个疗程。

(2)取穴:①大椎、肝俞、承筋;②灵台、胆俞、委中;③脾俞、肾俞、足三里。

操作:重点取背部及下肢穴,每次取一组,采用刺络拔罐法,留罐20分钟,隔日一次。十次为一个疗程。

(3)取穴:第7颈椎至骶尾部督脉及其两侧膀胱经内侧循行线。

操作:采用走罐法至皮肤紫红为度,有心脏病或肾脏病者,走罐后于心俞、志室穴上闪罐4～5次,然后取曲池、足三里、三阴交穴施以针刺后拔罐法,留罐十分钟,隔日一次,十次为一个疗程。

14. 中风

(1)取穴:上肢瘫痪取大杼、肩髃、肩髎、曲池、手三里、外关、合谷、肩贞、臂中;下肢瘫痪取环跳、风市、飞扬、伏兔、阳陵泉、足三里、悬钟、昆仑、委中、丰隆、三阴交、阴陵泉。

操作:采用单纯罐法,或留针拔罐法、罐后加灸法,留罐10～20分钟,隔日一次。

(2)取穴:华佗夹脊胸1至腰5、风门、曲池、外关、合谷、环跳、足三里、下关、颧髎、大椎。

操作:采用梅花针叩刺背部华佗夹脊穴及风门,余穴施以毫针刺,均予以拔罐10～20分钟,每日或隔日一次,十次为一个疗程。

(3)取穴:①大椎、心俞、肝俞;②神道、脾俞、肾俞;③身柱、灵台、膈俞;④中脘、关元、气海。

操作:每天选一组,配合瘫痪局部穴位,采用三棱针点刺后拔罐15～20分钟,每日一次,12次为一个疗程。

15. 面瘫

(1)取穴:地仓、颊车、下关、牵正、阳白、风门。

操作均取患侧,采用单纯罐法,或刺络拔罐法。每日或隔日一次,五次为一个疗程。

(2)取穴:患处。

操作:用面饼贴于患侧面部,用投火法拔罐10～20分钟,配合梅花针叩刺地仓、颊车、水沟、承浆等穴。每日一次,十次为一个疗程。

(3)取穴:患侧颊车、地仓、颧髎、下关、阳白。

操作:用祛风药酒(荆芥、防风各15g,麻黄8g,白附子10g,用500g 75%乙醇溶液浸泡十天)闪罐至局部发红,隔天治疗一次。

16. 三叉神经痛

(1)取穴:第1支痛取印堂、阳白、太阳、中渚、足临泣;第2支痛取颧髎、四白、巨髎、内庭;第3支痛取下关、大迎、颊车、翳风、合谷。风寒阻络加风门,外关;风热阻络加曲池、大椎;肝火上逆加曲泉、侠溪、支沟;气虚血瘀加膈俞、肝俞、关元、三阴交、足三里。

操作:均可采用单纯罐法,风寒阻络者也可用闪罐法;风热阻络、肝火上逆者还可用刺络拔罐法;气虚血瘀可用留针拔罐法,留罐5～10分钟,每日一次,十次为一个疗程。

(2)取穴:大椎、合谷(双)、太阳、下关、颊车、四白、巨髎(均取患侧)。

操作:采用针刺后,在太阳、阳白、颧髎、下关、巨髎穴处寻找有压痛的穴,选三个穴用三棱针点刺出血,拔火罐十分钟,以出血1～2ml为度,每日或隔日一次,十次为一个疗程。

17. 腰痛

(1)取穴:①肾俞、腰阳关、巨髎。②取患侧背部膀胱经腧穴。

操作:①肾俞、腰阳关、巨髎,留罐5～15分钟,或用闪罐法,反复吸拔,至皮肤潮红为止。②取患侧背部膀胱经腧穴,用走罐法,两组腧穴交替使用,日一次。

(2) 取穴:肾俞、命门、腰阳关、腰俞、白环俞、阿是穴、环跳、殷门、居髎、阳陵泉、飞扬。

操作:每次选3～4个穴位,采用药罐法(羌活、独活、紫苏、艾叶、菖蒲、白芷、防风、当归、甘草各15g,连须大葱60g,水煎)。留罐15分钟,隔日一次,十次为一个疗程。

18. 痹证

(1) 取穴:腰俞、白环俞、上髎、次髎、下髎、环跳、承扶、殷门、委中、委阳、阳交、悬钟、跗阳、丘墟、昆仑。

操作:每次取2～3穴.用三棱针点刺出血后拔罐。疼痛未缓解者,可隔2～3天再治疗一次。

(2) 取穴:秩边、环跳,承山、阳陵泉、肾俞。

操作:用烧山火法针刺后,先在针柄处用艾条温针灸,再拔罐15～20分钟。本法适用于下肢冷痛者。

(3) 取穴:腰骶部、臀部压痛敏感点及疼痛部位。

操作:先涂以液体石蜡行走罐,以局部皮肤红紫为度,然后在疼痛部位密排拔罐15分钟。

19. 坐骨神经痛

(1) 取穴:根性坐骨神经痛取腰部阳性反应点、肾俞、腰阳关、环跳、委中、承山;干性坐骨神经痛取环跳、委中、承山、足三里。

操作:上穴均采用针刺后拔罐15分钟,隔日治疗一次,十次为一疗程。

(2) 取穴:腰痛取腰俞、白环俞、上髎、次髎、下髎。每次取1～2穴;下肢痛取环跳、居髎、承扶、殷门、委中、委阳、阳交、悬钟、跗阳、丘墟、昆仑。每次取2～3穴。

操作:用三棱针点刺出血后拔罐。第一次出血量宜大,第2～3次略少,疼痛未缓解者,可隔2～3天再治疗一次。

(3) 取穴:如疼痛从腰部向下窜至股后、腓肠肌、足底者,取患侧第4腰椎旁之夹脊、秩边、委中;痛在下肢外侧足少阳经部位者,取环跳、阳陵泉,丘墟;痛在腰胯间牵掣或向股侧放射者,取居髎、风市;痛在胫外而至足背侧者,取足三里、内庭;足趾麻木者,取八风针刺。

操作:先视其痛处皮部络脉明显怒张处或委中穴,浅刺出血,并用火罐拔吸,余穴用梅花针叩刺后拔罐15分钟,每日或隔日一次,十

为一个疗程。

20. 肥胖症

(1) 取穴:脾俞、胃俞。脾胃蕴热加天枢、曲池、内庭、三阴交,采用单纯罐法,或刺络拔罐法;脾胃俱虚加中脘、气海、关元、肾俞、足三里,采用单纯罐法,或针罐法;真元不足加肾俞、命门、三阴交、太溪,拔罐法同脾胃俱虚型。留罐20～24分钟,隔日一次,十次为一个疗程。

操作:脾胃蕴热采用单纯罐法,或刺络拔罐法;脾胃俱虚、真元不足均采用单纯罐法,或针罐法。留罐20～24分钟,隔日一次,十次为一个疗程。

(2) 取穴:关元、水道、天枢。

操作:采用留针拔罐法。隔日一次,十次为一个疗程。

(3) ①中脘、天枢、关元、足三里、阴陵泉;②神阙、大横、气海、丰隆、三阴交。

操作:采用留针拔罐15分钟。两组穴交替使用,腿围、臀围较大者,加箕门、伏兔。日一次,十次为一个疗程。

21. 月经不调

(1) 取穴:关元、三阴交。经行先期配归来、行间、中封;经行后期配天枢、气海、足三里;经行先后无定期配太冲、肝俞、血海;月经量多配子宫、华佗夹脊穴、膈俞;月经量少配肾俞。

操作:采用单罐法、针罐法,华佗夹脊穴可施走罐法。

(2) 取穴:肾俞、气海俞、带脉、归来、命门、中极、三阴交、关元、气海。

操作:每次选穴2～4个,施行单纯罐法,或留针拔罐法,亦可用刺络拔罐法,留罐15分钟,隔日一次,每月经周期为一个疗程。

注意事项:行经期间不宜对下腹部的穴位进行治疗。

22. 痛经

(1) 取穴:次髎、关元、三阴交。气滞血瘀者,加气海、太冲;寒湿凝滞者,加肾俞、大赫;气虚血弱者,加脾俞、膈俞、足三里;肝肾不足者,加肝俞、肾俞、太溪。

操作:实证可用刺络拔罐法,或针罐法,虚寒证可拔罐后加灸。

(2) 取穴:取腰背部华佗夹脊穴与膀胱经穴。

操作:用梅花针叩刺微出血,用闪火法拔罐15分钟,在经前五天开始治疗,日一次。

(3)取穴:①天枢、关元、中极;②膈俞、肝俞、三阴交;③脾俞、气海俞、肾俞。

操作:每次一组,交替使用。用梅花针叩刺后拔罐15分钟,每日或隔日一次。

注意事项:本病应在月经来潮前4～5天开始治疗。

23. 带下证

(1)取穴:肾俞、白环俞、次髎、气海、三阴交。湿热型加阴陵泉、中封、行间;寒湿型加关元、足三里。

操作:湿热型采用刺络留罐法,寒湿型采用单纯罐法、留针罐法、姜汁罐法或罐后加温灸法。留罐15～20分钟,隔日治疗一次,十次为一个疗程。

(2)取穴:次髎。湿热型配三阴交;寒湿型配命门;阴痒配蠡沟。

操作:均施以留针拔罐法,留针拔罐20分钟,寒湿型可罐后加灸。每日或隔日一次,七次为一个疗程。

24. 小儿咳喘

取穴:大椎、风门、陶道、定喘、肺俞。痰热闭肺加丰隆、膈俞;热甚加外关、合谷、鱼际;阴虚肺热加膏肓俞、太溪、三阴交;肺脾气虚加脾俞、中脘、气海。

操作:均可用单纯罐法,风寒则留罐,风热配合刺络法,痰热闭肺亦可用刺络拔罐;阴虚肺热针后拔罐,肺脾气虚罐后加灸。留罐10～20分钟,每日一次,五次为一个疗程。

25. 小儿腹泻

(1)取穴:天枢、足三里、内关。伤食型加中脘;湿热型加大肠俞、大椎;风寒型加上巨虚、三阴交;脾虚型加脾俞、关元俞;脾肾阳虚型加神阙、肾俞、命门。

操作:采用单纯罐法,或采用药罐法,留罐5～8分钟,每日或隔日一次。

(2)取穴:①水分、天枢、关元;②大肠俞、气海俞、关元俞。

操作:每次取一组穴位,施以单纯罐法或姜汁罐法。伴呕吐者,配中脘、膻中、内关施以涂姜汁罐法。日一次或取龟尾穴(尾骨端与肛门之间),先按摩5分钟,然后用闪火法拔罐3～5

分钟,以充血为度,日一次。

26. 痄腮

(1)取穴:中渚、颊车、外关、合谷。表证明显者加大椎、身柱;热毒蕴结者加大椎、曲池、尺泽;并发睾丸炎者加血海、曲泉、三阴交。

操作:采用单纯罐法,或刺络拔罐法,亦可用水罐法,留罐15～20分钟,日一次。

(2)取穴:患处。

操作:用三棱针在耳下腮腺红肿处,垂直线之上、中、下三点点刺,挤压出血后拔罐15～20分钟。

27. 小儿遗尿

(1)取穴:关元、气海、中极、三阴交、曲骨,肾与膀胱虚寒者加肾俞、命门;脾肺两虚者加脾俞、肺俞、足三里。

操作:采用单纯罐法或快速针刺后拔罐法,皮肤针轻叩配合拔罐法。如属虚寒型,起罐后加灸法。留罐10～15分钟,1～2日治疗一次。

(2)取穴:华佗夹脊11～17、关元、命门。

操作:采用单纯拔罐法,或速刺后拔罐法,留罐10～15分钟,隔日一次,十次为一个疗程。

28. 小儿厌食症

(1)取穴:中脘、天枢、建里、气海、脾俞、足三里。

操作:采用单纯罐法,或刺络拔罐法,留罐10～15分钟,隔日一次,五次为一个疗程。

(2)取穴:背部胸椎8～12夹脊穴、脾俞、胃俞、中脘、关元、足三里。

操作:先取背部胸椎8～12夹脊穴、脾俞、胃俞穴施以走罐,使皮肤充血发紫;再取中脘、关元、足三里穴拔罐5～10分钟,隔日一次,五次为一个疗程。

29. 疖肿

(1)取穴:大椎、曲池、灵台、尺泽、委中、足三里。

操作:采用刺络拔罐法,留罐十分钟。2～3日一次。

(2)取穴:阿是穴。

操作:用梅花针在疖肿表面叩刺2～3下,用闪火法拔罐五分钟,可见有大量脓血从针孔排到火罐内,起罐后擦去脓血,敷料包扎。

30. 带状疱疹

(1)取穴:病变在头面部取患侧太阳、阳

白、下关、颊车、合谷、外关穴;在胸胁部取该肋间同侧相应之夹脊穴或背俞穴、支沟、阳陵泉;在腰腹部取腰部同侧相应之夹脊穴或背俞穴、阳陵泉、足三里、三阴交,若病灶较大,症状较重者,加大椎、灵台穴。

操作:均采用单纯拔罐法,或三棱针点刺后拔罐,留罐15分钟,日一次,三次为一个疗程。

(2)取穴:皮损处。

操作:用闪火法在皮损两端拔罐,然后沿带状分布将火罐依次拔在疱疹集簇处,罐数以排满为度,留罐15分钟,日一次。

(3)取穴:皮损处。

操作:用梅花针叩刺患处,将疱疹顶端刺破,然后拔火罐3~5分钟,日一次。

31. 瘾疹

(1)取穴:神阙。疹发上肢者,加曲池;疹发下肢者,加血海;顽固者,加大椎、肺俞、脾俞。

操作:采用单纯罐法,神阙穴可用闪罐法,或留罐五分钟,日一次,六次为一个疗程。

(2)取穴:大椎、血海。疹发上肢加曲池;疹发下肢加风市、委中;疹发背部加膈俞、风门。

操作:用三棱针点刺出血后,拔罐15分钟,隔日一次,七次为一个疗程。

32. 肩关节周围炎

(1)取穴:肩髃、肩外俞、曲垣、肩髎、肩贞、天宗、阿是穴。

操作:每次选穴3~5个,针刺后拔罐20分钟,日一次。

(2)取穴:阿是穴。

操作:先在患肩或附近找出痛点,用三棱针点刺,用闪火法拔罐,待吸出血液1~3ml,去罐,敷上棉球被动活动5~10分钟。三天治疗一次。

(3)取穴:肩髃、肩前、肩贞、臂臑、巨骨、阿是穴。

操作:针后拔贮药罐(桂枝、红花各6g,苍术、乌梢蛇各9g,羌活、独活、木瓜、威灵仙各10g,乳香、没药各5g,水煎)20分钟,日一次,十次为一个疗程。

33. 颈椎病

(1)取穴:大椎、大杼、肩中俞、肩外俞。

操作:每次选用两穴,用梅花针叩至皮肤发红,并有少量出血点,然后拔罐10分钟,以拔出瘀血为度,隔日一次。

(2)取穴:风池、大椎、颈夹脊穴。经脉闭阻配曲池、昆仑;气滞血瘀配膈俞;肝肾不足配天柱、三阴交。

操作:以闪火法吸拔诸穴10~15分钟,每日一次。

34. 落枕

(1)取穴:阿是穴、风门、大椎、肩中俞、肩外俞。

操作:用闪火法拔罐10~15分钟,也可用神灯照射或推拿。日一次。

(2)取穴:大椎、大杼、肩井、肩中俞、肩外俞、风门、颈椎1~4夹脊穴。

操作:每次选用两穴,用梅花针叩至局部皮肤发红,并有少量出血点,然后拔火罐15分钟。亦可用水煮罐。

(3)取穴:肩髃、悬钟、后溪穴。若肩部疼痛加大椎。

操作:除后溪穴外,余穴针刺后拔抽气罐,同时在肩背部压痛点拔走罐,以皮肤潮红为度,日一次。

35. 软组织损伤

(1)取穴:上肢损伤者,主穴取双侧手三里及局部阿是穴,按循经取穴法配以近端取穴;腰部损伤者,取腰阳关、委中、阿是穴;肩背部损伤取肩贞、天宗、肩髎、肩髃、大椎、阿是穴。

操作:上肢损伤者,手三里用泻法,阿是穴用三棱针点刺出血后拔罐15~20分钟。日一次。腰部损伤者及肩背部损伤均采用走罐法并留罐10~15分钟。

(2)取穴:患处。

操作:急性损伤者,患处常规消毒后用三棱针散刺出血,或用梅花针重叩至局部出血,然后拔罐5~15分钟;慢性损伤者,取患处局部腧穴或阿是穴,针刺留针10~20分钟,出针后拔罐5~10分钟。急性损伤者每日治疗一次,慢性损伤者隔日治疗一次。

36. 梨状肌损伤综合征

(1)取穴:关元俞、腰阳关、肾俞、环跳、殷门。

操作:用药罐法,留罐十分钟,隔日一次。

(2)取穴:环跳、秩边、阳陵泉、足三里、昆仑。

操作:针刺后拔罐十分钟。

37. 急性腰扭伤

(1)取穴:阿是穴、委中(患侧)。

操作:用三棱针在阿是穴散刺至微出血,并薄薄地涂一层石蜡油,行走罐,罐中有瘀血时起罐,然后在委中穴点刺出血数滴。

(2) 压痛点。

操作:在压痛点用毫针直刺 1.5 寸,并在上下左右各 1.5 寸处针刺,留针十分钟,然后用梅花针叩刺,拔罐十分钟,以出血 1ml 效果为佳,还可配合委中,飞扬用泻法针刺,隔日一次,五次为一个疗程。

38. 关节炎

取穴:采用患部与循经取穴为主的原则,也可采用阿是穴。肩部取肩髎、肩髃、肩贞;肘臂部取曲池、合谷、天井、外关、尺泽;腕部取阳池、外关、阳溪、腕骨;背部取身柱、腰阳关;髋部取环跳、居髎、悬钟;股部取秩边、承扶、阳陵泉;膝部取膝眼、梁丘、阳陵泉;踝部取申脉、照海、昆仑、丘墟。其中行痹加膈俞、血海;痛痹加关元、肾俞;着痹加足三里、商丘;热痹加大椎、曲池;久痹加丰隆、膈俞。

操作:行痹多用闪罐法、走罐法;痛痹多用针罐法、灸罐法、水煮罐法;着痹多用药罐法;热痹多用刺络拔罐法;久痹采用药罐法、刺络罐法,留罐时间可稍长;腕踝部穴位采用小竹管拔罐。

39. 天行赤眼

(1) 取穴:急性取①大椎、心俞、肝俞;②身柱、膈俞、胆俞。慢性取:①大椎、左心俞、右肝俞。②身柱、右心俞、左肝俞。

操作:每次选一组,用刺络拔罐法,留罐 15~20 分钟。急性期每日治疗一次,慢性期隔日治疗一次,五次为一个疗程。

(2) 取穴:大椎、少泽(双)、眼点(耳穴)。

操作:用三棱针点刺出血,大椎穴再拔罐 15~20 分钟。日一次。

40. 针眼

(1) 取穴:①风门、合谷、两肩胛区及胸椎 1~7 两旁的淡红色疹点;②胸椎 1~12 两侧,肺俞、心俞、脾俞。

操作:①组适用于急性期,采用梅花针重叩刺后拔罐 15 分钟;②组适用于反复发作者及调理治疗。采用梅花针中度叩刺后拔罐 20 分钟。急性期每日治疗一次,慢性期 2~4 日治疗一次。

(2) 取穴:在背部胸椎 1~12 至腋后线范围内找粟粒大小淡红色皮疹,或皮下小结节、压痛点。

操作:用三棱针点刺出血拔罐 15~20 分钟,或采用留针拔罐 20 分钟。每日一次。

41. 耳鸣

(1) 取穴:翳风、支沟、肝俞、中渚。实证加外关、行间,虚证加肾俞、关元、太溪。

操作:实证采用刺络拔罐法,以拔出血为佳,日一次。虚证采用针刺后拔罐法,或贮水罐法,隔日一次。

(2) 取穴:大椎、肝俞、胆俞、身柱。

操作:用闪火法拔罐 15 分钟,起罐后三棱针点刺中渚、侠溪、太冲、丘墟穴出血,以上穴位可交替使用,每日或隔日治疗一次。

42. 鼻塞

(1) 取穴:急性取大椎、肺俞、脊柱两侧夹脊穴;慢性取中脘、肺俞、膈俞、足三里穴;萎缩性鼻炎取肺俞、尺泽、涌泉穴;过敏性鼻炎取脾俞、肾俞、中脘。

操作:急性采用刺络拔罐法,以出血为度。慢性采用针罐法;萎缩性鼻炎采用单纯罐法或针罐法;过敏性鼻炎采用单纯罐法或针罐法。均留罐 5~10 分钟,同时可配合印堂、迎香、鼻通(迎香穴上内方,鼻唇沟上端尽处,鼻骨下凹陷中)等穴梅花针叩刺。

(2) 取穴:大椎、肺俞、身柱、风门。

操作:用梅花针叩刺后拔罐 15 分钟,三天治疗一次,五次为一个疗程。

(3) 取穴:①第 7 颈椎棘突下旁开 0.5 寸处、合谷。②肺俞、足三里。③风门、曲池。

操作:每次取一组穴位,三棱针点刺出血后拔罐 15~20 分钟,隔日治疗一次,七次为一个疗程。

43. 喉痹

(1) 取穴:大椎、肺俞、曲池、足三里、照海。

操作:采用刺络拔罐法,留罐 15~20 分钟,隔日治疗一次,十次为一个疗程。

(2) 取穴:大椎、膻中、大杼、肺俞、肾俞。

操作:用闪火法拔罐 15 分钟,用三棱针点刺少商、尺泽、商阳穴出血。隔日治疗一次。

(黄　安)

第二十五章

艾灸疗法

艾灸疗法是用艾绒放在体表的穴位上烧灼、温熨，借灸火的温和热力以及药物作用，通过经络的传导，起到温和气血，扶正祛邪，达到防治疾病的一种外治方法。

艾灸是随着火的利用而萌芽的，古人在燃火取暖时，某些病证由于受到火的熏烤或烧灼而有所缓解，从而得到了熏烤或烧灼可以治病的启示，于是发明了灸法。灸法自应用于医疗实践以来，传至春秋战国时期已颇为盛行，在文献中可见到最早提及艾灸的《左传》，记载着鲁成公十年(公元前581年)晋景公有病，请秦国的医缓诊治，医缓说："疾不可为也，有肓之上，膏之下，攻之不可，达之不及，药不治焉"。这里所说的"攻"指艾灸，而"达"指针刺。

1973年在湖南长沙马王堆汉墓出土的"帛书"中有关灸法最早的记载。在《内经》中有关灸法的记载更多，随着针灸学的发展，出现了许多灸法专著，三国曹操之子曹翕撰集的曹氏《曹氏灸方》七卷及《曹氏灸经》一卷是最早的灸法专著，可惜已亡佚。晋代葛洪著《肘后备急方》中，对霍乱吐利以及急救等注重灸法。唐宋以后，灸法更为甚行，不仅有了专业的灸师，而且有了较为系统的灸法，如唐代的《骨蒸病灸方》，宋代的《外科灸法论粹新书》、《膏肓腧穴灸法》及《备急灸法》，清代的《神灸经论》、《理瀹骈文》等。至于历代针灸著作中，唐代孙思邈《备急千金要方》大力提倡针灸并重，王焘《外台秘要》则弃针而言灸。其他如晋代皇甫谧著《针灸甲乙经》，宋代王执中《针灸资生经》，明代杨继洲《针灸大成》，清代吴谦等著《医宗金鉴》和雷丰校补《灸法秘传》等，对灸法也有详尽阐述。可见历代对灸法是广泛应用，颇为重视。

建国以后，作为针灸重要组成部分的灸法随着针灸医学的发展得到很大重视和发展，对灸法的作用原理、临床治疗效果、适应证、禁忌证及灸法的补泻、灸法的方法等都进行了广泛而深入的研究。

一、艾灸疗法的基本原理

（1）温经散寒：《素问·异法方宜论》"北方者，天地所闭藏之域也，其地高陵居，风寒冰冽，……藏寒生满病，其治宜灸焫。"《素问·调经论》又说："血气者，喜温而恶寒，寒则泣而不流，温则消而去之。"可见灸法具有温经散寒的作用。

（2）扶阳固脱：《素问·生气通天论》"阳气者，若天与日，失其所则折寿而不彰。"这说明阳气之重要性。阳衰则阴盛，阴盛则寒，为厥，甚则欲脱，当此之时，就可用艾灸来温补，扶助虚脱之阳气。故《扁鹊心书》："真气虚则人病，真气脱则人死，保命之流灼艾第一。"《伤寒论》也说："下利，手足逆冷，无脉者，灸之。"可见阳气下陷或欲脱之危证，皆可用灸法。

（3）消瘀散结：《灵枢·刺节真邪》"脉中之血，凝而留止，弗之火调，弗能取之。"气为血帅，血随气行，气得温则行，气行则血亦行。灸能使气机通调，营卫和畅，故瘀结自散。

（4）防病保健：《千金要方》说："凡人吴蜀地游宦，体上常须两三处灸之，勿令疮暂瘥，则瘴疬温疟毒气不能着人也。"《扁鹊心书》说："人之无病时，常灸关元、气海、命门、中脘，虽未得长生，亦可保百余年寿矣。"由此说明灸法可起到防病保健的作用，也就是说无病施灸，可以激发人体的正气，增强抗病的能力，使人精力充沛，长寿不衰。

二、艾灸疗法的操作方法和操作规程

（一）分类及操作方法

1. 艾炷灸(图25-1)

（1）直接灸(图25-2)

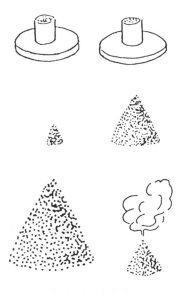

图 25-1　艾炷灸

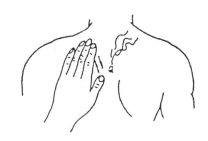

图 25-4　瘢痕灸缓痛拍打法

2) 无瘢痕灸:又称非化脓灸,临床上多用中小艾炷。施灸时先在所灸腧穴部位涂少量的凡士林,以使艾炷便于黏附,然后将艾炷放置于腧穴部位点燃施灸,当艾炷燃剩 2/5 或 1/4 而患者感到微有灼痛时,即可易炷再灸。若用麦粒大艾炷施灸,当患者感到有灼痛时,医者可用镊子将艾炷熄灭,然后继续易炷再灸,待将规定壮数灸完为止。一般应灸至局部皮肤红晕而不起疱为度。

(2) 间接灸(图 25-5)

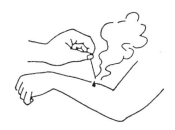

图 25-2　直接灸

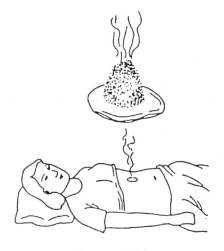

图 25-5　间接灸

1) 瘢痕灸(图 25-3):又称化脓灸,临床上多用小艾炷,亦有用中艾炷者。施灸前先在施术部位上涂以少量大蒜液,以增加黏附性和刺激作用,然后放置艾炷,从上端点燃,烧近皮肤时患者有灼痛感,可用手在穴位四周拍打以减轻疼痛(图 25-4),应用此法,一般每壮艾炷须燃尽后,除去灰烬,方可换炷,每换一壮,即涂大蒜液一次,可灸 7～9 壮。灸毕,在施灸穴位上贴敷淡水膏,大约一周可化脓,化脓时每天换膏药一次。灸疮 45 天左右愈合,留有瘢痕。

1) 隔姜灸(图 25-6):将鲜生姜切成直径大约 2～3cm、厚约 0.2～0.3cm 的薄片,中间用针刺数孔,然后将姜片置于应灸腧穴部位或患处,再将艾炷放姜片上面点燃施灸,当艾炷燃尽,再易炷施灸。灸完规定的壮数,以使皮肤潮红而不起疱为度。

2) 隔蒜灸:将鲜大蒜头切成厚约 0.2～0.3cm 的薄片,中间用针刺数孔(捣蒜如泥亦

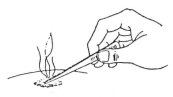

图 25-3　瘢痕灸

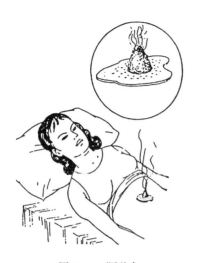

图 25-6　隔姜灸

处进行熏烤,使患者局部有温热感而无灼痛为宜,一般每处灸 5～7 分钟,至皮肤红晕为度。如果遇到局部知觉减退者或小儿等,医者可将中、食两指分开,置于施灸部位两侧,这样可通过医者手指的感觉来测知患者局部的受热程度,以便随时调节施灸的距离,防止烫伤。

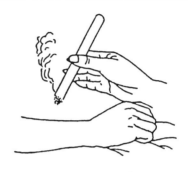

图 25-8　温和灸

可),置于应灸腧穴或患处,然后将艾炷放在蒜片上点燃施灸。待艾炷燃尽,易炷再灸,直至灸完规定的壮数。

3)隔盐灸(图 25-7):用纯净的食盐填敷于脐部,或于盐上再置一薄姜片,上置大艾炷施灸。一般灸 3～7 壮。此法有回阳、救逆、固脱之功,但需连续施灸,不拘壮数,以待脉起、肤温、证候改善。

2)雀啄灸(图 25-9):施灸时,艾卷点燃的一端与施灸部位的皮肤并不固定在一定的距离,而是像鸟雀啄食一样,一上一下活动地施灸。

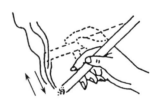

图 25-9　雀啄灸

3)回旋灸(图 25-10):施灸时,艾卷点燃的一端与施灸部位的皮肤虽保持一定的距离,但不固定,而是向左向右方向移动或反复旋转地施灸。

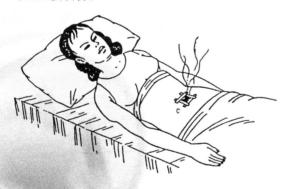

图 25-7　隔盐灸

4)隔附子饼灸:将附子研成粉末,以黄酒调和,做成直径约 3cm、厚约 0.8cm 的附子饼,中间留一小孔或用针刺数孔,将艾炷置于附子饼上,放在应灸腧穴或患处,点燃施灸。

2. 艾卷灸

(1)悬灸

1)温和灸(图 25-8):将艾卷的一端点燃,对准应灸的腧穴或患处,约距离皮肤 2～3cm

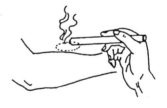

图 25-10　回旋灸

(2)实按灸(图 25-11):施灸时,先在施灸腧穴部位或患处垫上布或纸数层,然后将药物艾卷的一端点燃,趁热按到施术部位上,使热力透达深部,若艾火熄灭,再点再按;或者以布6~7层包裹艾火熨于穴位,若火熄灭,再点再熨。最常用的为太乙针灸和雷火针灸。

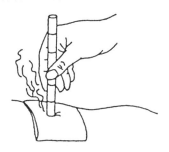

图 25-11　实按灸

1) 太乙神针的通用方:艾绒 100g,硫黄6g,麝香、乳香、没药、松香、桂枝、杜仲、枳壳、皂角、细辛、川芎、独活、穿山甲、雄黄、白芷、全蝎各 1g。上药研成细末,和匀,以桑皮纸一张,约30cm 见方,摊平,先取艾绒23g均匀铺在纸上,次取药末 6g,均匀掺在艾绒里,然后卷紧如爆竹状,外用鸡蛋清涂抹,再糊上桑皮纸一层,两头留空 3cm,捻紧即成。

2) 雷火神针的药物取穴:沉香、木香、乳香、茵陈、羌活、干姜、穿山甲各 9g,麝香少许,艾绒 100g。其制法与太乙神针相同。

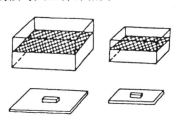

图 25-13　温灸器

（二）艾灸疗法的操作规程

(1) 辨证施灸:在使用艾灸疗法时,必须严格按照中医基础理论和经络腧穴理论及针灸治疗的基本规律选取不同的部位、经络、穴位、时间及补泻方法辨证施灸。

(2) 选择体位:患者的体位是否合适,对于正确取穴和进行灸疗操作有一定的影响。部分重症和身体虚弱的患者,体位的选择更为重要,

3. 温针灸

温针灸(图 25-12)是针刺与艾灸相结合的一种方法,适用于既需要艾灸又须针刺留针的疾病。在针刺得气后,将针留在适当的深度,在针柄上穿置一段长约 2cm 的艾卷施灸,或在针尾上搓捏少许艾绒点燃施灸,直待燃尽,除去灰烬,再将针取出,此法是一种简而易行的针灸并用的方法,其艾绒燃烧的热力可通过针身传入体内,使其发挥针和灸的作用,达到治疗的目的。

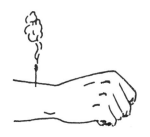

图 25-12　温针灸

4. 温灸器灸

温灸器(图 25-13)是一种专门用于施灸的器具,用温灸器施灸的方法称温灸器灸。临床常用的温灸器有温灸盒和温灸筒。施灸时,将艾绒点燃后放入温灸筒或温灸盒里的铁网上,然后将温灸筒或温灸盒放在施灸部位即可。

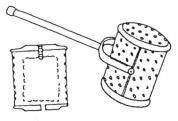

体质虚弱或精神紧张者要采用卧位。不舒服的体位,操作期间,往往可因移动肢体而引起意外。总之,选择体位以医者能正确取穴,操作方便,患者肢体舒适,并能持久为原则。

(3) 点穴:施灸时必须取准穴位,还需嘱咐患者不可移动体位,以保持穴位的准确。此外,还需使施灸的部位平直,一方面以便艾炷能平放,防止施灸时艾炷滚下,烫伤皮肤;另一方面艾条灸及温针灸时能使火力集中,热力深透肌

（4）置炷与点火：点穴后，不同的艾灸疗法有不同的置炷要求，如艾炷灸，可先涂些大蒜液、凡士林，然后将艾炷粘贴其上；温针灸则在针刺入穴位后，将艾绒捏在针柄上或在针柄上套置一段约1～2cm的艾条施灸，置炷完毕，可用线香点燃艾绒，艾炷灸从尖端开始，烧近皮肤时，若患者感到灼痛，可在穴位周围用手拍打以减轻疼痛，灸完一壮后，以纱布蘸冷开水抹净所灸穴位，再依前法续灸，一般可灸7～9壮。

三、艾灸疗法的适应证和禁忌证

1. 适应证

（1）寒凝血滞，经络痹阻引起的各种病证。

（2）外感风寒表证与中焦虚寒。

（3）脾肾阳虚，元气暴脱之证。

（4）气虚下陷，脏器下垂。

（5）外科疮疡初起，瘰疬、乳痈初起，各种痛证，疖肿未化脓者。

（6）防病保健。

2. 禁忌证

（1）面部穴位、乳头、大血管等处均不宜使用直接灸，以免烫伤形成瘢痕。关节活动部位不适宜化脓灸，以免化脓溃破，不易愈合，甚至影响功能活动。

（2）空腹、过饱、极度疲劳和对灸法恐惧者，应慎施灸。对于体弱患者，灸治时艾炷不宜过大，刺激量不可过强，以防晕灸。一旦发生晕灸，应及时处理。

（3）孕妇的腹部和腰骶部不易施灸。

四、艾灸疗法的优点和注意事项

1. 优点

（1）便于搓捏成大小不同的艾炷，易于燃烧，气味芳香。

（2）燃烧时热力温和，能窜透皮肤，直达深部。

（3）艾产于各地，价格低廉。

2. 注意事项

（1）施灸时患者的体位要平整和舒适，并便于术者操作。温针灸时要注意防止艾炷靠皮肤太近，烧灼皮肤和避免碰撞动摇施灸部位及针具，以免艾火脱落引起烧伤甚至烧坏衣物、被褥。

（2）施灸时，必须注意防止艾炷滚翻，艾火脱落，以免引起烧伤。施灸完毕，必须把艾卷或艾炷彻底熄灭，以免引起火灾。对于昏迷、肢体麻木不仁及感觉迟钝的患者，注意勿灸过量，并避免烧伤。

（3）施灸的程序，一般是先上后下，先背后腹，先头后四肢；先阳经，后阴经；施灸壮数先少后多。特殊情况，灵活掌握。

（4）施灸后，皮肤多有红晕灼热感，不需处理，即可消失。如灸后皮肤起疱，小者可自行吸收，大者可用消毒针头穿破，放出液体，然后涂擦紫药水，敷以消毒纱布固定即可。应用敷灸若出现药物过敏者，要及时处理，对症治疗。施用瘢痕灸法，在灸疮化脓期间不宜做重体力劳动。如灸疮污染局部发炎时，可用抗感染膏或玉红膏涂敷。

五、艾灸疗法的临床应用

1. 感冒

（1）取穴：风池、风门、列缺、合谷。适用于风寒感冒。

操作：

艾条温和灸：每穴每次灸10～15分钟，每日灸1～2次。

艾炷隔姜灸：每次选用2～4个穴位，每穴灸5～7壮，每日灸一次，重症可每日灸治两次。

（2）取穴：风池、大椎、曲池、外关。适用于风热感冒。

操作：艾条温和灸：每穴每次灸3～5分钟，每日灸1～2次。

2. 咳嗽

（1）取穴：肺俞、脾俞、太渊、丰隆、合谷。适用于痰湿咳嗽。

操作：

温和灸：每次选用3～4个穴位，每穴灸10～15分钟，以灸至局部皮肤红润温热舒适为度。每日或隔日灸一次。

隔姜灸：每次选用3～5个穴位，每穴灸3～5壮，每日或隔日灸一次。也可于夏季伏天灸。

（2）取穴：肺俞、脾俞、肾俞、气海、丰隆。适用于气虚咳嗽。

操作：

艾条温和灸：每次选用 3～5 个穴位,每穴灸 10～15 分钟,每日或隔日灸一次。

艾炷灸：每次选用 3～4 个穴位,每穴灸3～6 壮,每日灸一次。

3. 哮喘

（1）取穴：列缺、尺泽、风门、肺俞、丰隆。适用于冷哮。

操作：

艾条温和灸：每次选用 3～4 个穴位,每穴灸 5～10 分钟,每日或隔日灸一次。

艾炷灸：每次选用 2～4 个穴位,每穴灸3～5 壮,间日灸一次。

隔姜灸：每次选用 3～5 个穴位,每穴灸 5～7 壮,每日或隔日灸一次,必要时每日灸两次。

（2）取穴：定喘、膏肓、肺俞、太渊、脾俞、足三里。适用于脾肺气虚。

操作：

艾条温和灸：每次选用 3～4 个穴位,每穴灸 5～10 分钟,每日或隔日灸一次。

艾炷灸：每次选用 2～4 个穴位,每穴灸3～5 壮,间日灸一次。

（3）取穴：肺俞、肾俞、太溪、关元。适用于肺肾两虚。

操作：

艾条温和灸：每次选用 3～4 个穴位,每穴灸 5～10 分钟,每日或隔日灸一次。

艾炷灸：每次选用 2～4 个穴位,每穴灸3～5 壮,间日灸一次。

4. 失眠

（1）取穴：脾俞、心俞、神门、足三里、三阴交。适用于心脾两虚。

操作：

温和灸：每次选用 2～4 个穴位,每穴灸5～15 分钟,每日临睡前1～2 小时灸一次。

隔姜灸：每次选用 3～5 个穴位,每穴用黄豆大艾炷灸5～10 壮,每日或隔日灸一次。

（2）取穴：气海、足三里、神门、百会、神阙、隐白。适用于心虚胆怯。

操作：

温和灸：每次选用 3～5 个穴位,每穴灸5～10 分钟,每日灸一次。灸百会穴时,医生可用手指轻轻分开头发,暴露穴位,并注意勿烫伤头皮。

5. 胃痛

（1）取穴：中脘、足三里、内关、公孙、梁门。适用于寒邪犯胃。

操作：

艾条温和灸：每次选用 3～5 个穴位,每穴灸 10～20 分钟,每日灸 1～2 次。

隔姜灸：每次选用 2～4 个穴位,每穴灸5～7 壮,艾炷如枣核大,每日灸 1～2 次。

温灸器灸：每日选用 2～4 个穴位,每次灸15～20 分钟,每日灸一次。

（2）取穴：中脘、胃俞、脾俞、足三里、神阙。适用于脾胃虚寒。

操作：

艾条温和灸：每次选用 3～4 个穴位,每穴灸 10～20 分钟,每日灸一次。

隔盐灸：每次灸 1～5 壮,脐部有较明显的温热感向腹部扩散为宜。

6. 呕吐

（1）取穴：合谷、大椎、间使、内关、中脘。适用于外邪犯胃。

操作：

艾条灸：每次选用 3～5 个穴位,每穴灸10～20 分钟,每日灸 1～2 次。

隔姜灸：每次选用 2～4 个穴位,每穴灸5～7 壮,艾炷如枣核大,每日灸 1～2 次。

温灸器灸：每日选用 2～4 个穴位,每次灸15～20 分钟,每日灸一次。

（2）取穴：章门、公孙、中脘、脾俞、丰隆。适用于痰饮内阻。

操作：

艾条温和灸：每次选用 3～5 个穴位,每穴灸 10～20 分钟,每日灸一次。

隔姜灸：每次选用 2～4 个穴位,每穴灸5～9 壮,艾炷如枣核大,每日灸一次。

（3）取穴：内关、中脘、隐白、脾俞、神阙。适用于脾胃虚寒。

操作：

艾条灸：每次选用 3～4 个穴位,每穴灸10～20 分钟,每日灸一次。

隔姜灸：每次选用 2～4 个穴位,每穴灸5～7 壮,艾炷如枣核大,每日灸一次。

隔盐灸：每次灸 1～5 壮,腹部有较明显的温热感向腹中扩散。

7. 呃逆

(1) 取穴:中脘、足三里、膈俞、梁门、内关。适用于寒邪犯胃。

操作:

艾条雀啄灸:每次选用 3～5 个穴位,每穴灸 10～20 分钟,重证每日可灸两次。

隔姜灸:每次选用 2～4 个穴位,每穴灸5～10 壮,艾炷如黄豆大,每日灸 1～2 次。

(2) 取穴:内关、膈俞、巨阙、期门、丰隆、太冲。适用于痰浊中阻。

操作:

艾条温和灸:每次选用 3～6 个穴位,每穴灸 10～15 分钟,每日灸 1～2 次。

隔姜灸:每次选用 3～5 个穴位,每穴灸5～7 壮,艾炷如黄豆大,每日灸一次。

(3) 取穴:膈俞、足三里、气海、关元。适用于脾肾阳虚。

操作:

艾炷着肤灸:每次选用 1～3 个穴位,每穴灸 3～5 壮,艾炷麦粒大,隔日灸一次。

8. 泄泻

(1) 取穴:天枢、足三里、上巨虚、阴陵泉、合谷。适用于寒湿泄泻。

操作:

艾条温和灸:每次选用 3～5 个穴位,每穴灸 10～15 分钟,每日灸一次,重证可每日灸两次。

温灸器灸:每次选用 2～4 个穴位,每次灸 15～30 分钟,每日灸 1～2 次。

隔姜灸:每次选用 2～4 个穴位,每穴灸3～7 壮,艾炷如枣核大,每日灸一次。

(2) 取穴:脾俞、关元俞、中脘、天枢、足三里。适用于脾虚泄泻。

操作:

艾条温和灸:每次选用 3～5 个穴位,每穴灸 10～20 分钟,每日灸一次。

隔姜灸:每次选用 2～5 个穴位,每穴用黄豆大艾炷灸 3～7 壮,每日或隔日灸一次。

(3) 取穴:肾俞、命门、中脘、天枢、足三里。适用于肾虚泄泻。

操作:

隔姜灸:每次选用 2～4 个穴位,每穴灸3～7 壮,艾炷如枣核大,隔日灸一次。

隔附子饼灸:每次选用 2～4 个穴位,每穴灸 3～7 壮,隔日灸一次。

9. 痢疾

取穴:天枢、气海、上巨虚。

操作:

艾条灸:每穴灸 20～30 分钟,每日灸 1～2 次。

隔姜灸:每次选用 1～3 个穴位,每穴灸5～7 壮。

隔盐灸:选用神阙穴,每次灸 5～7 壮,每日一次。

10. 腹痛

(1) 取穴:中脘、足三里、天枢、神阙、合谷。适用于寒邪腹痛。

操作:

艾条温和灸:每次选用 3～4 穴,每穴灸5～10 分钟,每日灸 1～2 次。

隔盐灸:神阙穴按隔盐灸法操作,用中艾炷灸 5～10 壮,每日灸一次。

(2) 取穴:脾俞、肾俞、关元、足三里、三阴交。适用于阳虚腹痛。

操作:

艾条温和灸:每次选用 3～5 个穴位,每穴灸 10～20 分钟,每日灸一次。

11. 便秘

(1) 取穴:脾俞、胃俞、大肠俞、三阴交、足三里、天枢、支沟。适用于虚秘。

操作:

艾条温和灸:每次选用 4～6 个穴位,每穴灸 10～15 分钟,每日灸一次。

隔蒜灸:每次选用 3～5 个穴位,每穴用中、小艾炷灸壮,每日灸一次。

(2) 取穴:气海、神阙、肾俞、关元俞、大肠俞。适用于冷秘。

温和灸:每次选穴 3～5 个穴位,每穴灸 10～20 分钟,每日灸一次。

12. 头痛

取穴:百会、太阳、头维、上星、列缺、合谷、阿是穴。

风寒加风池、风门;风热型加曲池、外关、大椎;风湿加风池、阳陵泉;肝阳加太冲、阳辅、太溪;肾虚加太溪。气虚加气海、足三里、脾俞;血虚加三阴交、血海;痰浊加中脘、丰隆、足三里;

228

瘀血加行间、血海、三阴交。

操作：

艾炷灸：头部穴位可用小艾炷灸，每穴灸3～7壮，余穴艾条灸5～10分钟。每日灸1～2次。

隔物灸：附片、艾叶、姜片均可随症选用，每穴灸5～10壮，每日灸一次。

艾条灸：每穴用艾条悬灸5～10分钟，偏寒偏虚者可灸至20分钟。

13. 眩晕

（1）取穴：百会、肾俞、太溪、三阴交、涌泉。适用于肾精不足。

操作：

温和灸：每次选用2～4穴，每穴灸10～20分钟，每日或隔日灸一次。

温灸器灸：用特制的温灸器内放6cm长艾条，从下端点燃，然后将温灸器固定在穴位上。一般每次选用2～3个穴位，每次灸20～30分钟，每日灸一次。

（2）取穴：内关、丰隆、中脘、阴陵泉。适用于痰浊中阻。

操作：

温和灸：每次选用2～4个穴位，每穴灸15～20分钟，每日或隔日灸一次。

隔姜灸：每次选用2～4个穴位，每穴灸5～7壮，艾炷如黄豆或枣核大，每日或隔日灸一次。

（3）取穴：脾俞、肾俞、关元、足三里、百会、膈俞。适用于气血亏虚。

操作：

温和灸：每次选用2～4个穴位，每穴灸10～20分钟，隔日灸一次。

温灸器灸：用特制的温灸器，内放艾条，从下端点燃，将温灸器固定在穴位上。每次选用3～4个穴位，每穴灸15分钟，每日灸一次。

14. 面瘫

取穴：颊车、地仓、翳风、合谷、阳白、外关、足三里、下关。

操作：

温和灸：每次选用4～6个穴位，每穴灸5～15分钟，每日1～2次。

隔姜灸：每次选用4～6个穴位，每穴灸5～7壮，艾炷如黄豆大，每日灸一次。

15. 中风

（1）取穴：人中、太冲、内关、劳宫、足三里、丰隆。适用于闭证。

操作：

温和灸：每次选用4～5个穴。每穴灸20～30分钟。

温针灸：每次选用3～6个穴位，每穴灸15～30分钟，每日灸一次。

（2）取穴：关元、神阙、气海、足三里、百会、肾俞、命门。适用于脱证。

操作：

隔盐灸：关元、神阙用大艾炷灸之，壮数不限。其余穴位用中等艾炷。

隔姜灸：每次选用5～7个穴位，每穴灸5～7壮，艾炷如枣核大，每日灸1～2次。

（3）取穴：上肢瘫痪取肩髃、曲池、合谷、外关；下肢瘫痪取环跳、阳陵泉、足三里、解溪、昆仑；语言不利取哑门、廉泉、通里。适用于半身不遂。

操作：

温和灸：每次选用4～6个穴位，每穴灸15～20分钟，每日灸一次。

（4）取穴：地仓、颊车、合谷、内庭、阳白、昆仑、养老。适用于口眼喎斜。

操作：

温和灸：每次选用4～5个穴。每穴灸20～30分钟。

温针灸：每次选用3～6个穴位，每穴灸15～30分钟，每日灸一次。

16. 癃闭

（1）取穴：三焦俞、阴陵泉、三阴交、小肠俞、水道、太冲。适用于实证。

操作：

雀啄灸：每次选用3～5个穴位，每穴灸10～20分钟，每日灸1～2次。

艾炷灸：每次选用2～4个穴位，每穴灸5～10壮，每日灸1～2次。

（2）取穴：阴谷、肾俞、三焦俞、气海、委阳、脾俞。适用于虚证。

操作：

温和灸：每次选用3～5个穴位，每穴灸10～15分钟，每日灸一次。

隔姜灸：每次选用3～5个穴位，每穴灸5～

229

10 壮,每 1~2 次。

温灸器灸:每次选用 3~5 个穴位,每穴灸 10~30 分钟。

17. 遗精、早泄

(1) 取穴:内关、神门、心俞、足三里、太溪、然谷。适用于心肾不交。

操作:

温和灸:每次选用 3~5 个穴位,每穴灸 20~30 分钟,每日灸一次。

温针灸:每次选用 3~5 个穴位,每穴治疗 10~20 分钟,每日或隔日针灸一次。

(2) 取穴:气海、足三里、中极、关元、命门。适用于肾气不固。

操作:

温和灸:每次选用 2~4 个穴位,每穴灸 10~30 分钟,每日或隔日灸一次。

温灸器灸:每次选用 2~4 个穴位,每穴灸 15~30 分钟,每日或隔日灸一次。

隔盐灸:选用神阙穴,上置食盐,用艾条在盐上施灸。用艾炷在食盐上灸,也可在食盐上加置姜片,再用艾条或艾炷灸。

(3) 取穴:三阴交、阴陵泉、内庭、内关、脾俞。适用于湿热下注。

操作:

温和灸:每次选用 2~4 个穴位,每日灸一次。

艾炷灸:每次选用 3~5 个穴位,每穴 3~5 壮,每日灸一次。

18. 阳痿

(1) 取穴:关元、神阙、中极、肾俞、腰阳关、命门、心俞。适用于命门火衰,恐惧伤肾。

操作:

温和灸:每次选用 3~6 个穴位,每穴灸 10~20 分钟,每日或隔日灸一次。

温灸器灸:每次选用 3~6 个穴位,每穴灸 15~30 分钟,每日或隔日灸一次。多选用俞募穴。

隔姜灸:每次选用 3~5 个穴位,每穴灸5~10 壮,炷如黄豆大,每日或隔日灸一次。

隔盐灸:取细食盐适量纳入神阙穴中,与脐平,上置艾炷施灸,每次灸 5~30 壮,艾炷如半个枣核大,每日或隔日灸次。亦可在食盐上置姜片施灸。也可用艾条在盐上熏灸,每次 10~

30 分钟。

(2) 取穴:脾俞、心俞、足三里、气海、肾俞。适用于心脾受损。

操作:

温和灸:每次选用 2~4 个穴位,每穴灸 10~30 分钟,每日灸一次。

隔姜灸:每次选用 3~5 个穴位,每穴灸5~10 壮,艾炷如枣核大,每日或隔日灸一次。

19. 腰痛

(1) 取穴:肾俞、腰阳关、阳陵泉、委中、命门。适用于寒湿腰痛。

操作:

温和灸:每次选用 2~5 穴,每穴灸 10~15 分钟,肾俞、腰阳关可灸至 20 分钟,每日灸一次。

艾炷灸:每次选用 2~4 个穴位,一般穴灸 3~5 壮;肾俞穴可灸至十壮,每日灸一次。

隔附子饼灸:将附子饼置于穴位上,上置艾炷灸,每穴灸五壮,肾俞、腰阳关可灸 10~15 壮,每日灸一次。

(2) 取穴:志室、三阴交、膈俞、气海俞、太冲、阿是穴。适用于劳损腰痛。

操作:

温和灸:每穴悬灸 5~10 分钟,志室、阿是穴、气海可灸至 15~20 分钟,每日灸一次。

艾炷灸:每次选用 2~4 个穴位,一般穴灸 3~5 壮;志室、阿是穴可灸至十壮,每日灸一次。

(3) 取穴:关元、命门、肾俞、太溪、然谷。适用于肾虚腰痛。

操作:

温和灸:每穴灸 5~10 分钟,关元、肾俞可灸至 20 分钟,每日灸 1~2 次。

隔附子饼灸:每次选用 3~4 个穴位,取附子饼置穴位,置艾炷灸,每穴灸五壮,肾俞、关元、阿是穴可灸 15 壮,隔日灸一次。

20. 痹证

取穴:肩部取肩髃、肩髎、秉风、阿是穴,肘部取曲池、尺泽、阿是穴,腕部取阳溪、阳池、腕骨、阿是穴,背脊部取腰阳关、阿是穴,髀部取环跳、居髎、阿是穴,股部取秩边、阿是穴,膝部取犊鼻、阳陵泉、膝阳关、阿是穴,踝部取申脉、解溪、阿是穴。

行痹加风门、膈俞;痛痹加肾俞、关元,着痹加足三里、阴陵泉;热痹加大椎、曲池。

操作:

温和灸:每次选穴 4~6 个,每穴灸 15~20 分钟,每日灸 1~2 次。

艾炷隔姜灸:每次每穴灸 5~10 壮,艾炷如枣核大,每日一次。

化脓灸:每次选 1~2 穴灸起疱,刺破,待其化脓后外科上药使其结痂,约 5~6 周,待灸疮自行愈合。

温针灸:每穴灸 5~15 分钟,每日灸一次。

21. 痛经

(1) 取穴:命门、肾俞、关元、足三里。适用于气血虚弱。

操作:

艾炷灸:先令患者俯卧,腰部垫舒展后,艾炷如黄豆大小,当第 14 椎下及左右各旁开 1.5 寸处,各置一炷,香火点燃,慢慢灼烧。熄灭后更换之,每穴可灸 5~10 壮。再令换体位仰卧,将关元和足三里共两穴同施前法。

温和灸:艾条点燃后,在各穴位上,由远而近,慢慢烘烤,令穴位局部红润温热舒适为佳,往往此时痛征亦止。

上述诸法可在经期痛征时开始使用,以后每周隔日一次,直至下次月经周期前停止,观察疗效。

(2) 取穴:中极、水道、地机。适用于寒湿凝滞。

操作:

隔物灸:以姜片或附子饼均可,或将温灸器置于穴上,艾炷隔物灸,每穴十壮,体壮脉实者可酌情加 3~5 壮。

22. 崩漏

取穴:血崩方:隐白、关元、三阴交、百会、肝俞、脾俞、肾俞;

漏下方:气海、脾俞、三阴交、地机、血海。属寒者加命门、中极,属热者加大敦、太冲,属瘀者加气冲、冲门、支沟。

崩漏一证,急则治标,上方各穴均可灸疗。属虚偏寒可施重灸补法,属瘀偏热者可施轻灸泻法。

操作:

艾炷灸:隐白、百会、气海穴均可用如麦粒大艾炷灸 10~20 壮。肝俞、脾俞、肾俞各十壮。三阴交,地机,血海各五壮。属寒者除艾炷重灸上诸穴外,还可加命门,中极两穴,每穴灸 20 壮。属热者,加大敦、太冲各五壮,急吹其火,使艾炷快速烧尽,取其散热泄火之效。属瘀者,气冲、冲门各三壮,支沟 5~7 壮。

艾条灸:艾条悬灸重点穴位是隐白、气海、关元、中极,重症可用瘢痕灸法,局部灸疮可外敷京万红药膏保护至结痂。其余诸穴可灸至皮肤潮红为度,一般在 15 分钟左右。

23. 带下

(1) 取穴:脾俞、气海、带脉、足三里、三阴交。适用于脾虚带下。

操作:

温和灸:单用艾条分别悬灸上述五穴亦可。脾俞可灸 30 分钟左右,其余诸穴各灸 20 分钟左右即可。

温灸器灸:选用温灸器,内置烧着之艾(或艾条)放置脾俞上,灸毕再改置气海穴亦可。

隔物灸:可将附子片(药用饮片即可)放在气海穴位上。艾炷如麦粒大小,连灸 10~20 壮,对虚寒湿盛的白带症屡有奇效。

(2) 取穴:关元、肾俞、带脉、次髎。适用于肾虚带下。

操作:

温和灸:此法对于体弱病久者,每可在医生指导下,每日行保健治疗,早晚各 1 次,尤以下腹部和下肢诸穴相宜,一般以两周为一疗程。

24. 胎位不正

取穴:至阴。

操作:

艾条温和灸:取坐位,令孕妇两足平放,两膝屈曲,下肢屈立于床面。以艾条点燃悬其穴上温和灸疗,每次 30 分钟左右,令孕妇呈膝胸卧位,臀部抬高,持续 20 分钟左右。每日一次,直到胎位转正为止。

25. 乳少

(1) 取穴:脾俞、足三里、少泽、膻中、乳根。适用于气血虚弱。

操作:

温针灸:将毫针 1.5 寸左右分别在膻中、乳根、足三里三穴处施呼吸兼迎随补法后,再以艾条寸许置诸针针柄上,慢慢灼烧。

温和灸:脾俞、少泽两穴可以此法施温和灸。

(2)取穴:大陵、太冲、膻中、少泽。适用于肝郁气滞。

操作:

温针灸:少泽、膻中,既可采用温针泻法,亦可用艾条温和悬灸。

艾炷灸:大陵、太冲,用毫针刺施泻法,令针感遂其经导,大陵穴的针感尤以传到上臂内廉以至胸部为佳。遂再用隔姜灸法施麦粒大小艾炷灸,每穴3~5壮。

26. 不孕症

(1)取穴:气户、子宫、关元、命门、阴交。适用于肾虚精亏,胞宫虚寒。

操作:

温针灸:先俯卧,用1.5寸毫针针命门穴施呼吸补法,再切寸半艾条烧针柄,令热传,术毕起针后再令患者成仰卧位,气户、子宫以2~3寸毫针,行呼吸补法,令针感达到会阴部,关元以1.5~2寸毫针,采用呼吸补法,再以寸半艾条烧针柄,燃尽可再重复使用。每日一次,以月经带经周期间隔时日起施用,大约每月可治疗15次左右,不效,下月带经期后开始至排卵期末结束。

艾炷直接灸:每次选3~5穴,每穴灸5~7壮,艾炷如麦粒大,每日灸一次。

温和灸:每次选4~6穴,每穴灸20~30分钟,每日灸1~2次。

(2)取穴:中极、三阴交、合谷、太冲。适用于气结痰阻,瘀血凝滞。

操作:

温针泻法:此四穴以毫针泻法为主,于中极穴处,可加半寸艾条温针,火着急吹,令其速燃。

艾炷直接灸:选中极、太冲为主穴,艾炷如麦粒大,每穴灸3~5次。

27. 阴挺

取穴:百会、关元、气海、维胞、脾俞、肾俞、气海俞。

操作:

温针灸:患者可间日交替采取不同体位,俯卧以取背俞,仰卧以疗冲任。关元、气海、维胞均采用毫针刺,施呼吸补法;百会以毫针刺施迎随补法。在留针时间内,以艾条寸半,置于针柄

上,慢慢灼烧。每隔日治疗一次,次日改用俯卧,亦同前法,在脾俞、肾俞、气海俞施术,每隔一日,治疗一次。温针灸一般以2~3周为一疗程。

艾炷灸:关元、气海、维胞三穴可同时用艾炷直接灸或艾炷隔物灸,直接灸艾炷如麦粒大小,每穴五壮左右;隔物(如姜或附子饼均可)灸时,艾炷如黄豆粒大,每穴可灸十壮左右。

温和灸:此法亦可令患者自行保健治疗,主穴除气海、关元、维胞外,另可加灸三阴交和大敦穴。其余背俞和百会穴请助手或家属协助施灸。

28. 小儿遗尿

取穴:肾俞、脾俞、次髎、百会、关元、神门、太溪、腰阳关。

操作:

隔物灸:取鲜姜或生蒜,切薄片,每穴可灸2~4壮。

温灸器灸:将燃烧艾条放在温灸器内,取腹部和背部穴位热熨之,每日施术一次,每次15~20分钟。小儿皮肤娇嫩,切勿烫伤,尤其是腹部和臀部附近的穴位,更要小心使用。

温针灸:先取俯卧位,毫针刺脾俞、肾俞、腰阳关,行呼吸补法,再切半寸艾条置针柄上慢慢烧灼。术毕令患儿更换仰卧位,关元穴以2寸毫针行呼吸补法,用半寸艾条放在针柄慢慢烧灼,此穴可多加灸2~4次。神门、太溪以1寸毫针行迎随补法。百会可用艾条悬灸。

温和灸:每次选5~7个穴位,艾条悬灸。每日可灸两次,一周为一疗程。

29. 疔疮

取穴:身柱、灵台、合谷、委中、阿是穴。

操作:

温和灸:是将点燃的艾条,对准初起的疔疮,固定一点灸,距离以患者局部对热力能耐受为度。

隔蒜灸:将蒜片平放于患处,上置艾炷点燃,连灸十壮,每日灸1~2次。

隔姜灸:取生姜切成薄片,蘸凡士林少许,以防起泡,将艾炷放置姜片上点燃,连灸3~7壮,每日灸两次。

30. 肠痈

取穴:上巨虚、天枢、地机、阑尾穴、大肠俞、

局部阿是穴(压痛点)。

操作:

温和灸:每次选用 3～5 个穴位,每穴灸 15～20 分钟,每日灸 1～2 次。

31. 痔疮

取穴:长强、会阴、次髎、承山、二白、大肠俞。

痔核脱出久不收加百会或气海、神阙,外痔炎症严重者重灸承山,便秘加支沟,便血加脾俞、血海,湿重者加阴陵泉。

操作:

艾炷灸:每穴施灸 3～5 壮,每日一次。

隔姜灸:姜片上置艾炷 3～5 壮灸之,神阙用隔盐灸,每日灸 1～2 次。

32. 脱肛

(1) 取穴:气海、足三里、百会、大肠俞、承山。适用于气虚下陷。

操作:

温和灸:每次选用 2～5 个穴位,每穴灸 10～15 分钟,每日灸一次。

(2) 取穴:百会、关元、脾俞、命门、秩边。适用于脾肾两虚。

操作:

温和灸:每次选用 2～4 个穴位,每穴灸 15～20 分钟,每日灸一次。

33. 疣

取穴:阿是穴。

操作:

艾条灸:在患处取穴,若多个疣体可选母疣或最先发者为穴,熏灸 10～15 分钟,每日灸一次。

温针灸:适用于扁平疣,局部选穴,视疣体大小,插入 3～5 根银针,置艾炷针柄上点燃灸之,每次灸 2～3 壮。

艾炷灸:将艾绒做成略大于疣体的艾炷,置患处点燃施灸,稍有温热感即移去,每日灸一次,每次灸 2～3 壮。

34. 湿疹

取穴:曲池、肺俞、大椎、阿是穴、血海、三阴交、足三里、神门、郄门。

偏湿热者加合谷、水分;偏血虚者加膈俞。

操作:

艾炷灸:阿是穴可用小艾炷在皮损边缘围灸,皮损范围大者可于中心灸 3～5 壮,余穴可灸 3～5 壮,每日一次。

艾条灸:每穴悬灸 5～10 分钟,阿是穴灸至起红晕为度,每日 1～2 次。

35. 带状疱疹

取穴:肝俞、太冲、曲池、大椎、阿是穴、华佗夹脊穴。

疹发于胸胁部,加支沟、期门或阳陵泉;发于脐上部,加合谷;发于脐下部,加足三里;疼痛较甚加内关、阳辅。

操作:

艾炷灸:每穴灸 3～5 壮,阿是穴采用围灸,及在疱疹边缘安放艾炷排灸,每日一次。

艾条灸:每穴悬灸 5～10 分钟,阿是穴灸至 20 分钟,每日 1～2 次。

36. 牛皮癣

取穴:阿是穴、风池、合谷、曲池、血海、膈俞、三阴交、行间。

操作:

艾炷灸:小艾炷(火柴头大小)置于已涂蒜汁之皮损局部,每炷间隔 1.5cm,燃尽后扫去艾灰,怕痛者可于燃尽艾炷前压灭艾火,十天一次,亦可每周三次,至皮损正常后停灸。灸点表皮色变焦黄,结痂后 2～3 天可脱落,灸点化脓者可行局部处理,一般无瘢痕残留。

艾条灸:每穴悬灸 5～10 分钟,阿是穴可灸至 20～60 分钟,每日 1～2 次。亦可对症选用中药制成灸条,局部熏灸。

37. 冻疮

(1) 取穴:神阙、关元、气海、命门、肾俞、大椎、涌泉、曲池、阿是穴。适用于重症。

操作:

艾条灸:每穴灸 15～20 分钟,或灸至患者清醒,再灸 2～3 日。

艾炷灸:每穴灸 10～15 壮,每日灸 2～3 次。

(2) 取穴:阿是穴、肝俞、膈俞、大包、内关、外关、阳陵泉、足三里、阴陵泉。适用于轻症。

操作:

艾条灸:每穴灸 15～20 分钟,每日 2～3 次。

38. 鸡眼

取穴:阿是穴。

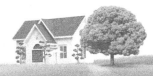

操作：

艾炷灸：热水浸泡，剪去凸起硬皮，艾炷直接施灸，或艾条悬灸阿是穴，每日灸一次，每次灸3～5壮。

温和灸：取阿是穴，温水浸泡使硬皮软化，点燃艾条，靠近穴位熏烤，灸20分钟左右，或以略有热痛感觉、皮肤红润为度，每日灸一次。

发疱灸：用小艾炷置阿是穴上，点燃灸至患处有灼痛感即可发疱。未愈可再灸。

隔蒜灸：用独头大蒜切成5mm薄片，放在阿是穴上，艾炷置蒜片上。每次灸3～5壮，隔日灸一次。

39. 肩关节周围炎

取穴：肩髃、肩贞、臂臑、曲池、外关。

操作：

温和灸：每次选用2～4个穴位，每穴灸10～20分钟，每日或隔日灸一次。

艾炷隔姜灸：每次选用2～4个穴位，每穴灸5～10壮，艾炷如枣核大，每日或隔日施灸一次。

温针灸：每次选用2～4个穴位，每穴灸10～15分钟，每日或隔日灸一次。

40. 落枕

取穴：落枕穴、压痛点、天柱、后溪、悬钟。

操作：

温和灸：每次选用3～4个穴位，每穴灸15～30分钟，每日灸1～2次。

艾炷隔姜灸：每次选用2～3个穴位，多选用局部病处腧穴，每穴灸5～10壮。艾炷如枣核大，每日灸1～2次。

温灸器灸：每次选用2～3个穴位，多选用病变局部腧穴，每次灸10～20分钟，每日灸一次。

41. 扭伤

取穴：颈部取风池、天柱、后溪，肩部取肩髃、肩贞、臑俞、条口，肘部取曲池、天井、尺泽、小海，腕部取阳池、阳溪、阳谷，指部取阿是穴，腰部取肾俞、腰阳关、后溪，髋部取环跳、秩边、承扶，膝部取膝眼、阴陵泉、梁丘、鹤顶，踝部取昆仑、丘墟、解溪。

操作：

艾炷灸：每穴施灸3～5壮，每日1～2次。

艾条灸：艾条悬灸，每穴5～10分钟，阿是穴可灸至20分钟，每日1～2次。

隔姜灸：老姜片上置艾炷3～5壮，每日1～2次。

（薛　聆）

234

第二十六章

醋 疗 法

醋是日常生活中不可缺少的调味品,它是以米、麦、高粱、玉米等酿制而成的含有醋酸的液体,古代称之为醯、酢、苦酒、米醋等。食醋在我国有悠久的历史,中国是世界上用谷物酿醋最早的国家。醋的酿造稍晚于酒,在公元前3世纪已经有了醋的文字记载,到春秋战国时就有专门酿醋的作坊了。据《史记》记载:"通邑大都,醯酱千瓿。"在2300多年前的《论语》里也有关于醋的记载。但那时的醋还是比较贵重的调料,直到汉代才开始普遍生产。据东汉时期的著作《四民月令》中记载:"四月四日可作酢,五月五日也可作酢。"这时的醋已成了人民生活"开门七件事"之一了。

南北朝时期醋的生产有了很大的发展,酿造工艺更趋完善,食醋的产量和销量都很大,进一步推动了酿醋技术的不断发展。北魏时贾思勰所著的《齐民要术》一书中,系统地介绍了我国古代劳动人民制醋的经验和技术成就。书中收录了22种制醋方法,其中有些方法一直沿用至今,并传至国外。有关食醋的药用,在我国古代医书中已有论述。最早的记载是长沙马王堆3号墓出土帛书中的《五十二病方》。书中记述治疗癫痫、尿闭、疝气、痔疮、痈、癣、白癜风、烧伤、狗咬、疯狗咬伤等疾病的处方中有的用了醋。说明当时医家已认识到醋有清热、解毒、疗疮、利尿等功效了。

东汉张仲景在《伤寒论》、《金匮要略》等著作中,就有"少阴病,咽喉生疮,不能言语,声不出者,苦酒汤主之"的记述;其用醋浸泡一宿的乌梅制作的乌梅丸,经过1800多年历史的考验,至今还被用来治疗蛔虫病。这些都对后来以醋作药用的发展过程起了推动作用。继而在晋、隋、唐、宋、元、明、清各朝代的医药学著作中,都有关于以醋作药用的记载,推崇用醋治疗

气劳黄肿、臌胀、便秘、尿血、痔漏、胎死腹中、心绞痛及狐臭、痈疽、恶疮脓血、疥癣、鼻塞诸症。这对现代醋的药用研究,提供了较丰富的历史资料。

在国外酿醋也有悠久的历史。中外人民都对食醋的保健功能有所认识。西方医学的奠基人、希腊的希波克拉底医师(公元前460至前377年)赞赏食醋的医疗作用,并对呼吸器官的疾病、疹癣、狂犬咬伤等疾病使用醋治疗。在比希波克拉底还早的医书上,曾记载使用醋治疗耳朵疾病、用木炭和醋混合治疗皮肤病的方法。《圣经》中还有食醋能减轻疾病的记载。

一、醋疗法的基本原理

据现代科学研究证实,酿造醋含有丰富的营养成分,具独特的药理作用。据分析,醋含有 $5\% \sim 20\%$ 的醋酸,pH 为 $1.5 \sim 2.0$,与人胃酸的 pH 为 $1.3 \sim 1.8$ 相近。酿造醋含有乙酸、琥珀酸、枸橼酸、苹果酸、草酸、乳酸等多种有机酸,还含有蛋白质、氨基酸、脂肪、糖类、钙、磷、铁、维生素 B_1、B_2、尼克酸及芳香性物质乙酸乙酯。以大米酿造的米醋有机酸和氨基酸含量较高,被称为醋中佳品。食醋可提高肝脏的解毒及新陈代谢功能,从而减少肝病的发病率;食醋中所含有的挥发性物质及氨基酸等成分能刺激大脑的神经中枢,使消化器官增加消化液的分泌,有助于消化功能的加强,并能促使人体内过多的脂肪转变为体能而消耗掉,还可使摄入的糖与蛋白质等的新陈代谢过程顺利进行,因而具有良好的减肥作用;醋还能抑制和降低人体衰老过程中过氧化物质的形成,减少老年斑,从而延缓衰老,保健益寿;食醋中含有的醋酸、乳酸、氨基酸、甘油和醛类化合物,能促使毛细血管扩张,增加皮肤血液循环,并能杀死皮肤上的

一些细菌,使皮肤柔和光润,故具有美容护肤的功用。因而,经常食醋,可使人体健康强壮,精力充沛,抗衰延年。

从传统医药学和现代医学临床实践和科学研究的成果来看,醋主要的作用机制是通过以下几个方面的功效体现出来的:

1. 抗菌作用

食醋具有一定的杀菌、抑菌能力。对芽孢杆菌属菌、微球菌属菌(是最为常见、分布也十分广泛的食物腐败菌)、荧光假单胞菌和亨氏片球菌(乳品、鱼贝等多种食品的低温腐败菌)、金黄色葡萄球菌(细菌性食物中毒最主要病菌之一)、鼠伤寒沙门菌和病原性大肠菌(重要的肠道传染病菌)等食醋都能完全抑制其繁殖。乙酸浓度在 122.5mg/L,只要半分钟就能完全杀灭葡萄球菌、格特内杆菌、宋内-志贺菌、副溶血性弧菌;对于病原大肠菌,也仅需半分钟就能全部予以杀灭。研究所的研究还表明,食醋对甲种链球菌、卡他球菌、肺炎双球菌、白色葡萄球菌和流感病毒等呼吸道致病微生物,在室内熏后 30 分钟,除甲链球菌有个别菌落外,其余全被杀灭。试验还证明,食醋有杀灭白喉杆菌和流行性脑脊髓膜炎、麻疹、腮腺炎病毒的效力。

对于铜绿假单胞菌、发癣菌等多种细菌、真菌,食醋也有很强的杀灭效力。在中医临床上和民间验方中,都将醋广泛地用于防治外科、皮肤科的多种疾病,并取得了较好的效果。

2. 抗病毒的作用

观察发现,在酿造食醋的工厂里,工人们很少患感冒,甚至工作 20 多年也未患过感冒。每当感冒流行时,酿醋厂工人未见有人被感染。这一奇异的现象,学者认为这与他们长期接触食醋有很大关系。引起感冒的病毒没有细胞膜,酸碱度的改变易影响其生长。感冒病毒的生长,主要靠核糖核酸酶等酶内系统的催化作用,而核糖核酸酶等又受酸碱度、温度、微量金属离子的控制。一般病毒生长环境的 pH 为 6.5～7.9,应用 5%～6% 的碳酸氢钠溶液或 5%～6% 的食醋液,其氢离子或氢氧离子浓度足以控制所有感冒病毒的生长(5%食醋的 pH 为 3,5%碳酸氢钠溶液的 pH 为 8.5)。

因此,在日常生活中,如遇感冒流行,不妨用食醋熏蒸。其方法是取醋适量(每立方米空间2～10ml),用 1～2 倍水稀释,以文火加热熏蒸。

3. 健胃止泻

自古以来,都认为醋具有增加食欲、促进消化的作用。这在我国历代医学文献中多有记载,如唐代陈藏器著《本草拾遗》,清代王士雄著《随息居饮食谱》等,都称醋能"开胃、消食"。而我国民间亦有用"醋茶"治消化不良的。这足以说明醋是一种能帮助消化的饮料。食醋对消化系统的作用,主要是促进胃液的分泌。唾液中含有能消化淀粉的淀粉酶。如果唾液和胃液的分泌量多,不仅能增进食欲,也能促进食物的消化。

食醋中的主要成分是醋酸。醋酸具有极强的抗菌作用,它对多种细菌有杀灭作用。金黄色葡萄球菌是发生急性胃肠炎的细菌性食物中毒最主要的病原菌之一,鼠伤寒沙门菌和病原性大肠杆菌,也都是重要的肠道传染病病菌。在醋酸浓度为 122.5mg/L 时,只要半分钟就能将其杀死。此外,食醋中还含有多种营养成分,能增强机体的调节功能,当腹泻、下痢导致身体虚弱时,食醋还可补体疗虚,增强抗病能力。

4. 降胆固醇

食醋中含有尼克酸和维生素 C 的缘故,它们均是胆固醇的克星。因为食醋中的尼克酸能促使胆固醇经肠道随粪便排泄,使血浆和组织中胆固醇含量减少;食醋中的维生素 C 也具有促进胆固醇排出的效果。据报道,给予高胆固醇的人服用维生素 C,不久即可看到血液中胆固醇及中性脂肪降低。食醋还能保护食物中的维生素 C 不被破坏,长期食用醋使体内维生素 C 不断增加,从而促使人体内胆固醇含量降低。

5. 降血压

高血压的主要病因是人体内积聚过剩的钠,在内分泌功能失调的情况下,它会增加血管对各种升压物质的敏感性,从而引起小动脉痉挛,使血压升高。钠盐能吸附水分,较多的钠进入体内时,肾脏不能充分排泄,导致钠潴留,水分蓄积增多,全身血容量增加,从而加重心脏负担,诱发高血压。食醋之所以能降低血压,是因食醋中含有维生素 C 和尼克酸,能扩张血管,促进胆固醇的排泄,并增强血管的弹性和渗透能力。血胆固醇降低,对防治心脏病、高血压均有良好的作用。此外,食醋还能增强肾脏功能,有利尿作用,通过利尿使钠排出,间接引起降压。

6. 促进肝脏解毒

近年来研究发现,食醋具有保护肝脏的良好作用,并能促进消化液的分泌,增加肝病患者的食欲。食醋中含有丰富的氨基酸、醋酸、乳酸、苹果酸、琥珀酸、维生素等多种肝脏所需要的营养物质。食用醋后,其营养物质被充分吸收转化,转化合成的蛋白质对肝脏组织损伤有修复作用,并可提高肝脏解毒功能及促进新陈代谢。醋本身还能杀灭肝炎病毒,从而能防治肝病。

7. 抗癌作用

醋本身所具有的杀菌作用能直接抵抗传染性病毒,从而使癌、真菌难以生长,还可抵消黄曲霉毒素的致癌作用。醋中含有一种酶,可以抑制镉和真菌的协同致癌、促癌作用。

8. 减肥作用

用食醋浸泡黄豆治疗便秘,是我国自古即有的民间验方,最近发现,醋豆还有其他的健身作用。其实食醋的本身就可以降脂、降压、减肥。因食醋中所含的氨基酸除了可以促使人体内过多的脂肪转变为体能消耗外,还可使摄入的糖与蛋白质等的代谢顺利进行,因而具有良好的减肥作用。

9. 美容、延缓衰老

随着年龄的增长,人体中过氧化脂质(亦称人体的锈)会不断地增加,而致使细胞的功能无法正常发挥。当体内过氧化脂质过多时,会和体内的物质结合,生成具有毒性的过氧物质。米醋对过氧化脂质的活性不仅有抑制作用,而且还有减少其生成的功能。因此,长期服用食醋不仅能减少皮肤色素沉着,而且具有延缓衰老的作用。此外,食醋中的醋酸、乳酸、氨基酸、甘油和醛类等化合物,对人的皮肤有柔和的刺激作用,能使血管扩张,增加皮肤血液循环,使皮肤光润。

10. 解酒作用

醋中含有多种成分,这些成分相互配合,使食醋成为一种天然的"醒酒剂"。食醋能对抗和缓解酒精的抑制作用,增加胃液分泌,扩张血管,利于血液循环,提高肝脏的代谢能力,增强肾脏功能,加快利尿,促进酒精从体内迅速排出。

11. 食醋的其他功效

食醋除上述功效外,还有利尿,治疗结石、骨质增生、坐骨神经痛、腰腿扭伤、血肿、骨折、肠道寄生虫及外科的一般炎症等。

二、食醋的选择

在选择食醋时,首先要辨别质量和真伪。鉴别质量要看颜色、闻香味、尝味道。

1. 质量

(1)颜色:有红、白两种。优质红醋呈琥珀色、红棕色、黑紫色;白米醋清亮、透明、无杂质。

(2)香味:醋酸味芳香,没有杂味。

(3)味道:优质醋酸味虽高却无刺激感,酸味柔和,稍有甜味,不涩,无异味。

此外,优质醋清澈透亮,浓度适中,无悬浮物和沉淀物,无霉花浮膜。瓶装醋出厂三个月内不得有霉花浮膜等变质现象;散装的出厂一个月内不应有霉花浮膜。劣质醋没有上述特点。

2. 类型

(1)烹调型食醋:酸度为5%左右,味浓醇香,具有解腥去膻助鲜的作用,适于烹调鱼、肉类及海味等。若用酿造的白米醋,不会影响菜肴的原有色调。

(2)佐餐型食醋:酸度为4%左右,味较甜,适合拌凉菜、蘸吃。如凉拌黄瓜及做点心、油炸食品等,有较强的助鲜作用。

(3)保健型食醋:酸度较低,一般为3%左右。口味较好,以每天早、晚或饭后服一匙(10ml)为佳,可起到防治疾病的作用。

(4)饮料型食醋:酸度只有1%左右,在发酵过程中加入了蔗糖、水果等,形成新型的、被称为新一代饮料的醋酸饮料。具有清凉祛暑、生津止渴、增进食欲和消除疲劳的作用。此型米醋具有甜酸适中,爽口不黏等特点,为消费者所喜爱。这类饮料醋中含有山楂、苹果、蜜梨、刺梨等浓汁,在冲入冰水后就可成为口感更佳的饮料。

三、醋疗法的注意事项

1. 铁锅烹饪

烹制菜肴应使用铁锅,不能用铝锅、铜锅。用铁锅烹饪时,铁元素可随之进入食品和汤料中,如再加醋为佐料,铁元素的浸出量将会增加。食用在铁锅中烹制的菜肴,有利于防治缺铁性贫血。

2. 用量适宜

醋的功用很多,日常饮食习惯中有人嗜好食用醋。醋吃得太多并无益处。一般地说,在正常情况下食醋的食用量,成人每天摄入20～40ml为宜,最多不要超过100ml。老弱妇孺、患者则应根据体质情况,减少食醋用量。为了治病,每天大量饮醋或醋蛋液,是不可取的。用醋治病应持科学态度,食醋的摄入量要适度,不要急于求成。最初应该少量试服,不适应者可减少食醋用量或停止服食。此外,食用醋后应随时漱口,以免损伤牙齿。

四、醋疗法的禁忌证

尽管醋的适用范围非常广,不仅有一定的保健作用而且有很好的治疗作用,但在人体患有某些疾病或使用某些药物的过程中则不宜食用醋。

(1)对醋过敏者食醋时,有可能引起过敏症状,故忌用醋。

(2)胃溃疡患者和胃酸过多的人,食醋过多会使胃溃疡加重。

(3)低血压者则要慎食,食用醋和醋蛋液均有降压作用,尤其是患有低血压的老年患者,在用醋蛋液时不要强饮,以免引起不适。

(4)肾炎患者发病期间,胆囊切除手术的患者在手术后半年内,肝硬变患者,均应慎用食醋。

(5)骨伤患者不宜过多食醋。《本草纲目》中记载,食醋"多食损筋骨,亦损胃"。现代医学研究证明,醋酸有软化骨骼和脱钙的作用。骨伤患者吃醋后会使伤处感觉酸软,使疼痛加剧,影响骨折愈合。

(6)胆石症患者宜少食醋,过多地食用醋会诱发胆绞痛。酸度过高的食糜进入十二指肠后,可刺激其分泌肠激素,引起胆囊收缩,进而引发胆绞痛。

(7)服用一些药物后也不宜食醋。磺胺类药物在酸性环境中容易形成结晶,从而会损害肾脏。服用碳酸氢钠、氧化镁、胃舒平、氢氧化铝等碱性药物时,若食用醋会使药物作用被抵消。服用庆大霉素、红霉素等抗生素时,也最好不要食用醋,以免降低药效。

五、醋疗法的临床应用

1. 感冒

(1)处方:食醋500ml,生姜、大蒜各100g。

用法:姜、蒜洗净,切片,同浸于食醋中,加盖密封30日以上。在流感期间取出,食用姜、蒜,亦可于饭后饮醋10ml左右,每日两次。

(2)处方:生姜3g,红糖10g,茶叶3g,食醋3ml。

用法:以上四味,放入茶杯中,用沸水冲泡,加盖闷五分钟。代茶饮用,每日三次。

2. 胸痹

(1)处方:青木香10g,米醋20ml。

用法:用醋磨青木香,取汁顿服。

(2)处方:米醋、生花生米、桂花各适量。

用法:把生花生米、桂花放入醋中浸泡23小时,每日起床后进食花生米10～15粒。或用米醋适量,每天晚上浸泡生花生米10～15粒,第二天早晨连醋一起服用。

3. 失眠

(1)处方:桂圆肉、莲子、酸枣仁各30g,米醋30ml。

用法:前三味加水500ml煮熟,然后到入米醋再煮3～5分钟。每晚服用一次,经常服用有效。

(2)处方:鸡蛋五个,面粉适量,淡豆豉60g,醋10ml。

用法:鸡蛋去黄取清与面粉相和,做成饼,淡豆豉取浓汤,再把蛋清面饼放入豆豉中煮熟,加醋及佐料,随意食用。

(3)处方:面粉、羊肉各120g,生姜汁、醋各30ml。

用法:羊肉切碎,调入姜、葱、醋、盐等煮汤;用鸡蛋清与姜汁、面粉做成饼,放入羊肉汤内煮熟,空腹当主食服用。

238

4. 胃痛

（1）处方：青蒜连叶七根，盐、醋各适量。

用法：青蒜连叶切碎，用盐、醋煮熟，胃痛时热饮。

（2）处方：干姜、附子、郁金各 30g，醋适量。

用法：前三味共研细末，加醋调糊为丸，如梧桐子大，以朱砂为衣。每服十丸，每日两次，用醋汤送下。

（3）处方：半夏 9g，醋适量，鸡蛋一个。

用法：半夏加醋同煎，然后去半夏留醋，将蛋清加入热醋中。于每晚睡前服一次，至症状消失为止。

5. 呕吐

（1）处方：生姜汁 50ml，蛤粉 6g，醋适量。

用法：蛤粉加入醋姜汁内调匀，顿服，每日一次。

（2）处方：连须葱白 5～7 根，生姜 3～5g，糯米 50～100g，醋 10～15ml。

用法：糯米淘洗干净，然后与生姜同入沙锅内煮一二沸，加葱白，待粥将熟时再加醋稍煮。顿服，每日一剂。

（3）处方：鸡蛋黄一个，百合 45g，醋少许。

用法：百合洗净，水浸泡一夜，白沫出后去其水，用水煎，加醋及鸡子黄，搅匀再煎。温服。

6. 呃逆

（1）处方：米醋半杯。

用法：米醋慢慢吞服。每日一次。

（2）处方：川椒 120g，面粉、醋各适量。

用法：川椒炒焦，研细末，与面糊做丸如梧桐子大，每服十丸，用醋汤送下。

（3）处方：白糖一匙，米醋两匙。

用法：白糖加入醋中，待糖溶解后慢慢饮下，用少许醋涂口鼻处。

（4）处方：鸡蛋壳 6g，甘草 1.5g，米醋适量。

用法：鸡蛋壳、甘草研为细末。每日一剂，分三次用醋调服。

7. 泄泻

（1）处方：禹余粮 120g，乌头 30g，醋适量。

用法：前两味共研为细末，滴醋调糊为丸，如梧桐子大，每饭前服五丸，以醋汤送下。

（2）处方：白矾、醋各适量。

用法：将白矾用火煅为末，加醋调糊为丸，

每服十丸，每日两次。

8. 腹痛

（1）处方：大蒜、生姜各 100g，醋 500ml。

用法：生姜洗净，切片，大蒜去外皮，同姜一起浸于食醋中，密封存放 30 日以上。用时饮醋，食姜、蒜适量，每日一次。

（2）处方：木香 60g，米醋适量。

用法：木香研为细末，每取木香 6g，加入米醋中，煎一沸，温服。

（3）处方：荔枝核 60g，醋适量。

用法：将荔枝核研为细末。每服 6g，用醋送服。

9. 头痛

（1）处方：米醋适量。

用法：醋放置锅内煮沸，趁热气出时将头面伸向蒸气中，以蒸气熏头面，其痛可止。

（2）处方：陈荞麦 30g，陈醋适量。

用法：荞麦放入锅内炒至老黄色，加醋再炒，然后取出用醋调成稠糊，装布袋趁热敷额上发际处。冷后炒热再敷之，至鼻子流黄臭涕停止。

10. 坐骨神经痛

处方：生乌头 24g，醋适量。

用法：生乌头加醋调成糊状，入沙锅内熬至酱色，摊于布上，贴于疼痛部位，每日换药一次。

11. 痛经

（1）处方：延胡索（醋炒）、当归（酒浸炒）各 30g，橘红 60g。

用法：上药共研细末，以酒煮米糊拌匀做成丸如梧桐子大，每次服 100 丸，空心服，用艾醋汤送下。

（2）处方：香附、艾叶各 15g，醋适量。

用法：先将香附、艾叶和醋拌匀炒至醋尽发黄，再加入适量水煎汤，去渣取汁，然后加醋10ml，再煮两沸。每日一剂，分早、晚两次温服。

（3）处方：益母草 15g，砂仁 10g，红糖 30g，醋 15ml。

用法：4 味加入清水适量，一同煎煮，去渣取汁。每日一剂，分早、晚两次温服。

12. 闭经

处方：川芎 9g，益母草 30g，醋适量。

用法：前两味药加水煎取汁液，加入米醋3～4 匙，趁热空腹服用。

13. 痄腮

（1）处方：陈醋、大蒜（去皮）各等量。

用法：醋与大蒜共捣成糊，敷于患处，每日敷1～3次，现捣现敷，直至炎症消退为止。

（2）处方：鲜蒲公英一把，醋20ml。

用法：鲜蒲公英整棵洗净，捣烂，加醋调匀，外敷患处，干后换药再敷。

14. 小儿口疮

（1）处方：细辛30g，米醋适量。

用法：细辛研为细末，加米醋调成糊状，涂敷于患儿的脐窝，以胶布固定。每日换药一次，至病愈为止。

（2）处方：吴茱萸24g，醋适量。

用法：吴茱萸研为细末，用醋调成糊，敷于患儿的足心，夜敷晨取。

15. 小儿流涎

处方：天南星30g，醋适量。

用法：天南星研为细末，与醋调成糊，敷于涌泉穴（男左女右），用胶布固定，12小时后除去。

16. 痈肿

（1）处方：干姜30g，醋适量。

用法：干姜炒焦，研为细末，再用醋调成糊状，敷于患部四周，留出痈头。

（2）处方：土茯苓、醋各适量。

用法：土茯苓研为细末，醋调为糊，敷于患处，药干即换。

（3）处方：大黄、醋各适量。

用法：大黄研为细末，用醋调成糊状，敷贴患处，药干即换。

17. 疖肿

（1）处方：赤小豆、醋各适量。

用法：赤小豆用水浸软，捣烂，用醋调匀成糊状备用。用时将醋糊敷于患处，每日一次，连用3～4次。

（2）处方：白萝卜100g，醋20ml。

用法：白萝卜洗净，捣烂取汁，和醋调匀，涂抹患处，每日3～4次。

18. 疮疡

（1）处方：鸡蛋一个，白芷粉60g，陈醋6ml。

用法：鸡蛋去黄取清，与后两味搅匀，捏成长条，围于患处周围，将疮孔留出。每日一次。

（2）处方：生天南星一枚，醋适量。

用法：醋放入粗糙的瓷碗底部，天南星在醋中磨汁，外擦患处，一般4～5日内红肿痒痛等症状消失。

（3）处方：白芷20g，醋适量。

用法：白芷研为细末，备用。视患部大小酌取药末，用醋调匀成糊状，敷于患处，未愈再敷。

（4）处方：马勃30g，米醋100ml。

用法：取马勃研成粉，用米醋调匀，敷于患处。

19. 乳痈

（1）处方：威灵仙、米醋各适量。

用法：威灵仙研末，用米醋调成糊状，外敷患处，随干随换。

（2）处方：元明粉、醋各适量。

用法：元明粉用适量的醋和水调成糊状，备用。用时将药糊敷于患处，再用消毒纱布固定，每日更换2～3次。

20. 痔疮

（1）处方：赤小豆500g，醋、酒各适量。

用法：赤小豆洗净，用醋煮熟晒干，再用白酒浸至酒尽为止，晾干，研为细末。每次用白酒送服5g，日服三次。

（2）处方：鲜马齿苋一把，米醋适量。

用法：将马齿苋和米醋共煎汤，以药汤的热气熏肛门，每日一次，每次30分钟，三日为一疗程。

21. 烫伤

（1）处方：鸡蛋三个，醋适量。

用法：发生烫伤后，鸡蛋去黄取清，放入碗内与醋调匀，敷于患部。

（2）处方：绿豆粉60g，鸡蛋三个，米醋60ml。

用法：将绿豆粉与蛋清、醋调成糊状，涂患处，每日多次。

（3）处方：冰片3g，米醋240ml。

用法：冰片放入醋瓶内，使冰片溶化。用时摇匀，涂搽患处，每日数次。

（4）处方：鲜丝瓜叶适量，食醋、白糖各等份。

用法：鲜丝瓜叶捣成绒，浸于糖、醋中，取适量敷于伤处,每日两次。

22. 蛇、虫咬蜇伤

(1)处方:雄黄、醋各适量。

用法:雄黄用醋调匀,涂敷于患处。

(2)处方:附子一枚,浓醋适量,清醋两碗。

用法:遇蝎蜇、虫咬,急饮清醋1～2碗,使蝎毒不扩散,后用浓醋磨附子,取汁涂于患处。

23. 皮炎

(1)处方:鲜蒜瓣、米醋各适量。

用法:鲜蒜瓣洗净捣烂,用纱布包扎,浸于醋内。2～3小时后取出。以蒜包蘸醋液擦洗患处,每日两次,每次10～20分钟。

(2)处方:甘油一份,醋五份。

用法:将两味混匀,涂搽患处。抗感染止痒。适用于脂溢性皮炎。

24. 湿疹

(1)处方:诃子100g,米醋500ml。

用法:诃子粉碎,加水1500ml,以文火煎至50ml,再入米醋煮沸即可。用时取药液浸洗患处,每日三次(均煮沸后用),每次30分钟,每日一剂。一般3～5日显效。

(2)处方:绿豆粉30g,蜂蜜9g,冰片、薄荷各3g,醋30ml。

用法:绿豆粉在锅中炒成黑色,再与蜂蜜、薄荷、冰片和醋共调和成胶状,摊在油纸上,当中留孔,敷于患处。

(3)处方:黄柏、苍术各100g,盐3～5g,醋240ml。

用法:黄柏和苍术研成细末,与精盐混匀,再与醋调成糊状敷于患处。

25. 荨麻疹

处方:红糖100g,姜50g,醋半碗。

用法:生姜洗净切成丝,与糖、醋同放入沙锅内煮沸两次,去渣。每取一小杯,加适量开水温服,每日服2～3次。

26. 手足癣

(1)处方:红辣椒粉50g,鸡蛋黄10g,米醋50ml。

用法:三味混合调制成膏,涂抹患处,每日两次。

(2)处方:鲜侧柏叶240g,醋500ml。

用法:鲜侧柏叶用醋煮沸,冷却敷于患处,

每日一次,每次20分钟,一周为一个疗程。

(3)处方:皂角刺30g,花椒24g,食醋240ml。

用法:前两味放入食醋内,浸泡24小时即成。外用泡手脚,每晚临睡前泡10～20分钟。

(4)处方:白凤仙花全草两株,明矾120g,醋400ml。

用法:前两味捣烂入醋成药液。取液涂擦患处,每日临睡前擦一次。

27. 甲癣

(1)处方:白芷90g,醋500ml。

用法:上药同煎取浓汁,将灰指(趾)甲放在白芷醋汁中,浸泡30分钟,每日早、晚各一次,连用十日。

(2)处方:白醋适量。

用法:用热水将灰指(趾)甲泡软,削薄,以不出血为度,再将灰指(趾)甲浸入白醋中,浸泡30分钟,每日一次。

28. 牛皮癣

(1)处方:鸡蛋两个,木鳖子五枚,陈醋少许。

用法:鸡蛋黄熬油,木鳖子去皮,用醋磨汁。患处用温开水洗净,再用蛋黄油调木鳖子醋汁涂上,每日两次,连用七日。

(2)处方:鲜荸荠十枚,陈醋75ml。

用法:荸荠去皮,切片浸醋中,放锅内用文火煎十分钟,待醋干后,将荸荠捣成糊状备用。用时取药糊少许涂患处,用纱布摩擦,当局部发红时,再敷药糊,贴以干净纸,再包扎好,每日一次,至愈为止。

29. 疣

(1)处方:醋200ml。

用法:醋加热浓缩至100ml,待醋冷却后涂患处,适用于扁平疣,疣体脱落不留瘢痕。

(2)处方:乌梅30g,醋240ml。

用法:乌梅压碎,置醋中浸泡7～10日。治疣时先将患部用热水浸洗,削去病变处角化组织,以渗血为度。取胶布一块,中间挖一小洞,贴在患部,暴露病损部位,再将乌梅肉敷于病变组织上,外用一层胶布盖严。每三日换药一次,对鸡眼可取浸液摩擦患处,每日2～3次,连用七日使其脱落。适用于鸡眼、皮肤疣等。

241

30. 脱发、白发

（1）处方：陈醋 200ml。

用法：陈醋加水 500ml，烧热洗头，每早一次，宜常洗。主治头发脱落、头皮痒、头屑多。

（2）处方：毛姜、醋各适量。

用法：用毛姜蘸醋磨汁，频搽患处。用治斑秃。

（3）处方：车前草 50g，米醋适量。

用法：车前草焙成炭，放入米醋中浸泡一周。用该药外涂患处，每日 2～3 次。用于斑秃。

（4）处方：黑豆 120g，米醋 500ml。

用法：以醋煮黑豆（不加水），至如稀糊状，过滤去渣，用牙刷蘸醋豆液刷毛发，每日一次。用于各种非遗传性白发。

31. 关节痛

（1）处方：白芥子 120g，醋适量。

用法：白芥子研为细末，用醋调成糊状，外敷关节处，用布包扎，每日更换一次。

（2）处方：醋 200ml，盐 240g。

用法：盐炒热后，以醋均匀地洒在锅内，边洒边炒，再炒约半分钟，立即装入布袋，将口扎紧，置于患处。每日一次。

32. 骨刺

（1）处方：威灵仙粉 150g，醋 500ml。

用法：上两味共煎煮，沸后盛于小盆中，以布盖脚熏至不烫时，再浸泡脚，拭干后用拇指按摩患部一分钟。每日数次，一周为一疗程。

（2）处方：夏枯草 50g，食醋 1000ml。

用法：夏枯草放入食醋中浸泡 2～4 小时，然后煮沸 15 分钟，趁热熏洗患处 20 分钟。每日1～3 次，每剂可使用两日。

（3）处方：川芎末 6～9g，陈醋适量。

用法：川芎研末，用陈醋调成糊状，加少许凡士林调匀成膏。取药膏敷于患处，外贴塑料纸，用纱布包扎，每两日换药一次，十日为一个疗程。若觉有刺痒或起密集丘疹，则应及时揭去。

33. 跌打损伤

处方：芥末 50g，醋适量。

用法：芥末用少量开水湿润，与醋调成糊状，敷于患处，用布包扎。每3～5 日换药一次。

34. 鱼骨鲠喉

（1）处方：醋 120ml。

用法：将醋缓缓咽下，再将馒头大口嚼咽下；或将醋含于口中，慢慢咽下。

（2）处方：威灵仙 30g，醋 240ml。

用法：醋 150ml 加水 300ml 煎煮威灵仙煮液减半后再加入余醋。取煎液慢慢咽下。

35. 口臭

（1）处方：醋适量。

用法：适量的醋倒入茶杯，徐徐含咽。

（2）处方：密陀僧末 3g，醋适量。

用法：密陀僧末调入醋中，每日漱口。

（王维峰）

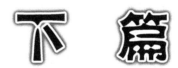

下篇

第二十七章

药栓疗法

药栓疗法又称坐药疗法或塞药法,是将药物与基质混合制成的固体药剂(栓剂)纳入肛门、阴道等体腔,以治疗局部或全身疾病的一种方法。

药栓疗法历史悠久,早在《伤寒论》中就有蜜煎导方塞入肛门治疗便秘的记载,并详细描述了制作及使用方法:"食蜜七合。上一味,于铜器内微火煎,当须凝如饴状,搅之勿令焦著,欲可丸,并手捻作挺,令头锐,大如指,长二寸许,当热时急作,冷则硬,以内(纳)谷道中,以手急抱,欲大便时乃去之。"此外还有蛇床子散的记载,分别为肛门栓及阴道栓的最早记载。晋代葛洪《肘后备急方》记载有鼻用栓。其他如《千金方》、《证治准绳》及《本草纲目》中均有栓剂制备和应用的记载。在这些历代栓剂的制备中,采用以猪油、羊油、蜂蜡、蜂蜜、松香等为基质。然而这些栓剂起始是用于治疗局部病变的,发展至近代,始发现栓剂不仅限于局部治疗作用,而且还可以通过直肠等吸收起到全身治疗作用。

栓剂具有适当的硬度,其溶点接近于体温,塞入腔道后能迅速溶化、软化并与分泌液混合,逐渐释放药效。栓剂在用药局部可使药物分散于黏膜表面而发生局部抗感染、收敛、杀虫、止痒、抗菌、去腐生肌等作用。栓剂又可通过黏膜表面吸收入血,而起到全身作用。尤其是肛门栓剂的应用,药物可通过直肠黏膜吸收,有50%～70%的药效不通过肝脏而直接进入血液大循环,可以防止或减少药物在肝脏中的生物化学变化,同时也可以减少药物对肝脏的毒副作用;肛栓还可避免药物对胃黏膜的刺激作用,又可避免口服药物受消化液和酶类的影响和破坏的不利因素;不能吞服药物的患者,用直肠给药较为方便,尤其对于婴幼儿患者可免受打针的疼痛,也避免了喂药的麻烦。此外阴道用药亦能使药物迅速吸收。鼻腔及舌下给药均可通过一定途径发挥全身作用。

一、操作方法

一般每日1～2次,每次一颗,塞入肛门或阴道内。肛门给药时,为便于塞入,可在栓剂头部稍蘸一些液体石蜡。如肠黏膜病变部位距肛门较远时,可借助肛管推入。

二、临床应用

本疗法临床应用广泛,除作直肠、阴道等直接给药,治疗局部疾病如痔疮、便秘、便秘性结肠炎、肠道易激综合征、阴道真菌感染、宫颈糜烂外,亦可用于治疗全身性疾病,如支气管哮喘、小儿发热等。

1. 痔疮

(1) 处方:五倍子、黄柏各50g,三分三浸膏30g,冰片2g,液体石蜡20ml,凡士林油1800g。

用法:将上药制成栓剂,直接纳入肛门内,每日两次,每次30分钟,五天一个疗程。

(2) 处方:野艾叶粉(80目)0.6g,颠茄流浸膏0.03ml,白及粉0.15g,无水羊毛脂0.3g,乌桕油1.5g。

用法:乌桕油加热熔化后,将颠茄流浸膏加羊毛脂充分研匀后加入,再加入野艾叶及白及粉,搅匀倾入栓剂模型中,冷却取出。用时塞入肛门内,每日一次,每次一颗。十天为一个疗程,一般用三个疗程。

2. 便秘

(1) 处方:细辛125g,皂角125g,蜂蜜1250g。

用法:用时塞入肛门内,每次1～2条。

（2）处方：火麻仁 60g，大黄 15g，郁李仁 30g。

用法：上药共研细末，文火炼稠；和诸药，待冷却后搓成条状，如筷子般粗细，长约 3cm。用时塞肛门内，每日两次，每次一粒。主治老年虚秘、津枯便秘。

3. 结肠炎

处方：阿胶 30g。

用法：放茶杯内，隔水加热使之软化，取出剪成 1.5～2g 的小段，将小段投入沸水中令充分软化后，用镊子镊出，捏成光滑的椭圆形栓剂备用。用时将其投入热水中软化，塞入肛门，送入的深度和枚数视病位高低和病变范围而定。每日大便后上药一次，7～10 天一个疗程。

4. 癃闭

处方：紫草 30g，红花 10g，穿山甲 10g，乳香、没药各 5g。

用法：上药共研细末，过 120 目筛，加凡士林调成糊状。患者取膝胸位，以 1：1000 苯扎溴铵溶液消毒会阴部三次，术者戴无菌手套。取药 3～5g，捏为圆团，蘸少许石蜡油或植物油，以食指将药自肛门轻轻塞入，送至直肠前壁，涂于前列腺附近。嘱患者伏卧位休息 30 分钟。每日或隔日一次，十次为一个疗程，疗程间隔 3～5 天。主治前列腺增生肿大，排尿困难。

5. 闭经

（1）处方：土大黄 15g，茜草 10g。

用法：药物共捣烂，纱布包成小团，系一线在外，塞入阴道中，每日一次，5～7 次后月经即行。适用于各种闭经。

（2）处方：萹蓄 6g，生地 5g，胡椒 3g，巴豆仁 1g。

用法：药物共为面，绸裹用线系，纳阴道内，病轻者臭秽尽出，见鲜血即止，病重者 5～6 日亦下。适用于虚实夹杂的肺结核闭经。

6. 阴道炎

（1）处方：苦参栓。

用法：每晚一粒，塞入阴道深处。临床对妇科慢性宫颈炎有肯定疗效，对老年阴道炎、滴虫性阴道炎、真菌性阴道炎、附件炎、盆腔炎亦有一定的治疗作用。

（2）处方：裸花紫珠 2000g，甘油明胶 2500g，甘油 1500g。

用法：用时先将外阴洗净擦干，每晚插入一个。八天为一个疗程。主要用于阴道滴虫感染、慢性阴道炎、宫颈炎、念珠阴道炎等。

（3）处方：蛇床子（150 目粉）1g，黄连（150 目粉）0.5g，硼酸 0.5g，葡萄糖 0.5g，甘油适量，甘油明胶适量。

用法：共制阴道栓十颗，用时纳入阴道内，每日一次，每次一颗。

7. 阴痒

处方：苦参栓。

用法：睡前洗净阴道，将栓剂一枚送入阴道深部，后用一枚无菌棉球送入阴道口，以防药液外流污染衣物。隔日一枚，连用七日为一个疗程。

8. 子宫脱垂

处方：五倍子、覆盆子各 20g。

用法：上药共研末，以香油调后，用棉球蘸药塞入阴道深处，每日四次，3～5 日为一个疗程。

三、注意事项

（1）栓剂应避免应用对肛门或阴道黏膜有刺激性的药物。

（2）肛门用药前先将大便排出，以免影响药效。塞入肛门后要求保留四小时以上，让药物充分接触病灶，并缓慢释放，以提高疗效。

（3）栓剂必须贮存于干燥阴凉处或 25℃以下，贮存时间不宜过长，以免于基质酸败而产生刺激性，或微生物繁殖而腐败。在夏季因气温较高，也易变软或腐败，可贮存于冰箱内。

（黄　安）

245

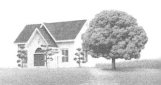

第二十八章

脏器疗法

脏器疗法是应用某些动物的内脏和组织器官来补益、治疗人体相应的内脏和组织器官疾病的一种治疗方法。

脏器疗法的治疗原理，主要是基于中医传统的"同气相求"和"以脏补脏"学说。本疗法的起源，可以追溯到人类茹毛饮血的时代。《神农本草经》中已有应用狗胆、牛胆、牛髓、鲤鱼胆等动物脏器入药的记载。张仲景《伤寒杂病论》中提到鸡肝、牛肚、猪胆等多种药用动物脏器。唐代孙思邈在《千金要方》中力倡"食治"之法，总结运用有动物脏器以疗疾的处方约近百首，且所治病种涉及内、外、妇、儿、眼、骨伤等各科。此后有不少医家都对动物脏器的药用和疗法进行了整理和论述，而李时珍的《本草纲目》则更加完整、系统地收录了各种动物脏器的性味、功用、配伍与禁忌，可谓集脏器疗法之大成。近代，脏器疗法不断完善，成为食物疗法的重要组成部分。

一、操作方法

（1）直接煮食、煨食动物内脏器官，来治疗人体相应器官疾病。

（2）利用动物脏器的加工品，补充人体营养素的不足。或把动物脏器作为食物，制作药膳，用以防治或辅助性地治疗某些疾病。

二、临床应用

1. 心病

（1）处方：猪心一只，大枣十枚。

用法：将猪心去筋切片，大枣去核，加调料食用，主治心虚惊悸。

（2）处方：猪心一只（去杂，洗净），人参5g，当归10g。

用法：加适量的调料后一起炖煮。适用于各种心脏病及心悸、气短、贫血、失眠、多梦等虚证。

（3）处方：猪心一只（去杂，洗净），丹参20g。

用法：加适量的调料后一起炖煮。适用于冠心病心血瘀阻等证。

（4）处方：猪心一只（去杂，洗净），朱灯心十扎。

用法：加适量的调料后一起炖煮。适用于心悸、失眠、多梦等症。

2. 肝病

（1）处方：合欢花20g，新鲜猪肝150g。

用法：合欢花放碗中加水浸泡，猪肝切片，加食盐少许，入合欢花隔水蒸熟做菜肴佐膳。适用于胁痛。

（2）处方：嫩豆腐两块，猪肝80g。

用法：两料均切片，用细盐、黄酒、淀粉拌匀，备用；在汤锅中加冷水一大碗，豆腐切厚片先入锅，加细盐小半勺，猪油少许。汤开后，倒入猪肝。再开五分钟，撒入香葱、味精即可。主治迁延性肝炎。

3. 脾病

处方：猪脾100～150g，猪肚100～150g。

用法：切成小块，加大米适量煮粥，调味服食。适用于消化不良。

4. 肺病

（1）处方：猪肺一个，莱菔子15g(研碎)，白芥子30g(研碎)。

用法：佐油盐等调和，蒸熟而食之。适用于肺虚久咳。

（2）处方：沙参15g，玉竹15g，猪心、肺各一副，葱25g，食盐3g。

用法：先将沙参、玉竹漂净后用纱布包起来，放入砂锅，再将洗净的猪心、肺及葱一起放入,注清水约 2000ml。用武火烧沸后,改用文火炖约 1.5 小时,视心、肺熟透即成。食时加盐少许。适用于阴虚燥咳。

(3) 处方:羊肺一个,杏仁、柿霜、绿豆粉、真酥各 30g,白蜜 60g。

用法:先将杏仁去皮研细末,同柿霜、绿豆粉、真酥装入碗内,倒入蜂蜜调匀。然后边调边加清水少许,至五味合匀后呈浓汁待用。再将羊肺洗净,挤去血水,将和匀的药灌入羊肺内之后,将其装在容器内加水约 500ml,隔水炖熟,取出羊肺装入碗,注入汤汁即成。适用于阴虚肺痿。

(4) 处方:猪肺 200g(切片),黄酒 20g,猪油 50g,精盐 3g,味精 1g,青蒜适量(切段)。

用法:在旺火热锅上,先用油少许滑锅换上猪油,烧至六成热时,投入猪肺,煸炒,烹入黄酒,倒入青蒜,继续煸炒。待青蒜发软时,放入精盐、味精,翻几下就可食用。主要适用于肺结核。

5. 肾病

(1) 处方:杜仲 10g,猪腰子一个。

用法:用盐水炒杜仲,杵为末,猪腰子切片,用椒盐腌去腥水,掺杜仲末在内,以荷叶包裹,外加湿纸三四层,放灰火中煨熟,热酒送下。适用于腰膝酸痛。

(2) 处方:阳起石 30g,牛肾一个。

用法:阳起石纱布包裹加水五碗煎约一小时,取澄清煎液;然后加入一个切成小块的牛肾及大米约 50g,煮粥。食时加油盐及葱白调味。适用于肾虚阳痿。

6. 胆病

处方:鲜鹅胆一只,生蜂蜜 500g。

用法:将胆汁与蜂蜜调匀分三次服完,每日一剂,7～15 天为一个疗程。

7. 胃病

(1) 处方:砂仁 10g,猪肚一只(去杂、洗净、切丝),粳米 200g。

用法:加入适当调料后一起熬粥。适用于神疲气短、胃中胀气、食欲不振等。

(2) 处方:鸡内金六个,干橘皮 3g,砂仁 2g,粳米 50g。

用法:将前三种药研末,粳米煮粥,粥成入药粉,加白糖适量服食,每日两次。主治小儿疳积。

8. 肠病

处方:黄连 60g,公猪大肠一段。

用法:将大肠煮烂和黄连末捣为丸,每服 9g,每日 2～3 服,主治便血。

9. 膀胱病

处方:膀胱一具,槐花 15g,车前子 15g。

用法:共煮为汤,饮服。主治尿频。

10. 脑病

处方:猪脑、天麻(切片)、枸杞 15g。

用法:隔水蒸汤服。主治肝肾亏虚、眩晕耳鸣。

11. 髓病

(1) 处方:牛骨髓 15g,黑芝麻 15g,糯米 60g,桂花卤 6g,白糖 60g,清水 1000g。

用法:将糯米、黑芝麻分别淘洗干净,放入锅内,加清水上火烧开,熬煮成粥,加入牛骨髓、白糖稍熬,撒上桂花卤即成。主治痿证。

(2) 处方:黄柏、知母各 120g,熟地、龟板各 180g,猪脊髓十条。

用法:和蜜为丸,每服 9g,日服 2～3 次。主治骨蒸潮热。

12. 骨病

(1) 处方:羊脊骨一具,洗净,剁碎,肉苁蓉 30g,菟丝子 3g。

用法:以丝布包扎,加水适量,共煮炖四小时,取汤适量,与淘净的大米适量再煮成粥,可加葱姜等调料,经常食用,主治肾虚腰痛。

(2) 处方:鹿骨 100g,杜仲 9g,川续断 9g。

用法:用好酒浸泡 10 日后饮用。每日两次,每次一小杯。适用于筋骨受伤。

(3) 处方:鹿骨 50g,枸杞子 15g,党参 15g,淮山药 50g。

用法:水煎服。适用于体虚赢瘦。

此外,以动物或人体胎盘入药,可用于治疗体质素虚、久病不复之虚喘,神经衰弱、劳伤盗汗遗精及妇女宫寒不孕、崩漏等。以胰腺入药治疗糖尿病等。随着脏器疗法研究的深入,方法和手段也越来越丰富,临床适应病证也愈来愈广泛。

三、注 意 事 项

(1) 脏器疗法所用的内脏、组织器官必须新鲜,最好是活杀后即应用。

(2) 凡对鱼虾及动物制品过敏者忌用。

（3）属国家保护动物，应征得有关部门同意，方可猎用。

（4）肝脏忌与鲤鱼同食，肺脏不宜与白花菜及饴糖同食。

（5）所用脏器均需清洗干净，最好给予消毒。

（6）高胆固醇血症不宜多食猪心，外感发热、阴虚火旺患者不可食动物肾脏，发热期间及痰涎素盛者不宜食动物胃，肥胖体质及痰湿素盛、消化力弱者不宜多食大小肠，动脉硬化和高血压患者不宜多食动物大脑，肥胖及高血压患者慎用动物骨髓，胎盘制品儿童慎用，腺体类器官应在医生指导下使用。

（黄　安）

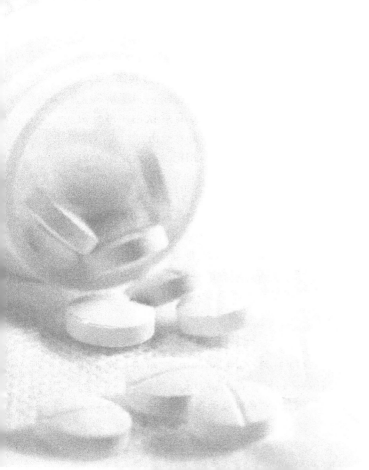

第二十九章

蜂 毒 疗 法

蜂毒疗法是以工蜂蜂毒为原料,以蜜蜂螫器官为针具,循经络皮部和穴位进行针刺,以防治疾病的方法。又称蜂针疗法。

蜂毒疗法由民间蜂螫治病的经验与针灸医术相结合发展而成,为祖国传统医学中的一绝,其在医疗保健事业中具有独特的效用。

一、操 作 方 法

1. 试针

将工蜂螫器官用直形无齿虹膜镊或钟表游丝镊拔出,用敷料镊子夹取一只工蜂头胸部,将其腹部向外,头部用左手捏住,右手持游丝镊(掌侧向外);或将蜂腹朝内,右手持镊(掌侧向内),趁螫针伸出时将螫器官拔出。拔出的活蜂螫器官,用游丝镊夹持刺针上 1/3 和下 2/3 交界处。在患者前臂下端外侧皮肤处,先做常规消毒。将拔出的螫刺在相当于外关穴位上刺入皮肤 0.5～1.0mm,随即拔出,刺点立现小皮丘。20 分钟后观察,若无泛发剧烈红肿、奇痒等局部反应和皮肤水肿、皮疹、胸闷、气憋、恶心、呕吐、腹痛、心悸、乏力、发热等全身反应,即可进行蜂针治疗。

2. 蜂螫法

蜂螫法是最古老的方法,应用历史悠久,目前这种方法仍被广泛采用,由于蜂螫法能使毒液全部进入体内,故而疗效显著。具体方法是将受螫部位用温水和肥皂水洗净,然后用镊子夹住蜜蜂,尾部向着患区部位稍擦,待它螫入后将蜜蜂拿开,置盛水的广口瓶中。螫针、毒囊可留在皮肤表面,螫针继续向肌肉内插入,此时可用手把毒囊捏扁,让毒液注射。将螫针刺入皮肤待4～5分钟毒液排空后取出螫针。

3. 循经散刺法

将刚从活蜂体中拔出的螫针在已常规消毒的患部或与疾病相关的经络皮部垂直散刺,应针不离镊,随刺随拔。继而刺入后镊子放开,留针 2～3 秒,这样一根刺针可散刺 8～10 点。散刺用力要适中,垂直刺,否则螫针容易折断。施术时沿病处所属"皮部"或压痛区每隔 1～2mm 轻轻呈带状散刺。一般用 3～5 只蜂散刺一个区域后,用冷藏的苯扎溴铵湿毛巾擦针刺区,再刺下一部位。

蜂针作为保健和抗衰老措施一律采用散刺法,施行此法患者几乎无痛或痛感轻微,注入蜂针液量有限,属轻刺激。一般患者在蜂针治疗第一周采用散刺法。对头面部和耳穴主要施行散刺,并要浅刺(0.5～1.0mm)、轻刺、随刺随拔。

4. 穴位点刺法

将散刺数点的螫针,最后刺入与疾病相关的主穴,留针 0.5～5 分钟。或在接受蜂针治疗第二周,若患者蜂针后局部反应轻微,可将从活蜂中取出的螫针直接刺入穴位,视病情及患者针刺后反应情况留针 3～5 分钟,乃至十分钟,逐步调整蜂针刺激量。

二、临 床 应 用

1. 类风湿关节炎

(1) 取穴:急性期选曲池、大椎、足三里、三阴交。慢性期选足三里、三阴交、脾俞、肝俞、肾俞、风池、血海、阿是穴。

操作:采用中等刺激,隔天治疗一次。

(2) 取穴:耳穴选相应患部压痛点、肾上腺、皮质下、神门。

操作:蜂针散刺,酌情点刺 1～2 穴。

(3) 取穴:双侧足太阳膀胱经背部俞穴带。

操作:蜂针散刺。

(4) 取穴:大椎至腰俞段沿督脉和夹脊穴三线。

操作:蜂针散刺。

注意事项:蜂针治疗见效慢,疗效持久,当症状减轻后,应嘱患者多作被动运动,以改善患部血液循环,加速功能恢复。

2. 风湿性关节炎

(1)取穴:上肢病变取合谷、曲池、肩髃、大杼;下肢病变取足三里、风市、环跳、太冲。关节游走痛配风门、风市、肝俞;关节肿热痛明显取膈俞、肾俞;慢性期反复发作取大椎、足三里、脾俞、肾俞、肝俞。

操作:急性期采用中等刺激,每日一次;慢性期采用轻刺激,隔日一次。

(2)取穴:耳穴选相应患部敏感点或肝、肾、肾上腺、脾、皮质下、神门点。

操作:蜂针散刺,酌情点刺1～2穴。

(3)取穴:足太阳膀胱经背部俞穴带。

操作:蜂针散刺。

注意事项:蜂针疗法对风湿性关节炎远期疗效良好,对风湿病复发的患者治疗仍然有效。

3. 肩关节周围炎

(1)取穴:合谷、曲池、肩髃、条口、肩贞。

操作:急性期采用中等刺激,隔天一次;慢性期采用中等刺激,每星期2次。

(2)取穴:耳穴选肩关节、肩、锁骨、肾上腺、压痛点。

操作:蜂针散刺后,酌情点刺1～2穴。

(3)取穴:头针穴取颞前斜线(前顶穴至悬厘穴的连线)中1/3节段。

操作:蜂针散刺,单肩痛取对侧,双肩痛刺双侧。

4. 颈椎病

取穴:大椎、肩井、天宗、风池、悬钟、大杼、夹脊穴。

操作:蜂针散刺,轻至中等刺激。隔日一次。

5. 腰椎间盘突出

(1)取穴:阿是穴、肾俞、养老、昆仑、伏兔。腰痛配三焦俞、肾俞或痛点;大腿牵涉痛配殷门、承山;小腿痛配承山、委中;足太阳型取秩边、承扶、委中、昆仑;足少阳型取环跳、阳陵泉、悬钟穴。

操作:蜂针散刺,轻至中度刺激,每日或隔一两日一次。

(2)取穴:耳穴选腰椎、骶椎、肾、神门、下肢相应敏感点。

操作:蜂针散刺,酌情点刺1～2穴。

(3)取穴:双侧足太阳膀胱经背部俞穴带。

操作:蜂针散刺。

6. 腱鞘囊肿

取穴:阿是穴。

操作:囊肿点刺适应后,可用活蜂螫刺,并在囊肿四周散刺。重刺法,隔日一次或每周两次。

注意事项:活蜂螫刺治疗腱鞘囊肿初期未成硬结时,治疗一两次即愈。如病程长,囊肿坚硬,蜂螫后用多层消毒小块纱布加压包扎。蜂针后患部减少用力,3～5天后复诊再治疗,直至囊肿全消。

7. 面瘫

(1)取穴:合谷、攒竹、风池、颊车、四白、地仓。耳鸣加翳风、中渚;口苦咽干加照海、廉泉。

操作:蜂针散刺,隔日一次。

(2)取穴:耳穴取面颊区、眼、口、肝、额、皮质下、脑干。

操作:蜂针散刺,酌情点刺1～2穴。

8. 三叉神经痛

(1)取穴:寒邪入络选合谷、风池、太阳、列缺、翳风;痰湿阻滞选合谷、丰隆、足三里、下关。眼支配太阳、鱼腰、攒竹;上颌支配颧髎、四白;下颌支配颊车、地仓、承浆;眩晕、心悸加大椎、内关、心俞;胸脘胀闷配内关、中脘、期门。

操作:痛区蜂针散刺,轻至中度刺激,隔一两日一次。

(2)取穴:耳穴取肝、交感、神门和额、面颊、上颌、下颌诸敏感点。

操作:蜂针散刺,酌情点刺1～2穴。

(3)取穴:头针取感觉区下2/5(对侧)。

操作:蜂针散刺。

9. 肋间神经痛

(1)取穴:肝气郁结取太冲、阳陵泉、相应夹脊和肋间敏感带;痰浊阻滞取支沟、阳陵泉、丘墟、照海。胁痛刺期门、肝俞;胸痛配膻中、内关;头痛取太阳、风池;咳嗽配尺泽、合谷;痰多配丰隆;食欲不振配足三里、三阴交。

操作:蜂针散刺,中度刺激,隔日一次。

(2)取穴:耳穴取胸、肝、胆、神门、肾上腺等。

操作:蜂针散刺,酌情点刺1～2穴。

10. 坐骨神经痛

（1）取穴：环跳、秩边、承扶、委中、昆仑、阿是穴。

操作：轻至中度刺激，隔一两日一次。

（2）取穴：耳穴取膀胱、胆、坐骨、肾上腺、腰椎、骶椎、臀、下肢相应痛点。

操作：蜂针散刺，酌情点刺1～2穴。

（3）取穴：腰骶部俞穴带。

操作：蜂针散刺。

11. 股外侧皮神经炎

（1）取穴：髀关、伏兔、阴市、梁丘、风市、足三里。

操作：轻至中度刺激，隔日一次。

（2）取穴：病处感觉异常区和腰椎夹脊区。

操作：蜂针散刺。

12. 半身不遂

（1）取穴：太溪、太冲、肝俞、曲池、三阴交、足三里、肾俞、关元。痰浊配脾俞、丰隆；气滞刺内关、膻中；血瘀取膈俞；头眩晕刺风池、百会；语言不利配廉泉、天突；上肢不遂刺大杼、肩髃、合谷、外关；下肢不遂取环跳、阳陵泉、足三里、委中、解溪。

操作：中度刺激，隔天一次。

（2）取穴：耳穴取心、皮质下、脑干、神门和相应肢体敏感点。

操作：蜂针散刺，酌情点刺1～2穴。

（3）取穴：头部取穴，瘫痪取对侧运动区、震颤取舞蹈震颤区、失语选相应的语言区。

操作：头部蜂针散刺。

注意事项：①蜂针对中风后遗症的疗效与其病因、发病时病情轻重和后遗症时间长短有密切关系。如突然发病、长久不醒或反复出血者后遗症较重，后遗症时间越长，蜂针见效较慢；如发病时神志清醒或轻度短暂意识模糊则后遗症较轻，及时治疗见效较快。一般三个月为一个疗程。②鼓励患者保持乐观情绪，按病情作适当的瘫痪肢体功能锻炼、语言不利者作发音练习，以加速机体的功能恢复。③偏瘫患者蜂针治疗中可配合健侧单穴针刺。采用上下左右交叉取穴。

13. 帕金森病

（1）取穴：百会、大椎、命门、脑空、风池、肾俞、太冲、阳陵泉、合谷、足三里。头晕、目眩配

正营；言语不利取廉泉、天突；吞咽困难取廉泉、扶突。

操作：轻至中度刺激，每周两次。

（2）取穴：耳穴取神门、皮质下、内分泌、肝、脾、肾、肘、腕、指、膝。

操作：蜂针散刺，酌情点刺1～2穴。

（3）取穴：头针取舞蹈震颤区，兼肌力增强者加运动区。

操作：蜂针散刺，早期单侧病变仅取对侧区散刺，双侧出现症状则刺双侧。

（4）取穴：胸部夹脊和腰背部俞穴带。

操作：蜂针散刺。

14. 血管神经性头痛

（1）取穴：丝竹空、率谷、完骨、合谷、列缺、风池、足临泣。肝阳上亢加行间、阳陵泉；痰浊上蒙配丰隆、中脘、足三里；瘀血阻滞加膈俞、血海、太冲；气血亏虚加足三里、三阴交、脾俞、肝俞、气海。

操作：轻至中度刺激，隔日一次。

（2）取穴：耳穴取太阳、胆、肝、肾、枕、额、神门。

操作：蜂针散刺，酌情点刺1～2穴。

（3）取穴：头针取对侧或双侧感觉区下2/5和安神穴。

操作：蜂针散刺。

（4）取穴：脊柱两侧夹脊穴。

操作：蜂针散刺。

15. 脱疽

（1）取穴：下肢取患侧脉根（臀部第2骶椎棘突旁开3寸直下半寸处）、阳陵泉、足三里、昆仑、悬钟（足外侧及足背病变）、三阴交、血海、复溜（足内侧病变）、委中、承山、太溪、冲阳、太冲，上肢取患侧曲池、内关、合谷。阴寒型加关元、命门；气滞血瘀型加膈俞、气海；湿热和热毒型加大椎、阴陵泉；气血两虚型加关元、脾俞。

操作：轻至中度刺激，隔一两日一次。

（2）取穴：耳穴取神门、皮质下、患肢相应部位。

操作：蜂针散刺，酌情点刺1～2穴。

（3）取穴：胸腰部背俞穴带。

操作：蜂针散刺。

注意事项：①注意患肢保暖，可适当活动，避免受伤，防止感染。②蜂针对本病有活血定痛的

较好疗效,肢端坏死或感染者须配合外科处置。③患者必须戒烟,不可在寒湿条件下作业。

16. 带状疱疹

(1)取穴:肝胆火盛取曲泉、行间、阳陵泉、侠溪、血海、皮损周围和相应夹脊区带。便秘加支沟;尿赤配阴陵泉;若皮损在面颈部,可循经选取风池、合谷、外关等穴。脾经湿热取阴陵泉、三阴交、足三里、内庭、膈俞、血海、皮损周围和相应夹脊区带。热重者加合谷、曲池。痛在头面部取太阳、风池、攒竹、四白、下关、外关、颧髎和合谷穴。痛在腰胁部取阳陵泉、支沟、太冲穴。痛在腰腹部取阳陵泉、足三里、三阴交穴。

操作:疼痛局部和相应夹脊区带蜂针散刺,轻至中度刺激,每次隔一两日。

(2)取穴:耳穴取相应部位、肺、大肠、肝、脾、内分泌、神门。

操作:蜂针散刺,酌情点刺1～2穴。

(3)取穴:胸腰背俞穴带。

操作:蜂针散刺。

注意事项:蜂针治疗带状疱疹效果良好,多在一周内治愈。蜂针散刺应与皮损边缘保持1cm的距离,禁刺皮损部。

17. 结节性红斑

(1)取穴:阴陵泉、三阴交、足三里、血海、委中、阿是穴。

操作:轻至中等刺激,隔天一次。

(2)取穴:耳穴取肺、脾、肾上腺、神门、皮损相应部位的敏感点。

操作:蜂针散刺,酌情点刺1～2穴。

(3)取穴:背俞穴带。

操作:蜂针散刺。

三、注意事项

(1)接诊后首先要让患者了解蜂针医术的知识,积极配合医者按方案进行蜂针治疗。

(2)病者饥饿时或饱餐后不宜施针,惊恐、大怒、大汗时不施针,精神紧张、疲劳、远道来诊者应休息15～30分钟再给予蜂针治疗。

(3)初次给予蜂针治疗,手法宜轻刺。治疗时患者的体位要选择适当,既让患者舒适,又便利医者准确施针。可选取仰卧、侧卧、俯卧和仰靠、俯伏坐等体位,切不可取站位。

(4)蜂针治疗前医者的手要进行清洗,并用酒精棉球擦洗,施针部位用碘伏溶液和75%乙醇溶液消毒。循经散刺法部位广泛,可用0.1%苯扎溴铵溶液湿毛巾擦拭。耳部蜂针必须严密消毒,预防感染。

(5)对皮肤、黏膜有溃疡或感染的部位,不宜施蜂针。蜂针应避开浅表血管,防止出血(病情需要刺络出血者除外)。有自发性出血或损伤后出血不止的患者,不宜蜂针治疗。

(6)蜂针治疗后留患者在蜂针室观察30分钟,无全身反应才可离去。蜂针局部反应消失后方可再次在该部位施针。需每日或隔日蜂针强刺激的患者,应分组选穴。

(7)不同的人对蜂毒的反应有所差异,大多数人接受蜂毒治疗时在受蜂蜇的部位会出现局部的红、肿、热、痛的反应,这种局部反应过几个小时或过几天会自然消失,少数患者会有全身皮肤红、瘙痒、荨麻疹、紫斑,畏冷发热、淋巴节肿大等反应。如有上述症状时,应进行药物脱敏治疗。方法是服用氯苯那敏(4mg)和泼尼松(5mg)各一片,若服用四小时后还未见好转,可继续按以上方法服用,直到症状消失。若3～4次后仍不见效,应到医院作进一步检查和治疗。脱敏治疗后再进行蜂针治疗。若发生全身性过敏者,除积极抢救外,此类病员则不再进行蜂针治疗。

(8)经试针无过敏反应的患者,通常头几次均采用散刺法,酌情点刺几穴,每次用蜂量按1～3或2、4、6只蜂逐渐增加。活蜂蜇刺后局部红、肿、痒反应较严重,遇发热等全身反应则减量或维持原数量,后再酌情逐渐增量。每次用蜂量以十只蜂上下为宜,最多不超过25只蜂。几种刺法酌情选用,或配合使用。

(9)蜂针疗法一般隔日一次,10～15次为一个疗程,休息5～7天再行第二疗程。针刺的穴位应分组轮换,蜂针局部反应未消失的部位不得重复针刺。对面神经麻痹、脑栓塞和脑血栓形成后遗症等康复期病种和支气管哮喘、偏头痛、高血压、血栓闭塞性脉管炎等疾病缓解期的患者,每星期治疗1～2次即可。

(黄　安)

第三十章

磁 疗 法

磁疗法是应用磁场治疗疾病的一种方法。磁场的产生主要有永磁与电磁两大类,这两类磁体在疗效、适应证和应用方法上又各有不同特点。以用得较普遍的小型永磁体来说,它是根据患者不同疾病,将不同场强、体积、数量的磁片,外敷于患者体表的不同腧穴,并根据疾病的变化,及时予以调整的一种疗法。应用这种方法,是依据祖国医学的整体观念,诊视经络状况,辨别病症轻重虚实,而后采取"虚则补之,实则泻之"辨证论治的治则贴敷磁片。这种方法,一般称作"磁穴疗法"或"经络磁疗"、"腧穴磁疗"等。它属于祖国医学的范畴。能产生磁场的磁体除永磁体外,还有能产生交变磁场,称作"磁场疗法"。

一、常用器具

磁疗法是一种物理疗法,它是利用磁场直接或间接作用于人体,以达到治病或保健的目的,因而它离不开各种各样的磁疗器具。而临床疗效的高低,又与磁疗器具的性能好坏是密切相关的。近年来用于医学临床与研究的各种磁性器具逐渐增多,按其主要的用途,大致可以分为:磁性治疗与保健器具(简称磁疗器具),磁性手术与矫形器具,以及磁性检验与诊断器具等。本节侧重介绍各种磁疗器具的使用。由于磁疗法在临床的广泛应用,各种磁疗器具发展很快,而且目前各种磁疗器具的名称也不统一,现从其所用材料及产生磁场的不同,将其分为永磁磁疗器具和电磁磁疗器具两大类。永磁磁疗器具由于体积较小又不需电源,通常制成可随身携带的磁疗器具。例如:用于穴位或患区直接贴敷的磁片,或把磁片或磁块缝装在衣物、首饰或其他生活用品内的永磁磁疗器具。电磁磁疗器具一般体积较大,而且需要有外电源供

电,多为家庭或医院使用。

1. 永磁磁疗器具

(1)磁片:主要用于穴位(或患区)的直接贴敷。其用法简便,又经济、安全,因此用量也较大。一般制成各种规格(大小和形状)不同的薄片。其中小号磁片的直径在1cm以下,中号磁片的直径为1~3cm,大号磁片的直径大于3cm。各种磁片的厚度一般是小于0.5cm的薄片。厚度大于0.5cm以上的,通常称为磁块。但它不便于直接贴敷。目前已有将磁片附在特制的胶布上,像膏药一样,使用更为方便。

(2)磁疗器具:它是把磁块(或磁片)缝装或嵌装在各种生活用品之中。这些磁块(或磁片)相当于间接贴敷在人体的穴位或患区。从某种意义上来说,它比直接贴敷磁片更方便、舒适;又避免贴胶布对皮肤的刺激。这类永磁磁疗器具的品种很多;例如穿戴的衣物有磁疗鞋、磁性帽、磁胸衫(或磁背心)、磁腰带、磁护膝等;又有部分首饰,如磁项链、磁戒指、磁耳环等;还有其他生活用品,如磁枕、磁被褥、磁坐垫(或包括磁靠背)等。此外,这种永磁器具也有部分固定式的,如永磁磁躺椅和磁床等。

2. 电磁磁疗器具

大多数电磁磁疗器具的电磁体是由线圈和铁芯组成的,故又叫电磁铁。有的还附有电源装置,通以各种电流来产生不同类型磁场的,使用时电磁铁会发热。大型电磁铁,由于其电流较大,散热条件较差,则须采用强迫冷却(风冷或水冷)方式散热,才能使其温升不致过高。常用的电磁磁疗器具有:大型直流电磁铁、交流电磁棒、交流电磁磁疗机、脉冲电磁磁疗机等。

3. 磁锟针

磁锟针属使用永磁的磁疗器具,但它是磁与针结合的一类特殊磁疗用具。磁锟针是根据

古代九针中的一种用按压穴位方式诊疗疾病的针具,同时给一定的磁能,使之通过穴位发挥磁效应。即在按压穴位时有一磁束进入穴位内部,通过对穴位的按压及对穴位给以外磁场以达到调整经络脏腑的功能,从而起到治疗作用。

磁锟针结构简单,由手柄、永磁体等组成,永磁体末端呈球状;永磁体嵌在手柄内,手柄由硬质塑料制成。磁锟针除了磁场作用外,由于在使用时给予一定的压力,因此还有机械压迫作用,一般是按压穴位,磁力与机械力同时作用于穴位,两者结合而产生良好的治疗作用。

磁锟针操作时,操作者首先选好穴位或治疗点,操作者将磁针的尖端置于穴位或痛点上,使针体与穴位表面垂直,同时稍施以压力,每次治疗时间 1～15 分钟,慢性疾病每天可以治疗 2～3 次。

二、临床应用

1. 哮喘

(1) 取穴:实证取天突、膻中、定喘、肺俞、尺泽、足三里,每次选 2～4 穴,以贴敷 S 极为主。虚证取肺俞、膏肓、气海、肾俞、足三里、太渊、太溪,以贴敷 N 极为主。

操作:选 2～4 穴。

磁强:0.05～0.1T。

磁体:小块。

(2) 取穴:取神门、肺、皮质下、镇咳点。

操作:选 2～3 穴,以磁珠贴一耳,3～5 日后,换贴另一侧。

注意事项:① 开始磁疗,宜用磁强较低、距支气管较远穴位治疗。适应后再加大剂量。如发现患者对磁过敏,有诱发疾病倾向,即停止治疗,改用其他疗法治疗。②小儿支气管炎、小儿支气管哮喘的磁疗,俱可参照上述方法治疗,但剂量应根据年龄减少。

2. 胃痛

取穴:实证多与情绪、精神因素有关,宜取中脘、内关、足三里、阳陵泉、太冲等穴,以 S 极贴敷为主。如与饮食有关,宜加合谷、三阴交等穴,仍以 S 极贴敷。虚证病症较重、较久,消瘦面黄,宜取脾俞、胃俞、内关、中脘、足三里等穴,以 N 极贴敷为主。有瘀血者,宜活血化瘀、理气和胃,取内关、中脘、足三里、肝俞、胃俞、膈俞、公孙、三阴交等穴。

操作:每次取 3～5 穴。

磁强:0.05～0.15T。

磁体:中脘用中块,其他穴位用小块。

3. 便秘

取穴:实证脘腹闷胀、口渴唇赤、不思饮食、苔厚黄脉数。取中脘、天枢、足三里、曲池、内庭。虚证脘腹不胀、面色黄瘦、口微干燥,取三阴交、复溜、照海、支沟、足三里、大肠俞。

操作:选 3～5 穴,实证以 S 极泻之,虚证以 N 极补之。

磁强:0.05～0.15T。

磁体:腹部用中块,其余穴位用小块。

4. 中风

取穴:上肢活动不遂取肩髃、曲池、手三里、合谷、外关等。下肢活动不遂取环跳、阳陵泉、足三里、风市、悬钟、解溪、昆仑等。口眼㖞斜取地仓、颊车、内庭、四白、太冲、人中等。语言不利取哑门、廉泉、通里、照海等。

操作:初病以 S 极贴敷为主,病久以 N 极贴敷为主。早期以患侧穴位为主,后期适当加健侧穴位。每次选 2～6 穴治疗。

注意事项:①中风后遗症,头部不宜用带强烈震动、音响的磁疗机。肢体可用轻微音响震动的磁疗机。②磁疗对中经络及痰瘀阻滞型的中风效果较好。

5. 痹证

(1) 取穴:阿是穴(即疼痛明显处)。颌关节:听宫、翳风、合谷。肩关节:肩髃、肩髎、天宗、中渚、阳陵泉。肘关节:曲池、天井、合谷。腕、掌、指关节:外关、手三里、阳溪、阳池、腕骨、大陵、八邪、四缝。脊椎关节:夹脊穴、殷门、委中、人中。腰骶关节:腰阳关、十七椎下、压痛点、委中、昆仑。髋关节:环跳、居髎、阳陵泉、绝骨。膝关节:鹤顶、梁丘、膝眼、阳陵泉、阴陵泉。踝关节:解溪、丘墟、太溪、昆仑、阳交、交信。趾关节:八风、公孙、束骨、阳交。

操作:上述各穴,俱以 S 极贴敷。

磁强:0.05～0.3T。

磁体:四肢关节用小块,髋关节用中块、大块。

(2) 间接磁疗法:根据发病部位,选用磁护膝、腕、肘关节磁疗器,长期佩带。

注意事项:①磁疗治疗风湿性关节炎需要较强的永磁体或磁疗器械。并注意症状消失后,继续巩固一定时期。②热痹不宜应用交变电磁法。③类风湿关节炎的磁疗方法与此基本相同。磁疗治疗类风湿关节炎早期病变,效果较好,如关节强直畸形后,收效甚微。另外,磁疗对消除肿胀及疼痛有较好疗效。有部分患者磁疗后如出现疼痛加重,系正常现象,可停2～3天或改变磁疗方法,继续磁疗,对改善活动功能有一定作用。较顽固者,磁疗机治疗后,再加贴磁片或穿佩磁疗用品。

6. 坐骨神经痛

取穴:取环跳、腰阳关、殷门、委中、阳陵泉、承山、悬钟。腰痛加肾俞,大腿后侧痛加承扶、风市,踝痛加昆仑。

操作:根据症状,选3～5穴,实证以S极,虚证以N极贴敷。

磁强:0.05～0.2T。

磁体:如磁性低于0.08T者,可多用中、大块贴敷。

注意事项:①环跳等穴,距体表较深,应用磁性较强的磁疗机或磁块治疗。②治疗后加贴磁块,可提高疗效。③本病不宜用旋磁机治疗。

7. 失眠

(1) 取穴:取神门、内关、心俞、足三里、肾俞等穴。肝肾阴虚加三阴交,头昏加至阴。

操作:选3～5穴,实证以S极,虚证以N极贴敷。

磁强:0.05～0.10T。

磁体:小块。

(2) 取穴:取神门、皮质下、肝、肾、枕、心等穴。

操作:根据症状,选2～3穴,实证以S极,虚证以N极贴敷磁珠,每次贴一侧耳穴,一周后换贴另一侧耳穴。

(3) 磁枕法:患者睡眠时使用装磁片的磁枕,亦有较好疗效。

8. 急性扭挫伤

(1) 旋磁法:将旋磁机机头对准疼痛、肿胀处,每次治疗20～30分钟。如痛肿面积较大,可在痛处轻轻移动机头,治疗时间也可适当延长。

(2) 取穴:对血肿及伤势较重者,可取患部阿是穴,并根据发病部位,远端取穴配合。

操作:以磁片S极贴敷为主。

磁强:0.08～0.2 T。

磁体:中块或大块。

9. 头痛

(1) 取穴:取风池、太阳、百会、合谷、太冲、率谷、中渚、列缺、外关、行间、上巨虚、大溪、后溪、攒竹、关元等穴位。

操作:每次选用3～5个穴位,5～7天交换一次穴位;连续贴敷1～2个月。

(2) 涌泉穴单独长期贴敷也能取得非常好的疗效。

(3) 磁锟针法:采用局部与远端循经取穴相结合,每次取1～3穴。

(4) 磁皮针法:用持针器夹持皮内针对准穴位刺入0.5cm深,针柄留于皮外,将扁圆磁珠(磁感应强度;以后简称磁强,为0.05～0.08T,直径0.3～0.4cm)放于针柄处,胶布固定,2～3天换一次穴位。

10. 肘劳

取穴:压痛点、合谷、手三里。

操作:取压痛点、合谷、手三里等穴贴敷。

磁强:0.05～0.16T。

磁体:中、小块。

11. 肩关节周围炎

取穴:选取肩髃、肩髎、臑俞。

操作:取1～2穴,以S极贴敷。并可于肩前后痛点明显处以大磁片S、N极对称贴敷。

磁强:0.05～0.2T。

磁体:大、中、小块。

12. 腰痛

取穴:沿腰椎疼痛部位的督脉穴及委中、腰俞、肾俞等穴。

操作:选3～5穴,以S极贴敷。气滞血瘀型配取膈俞、三阴交等穴,肾虚型可配取太溪、关元等穴。

磁强:0.04～0.2T。

磁体:小块。

13. 颈椎病

取穴:取颈椎发病部位及大椎、大杼穴。

操作:实证以S极,虚证以N极贴敷。

255

磁强:0.06~0.16T。

磁体:小块。

注意事项:此病不宜用震动磁疗法,年老、体弱患者,震动稍久易出现心慌、头昏等症状。

14. 落枕

(1) 取穴:取天柱、大椎、肩中俞、肩井、落枕穴、合谷、后溪、风池、悬钟及压痛明显处。

操作:选2~4穴,有针感后,于针柄加贴滋片,治疗20分钟。

(2) 取穴:阿是穴。

操作:将震动磁疗机头对准患处,来回按摩,治疗20~30分钟。

15. 月经不调

取穴:取关元、中极、血海、三阴交,乳房胀痛者加肝俞,经来紫块提前者加膈俞。

操作:选3~5穴,实证取S极,虚证取N极贴敷磁片。

磁强:0.05~0.15T。

磁体:关元、中极用中块,其余穴用小块。

16. 痛经

取穴:关元、中极、气海、归来、三阴交,气滞加行间,虚寒加命门,经来青紫提前者加膈俞。

操作:选3~5穴,实证以S极,虚证以N极贴敷。

磁强:0.05~0.15T。

磁体:中极、关元用中块,其余穴用小块。

17. 小儿腹泻

取穴:神阙、天枢、中脘、足三里等穴。

操作:选2~4穴,实证以S极,虚证以N极贴敷。

磁强:0.03~0.1T。

磁体:小块。

18. 小儿遗尿

取穴:膀胱俞、肾俞、关元、中极、三阴交。

操作:选2~4穴,以N极贴敷。

磁强:0.05~0.15T。

磁体:中极用中块,其余穴用小块。

19. 近视

(1) 操作:用电磁眼镜磁头对准鱼腰、承泣穴。每次治疗15~20分钟。如用永磁眼镜,每次治疗30分钟。

(2) 取穴:肝俞、肾俞、太阳、鱼腰、承泣、睛明。

操作:选2~4穴,以N极贴敷。

磁强:0.03~0.08T。

磁体:小块。

(3) 取耳穴:目、肝。

操作:以磁强为0.01~0.03T的磁珠贴敷,宜取N极。

注意事项:①眼附近穴位,宜用低磁场磁块贴敷,时间不宜过长。②远视、色盲等各种眼病,均可参照上述方法治疗。

20. 鼻渊

取穴:迎香、鼻通、风门、印堂、合谷。

操作:选2~4穴,实证以S极,虚证以N极贴敷。

磁强:0.05~0.15T。

磁体:小块。

三、注 意 事 项

虽然磁疗法适应范围广泛,尚无绝对禁忌证,但使用过程中也有一些问题值得注意,如剂量的掌握、禁忌证的认识以及一些副作用的认识。磁疗后出现的一种与正常治疗规律相反的反应。由于磁疗中发生的副反应都是暂时性的,停止磁疗、减少剂量与改变磁疗方法,都可使这些副反应自行消失。而且有一部分疾病副反应的发生还是疾病好转中的一个必然过程,因此,磁疗的副反应不同于某些药物造成的副作用。

(王维峰)

第三十一章

小儿推拿疗法

小儿推拿疗法是以阴阳五行、脏腑经络、营卫气血等学说为理论基础,运用各种手法刺激于穴位,以调整机体的偏盛偏衰,促进机体的自然抗病能力,达到防病治病目的的一种疗法。本法又称小儿推拿(按摩)术,是在明清时期形成的独特体系的一门临床医学,也是治疗儿科疾病的颇具特色的常规疗法(小儿正、背面穴位图分别见图31-1和图31-2)。

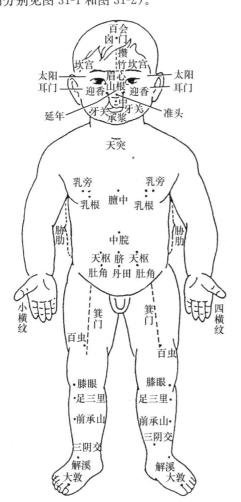

图 31-1　小儿正面穴位图

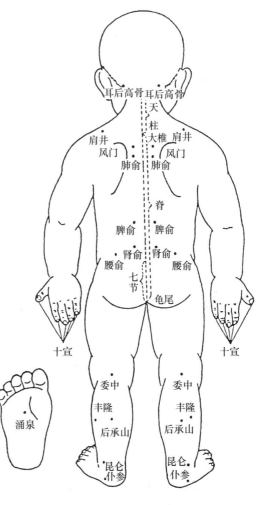

图 31-2　小儿背面穴位图

一、操作方法

(一)常例手法

小儿推拿疗法的常例手法包括开天门、推坎宫、运太阳、掐总筋、分阴阳、拿肩井。其中前五法运用于每次推拿中的开始阶段,拿肩井则在每次推拿结束时应用。在推拿时,可蘸用少许清水、葱姜汁、滑石粉、红花油等。

(1) 开天门(图 31-3):医者用两手大拇指指腹自眉心交互推至前发际,推 24 次。有发汗解表、开窍醒神等作用。

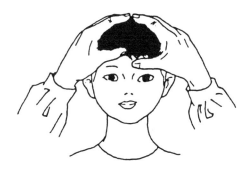

图 31-3　开天门

(2) 推坎宫(图 31-4):两手大拇指指腹沿眉毛上缘向两侧分推至眉梢,一般分推 24 次。

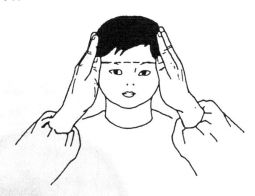

图 31-4　推坎宫

(3) 运太阳(图 31-5):两手大拇指指腹分别按在两侧太阳穴上,作轻柔缓慢的环形移动,向眼方向运为补,向耳方向运为泻。一般运 24 次,每次运三次后轻轻按一下。

(4) 掐总筋(图 31-6):大拇指轻轻按掐腕横纹中点,另一手握住患儿手指轻轻摇其腕关节。有清心火、畅四肢等作用。

(5) 分阴阳(图 31-7):大拇指指腹自总筋穴向两侧分推。有调和气血、止泻痢、除寒热、去腹胀、通二便的作用。

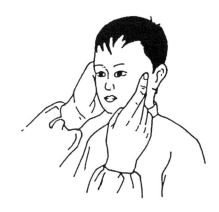

图 31-5　运太阳

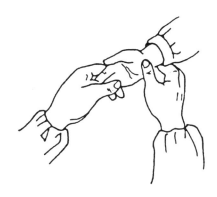

图 31-6　掐总筋

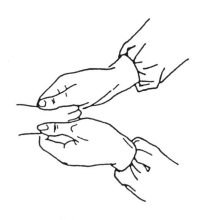

图 31-7　分阴阳

(6) 拿肩井(图 31-8):一手捏拿小儿的肩井穴,另一手握小儿食指和无名指,将上肢伸摇数次。有畅通一身气血的作用。

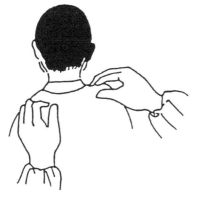

图 31-8　拿肩井

（二）常 用 手 法

可根据不同病症,选择使用(小儿上肢穴位图 31-9)。

(1) 推五经(图 31-10A、B、C、D、E、F、G):五经指分别位于拇指、食指、中指、无名指、小指远端指节的指腹上的脾经、肝经、心经、肺经、肾经五个穴位,在这些穴位上运用推法治疗,以调整脏腑功能,并治疗相关疾病。

(2) 推大肠(图 31-11A、B):从食指端桡侧,沿食指桡侧缘推至虎口,以清实热、止泄泻。

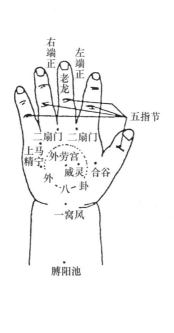

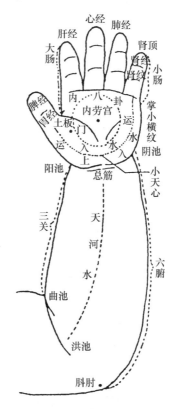

图 31-9　上肢穴位图

(3) 推小肠(图 31-12):小肠穴在小指尺侧缘,主治小便短赤、遗尿、高热不退等。指端推向指根为补,从指根推向指端为泻。

(4) 运八卦:八卦为小儿环绕掌心周围八个穴位的总称。近第 3 掌骨小头处为离,按顺时针方向分别为坤、兑、乾、坎、艮、震、巽、离各穴,坎与离相对,震与兑相对,乾与巽相对,坤与艮相对。

推拿八卦穴常用运法,称之为"运八卦"。运八卦时,将患者的左掌心向上,医者以左手食指、中指、无名指和小指托住患者左手背,以大指桡侧面作为接触面进行运法;也可用一手托持患者的左手,另手以食指或中指端作为接触面推运。推运至离宫时,要轻轻带过,或以大指掩盖于离宫上,"运八卦"时,医者推运之指不接触离宫。

259

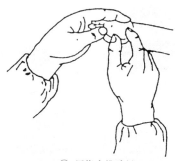

① 旋推脾经   ② 屈指直推脾经

A. 补脾经

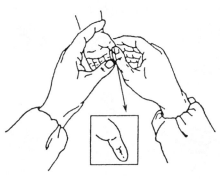

B. 清脾经

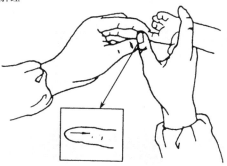

C. 清肝经

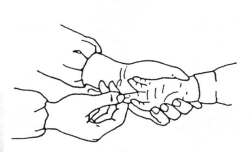

D. 清心经

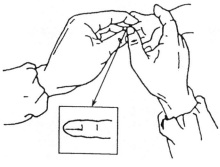

E. 清肺经

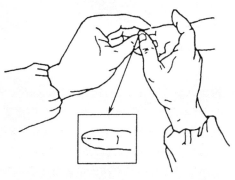

F. 清肾经

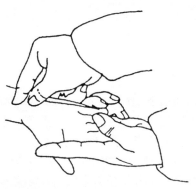

G. 补肾经

图 31-10 推五经

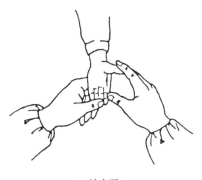

A. 补大肠

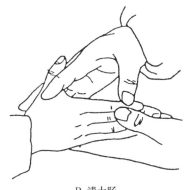

B.清大肠

图 31-11　推大肠

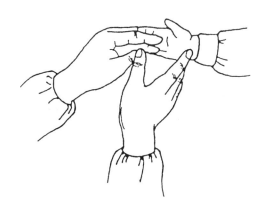

图 31-12　推小肠

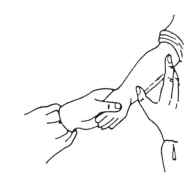

图 31-14　推三关

261

（5）揉板门（图 31-13）：按揉手掌大鱼际部，可健脾化滞。

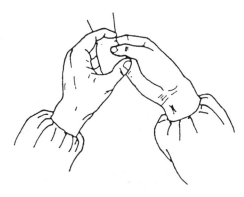

图 31-13　揉板门

（6）推三关（图 31-14）：三关穴在前臂屈侧面的桡侧缘。自腕推至肘有补气发表，祛风散寒等作用。

（7）推六腑（图 31-15）：六腑穴在前臂伸侧面尺侧缘，自肘推至腕有清热止汗的作用。

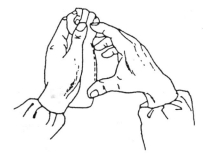

图 31-15　推六腑

（8）推天河水（图 31-16）：推前臂屈侧面中线，有清心除烦作用。

（9）掐十王：掐十指指尖，有开窍醒神作用。

（10）运耳后高骨（图 31-17）：指运颞骨乳突部，可祛风安神。

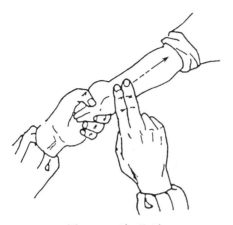

图 31-16　清天河水

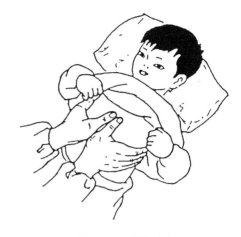

图 31-19　分推膻中

(13)分推腹阴阳(图 31-20):自胸骨下端起,沿肋弓下缘分别推向两胁。

262

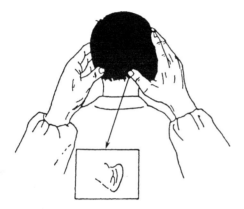

图 31-17　运耳后高骨

(11)弹山根:用食指弹击鼻根部,至皮肤发红为度。有镇惊开窍作用。

(12)推膻中(图 31-18)(图 31-19):先揉膻中,再由上向下推和向两侧分推。有止咳平喘、顺气降逆作用。

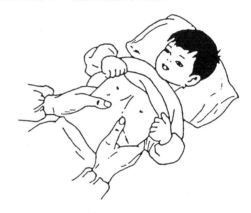

图 31-20　分推腹阴阳

(14)摩腹(图 31-21):用掌部在腹部作圆周状摩动,着重于中脘、脐中、关元等穴。

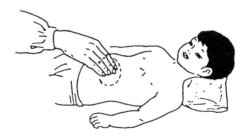

图 31-21　摩腹

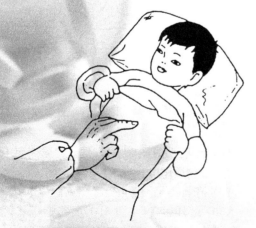

图 31-18　推膻中

(15)拿肚角(图 31-22):拿脐下两旁,可行气止泻。

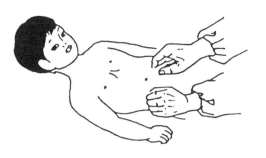

图 31-22　拿肚角

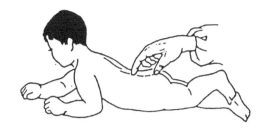

图 31-25　推上七节骨

便、泄热作用。

(16) 按利尿穴:利尿穴在脐与耻骨联合上缘中点间连线的 1/2 折点处。按压此穴可解除尿潴留。

(17) 推脊(图 31-23):由上向下在脊柱正中线上推之,有退热、镇惊作用。

(20) 拿血海:平惊止搐。

(21) 按揉足三里:健脾和胃、扶补正气。

(22) 揉涌泉(图 31-26):治呕吐、腹泻、发热等。

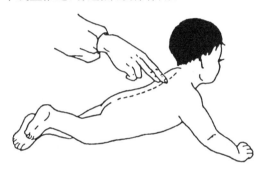

图 31-23　推脊

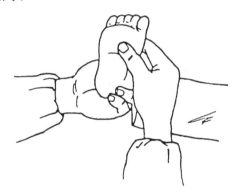

图 31-26　揉涌泉

(18) 揉龟尾(图 31-24):按揉尾骨端。

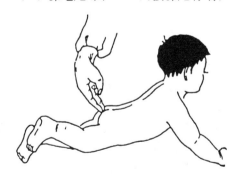

图 31-24　揉龟骨

(19) 推七节(图 31-25):七节指腰骶部第 2 腰椎至尾椎之间。用拇指指腹或食指、中指指腹由下向上推称"推上七节",有止泻、补肾作用;由上向下推称"推下七节",有通

(三) 复 合 手 法

复合手法是将多种推拿手法组合起来运用的特定操作手法,具有特殊的治疗作用。

(1) 摇抖肘法:医者先以左手拇、食、中三指托患儿肘关节,再以右手拇、食指叉入虎口,同时用中指按定乾卦处,然后屈患儿手,上下摇之。可顺气和血、通经活络。

(2) 打马过天河法:先运内劳宫,再用左手拿小儿两指,用右手食指、中指、无名指沿天河打至肘弯处止,或用食指、中指弹至肘弯处,有退热通络作用。

(3) 黄蜂入洞法:以左手扶患儿头部,右手食、中两指轻入患儿鼻孔揉之或揉两迎香穴,可发汗,祛风寒。

(4) 水底捞明月法:用水滴入小儿掌心,

掌心用旋推法,边推边吹晾气,可退实热、清心火。

(5)飞经走气法:先以右手握住患儿左手四指,再以左手四指从曲池起按之,跳之,至总筋处数次。再以拇、中两指拿住患儿阴阳池二穴不动,然后右手将患儿左手四指屈伸数次。

(6)按弦走搓摩法:用双手在小儿胁部搓摩,从上而下多次。

(7)二龙戏珠法:一手握住腕部,另一手的拇指、食指、中指夹住小儿的食指、无名指做屈伸摇摆运动。

(8)苍龙摆尾法:右手拿小儿食、中、无名指,左手自总筋至肘部来回搓揉几遍后,拿住肘部,右手持小儿三指频频摇动。可开胸退热。

(9)凤凰单展翅:用左手捏拿小儿腕部一窝风处,右手捏拿内、外劳宫穴并加以摇动。主治一切寒症。

(10)天门入虎口:用大指面自小儿食指桡侧缘命关处推向虎口,再用大指端掐揉虎口。有健脾、止泻、发汗、通气血的作用。

(11)斗肘走气:一手手掌托住小儿肘部尺骨鹰嘴突处运转,一手握住小儿腕部摇动前臂,有消食、除痞作用。

(12)揉耳摇头:先开天门,然后分推太阳,掐印堂、人中、承浆等穴,再揉捏两垂耳,最后捧住小儿头部左右轻轻摇动,有通关开窍作用。

二、临床应用

本疗法对象一般是六岁以下的小儿,尤其适用于三岁以下婴幼儿。其治疗范围广泛,可主治腹泻、呕吐、疳积、便秘、脱肛、发热、惊风、咳嗽、遗尿、斜视、脑瘫等。

1. 发热

(1)推攒竹(开天门)、推坎宫、揉太阳、揉耳后高骨各50次,掐风池三次。外感风热加清天河水200次;外感风寒加推三关150次,揉外劳宫100次。

(2)揉二马200次,补肾经150次,补脾经100次,清天河水150次,揉涌泉100次,运内八卦50次,揉足三里100次,分手阴阳100次。适用于阴虚发热。

(3)清肺经200次,清胃经200次,清天河水100次,退六腑150次,清大肠100次,运板门50次,水底捞明月30次,运八卦50次。适用于肺胃实热。

2. 咳嗽

(1)开天门、推坎宫、揉太阳、揉耳后高骨各30次,清肺经150次,运内八卦100次,推揉膻中200次,揉乳根50次,揉乳旁50次,揉肺俞100次。风寒咳嗽加推三关150次、掐二扇门五次,以散寒祛风,发汗解表;风热咳嗽加清天河水200次,以清热解表。

(2)清肺经200次,运内八卦100次,推脾经200次,推揉膻中150次,揉乳根50次,揉乳旁50次,揉肺俞100次。适用于内伤咳嗽。如久咳肺虚加推三关100次,捏脊六次;肺热咳嗽,加退六腑150次,清大肠100次;阴虚咳嗽加揉二马200次,补肾经100次;痰浊咳嗽加补脾经100次,揉丰隆150次,按弦走搓摩150次。

3. 呕吐

(1)推下天柱骨300次,揉中脘150次,横纹推向板门50次,清补脾经100次,推攒竹、推坎宫、揉太阳、揉耳后高骨各30次。适用于外感呕吐。外感风寒加推三关100次,揉外劳宫50次;外感风热加揉大椎100次,清天河水100次。

(2)推下天柱骨300次,清补脾经150次,运内八卦50次,运板门100次,清胃经100次,揉中脘100次,分腹阴阳100次,掐端正三次。适用于伤食呕吐。

(3)清胃经200次,清补脾经150次,清天河水100次,运内八卦50次,横纹推向板门50次,掐揉小天心50次,掐揉足三里50次。推下天柱骨200次。用于热吐。

(4)补脾经200次,推三关200次,补肾经100次,推下天柱骨200次,运内八卦50次,捏脊5次,掐揉足三里50次,揉外劳宫50次。用于寒吐。

(5)清补脾经150次,揉二马200次,水底捞明月30次,清天河水100次,推下天柱骨150次,横纹推向板门100次,揉中脘100次。用于虚火呕吐。

（6）平肝经 200 次，清补脾经 100 次，捣小天心 300 次，清心经 100 次，推下天柱骨 150 次，横纹推向板门 50 次，清天河水 100 次。用于惊恐呕吐。

4. 脱肛

（1）补脾经 200 次，补肺经 100 次，补大肠 200 次，按揉百会 50 次，推上七节骨 100 次，推三关 100 次，揉龟尾 50 次，运内八卦 100 次。用于气虚脱肛。

（2）清补脾经 200 次，清大肠 150 次，清小肠 100 次，退六腑 100 次，运内八卦 50 次，摩腹五分钟，揉龟尾 50 次，推七节骨 100 次。用于实热脱肛。

5. 遗尿

（1）补脾经 200 次，推三关 200 次，补肺经 100 次，揉外劳宫 100 次，揉二马 200 次，揉百会 100 次，补肾经 200 次。

（2）补肾经 200 次，补脾经 200 次，重揉百会 100 次，揉脐 200 次，揉关元 100 次，揉脾肾俞各 100 次，捣小天心 200 次，揉三阴交 50 次，揉阴陵泉 50 次，擦八髎三分钟，捏脊五次，揉鱼尾 50 次。

6. 痿证

（1）捏脊六次，补脾经 200 次，推三关 200 次，摩腹五分钟，揉脐 100 次，推上七节骨 100 次，揉百会 100 次，揉足三里 50 次。同时在痿软肌肉局部施以滚、揉、推、拿等十分钟，结束前在各个病及关节施以 7～10 次被动活动。适用于软瘫。

（2）揉关元 100 次，揉丹田 100 次，揉脐 100 次，揉肾俞 100 次，补肾经 200 次，揉二马 200 次，捏脊六次，平肝经 100 次，揉肝俞 100 次，揉百会 100 次，揉小天心 100 次，同时在废用的肌肉局部施以轻柔的滚、揉、推等手法十分钟，最后在各个僵直的关节施以十次被动活动。适用于硬瘫。

7. 婴儿腹泻

（1）清补脾经 150 次，推大肠 100 次，清胃经 150 次，运板门 200 次，运八卦 100 次，揉中脘 200 次，分腹阴阳 100 次，按揉足三里 100 次。适用于伤食泄泻。

（2）推三关 200 次，揉外劳宫 200 次，补脾经 150 次，推上七节骨 150 次，揉鱼尾 100 次，

推大肠 100 次，掐揉足三里 50 次。适用于寒湿泻。

（3）清补脾经 150 次，清胃经 150 次，推大肠 200 次，清天河水 100 次，清小肠 200 次，推箕门 150 次，掐揉小天心 50 次，掐揉足三里 50 次。适用于湿热泻。

（4）补脾经 200 次，推三关 150 次，运八卦 100 次，运水入土 100 次，捏脊六次，推上七节骨 200 次，摩腹 100 次，推大肠 100 次，掐揉足三里 100 次。适用于脾虚泄泻。

8. 小儿疳积

捏脊六次，补脾经 200 次，运内八卦 100 次，推三关 100 次，分阴阳 100 次，掐揉四横纹 50 次，运板门 50 次，补肾经 100 次，揉外劳宫 50 次，揉足三里 100 次。

9. 腹痛

（1）推三关 200 次，补脾经 100 次，天门入虎口 30 次，按脾俞 50 次，揉一窝风 100 次，揉足三里 50 次，拿肚角三次，揉脐 150 次。用于寒痛。

（2）清补脾经 200 次，分腹阴阳 100 次，运内八卦 50 次，运板门 100 次，揉中脘 150 次，拿肚角三次，揉一窝风 100 次，揉足三里 50 次。用于伤食痛。

（3）补脾经 200 次，推三关 200 次，揉外劳宫 100 次，补肾经 100 次，揉足三里 50 次，揉脐 200 次，揉一窝风 100 次。用于虚寒痛。

（4）揉一窝风 200 次，揉外劳宫 150 次，推三关 100 次，摩腹五分钟，揉脐 100 次，拿肚角五次，运内八卦 100 次。用于虫积腹痛。

（5）清补脾经 100 次，清胃经 300 次，清天河水 200 次，拿肚角五次，推下七节骨 100 次，运内八卦 100 次，拿后承山五次，揉足三里 100 次。用于热性腹痛。

10. 惊风

（1）掐人中五次，掐十王五次，掐精宁三次，掐威灵五次，拿委中五次，拿曲池、合谷各五次，退六腑 200 次，清肝经 200 次，掐揉五指节 30 次。主治急惊风。

（2）推三关 200 次，掐揉五指节 30 次，清肝经 100 次，运八卦 50 次，天门入虎口 100 次，补脾经 200 次，补肾经 200 次，揉二马 200 次。

主治慢惊风。

三、注 意 事 项

（1）本疗法要求医者手法轻快柔和,平稳着实。

（2）小儿推拿一般先头面,次上肢,然后是胸腹、腰背、下肢。上肢指掌腕臂部穴位,一般均只推左手。

（3）操作时夏季可蘸以滑石粉,冬季可蘸以葱姜汁,起到保护小儿皮肤和加强治疗作用。

（4）冬季操作注意保温,操作后注意防风。

（黄　安）

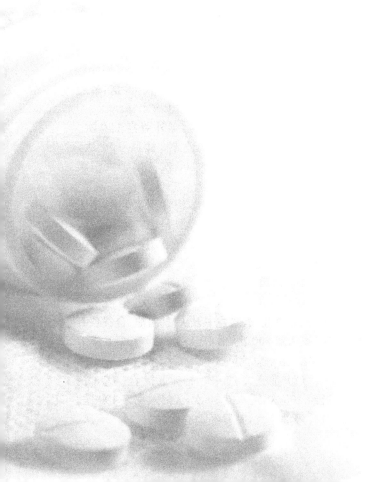

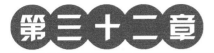
第2掌骨侧穴位全息疗法

第2掌骨侧穴位全息疗法是山东大学教授张颖清于1973年发明的。该疗法是穴位全息律在第2掌骨侧的具体运用,即在人体第2掌骨侧穴位群进行针灸推拿,从而治疗各种疾病的一种新的治疗方法。该疗法具有取穴少、手法简单、安全可靠、见效快、疗效确切、易于普及等特点。

一、操 作 方 法

(一)穴 位 分 布

第2掌骨侧穴位群(图32-1)位于第2掌骨掌背桡侧缘前陷中,左右手各有12穴。头穴位于第二掌骨侧的远心端,足穴位于第2掌骨侧的近心端,头穴与足穴连线中点为胃穴,胃穴与头穴连线中点是肺心穴,肺心穴与头穴连线三等分,从头穴端算起的两个分点依次是颈穴和上肢穴,肺心穴与胃穴连线中点是肝穴,胃穴与足穴连线六等分,从胃穴端算起,五个分点依次为十二指肠穴、肾穴、腰穴、下腹穴、腿穴。

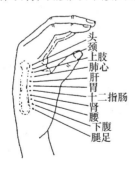

图32-1　第2掌骨侧穴位

近年来,随着对第2掌骨侧穴位全息疗法研究的深入,穴位群的数目亦由原来的12个穴位发展为25个穴位,暂定名为新穴。其分布规律如下:

前头:位于第2掌骨小头桡侧缘。

后头:位于第2掌骨小头尺侧缘。

偏头:位于前头与后头之间。

足:位于第2掌骨底部之桡侧缘。

肘:位于前头与足点连线的1/2处。

口:位于前头与肘点连线之中1/3处。

眼:位于前头与口点连线之1/3处。

鼻:位于眼点与口点之间。

手:位于肘点与足点连线之上1/3处。

膝:位于肘点与足点连线之下1/3处。

大肠:位于腰点与膝点同水平之间。

肺:位于偏头与大肠连线之1/2处。

胃:位于肺点与大肠连线之1/2处。

胆:位于肺点与胃点连线之1/2处。

小肠:位于胃点与大肠连线之1/2处。

臀:位于第2掌骨底部尺侧缘。

耳:位于眼同水平之尺侧。

肝:位于耳点与臀点连线之约1/2处,在脾点直上,心点直下,平胆点。

肩:位于耳点与肝点连线之1/2处。

心:位于肩点与肝点连线之间。

颈:位于耳点与肩点连线之约下1/3处。

脾:位于心点与臀点连线之约1/2处,平胃点。

肾:位于脾点与臀点连线之约上1/3处。

膀胱:位于脾点与臀点连线之下1/3处。

腰:位于肾点与膀胱连线之间,在肾点直下约平大肠处。

(二)取 穴 方 法

患者正坐,双手自然如握鸭蛋状,拇指与食指相离约3cm。医者正坐于患者正前方。若取右手穴(图32-2),医者左手将患者右手从下抬住,用右手拇指紧靠第2掌骨掌背桡侧缘,用力均匀地来回按压数次,即可在按压线上见一浅沟。12 穴即分布在此沟内。随后按 12 穴分布规律,在此浅沟内,右手大拇指略带旋转按压,仔细寻找反应敏感的穴位。若取左手穴,医者左手交换如前操作。新穴的取穴需结合第 2 掌骨掌背尺侧缘。

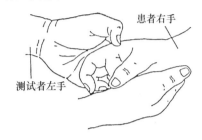

图 32-2　检查右手第 2 掌骨侧穴位的姿势

（三）取 穴 原 则

（1）"以痛为腧"为主取穴。原则上取反应最敏感的穴位。

（2）结合该穴主治与其同名部位与脏器取穴。如头面部位的疾病可考虑取头穴,胃腑病变可考虑取胃穴。

（3）结合中医理论取穴。如"肺主气司呼吸",则呼吸方面之疾病可选用肺心穴治疗。

（四）具 体 操 作

1. 按揉法

患者手部肌肉放松,虎口朝上,手指似握物状,食指尖与拇指尖相距约 3cm。医生一手托住患者的手,另一手用拇指按压穴位,使其产生酸、麻、重、胀等感应,按时略带揉的动作,每分钟约 150 次左右,每次按揉三分钟。

2. 针刺法

找准患者穴位后,用 75% 的乙醇溶液消毒后进针,针要沿着压痛点最敏感处的第二掌骨边缘垂直刺入(图 32-3 和图 32-4),一般选用 26 号 1 寸针,针刺深度约 1.5～2cm,针入后轻轻捻转,立即产生局部较强的胀、麻、酸、困感,并向发病部位传导,2～5 分钟患者即感发病部位发热微汗,有舒服的感觉。留针 30 分钟。每天一次,六天为一疗程。两个疗程之间休息 2～3 天。

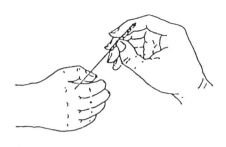

图 32-3　第 2 掌骨侧头穴的进针

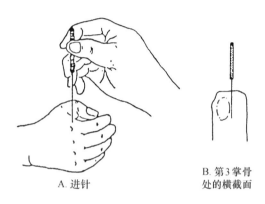

A. 进针　　　　　　　　　B. 第 3 掌骨处的横截面

图 32-4　第 2 掌骨侧穴位一般进针方法

二、临 床 应 用

第 2 掌侧穴位全息疗法对于功能性疼痛性疾病的诊治疗效确切,特别是对腰扭伤、踝关节扭伤等运动性创伤及空腔脏器痉挛性疼痛、偏头痛、牙痛效果尤为满意。此外,对于慢性胃炎、溃疡病、扁桃体炎、心绞痛等疾患也有一定效果。具体应用如下:

1. 前头

主治:头痛、头晕、视力模糊、嗜睡、记忆力减退、三叉神经痛等。

配伍:配肝点、肾点治头晕;配肝点、心点、眼点、后头治视力模糊、嗜睡;配胃点、偏头、肝点治三叉神经痛。

2. 后头

主治:后头痛、高血压、失眠、肩背痛、落枕。

配伍:配肝点、心点、肾点治高血压及脑动脉硬化供血不足所致头晕;配心点、脾点、胆点治自主神经功能紊乱;配颈点、肩点治肩背痛。

3. 偏头

主治:偏头痛、眩晕综合征、耳鸣耳聋。

配伍:配前头、后头治偏正头痛;配肾、耳点治耳鸣耳聋;配肝点、胆点、胃点、耳点治眩晕综合征。

4. 足

主治:踝关节扭伤、挫伤。

配伍:配前头、偏头治头痛、头晕;配肾点治足跟痛。

5. 肘

主治:肘关节炎、网球肘、上肢麻木及疼痛。

配伍:配肩点、手点治上肢麻木及疼痛。

6. 口

主治:急慢性咽炎、扁桃体炎、口腔炎、牙周炎、面神经麻痹。

配伍:配胃点治牙痛;配前头、眼点、耳点治面神经麻痹;配肺点治咽炎、扁桃体炎。

7. 眼

主治:急性结膜炎、睑板腺炎、青光眼、假性近视。

配伍:配肺点、胃点、肝点治急性结膜炎、睑板腺炎;配肝点、肾点、脾点治假性近视。

8. 鼻

主治:鼻炎、鼻窦炎、鼻塞等。

配伍:配肺点、大肠、前头治鼻炎、鼻窦炎。

9. 手

主治:手臂肿痛,类风湿关节炎。

配伍:配肝点、肺点治类风湿关节炎。

10. 膝

主治:膝关节疼痛、膝关节炎。

配伍:配肝点、肾点治风湿性关节炎;配臀点、足点治下肢麻木及疼痛。

11. 大肠

主治:慢性肠炎、便秘、腹泻。

配伍:配肺点治咳喘;配脾点、胃点治腹泻。

12. 肺

主治:支气管炎、肋间神经痛、急慢性咽炎。

配伍:配肾点、脾点治咳喘;配鼻点治伤风感冒。

13. 胃

主治:慢性胃炎、胃痉挛、食欲不振、恶心呕吐、呃逆。

配伍:配肝点、脾点治胃脘痛;配肺点、肝点治呃逆;配口点治牙痛。

14. 胆

主治:胆囊炎、胆石症。

配伍:配肝点、胃点、大肠点治胆石症;配偏头治偏头痛。

15. 小肠

主治:消化不良。

配伍:配脾点治消化不良;配心点、口点治口疮。

16. 臀

主治:坐骨神经痛。

配伍:配膝点、足点治下肢麻木及疼痛。

17. 耳

主治:耳鸣耳聋,内耳眩晕症。

配伍:配肾点、偏头治耳鸣耳聋;配肝点、胃点治内耳眩晕症。

18. 肝

主治:肝区痛、眩晕、胆囊炎、胆石症、高血压。

配伍:配偏头、耳点治眩晕;配胆点、胃点治胆囊炎、胆石症;配心点、肾点治高血压;配心点、肺点治冠心病;配眼点、肾点、脾点治眼疾。

19. 肩

主治:肩关节周围炎、颈肩综合征、上肢麻木及疼痛等。

配伍:配肘点、手点、颈点治上肢麻木及疼痛;配颈点治落枕;配肝点、肺点、颈点治肩关节周围炎、颈肩综合征。

20. 心

主治:冠心病之心悸、胸闷,高血压、神经官能症、口疮、咽炎、精神失常。

配伍:配脾点、肾点治神经官能症;配脾点、肾点、口点治口疮;配肝点、肾点治高血压;配肝点治冠心病。

21. 颈

主治:颈椎病、落枕。

配伍:配膀胱治落枕;配肩点治颈椎病。

22. 脾

主治:食欲不振、腹胀、腹泻、月经过多、浮肿、四肢无力。

配伍:配胃点治食欲不振;配肾点、膀胱治浮肿;配肾点、肝点治月经过多;配臀点、大肠治脱肛。

269

23.肾

主治:慢性肾炎、小儿遗尿、失眠多梦,耳鸣耳聋,腰膝酸软等。

配伍:配脾点、心点、膀胱治慢性肾炎;配膀胱、脾点治小儿遗尿;配肝点、耳点治耳鸣耳聋;配腰点、膝点治腰膝酸软。

24.膀胱

主治:膀胱炎、前列腺炎、小儿遗尿、腰背痛。

配伍:配肾点、腰点治腰背痛;配臀点、膝点、足点治坐骨神经痛;配肾点、脾点治膀胱炎。

25.腰

主治:急性腰扭伤,坐骨神经痛、肾结石。

配伍:配肾点、膀胱治肾结石;配臀点、足点

治坐骨神经痛。

三、注意事项

(1)应用本疗法穴位要选准,一般可按穴位部的压痛反应情况而定。

(2)手法要柔和,压力宜垂直深透,避免损伤皮肤。

(3)针刺后,常有拇、食两指的活动不灵活,且有残余针感。在做主动握拳或伸指活动时,残余针感尤为明显。这种现象多持续到次日才能消失。无须做其他处理,但针前或针后应向患者解释清楚。

(黄　安)

270

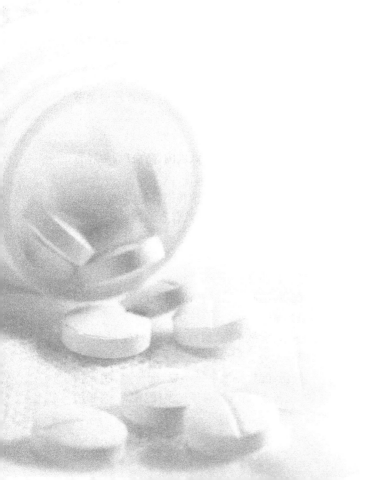

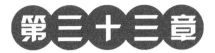

第三十三章

子午流注针法

子午流注针法是我国时间医学的重要组成部分,《内经》中天人相应、气血流注和候气逢时刺灸的思想是子午流注的理论基础。子午流注针法是根据一日之中十二经气血盛衰开合的时间,取用相应的时间开穴,施以补泻手法以调理脏腑气血治疗疾病的一种特殊针法。它以十二经脉肘膝以下的五输穴和原穴为基础,根据井出、荥流、输注、经行、合入的经络气血运行开阖的理论,配合阴阳五行、天干地支等逐日按时开穴。该针法具有和一般针刺疗法相似的功效和适应证,并具有疗效较高、疗程较短、副作用少的特点。

一、操 作 方 法

子午流注针法的操作,关键在于按时取穴。穴位选定之后,其操作方法同体针疗法,故取穴方法是该疗法的重点,与之相关的主要有天干、地支、阴阳、五行、脏腑、经络及五输穴等内容(表33-1、表33-2)。

表33-1　十二经脉与阴阳五行、天干地支相配表

阴阳	阴						阳					
五行	木	火	土	金	水		木	火	土	金	水	
十二经脉	肝	心	脾	肺	肾	心包	胆	小肠	胃	大肠	膀胱	三焦
天干	乙	丁	己	辛	癸		甲	丙	戊	庚	壬	
地支	丑	午	巳	寅	酉	戌	子	未	辰	卯	申	亥

表33-2　五输穴与脏腑经络、五行、天干相配表

五行	木	火	土	金	水
天、干	甲、乙	丙、丁	戊、己	庚、辛	壬、癸
脏腑经络	胆、肝	小肠、心	胃、脾	大肠、肺	膀胱、肾
五输穴					
阳经	输	经	合	井	荥
阴经	井	荥	输	经	合

(一)纳 甲 法

纳甲法,又称纳干法,是按天干开穴的方法。运用此法,首先要将患者来诊的日、时干支推算出来,然后结合人体十二经脉的流行和井、荥、输、原、经、合穴的五行相生规律来顺次开穴。

1. 年、月、日、时干支推算法

(1) 年干支的推算方法:年干支始于甲子,年的干支天干从甲开始顺序下数,地支从子顺序下数,只要掌握60环周,即可按顺序得出当年的干支。

推算年干支的简单方法:取当年的公元数减三,得出的余数值除以60,余下的数就是该年的干支数。如求1947年的年干支:

$$(1947-3)\div 60 = \cdots 13$$

13在六十甲子中是丙子,故1947年丙子年。

（2）月干支的推算方法：推算一年中的每个月的月干支要以农历来计算。每年十一月是子月，十二月是丑月，一月是寅月，二月是卯月，三月是辰月，四月是巳月，五月是午月，六月是未月，七月是申月，八月是酉月，九月是戌月，十月是亥月。十二个月正好与十二地支相配固定不变。而这些地支与天干的配合，可用下列的歌诀进行推算，即"甲己之年丙作首，乙庚之年戊当头，丙辛之年庚寅上，丁壬壬寅顺行流，若言戊癸何方起，甲寅之上去寻求。"这就是说甲年、己年，它的一月都是丙寅月，二月丁卯月，三月是戊辰月，按顺序推算，逢乙年、庚年，它的一月都是戊寅月，二月是己卯月，三月是庚辰月；逢丙年、辛年，它的一月是庚寅月，二月辛卯月，三月戊辰月。余月顺序类推。

（3）日干支的推算方法：日干支的推算比较复杂，由于农历变化繁杂，故用公历进行推算，运用时必须知道当年元旦的干支代数；每月干支应加减数；闰年自3月份起都加一；当天的日数等四点。

确定当年是平年或闰年：将公元纪年的年数除以四，能被除尽者为闰年，除不尽者为平年。但逢百的年（以双零结尾者），只有能被400除尽者才是闰年。

确定当年元旦的干支：可以上一年的元旦干支为基础，来推算本年的元旦干支。如上一年为平年，可从上一年的元旦干支顺数五个干支即是。如上一年为闰年，可从上一年的元旦干支顺数六个干支即是。

例 已知1983年（平年）的元旦干支为己丑，由己丑顺数五个干支为甲午，即是1984年元旦的干支。而1984年为闰年，故由甲午顺数六个干支为庚子，故1985年的元旦干支为庚子。

确定各月加减数：可用下面歌诀记忆：

一、五双减一，二、六加零六；三减二、加十，四减一、加五，

七零九加二、八上加一、七、十上加二、八、冬三、腊三、九，

闰年三月起，余数均加一。

即逢一月和五月天干地支均减一，而冬指十一月，腊指十二月，其他月类推。

由上可知日干支的推算方法，即：

求日干：(元旦天干数)＋(日期)＋(各月天干加减数，闰年三月以后加一)÷10＝商……余数

求日支：(元旦地支数)＋(日期)＋(各月地支加减数，闰年三月以后加一)÷12＝商……余数

例 求1987年3月20日的天干地支

已知1987年的元旦天干是庚，地支为戌。

代入：庚为7，戌为11。

天干：[(7)＋20－2]÷10＝商……余数5（戊）

地支：[(11)＋20＋10]÷10＝商……余数5（辰）

可知1987年3月20日的干支为戊辰日。

（4）时干支推算方法：在子午流注针法中，日时干支的推算非常重要。其基本推算方法是"按日起时"，即根据日干法去推算时干支。其推算歌诀是：甲乙起甲子，乙庚起丙子，丙辛起戊子，丁壬起庚子，戊癸起壬子。意思是：甲日己日的十二时辰，都是从甲子开始，乙日庚日从丙子开始，其他类推。

2. 腧穴应用

本法仅用五输穴和原穴。五输穴是十二经脉在肘膝以下的井、荥、输、经、合穴而言，是临床上常用的腧穴，十二经脉共有五输穴60个。原穴有12个，六条阳经各有一个原穴，六条阴经以输代原（表33-3）。

3. 具体方法

首先必须将患者来诊的日时干支推算出来，然后结合十二经脉流注和五输穴的相生顺序开穴。如甲日胆经主气，在甲戌时开胆经井穴足窍阴，甲戌的下一个时辰是乙亥，为阴时，阳日逢阴时则闭，无穴可开；再下一个时辰是丙子属阳，阳日遇阳时则有穴可开，按经穴相生的顺序，胆属木，木能生火，小肠属火，故应用开小肠经穴。足窍阴属金，金能生水，小肠经的水穴是前谷，故丙子时当开前谷；丙子时后是丁丑时，属阴，无穴可开；再下一个时辰是戊寅时，属阳，本着经生经、穴生穴的规律，应开胃经的输穴陷谷，根据返本还原的规律，同时要开胆经的原穴丘墟；再下一个时辰是己卯属阴，无穴可开；再下一个时辰是庚辰，属阳，按经穴相生，应

表 33-3　五输穴与脏腑阴阳、五行关系表

五输穴 脏腑经脉	阳经六腧						五输穴 脏腑经脉	阴经五腧				
	井（金）	荥（水）	输（木）	原	经（火）	合（土）		井（木）	荥（火）	输（土）	经（金）	合（水）
胆（木）	足窍阴	侠溪	临泣	丘墟	阳辅	阳陵泉	肝（木）	大敦	行间	太冲	中封	曲泉
小肠（火）	少泽	前谷	后溪	腕骨	阳谷	小海	心（火）	少冲	少府	神门	灵道	少海
胃（土）	厉兑	内庭	陷谷	冲阳	解溪	足三里	脾（土）	隐白	大都	太白	商丘	阴陵泉
大肠（金）	商阳	二间	三间	合谷	阳溪	曲池	肺（金）	少商	鱼际	太渊	经渠	尺泽
膀胱（水）	至阴	通谷	束骨	京骨	昆仑	委中	肾（水）	涌泉	然谷	太溪	复溜	阴谷
三焦（相火）	关冲	液门	中渚	阳池	支沟	天井	心包（君火）	中冲	劳宫	大陵	间使	曲泽

开大肠经阳溪穴；下一个时辰是辛巳，属阴，无穴可开；再下一个时辰是壬午，属阳，按经穴相生，当开膀胱经委中；再下一个时辰是癸未，属阴，无穴可开；最后一个阳时是甲申，甲日两见甲叫日干重见，因为天干十个，经脉 12 条，十天干不够配十二经，所以必须反复重见。五输穴依次开完后，重见如何开穴？甲申如何开穴？这就要根据阳经气纳三焦，阴经血归包络和阳经纳穴他生我，阴经纳穴我生他的规律来开穴。凡是阳干重见必是纳入三焦而开三焦经穴；阴干重见必定纳入心包络而开心包络经穴。根据阳经纳穴他生我的原则，用申时应开三焦经的水穴液门。

为了便于临床运用，《针灸大全》拟定了子午流注逐日按时定穴歌，将纳甲法按时开穴全部列出。现录于下：

甲日戌时胆窍阴，丙子时中前谷荥，戊寅陷谷阳明俞，返本丘墟本在寅。
庚辰经注阳溪穴，壬午膀胱委中寻，甲申时纳三焦水，荥合天干取液门。

乙日酉时肝大敦，丁亥时荥少府心，己丑太白太冲穴，辛卯经渠是肺经，
癸巳肾宫阴谷合，乙未劳宫火穴荥。

丙日申时少泽当，戊戌内庭治胀康，庚子时在三间俞，本原腕骨可祛黄，
壬寅经火昆仑上，甲辰阳陵泉合长，丙午时受三焦木，中渚之中仔细详。

丁日未时心少冲，己酉大都脾土逢，辛亥太渊神门穴，癸丑复溜肾水通，
乙卯肝经曲泉合，丁巳包络大陵中。

戊日午时厉兑先，庚申荥穴二间迁，壬戌膀胱寻束骨，冲阳土穴必还原，
甲子胆经阳辅是，丙寅小海穴安然，戊辰气纳三焦脉，经穴支沟刺必痊。

己日巳时隐白始，辛未时中鱼际取，癸酉太溪太白原，乙亥中封内踝比，
丁丑时合少海心，己卯间使包络止。

庚日辰时商阳居，壬午膀胱通谷之，甲申临泣为俞木，合谷金原返本归，
丙戌小肠阳谷水，戊子时居三里宜，庚寅气纳三焦合，天井之中不用疑。

辛日卯时少商木，癸巳然谷何须忖，乙未太冲原太渊，丁酉心经灵道引，
己亥脾合阴陵泉，辛丑曲泽包络准。

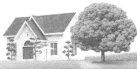

壬日寅时起至阴,甲辰胆脉侠溪荥,丙午小肠后溪俞,返求京骨本原寻,
三焦寄有阳池穴,返本还原似的亲,戊申时注解溪胃,大肠庚戌曲池真,
壬子气纳三焦寄,井穴关冲一片金,关冲属金壬属水,子母相生恩义深。

癸日亥时井涌泉,乙丑行间穴必然,丁卯俞穴神门是,本寻肾水太溪原,
包络大陵原并过,己巳商丘内踝边,辛未肺经合尺泽,癸酉中冲包络连,
子午截时安定穴,留传后学莫忘言。

由上可以看出,纳甲法一日12个时辰有六个时辰无穴可开,十日120个时辰就有60个时辰无穴可开,这给临床带来许多困难。后世医家经过反复实践和推算,提出了一、四、二、五、三、〇的反克取穴法,使十日共120个时辰纳甲法所要开的穴位全部开出,为本法的临床运用大大推进了一步。

(二)纳　支　法

本法是以一日12个时辰配合脏腑按时开穴,临床上常用的有两种运用方法。

1. 补母泻子法

此法是以本经经脉的五行属性和五输穴的五行属性为基础,以推算其母子关系。按照"虚则补其母,实则泻其子"进行按时取穴。如手太阴肺经发生病变,肺属金,它的母穴是属土的太渊穴,子穴是属水的尺泽穴。如果肺经邪气实,就在肺气方盛的寅时,取尺泽穴用泻法,如正气虚,又当在肺气方衰的卯时取太渊穴行补法。

若本法开穴时间已过,或不虚不实的病证,可取本经同一属性的经穴(又称本穴),或取本经原穴进行治疗。如肺经本穴是经渠,原穴是太渊,如肺经发生病变,开穴时间已过,或不虚不实,则可取经渠和太渊治疗。

2. 一日66穴法

纳支法应用比较灵活,比较符合气血运行的规律,故在临床运用时很受重视。由于补母泻子法不够完善,阴经一日只取20穴,阳经一日只取24穴,还有22穴没有取用。故在临床运用时应按照十二时辰所属脏腑,阴经开井、荥、输、经、合五穴,阳经开井、荥、输、原、经、合六穴。一日取66穴,灵活取用五输穴进行治疗。

二、临　床　应　用

同一般针刺疗法。

三、注　意　事　项

同一般针刺疗法,但应更加灵活,不可拘泥。

(黄　安)

第 三 十 四 章

梳 头 疗 法

梳头疗法是以经络学说、全息医学理论和大脑局部功能定位学说为理论基础,以梳具刺激头部穴区和脏腑相对应于头部体表的全息区,使头部毛孔开泄,邪气外排,同时疏通经络,宣通气血,调和阴阳,扶正祛邪,增强机体免疫力,达到治疗全身病症、健康长寿的目的。梳头疗法具有实用、灵验、方便、安全、无副作用等特点,是一种行之有效的自然疗法。

一、操 作 方 法

1. 基本方法

(1) 厉梳法:梳理使用面按压力大、速度快,上下左右可做短距离或长线条的梳理,能迅速疏泄病邪,恢复功能。临床多用于年轻体壮、新急病者。

(2) 平梳法:梳理使用面按压力小、速度慢,上下左右可做短长不等的线条穴位梳理,能激发人体正气,活血化瘀。适应于年老体弱、久病重病属虚证者。

(3) 摩法:用梳背或梳角按于操作部位,以前臂连同腕关节做环形有节律的盘旋和摩动,按压力适度,摩位发热为宜。

(4) 揉法:用梳齿或梳角紧压操作部位,着力点不移动进行上下左右回旋揉动,压力度深透皮下组织,发热为宜。

(5) 振法:用梳齿或梳角紧压操作部位,着力点不移动,由轻到重进行不间断的振颤,压力频率适度,发热为宜。

(6) 拍法:用梳平面或梳背适度拍击操作部位,先从前额拍向后枕,再拍两侧颞部,反复十遍。

2. 具体操作

梳理头部时,首先是根据病证需要,按照顺序进行操作,一个穴位梳治后再进行第二个,最后是整体梳理。每个穴位或穴区梳治 36 次,头皮穴位感到发热为宜。

(1) 主穴:梳理治病的主要穴位,即患者病症在头部全息穴区或经络穴位上的反应点。

(2) 头顶部:以百会穴为界,向前额发际处或从前额发际处向百会穴处,自上而下或自下而上,由左至右,从右至左反复梳理。也可以百会为中心向四周呈放射状,由上到下前后左右梳理。

(3) 头部两侧:梳齿深入头维至下鬓角处,沿耳上发际向后下发方至后发际处多次梳理。

(4) 头后部:从百会穴向下至后颈发际处,从上到下,从下往上,从左至右依次反复梳理,风池穴处可用梳子的角部刮拭。

(5) 太阳穴:用梳子角部,从上向下,从前往后刮拭。

(6) 全息穴区:额顶带从前向后或从后向前梳理,顶枕带或枕下旁带从上向下梳理;顶颞前斜带或顶颞后斜带及顶后斜带从上向下梳理;额中带、旁带治疗也可上下左右操作,全息区梳理多采用厉梳法。

梳治完毕,使用梳面叩击头部,力度要适中,先从前额向后枕,再叩头部两侧,反复十遍左右,可促进头部血液循环。

二、临 床 应 用

梳头疗法在临床上多采用全息穴区,其分类主要采用朱明清和周敏华的头皮疗法治疗区和贾怀玉的头皮治疗带。

(一) 朱-周头皮疗法治疗区

1. 神庭区

定位:以神庭穴为中心,前后各长 0.5 寸,左右各旁开至眉冲穴的方形区。又以神庭穴为界分为前后二区,前为神庭一区,后为神庭二区。

主治:

神庭一区:以神志病、头面病为主,如头痛、眩晕、癫狂痫。

神庭二区:以咽喉、口舌病为主。如咽痛、声音嘶哑、言语不清等。

2. 囟会区

定位:以囟会穴向前延长 1 寸,向后延长 1.5 寸,左右旁开 1.5 寸至足太阳膀胱经之间的方形区。又以囟会区为界分为前后二区,前为囟会一区,后为囟会二区。

主治:

囟会一区:以心、肺、气管、膈等上焦病症为主。如心悸、怔忡、失眠、健忘、气喘、胸痛、呃逆等。

囟会二区:以肝、胆、脾、胃等中焦病症为主。如胃脘痛、呕吐、腹胀、腹泻、烦躁易怒、肢体震颤、手足抽搐等。

囟会区之两侧:以上肢运动障碍及感觉障碍为主。如瘫痪、麻痹、震颤等。

3. 百会区

定位:以百会为中心,向前、后、左、右各延长 1.5 寸的方形区,又以百会穴为界分为前后二区,前为百会一区,后为百会二区。

主治:

百会一区:以消化、泌尿、生殖等下焦病症为主。如下腹疼痛、便秘、泄泻、腰膝酸痛、耳鸣耳聋、阳痿遗精、月经不调、小便不利、脱肛等。百会一区之两侧部主治下肢运动障碍及感觉障碍;如疼痛、瘫痪、麻痹等。

百会二区:后枕部、项部病症为主,如落枕、颈椎病。百会二区两侧部可主治肩关节病变。

4. 强间区

定位:以强间穴为中心,后上、下各延长 1.5 寸,左右两则足太阳膀胱经经线的区域。又以强间穴为界分为二区。上为强间一区,下为强间区。

主治:

强间一区:以背部及上腰部病为主,如腰背疼痛乏力、脊柱外伤等。还可以治疗背部所对应的内脏所主病症,如神经精神病、心胸疼、腹痛等。

强间二区:以腰骶部病症为主,如腰扭伤、腰肌劳损、腰椎间盘突出、骶尾部外伤等。还可以治疗腰部对应的内脏所主病症,如眩晕、目疾等。

5. 本神区

定位:以本神穴为中心,上下各延长 0.5 寸,左右旁开 1.5 寸的方形区。又以本神穴为界分为内外二区,内侧为本神一区,外侧为本神二区。

主治:

本神一区:以脾、胃、肝、胆等中焦急性病症为主。

本神二区:肾、膀胱、生殖系统等下焦急性病症为主。

6. 率谷区

定位:以率谷穴为中心,向上、下、左、右各旁开 1 寸的方形区,又以率谷穴为界分为上下二区,下为率谷一区,上为率谷区。

主治:

率谷一区:偏头痛、耳鸣耳聋等。

率谷二区:偏头痛、眩晕等。

(二)贾氏头部治疗带

贾怀玉提出的头部治疗带,划分方法简明扼要,广泛适应于各种病症的治疗,为梳头疗法常用的头部全息穴区带。

1. 额中带

定位:额部正中发际内,自神庭穴向下 1 寸,左右各旁开 0.25 寸的条带。

主治:头痛、眩晕、癫痫、中风、失眠、头面部及口、鼻、舌、咽喉疾病。

2. 额旁一带

定位:额中带外侧,目内眦直上入发际,自眉冲穴向下 1 寸,左右各旁开 0.25 寸的条带。

主治:心肺胸膈等上焦疾患,如胸闷、胸痛、心悸、失眠、呃逆、哮喘等。

3. 额旁二带

定位:额旁一带外侧,瞳孔直上入发际。自头临泣穴向下 1 寸,左右各旁开 0.25 寸的条带。

主治:脾胃肝胆等疾患,如急性胃肠炎、胃及十二指肠溃疡、肝炎、胆囊炎、肋间神经痛等。

4. 额旁三带

定位:自额旁二带外侧,目外眦直上入发际,自头维穴内侧 0.75 寸处向下 1 寸,左右各旁开 0.25 寸的条带。

主治:肾、膀胱及泌尿生殖系统疾患,如遗精、阳痿、痛经、不孕症、子宫脱垂、肾炎、前列腺炎、尿失禁、夜尿症等。

5. 额顶带

定位:从神庭穴至百会穴的连线,左右各旁开 0.5 寸的条带。

主治:上、中、下三焦疾患,将此条带三等分,前 1/3 治疗胸部及上焦病症,如感冒、哮喘、心悸、胸闷、胸痛;中 1/3 治疗上腹部及中焦病症,如肝炎、胃炎、胃溃疡、肠炎等;后 1/3 治疗下腹部、下焦及腰腿足病症,如水肿、尿失禁、前列腺炎、前列腺肥大、阳痿、遗精、脱肛、瘫痪、颈腰腿痛等。

6. 顶颞前斜带

定位:自前顶穴至悬厘穴的连线,向前后各旁开 0.5 寸的条带。

主治:全身运动障碍性疾患。将全带三等分,上 1/3 治疗对侧下肢的瘫痪、震颤、疼痛等;中 1/3 治疗对侧上肢的疼痛、震颤、瘫痪等;下 1/3 治疗中枢性及周围性面瘫、失语、流涎、发音障碍、脑动脉硬化等。

7. 顶颞后斜带

定位:从百会穴至角孙穴的连线,向前后各旁开 0.5 寸的条带。

主治:全身感觉障碍疾患。将全带三等分,上 1/3 治疗对侧腰腿痛、麻木、感觉异常及髋关节、臀部等病症;中 1/3 治疗对侧上肢疼痛、麻木、感觉异常;下 1/3 治疗面部麻木、偏头痛、耳鸣、耳聋、眩晕、三叉神经痛、牙痛等。

8. 顶后斜带

定位:在顶后部,由络却至百会穴连线两侧各旁开 0.25 寸的条带。

主治:颈肩部病症,如颈椎病、落枕、肩周炎、冈上肌腱炎等。

9. 顶枕带

定位:在顶枕部,从百会穴至脑户穴连线,左右各旁开 0.5 寸的条带。

主治:头颈、腰背、腰骶及眼部疾患。将全带三等分,1/3 主治头颈部疾病,如颈椎病、落枕、头痛等;中 1/3 主治腰背部疾患,如急、慢性腰背痛;下 1/3 主治腰骶痛及近视、白内障等眼疾。

10. 枕下旁带

定位:在枕外粗隆下方,玉枕穴至天柱穴连线左右各旁开约 0.25 寸的条带。

主治:小脑疾患所致共济失调、平衡障碍、后头痛及偏瘫肢体的精细运动障碍等。

三、注 意 事 项

(1)治疗梳头时必须严格按照经穴和全息穴区的步骤要求实施全过程。头部梳治时不要用任何油剂,时间控制在 20 分钟以内,每次治疗以一种病为宜,每三天一次,三次为一个疗程。

(2)梳后应静坐闭眼休息三分钟,然后按自己要求或喜欢的发型梳理,动作要柔和,用力均匀,切勿猛拉强扯。梳理长发宜从发梢开始,分段进行;梳理短发宜从发根开始,耳根头发要用手按住梳理,排除头发缠结从发梢梳起。

(3)为保护毛囊组织,还可采取垂直梳理法,即顶部头发向上梳,两侧头发两侧梳,后边头发拉起向后梳,不伤发根,易梳先能,难梳耐心,确保头发健康成长。

(4)头颅手术部位,头皮感染、溃疡、创伤和骨折禁梳,可在皮损周围轻轻梳理,促进血液循环。

(5)孕妇在五个月内禁用耳郭诸穴治疗,头部宜保健梳理。

(6)小儿囟门未闭合前,头部穴区禁梳。

(7)头部原因不明的肿块及恶性肿瘤禁止直接梳理,疼痛时,宜在其周围酌情梳理。

(黄 安)

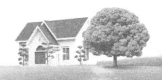

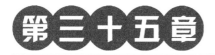

含漱疗法

含漱疗法是将水或药液含漱口中，然后吐出，用以治疗咽喉、口腔部疾病的一种方法。

本疗法起源很早，隋代巢元方《诸病源候论》已将"食毕当漱口数过"作为口腔保健的常规加以介绍。唐代王焘《外台秘要》提出"漱口用盐水"。孙思邈《千金要方》中载有用杏仁、甘草、黄连和蔷薇根煎液含漱治疗口疮；用竹茹加醋煎液，或以细辛、甘草水煎治疗齿龈出血；用松叶、食盐水煎含漱治疗齿龈肿痛；用生地、独活水煎，加白酒含漱治疗齿根松动等治疗经验。后代医家在此基础上不断有所发展，将它作为防治口腔、咽喉疾病的一种主要方法加以推广。如明代《本草纲目》用白芷、吴茱萸等份浸水含漱，治疗风热牙痛；用白芷、川芎等份含漱，治疗口齿气臭。清代吴师机的《理瀹骈文》中记载有九首漱口方，分别治疗牙痛、齿衄、舌衄、喉风、烂喉痧等病证。

本疗法依靠水或药汁与口腔、咽喉黏膜的直接接触，而发挥清热解毒、清疮去秽、去腐除脓、清洁口腔等作用。

一、操作方法

将淡盐水、茶水，或把适当的药物煎煮成含漱剂，用温开水稀释后，含漱口中1～2分钟后吐出。如是咽喉部病证者，则应仰头含漱在咽喉部。病轻者3～4次，重者5～6次。漱毕可配合适合病情的外吹药。

二、临床应用

本疗法适用于急、慢性咽炎、扁桃体炎、牙周炎、牙痛及口腔表浅真菌等口腔、咽喉部疾病的治疗。

1. 口臭

每天早晨用新汲井水含漱数次即愈。

2. 咽炎和扁桃体炎

处方：玄参15g，大青叶15g，黄芩15g，薄荷（后入）3g。

用法：水煎，含漱。

3. 口腔炎、口舌糜烂

处方：银花15g，紫草9g，菊花12g，蒲公英15g，生甘草4.5g。

用法：水煎，含漱。

4. 牙周炎、牙痛

（1）处方：细辛3g，川椒10g，升麻10g。

用法：水煎，含漱。

（2）处方：黄芩45g，玄参15g，生石膏30g，紫花地丁15g。

用法：水煎，含漱。

三、注意事项

（1）含漱液不宜太热，以免引起疼痛。

（2）一般将含漱的药液吐出，不咽下。

（3）对于咽喉部疾患，含漱时应注意仰头使药液直接作用于咽喉部，并使药液与病变部位有一定时间的接触，然后吐出。

（4）含漱后不必用清水漱净口腔，亦不要立即进食，以避免残留口腔、咽喉部药汁带入胃中。

（黄　安）

第三十六章

易 筋 经

易筋经是一套以动为主,动静结合,用来强身壮力,防病健身的锻炼方法。首见于明代《易筋经》。

一、操 作 方 法

易筋经包括内功和外功两种健身方法,各有12势。内功采用站式,以一定的姿势,借呼吸诱导,逐步加强筋脉和脏腑的功能。大多数采用静止性用力。呼吸舒适自然为宜,不可进气。

(一)易筋经内功

1. 预备姿势

并步,头端平,目向前平视,下颏微向里收;含胸,直腰拔背,蓄腹收臀;松肩,两臂自然下垂于身体两侧,五指并拢微屈,中指贴近裤缝;两腿伸直,两脚相靠,足尖并拢;口微并,舌抵上腭,定心息气,神情安祥。

2. 韦驮献杵势(第1~3势)

(1)第1势(图36-1A)

1)左足向左平跨一步,两足之距约当肩宽,足掌踏实,两膝微松。

2)双手向前微微上提,在胸前成抱球势,松肩,略垂肘,两掌心内凹,五指向内微屈,指端相对,约距4~5寸。或取合掌势:松肩,平肘,掌心相合,两手环拱,手指对胸,中指平喉结,要求肩、肘、腕在一平面上。

(2)第2势(图36-1B):两足分开,约当肩宽,足掌踏实,两膝微松;直腰收臀,含胸蓄腹;上肢一字平升,掌心向地;头如顶物,两目前视。

(3)第3势(图36-1C):两足分开,约当肩宽,足尖着地,足跟提起;腿直,蓄腹收臀;两掌上举高过头顶,掌心朝天,四指并拢伸直,拇指与其余四指分开约成直角,两中指之距约为1

寸;沉肩,肘微曲;仰头,目观掌背,舌抵上腭,鼻息调匀。收势时,两掌变拳,旋动前臂,使拳背向前,然后上肢用劲,缓缓将两拳自上往下收至腰部,拳心向上,在收举同时,足跟随势缓缓下落,两拳至腰时,两足跟恰落至地。

3. 摘星换斗势(图36-1D)

(1)右足稍向前方移步,与左足成斜八字形(右足跟与左足弓相对,相距约一拳),随转身向左微侧。

(2)屈膝,提右足跟,身向下沉成右虚步;两上肢同时动作:左手握空拳置于腰后,右手握如钩状下垂于裆前。

(3)右钩手上提,使肘略高于肩,前臂与上臂近乎直角,钩于置于头之右前方。

(4)松肩,屈腕,肘向胸,钩尖向右;头微偏,目注右掌心,舌抵上腭;含胸拔背,直腰收臀,少腹含蓄,紧吸慢呼,使气下沉;两腿前虚后实,前腿虚中带实,后腿实中求虚。左右两侧交替锻炼,要求相同。

4. 倒拽九牛尾势(图36-1E)

(1)左腿向左平跨一步(其距与两肩同宽),两足尖内扣,屈膝下蹲成马裆势;两手握拳由身后划弧线形向裆前,拳背相对,拳面近地;随势上身略前俯,松肩,直肘,昂头,目前视。

(2)两拳上提至胸前,由拳化掌,成抱球势,随势直腰;肩松肘面,肘略低于肩;头端平,目前视。

(3)旋动两前臂,使掌心各向左右(四指并拢朝天,拇指外分,成八字掌,掌应挺紧),随势运动徐徐向左右平(分)推至肘直;松肩,直肘,腕背屈,腕、肘、肩相平。

(4)身体向右转侧,成右弓左箭势(面向左方)。两上肢同时动作:右上肢外旋,屈肘约成半圆形,拳心对面,双目观拳,拳高约与肩平,肘不过膝,膝不过足尖;左上肢内旋向后伸,拳背离臀,肩松,肘微屈,两上肢一前(外旋)一后(内旋)作螺旋劲,上身正直,塌腰收臀,鼻息调匀。左足两侧交替锻炼,姿势相同。

5. 出爪亮翅势(图 36-1F)

(1)两手仰掌沿胸前徐徐上提过顶,旋腕翻掌,掌心朝天,十指用力分开,虎口相对,中、食指(左与右)相接;仰头,目观中指,食指交接之处,随势足跟提起,离地约 3~4 寸,以两足尖支持体重。肘微曲,腰直,膝不得屈。

(2)两掌缓缓分开向左右而下,上肢成一字并举(掌心向下),随势足跟落地;翻掌,使掌心朝天,十指仍用力分开,目向前平视,肩肘、腕相平,直腰,膝勿屈。

6. 九鬼拔马刀势(图 36-1G)

(1)足尖相衔,足跟分离成八字形,腰实腿坚,膝直足霸。同时两臂向前成叉掌立于胸前。

(2)运动两臂,左臂经上往后,成钩手置于身后(松肩,直肘,钩尖向上);右臂向上经右往胸前(松肩,肘略屈,掌心向左,微向内凹,虎口朝上),掌根着实,蓄劲于指。

(3)右臂上举过头,由头之右侧屈肘俯掌下覆,使手抱于颈项,钩手化掌,使左掌心贴于背,在生理许可或范围内尽可能向上。

(4)头用力上抬,使头后仰,上肢着力,掌用劲下按,使头前俯,手、项争力。挺胸直腰,腿坚脚实,使劲由上贯下至踵。鼻息均匀,目微左视。

(5)运动两臂,左掌由后经上往前,右上肢向前回环,左右两掌相叉立于胸前。左右交换,要领相同。

7. 三盘落地势(图 36-1H)

(1)右腿向左平跨一步,两足之距较肩为宽,足尖内扣,屈膝下蹲成马裆势,两手叉腰,腰直胸挺,后背如弓,头端平,目前视。

(2)两手由后向前抄抱,十指相互交叉而握,掌背向前,虎口朝上,肘微屈,肩松;两上肢似一圆盘处于上胸。

(3)由上势,旋腕转掌,两掌心朝前。运动上肢,使两掌向左右(划弧线)而下,由下成仰掌沿腹胸之前徐徐运劲上托,高不过眉,掌距不大于两掌之距。

(4)旋腕翻拳,掌心朝地,两掌(虎口朝内),运劲下按(沿胸腹之前)成虚掌置于膝盖上部。两肩松开,肘微屈曲,两臂略向内旋;前胸微挺,后背如弓,头如顶物,双目前视。

8. 青龙探爪势(图 36-1I)

(1)左腿向左平跨一步,两足之距约为肩宽,两手成仰拳护腰势。身立正直,头端平,目前视。

(2)左上肢仰掌向右前上方伸探,掌过顶,随势身略向右转侧,面向右前方,目视手掌,松肩直肘,腕勿屈曲。右掌仍作仰掌护腰势。两足踏实勿移。

(3)由上势,左手大拇指向掌心屈曲,双目视大拇指。

(4)左臂内旋,掌心向下,俯身探腰,随势推掌至地。膝直,足跟不离地,昂首,目前视。

(5)左掌离地,围左膝上收至腰,成两仰掌护腰势,如本势(1)。左右交换,要领相同。

9. 卧虎扑食势(图 36-1J)

(1)右腿向右跨出一大步,屈右膝下蹲,成左扑腿势(左腿伸直,足底不离地,足尖内扣),两掌相叠,扶于右膝上。直腰挺胸,两目微向左视。

(2)身体向左转侧,右腿挺直,屈左膝,成左弓右箭势,扶于膝上之两掌分向左右两侧,屈肘上举于身后之两旁,然后运动使两掌徐徐前推,至肘直。松肩,腕背屈,目注前方。

(3)由上势,俯腰,两掌下按,掌或指着地,按于左足前方之两侧(指端向前,两掌之距约当肩宽),掌实,肘直,两足底勿离地,昂首,目前视。

(4)左足跟提起,足尖着地;同时在前之左腿离地后伸,使左足背放于左足跟上,以两掌及右足尖支撑身体。再屈膝(膝不可接触地面),身体缓缓向后收,重心后移,蓄颈待发。足尖发动,屈曲之膝缓缓伸直。两掌使劲,使身体徐徐向前,身应尽量前探,重心前移;最后直肘,昂起头胸,两掌撑实。如此三者连贯进行,后收前探,波浪形地往返进行,犹如饿虎扑食。左右交换,要领相同。

10. 打躬势(图 36-1K)

(1)左腿向左平跨一步,两足之距比肩宽,足尖内扣。两手仰掌徐徐向左右而下,成左右平举势。头如顶物,目向前视,松肩直肘,腕勿屈曲,立身正直,腕、肘、肩相平。

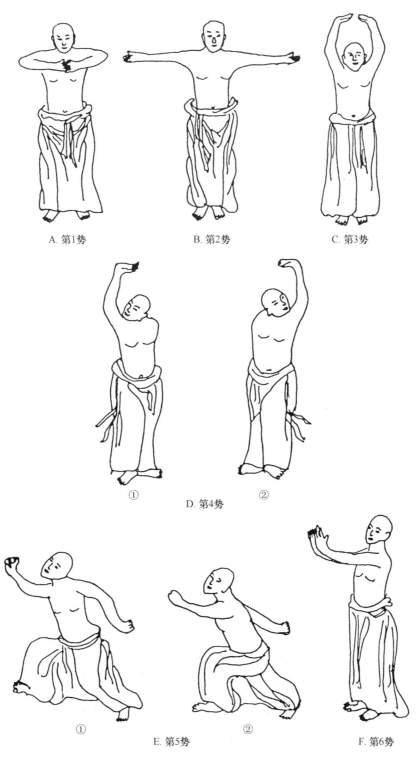

A. 第1势　　　　　　B. 第2势　　　　　　C. 第3势

①　　D. 第4势　　②

①　　E. 第5势　　②　　F. 第6势

图 36-1　易筋经 12 势

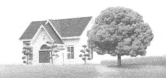

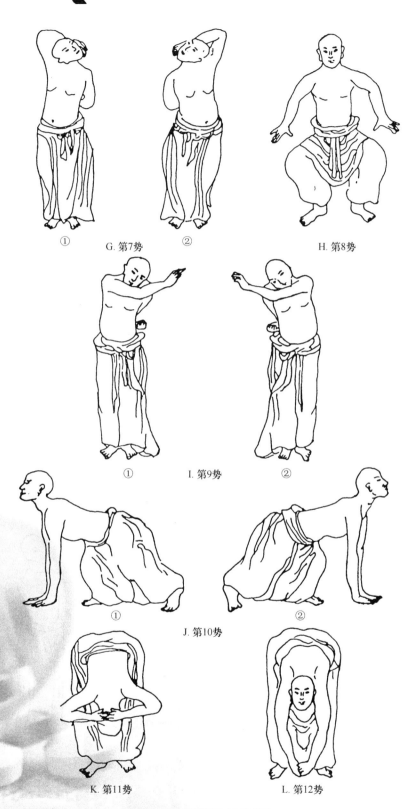

G. 第7势　　　　　　　H. 第8势

I. 第9势

J. 第10势

K. 第11势　　　　　L. 第12势

图 36-1　易筋经 12 势(续)

（2）由上势屈肘,十指交叉相握,以掌心抱持后脑,勿挺胸凸臀。

（3）由上势,屈膝下蹲成马裆势。

（4）直膝弯腰前俯,两手用力使头尽向胯下,两膝不得屈曲,足跟勿离地。

11. 工尾势(掉尾势)(图 36-1L)

（1）两手仰掌由胸前徐徐上举过顶,双目视掌,随掌上举而渐移;身立正直,勿挺胸凸腹。

（2）由上势,十指交叉而掘,旋腕反掌上托,掌心朝天,两肘欲直,目向前平视。

（3）由上势,仰身,腰向后弯,上肢随之而往,目上视。

（4）由上势俯身向前,推掌至地。昂首瞪目,膝直,足跟不离地。

（二）易筋经外功

练功时,早晨面向东方,消除杂念,聚精会神,通身不必用力,使气贯于两手。边作边默念数字。练熟一式再做下一式,熟练后连贯练习。

（1）第 1 式:两脚分开,距离同肩宽;两眼向前看,再肘稍曲,掌心向下;每默数一字,手指向上一翘,手掌向下一按;一翘一按为一次,共默数 49 次。

（2）第 2 式:两手放在大腿前面,握拳,拇指伸直,两拇指端相对;每默数一字,拇指向上一翘,四指一紧,一翘一紧为一次,共默数 49 次。

（3）第 3 式:两手拇指先屈于掌内,然后四指握拳;两臂垂直于体侧,拳孔向前;每默数一字,将拳一紧,紧后即松,一紧一松为一次,默数 49 次。

（4）第 4 式:两臂从下向前缓缓举起,高与肩平,两肘稍曲,拳心向对(1 尺左右);每默数一字,将拳一紧,紧后即松,一紧一松为一次,默数 49 次。

（5）第 5 式:两臂缓缓向上举,拳心相对,两臂稍屈;两臂不可紧靠头部,上举时两脚跟提起;每默数一字,将拳一紧,两脚跟一起一落,默数 49 次。

（6）第 6 式:两臂左右平举,屈肘,两拳对两耳(距离 1 寸),虎口对两肩;每默数一字,将拳一紧,紧后即松,一紧一松为一次,默数 49 次。

（7）第 7 式:两臂左右侧平举,高于肩平,虎口向上,两肩至向后仰,胸部略向前,两臂上举同时脚趾离地,脚掌着地;每默数一字,将拳一紧,紧后即松,一紧一松为一次,默数 49 次。

（8）第 8 式:两臂向前平举,高与肩平,两肘不屈,两拳距离 5～6 寸,虎口向上;每默数一字,将拳一紧,紧后即松,一紧一松为一次,默数 49 次。

（9）第 9 式:两臂左右分开,屈肘至胸部,然后翻两拳向外至鼻前,两拳距离约 2 寸,掌心向外;每默数一字,将拳一紧,紧后即松,一紧一松为一次,默数 49 次。

（10）第 10 式:两上臂左右平举,两前臂向上直竖,虎口对两耳;每默数一字,将拳一紧,紧后即松,一紧一松为一次,默数 49 次。

（11）第 11 式:两臂落下,两拳翻转至脐下两旁,两拇指离脐 1～2 分;每默数一字,将拳一紧,紧后即松,一紧一松为一次,默数 49 次。

（12）第 12 式:两手松开,两臂下垂,然后两臂前平举,手心向上,脚跟同时提起,脚跟落下时,两手还原,重复三次。

二、临 床 应 用

易筋经内功运动量较大,动作难度亦较高,一般全套锻炼只适用于体力较好的青壮年慢性病患者,可显著地改善体质,祛病强身。易筋经外功因其主要运动指掌及上肢,可普遍地适用于各年龄层的慢性病患者,通过上肢运动而运气壮力、活血舒筋,影响全身。

三、注 意 事 项

体质虚弱者慎用内功练法,特别是其中的"卧虎扑食势",运动量及难度都较大,心脏病及哮喘发作期忌用。上述患者采用外功练法时,亦宜减少每式操作次数,量力而行,循序渐进。

（黄　安）

283

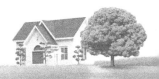

附　　录

附录 1　常用骨度分寸

常用骨度分寸见附表。

附表　常用骨度分寸表

部位	起止点	折量分寸
头面部	前发际正中→后发际正中	12 寸
	眉间（印堂）→前发际正中	3 寸
	第七颈椎棘突下（大椎）→后发际正中	3 寸
	前额两发角（头维）之间	9 寸
	耳后两乳突（完骨）之间	9 寸
胸腹胁部	胸骨上窝（天突）→胸剑联合中点（歧骨）	9 寸
	胸剑联合中点（歧骨）→脐中	8 寸
	脐中→耻骨联合上缘（曲骨）	5 寸
	两乳头之间	8 寸
	腋窝顶点→第 11 肋游离端（章门）	12 寸
背腰部	肩胛骨内缘→后正中线	3 寸
上肢部	腋前、后纹头→肘横纹（平肘尖）	9 寸
	肘横纹（平肘尖）→腕掌（背）侧横纹	12 寸
下肢部	耻骨联合上缘→股骨内上髁上缘	18 寸
	胫骨内侧髁下方→内踝尖	13 寸
	股骨大转子→腘骨下缘	19 寸
	髌骨下缘→外踝尖	16 寸

附录 2　常用经络、腧穴及针灸图

1. 常用骨度分寸（附图 1）

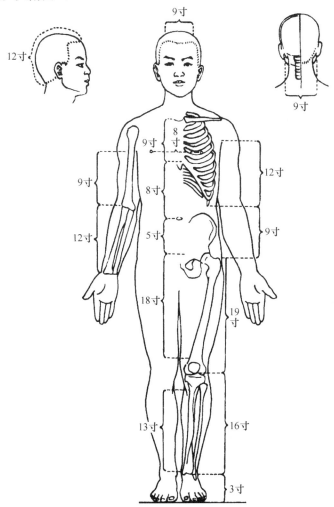

附图 1　常用骨度分寸

2. 同身寸定位法（附图 2）

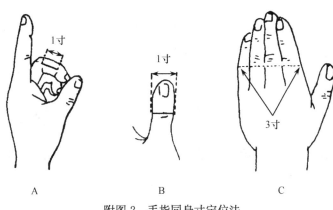

A　　　　　　　　B　　　　　　　　C

附图 2　手指同身寸定位法

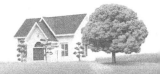

3. 手太阴肺经（附图 3 至附图 7）

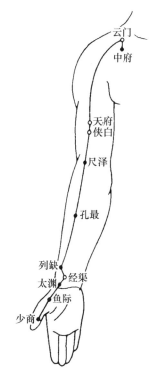

附图 3　手太阴肺经腧穴总图

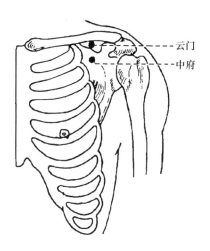

附图 4　手太阴肺经 1

286

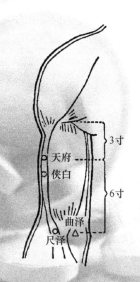

附图 5　手太阴肺经 2

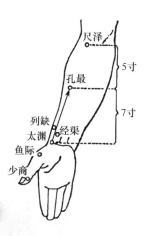

附图 6　手太阴肺经 3

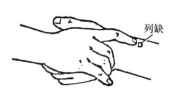

附图 7　手太阴肺经 4

4. 手阳明大肠经(附图 8 至附图 13)

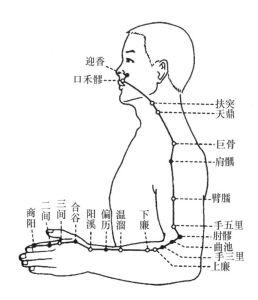

附图 8　手阳明大肠经腧穴图

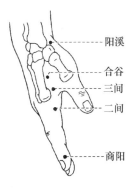

附图 9　手阳明大肠经 1

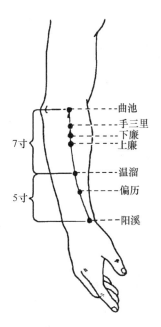

附图 10　手阳明大肠经 2

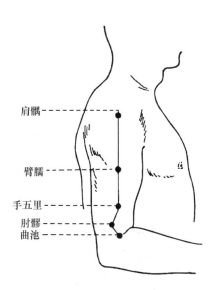

附图 11　手阳明大肠经 3

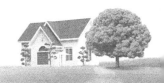

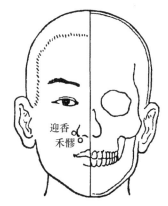

附图 12　手阳明大肠经 4　　　　附图 13　手阳明大肠经 5

5. 足阳明胃经(附图 14 至附图 19)

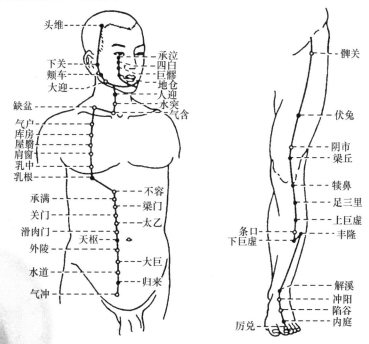

附图 14　足阳明胃经腧穴总图

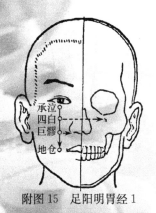

附图 15　足阳明胃经 1

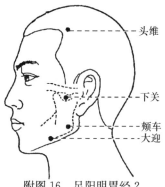

附图 16　足阳明胃经 2

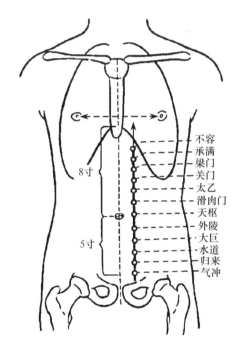

附图 17　足阳明胃经 3

不容
承满
梁门
关门
太乙
滑肉门
天枢
外陵
大巨
水道
归来
气冲

8寸

5寸

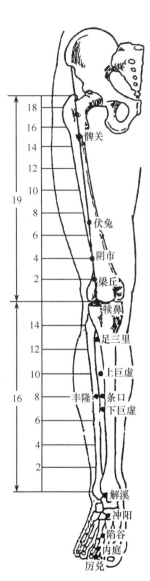

附图 18　足阳明胃经 4

髀关
伏兔
阴市
梁丘
犊鼻
足三里
上巨虚
丰隆　条口
下巨虚
解溪
冲阳
陷谷
内庭
厉兑

289

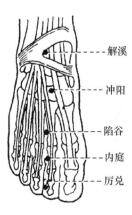

附图 19　足阳明胃经 5

解溪
冲阳
陷谷
内庭
厉兑

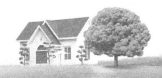

6. 足太阴脾经(附图 20 至附图 24)

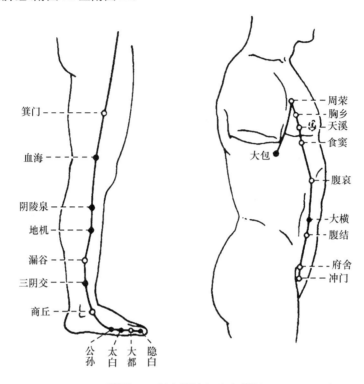

附图 20　足太阴脾经腧穴总图

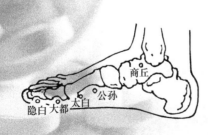

附图 21　足太阴脾经 1

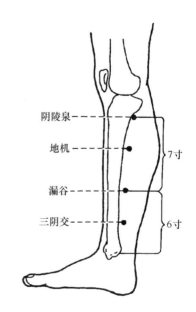

附图 22　足太阴脾经 2

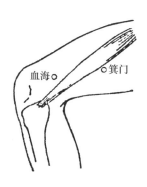

附图 23　足太阴脾经 3

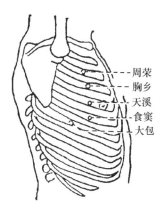

附图 24　足太阴脾经 4

7. 手少阴心经（附图 25 至附图 28）

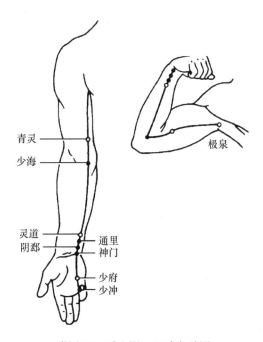

附图 25　手少阴心经腧穴总图

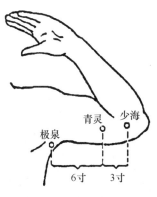

附图 26　手少阴心经 1

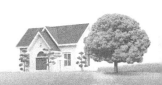

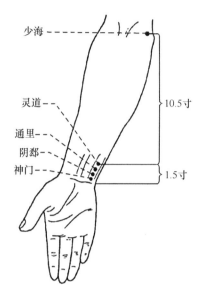

少海

灵道

通里
阴郄
神门

10.5寸

1.5寸

附图 27　手少阴心经 2

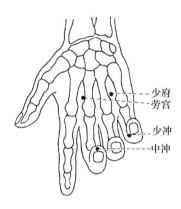

少府
劳宫

少冲
中冲

附图 28　手少阴心经 3

8. 手少太阳小肠经（附图 29 至附图 34）

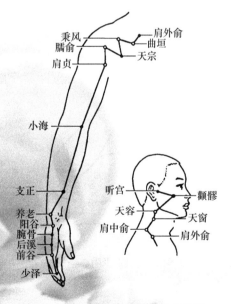

秉风
臑俞
肩贞

小海

支正

养老
阳谷
腕骨
后溪
前谷

少泽

肩外俞
曲垣
天宗

听宫
天容
肩中俞

颧髎
天窗
肩外俞

附图 29　手少太阳小肠经腧穴总图

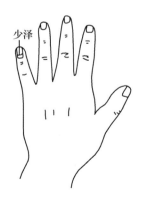

少泽

附图 30　手少太阳小肠经 1

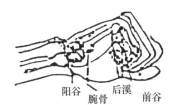

附图 31　手少太阳小肠经 2

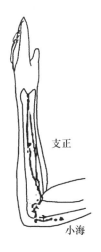

附图 32　手少太阳小肠经 3

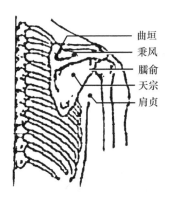

附图 33　手太阳小肠经 4

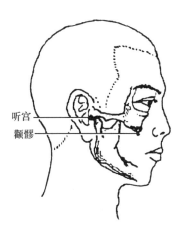

附图 34　手太阳小肠经 5

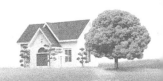

9. 足太阳膀胱经（附图 35 至附图 39）

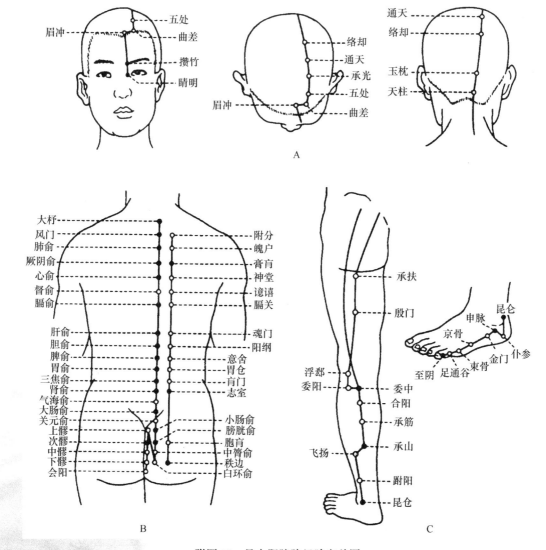

附图 35　足太阳膀胱经腧穴总图

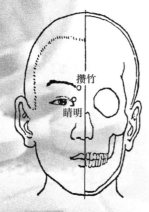

附图 36　足太阳膀胱经 1

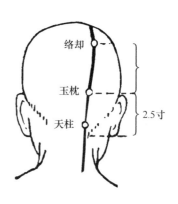

附图 37　足太阳膀胱经 2

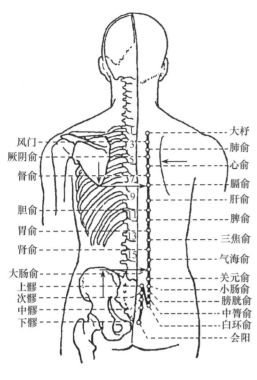

风门
厥阴俞
督俞
胆俞
胃俞
肾俞
大肠俞
上髎
次髎
中髎
下髎

3
5
7
9
11
13
15

大杼
肺俞
心俞
膈俞
肝俞
脾俞
三焦俞
气海俞
关元俞
小肠俞
膀胱俞
中膂俞
白环俞
会阳

附图 38　足太阳膀胱经 3

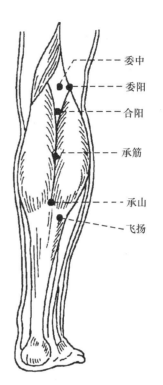

委中
委阳
合阳
承筋
承山
飞扬

附图 39　足太阳膀胱经 4

10. 足少阴肾经（附图 40 至附图 43）

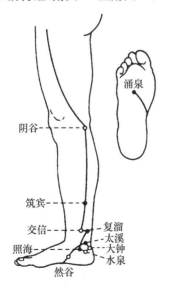

涌泉

阴谷

筑宾

交信
照海
然谷

复溜
太溪
大钟
水泉

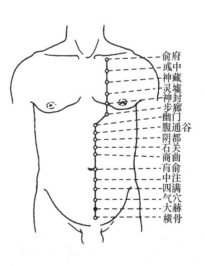

俞府
彧中
神藏
灵墟
神封
步廊
幽门
腹通谷
阴都
石关
商曲
肓俞
中注
四满
气穴
大赫
横骨

附图 40　足少阴肾经腧穴总图

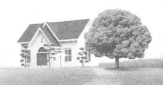

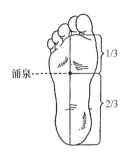

附图 41　足少阴肾经 1

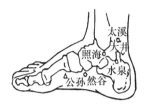

附图 42　足少阴肾经 2

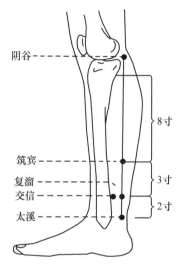

附图 43　足少阴肾经 3

11. 手厥阴心包经(附图 44 至附图 47)

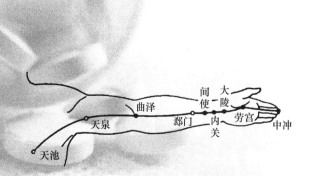

附图 44　手厥阴心包经腧穴总图

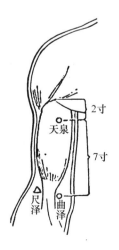

附图 45　手厥阴心包经 1

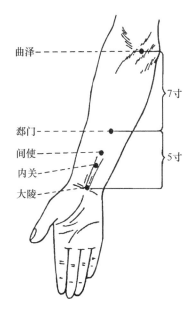

附图 46　手厥阴心包经 2

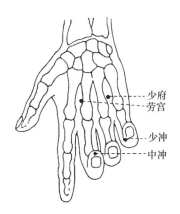

附图 47　手厥阴心包经 3

12. 手少阳三焦经（附图 48 至附图 52）

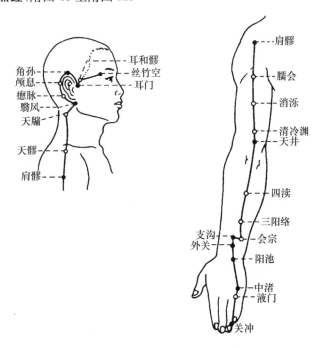

附图 48　手少阳三焦经腧穴总图

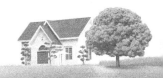

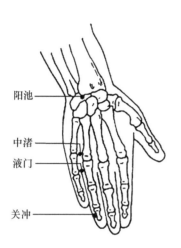

附图 49　手少阳三焦经 1

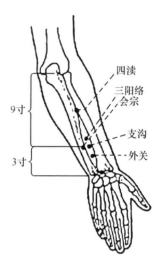

附图 50　手少阳三焦经 2

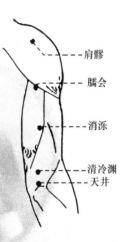

附图 51　手少阳三焦经 3

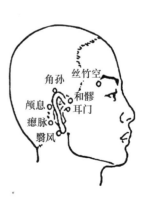

附图 52　手少阳三焦经 4

298

13. 足少阳胆经（附图 53 至附图 61）

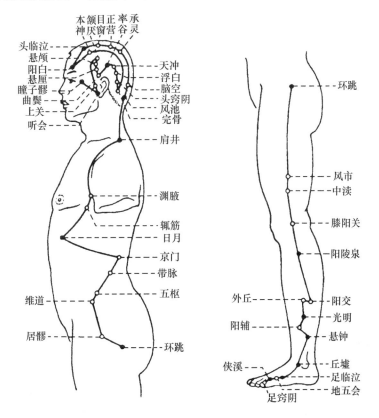

附图 53　足少阳胆经腧穴总图

299

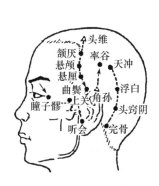

附图 54　足少阳胆经 1

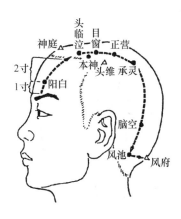

附图 55　足少阳胆经 2

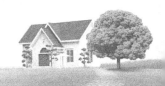

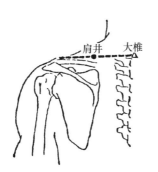

附图 56 足少阳胆经 3

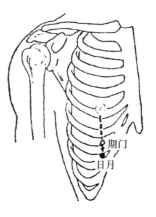

附图 57 足少阳胆经 4

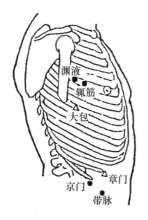

附图 58 足少阳胆经 5

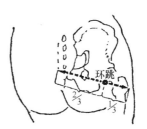

附图 59 足少阳胆经 6

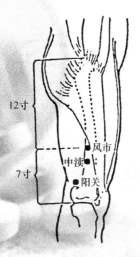

附图 60 足少阳胆经 7

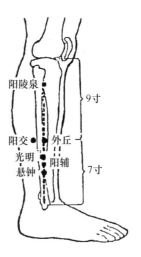

附图 61 足少阳胆经 8

14. 足厥阴肝经(附图 62 至附图 64)

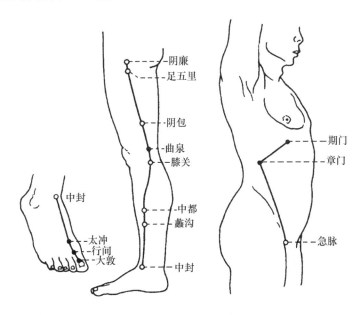

附图 62　足厥阴肝经腧穴总图

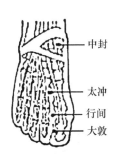

附图 63　足厥阴肝经 1

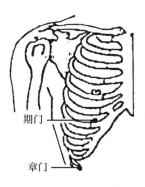

附图 64　足厥阴肝经 2

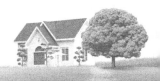

15. 督脉(附图 65 至附图 68)

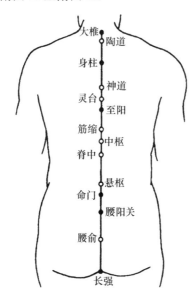
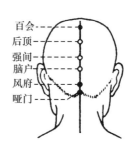

302

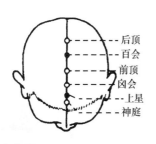
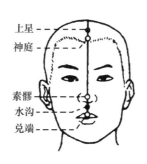
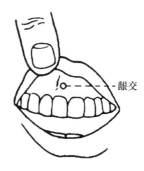

附图 65　督脉腧穴总图

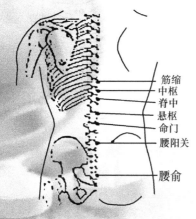

附图 66　督脉 1

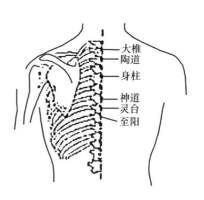

附图 67　督脉 2

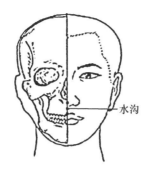

附图 68　督脉 3

16. 任脉(附图 69 至附图 73)

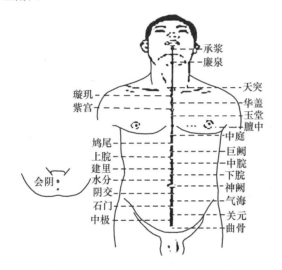

附图 69　任脉腧穴总图

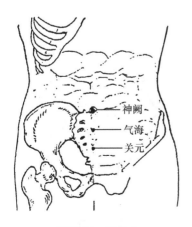

附图 70　任脉 1

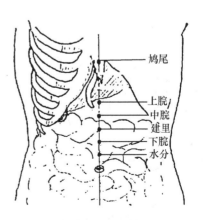

附图 71　任脉 2

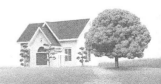

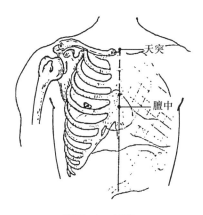

附图 72　任脉 3

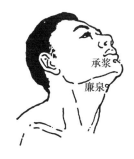

附图 73　任脉 4

17. 奇穴（附图 74 至附图 87）

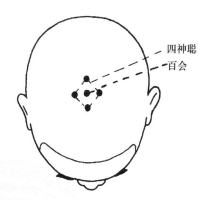

附图 74　奇穴 1

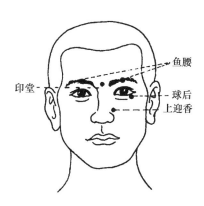

附图 75　奇穴 2

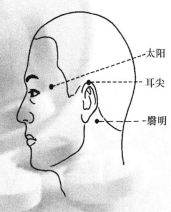

附图 76　奇穴 3

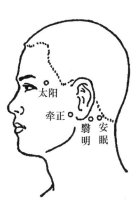

附图 77　奇穴 4

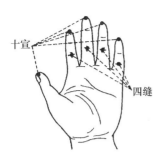

附图 78　奇穴 5

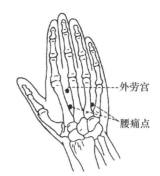

附图 79　奇穴 6

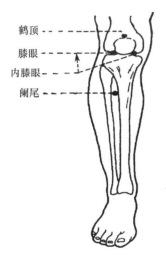

附图 80　奇穴 7

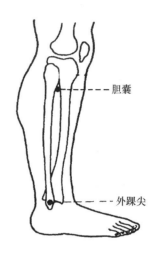

附图 81　奇穴 8

305

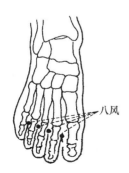

附图 82　奇穴 9

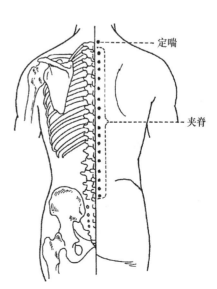

附图 83　奇穴 10

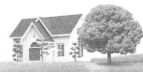

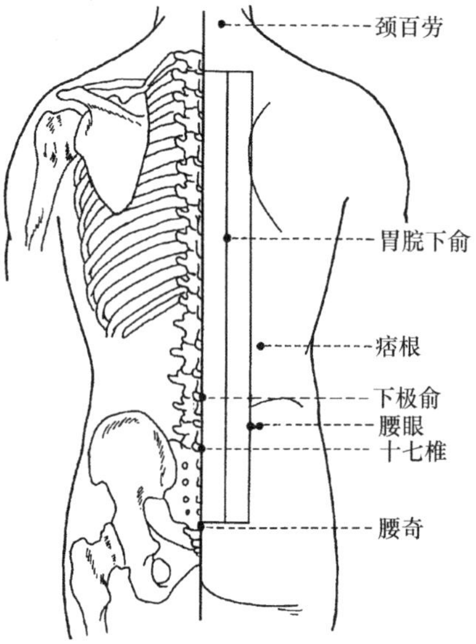

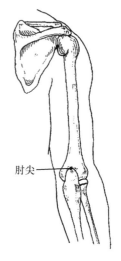

附图84　奇穴11

附图85　奇穴12

颈百劳

胃脘下俞

痞根

下极俞
腰眼
十七椎

腰奇

肘尖

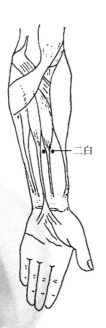

二白

附图86　奇穴13

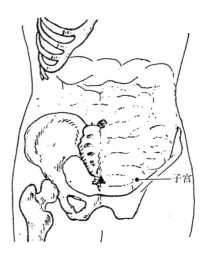

子宫

附图87　奇穴14